JN007225

看護判断のための
気づきと
アセスメント

小児看護

編集
山口桂子・泊 祐子

中央法規

はじめに

Introduction

少子高齢社会にますます拍車がかかるなか，わが国の医療・看護の現場においては，地域や家族を巻き込んだ療養体制が推進されています。この傾向は小児医療においても同様で，健康上の問題を抱えながら，あるいは，医療的ケアを受けながら地域で生活する子どもたちも増えています。また，少子化によって，病気などで入院治療する子どもたちが減少したことで，小児病棟の閉鎖や成人との混合病棟化を余儀なくされる例も多くみられています。こういった状況に対し，小児看護を実践する看護師は「成人への看護とは異なる，より専門性の高い援助を要する子どもたちへのタイムリーで的確な“小児看護”を提供できているのか」，危惧しています。

そこで，本書では，上記を踏まえて，“健康の連続性”と“小児看護実践の専門性”の２つの視点を軸とした看護観察について，小児看護経験の少ない看護師や看護学生，地域の保育・教育現場で子どもたちと接する方々にもわかりやすく活用していただけるような構成としました。“健康の連続性”からみる観察については，総論，各論それぞれの中に，観察の時期や場などの流れを記載するとともに，各論の小児期の代表的な疾患については，フローチャートを加え，図示しました。また，“小児看護実践の専門性”については，臨床現場で活躍する専門看護師や認定看護師などの経験豊かな看護師・看護教員の皆様に執筆を依頼し，最新の動向や知識とともに，各執筆者の実践に裏づけられた観察・判断についての専門性の高い内容を，より具体的なかたちに記載していただきました。

本書が，いかなる子どもや家族に対しても，適切な小児看護実践を提供するための一助になれば幸いです。

本書の出版にあたり，執筆者の皆様方におかれましては，新型コロナウイルス感染症禍における臨床現場の大混乱のなか，諸事ご調整のうえ，ご執筆いただきましたことに深謝申し上げます。また，ご多忙のなか，編集へのご協力をいただきました藤田医科大学　田﨑あゆみ先生にも心より御礼申し上げます。最後になりましたが，中央法規出版　坂弘康氏には，企画から出版に至るまでの多大なご尽力につきまして厚く御礼申し上げます。

2021年11月

編集　**山口桂子　泊 祐子**

目次

contents

総論 1

小児看護における観察

1 小児看護の目的と看護専門職の役割

01 小児看護の対象と目的

小児看護の対象は，成長発達の途上にある小児期の子どもたちと子どもたちを育てる家族などの大人であり，それが小児看護の最大の特徴である。よって，小児看護はまず，子どもを知ることからはじまる。

小児看護の対象

小児期は胎生期を含め，ヒトの一生のなかで，短期間ながら非常に大きな変化をみせる時期である。胎児としての生命の発生から出生を経て，成長発達を続けながら，その後の約20年間に，形態的にも機能的にもヒトとしてのさまざまな発達を遂げ，小児期から成人期へと移行していく。身体的には10代前半でほぼ成人と同等のレベルまで発達し，精神的・社会的にも10代後半までには概ね大人としての基礎が形成されていく。その間のさまざまな発達と多彩な変化は人生のなかで最もダイナミックで著しく，90歳を超えるようになったヒトの一生を全うする基盤の形成に，重要な時期となる。

しかし一方で，ヒトが出生時に備えている生きる”ちから“は，吸啜反射のように無意識に発動される原始反射などのほかに，子どもをみている大人が気づき確認できることは，他の動物に比べてほんのわずかしかもっていない。ヒトは出生したそのときから自力で成長発達できるわけではなく，適切な人的・物的養育環境があってこそ，順調に成長発達を遂げることができる。それゆえ，養育環境の良し悪しはその後の子どもたちの発達を大きく左右し，それを保障する親や家族などの周囲の大人たちの役割は非常に重要で，不可欠なものである。

昨今，子どもを養育する家族の多様性やそれに端を発した子どもへの影響が話題になっているが，家族も子どもたちとともに発達し，家族としての機能を成熟させながら子どもたちの健全な発育を支えていくことになる。さらには，家族自体も，社会とのつながりのなかで子どもを養育していけるように，支援を受ける対象となる。

特に，子どもが何らかの健康問題を抱えた場合の家族への影響は少なくない。母親をはじめ，父親や他のきょうだいたちもそれぞれに異なった体験をすることになる。その家族が体験する負担に目を向けると，子どもの健康問題に対しての，通院や入院・付き添い，在宅療養などの直接的対応から生じる身体的負担，健康問題を抱えた子どもの苦痛への心配や治療・予後への不安などの精神的負担，これらに伴う経済的負担や社会的負担など，複雑で多岐にわたっている。また，家族の日常的な生活やメンバー間のダイナミクスも変化を余儀なくされ，場合によっては家族が分散状態になることもある。小児看護においては，通院・入院で出会う子どもや母親を対象とみて援助することがはじまりではあるが，家族全体に目を向け，どのような支援が必要かを具体的に把握していくことが大切である。

以上から，小児看護の対象は幅広く，子ども自身と子どもを育む親や家族，さらには地域で子どもにかかわるすべての人々と捉えることができる。

小児看護の目的と看護者の役割

小児看護は，健康のレベルや発達段階を問わず，成長発達の途上にあるすべての子どもたちを対象として，彼らの成長発達をできる限り促すために，専門的な知識や技術によって支え導くための看護領域である。また同時に，子どもだけでなく，その養育にかかわるすべての人を看護の対象として捉え，さまざまな視点から幅広い視野をもって，具体的な看護実践を繰り広げることを目指していく。すなわち，小児看護においては，子どもたちと一緒に生活する家族や地域の人々とともに，子どもたちを社会の一員として育て上げることが最大の目標となる。

小児看護に携わる専門職がこのような目的や目標を達成するためには，まず対象である子どもを理解し，子どもがおかれている社会を理解する必要がある。また，さまざまな健康のレベルにある子どもたちに対する必要な援助を正しく見極め，タイムリーに提供するために，小児期の健康問題を正しく理解すること，最も適切な援助を保障できるような柔軟で多彩な小児看護の実践力を有していることが重要である。

02 小児看護において守られるべき子どもの権利

子どもを看護するうえで，成人と最も異なっていることは，先に述べたとおり，医療や看護を受ける子ども自身があらゆる能力において発達途上にあるため，治療や療養のさまざまな場面で子ども自身が適切に意思表示できないことにある。看護師は，代理で意思決定を行う家族を支え，子どもにとっての最善を常に意識して看護にあたる必要がある。

児童の権利に関する世界的な宣言や条約

子どもと家族にとっての最善を考える基準は，小児の権利を守るために掲げられてきた全世界レベルの理念や宣言があげられる。1924年の「児童の権利に関するジュネーブ宣言（ジュネーブ宣言）」は第一次世界大戦で多くの子どもたちが戦禍にあって犠牲になったことへの反省から，世界の子どもの権利に目を向けた憲章として国際連盟で承認された。同様に第二次世界大戦後の1959年「児童の権利に関する宣言」が，世界人権宣言（1948年）に続き，児童の最善の利益と権利を守ることを掲げて，国際連合総会で採択された。さらに，1989年，国連総会によって採択された「児童の権利に関する条約（子どもの権利条約）」では，子どもは「権利を行使する主体」であり，単に保護されるだけの存在ではないことを明記した。同条約は，わが国でも1994年に批准され，その後の医療場面においてもその考え方が少しずつ浸透し，具体的な変化へとつながっていくこととなった。

小児看護における子どもの権利を守るための倫理的視点

1989年，「児童の権利に関する条約（子どもの権利条約）」が国連総会で採択されたが，それに先立ちEACH（European Association for Children in Hospital：病院のこどもヨーロッパ協会）は1988年に「病院のこども憲章（EACH CHARTER）」（参考：HPS Japanによる新訳（https://each-for-sick-children.org p11図f）参照）として，子どもの病院環境が備えるべき条件を10か条にまとめている[1)]。その中では，病院で暮らす子どもたちにとっての権利が明確に示され，病院という環境で治療を受け，生活を余儀なくされる子どもたちの権利がどのように守られるべきかが，子どもにもわかるように具体的に示されている。

わが国では，1994年「子どもの権利条約」が批准されたことを受け，1999年日本看護協会が，「小児看護領域の看護業務基準」の中に，「小児看護領域で特に留意すべき子どもの権利と必要な看護行為」として，［説明と同意］［最小限の侵襲］［プライバシーの保護］［家族からの分離の禁止］など，9つの視点から具体的な内容を示した。また，同時期に，日本小児看護学会倫理委員会は，看護師が倫理的感受性を高め，なにげない日常場面のケアを倫理という視点から検討し，実践していく際に役立てられるようにという方向性をもって「日常的な臨床場面での倫理的課題に関する行動指針」[2]（図1）を作成した。この行動指針は，1）看護師の基本姿勢8項目と2）具体的な取り組みによって構成されている。さらに2）具体的な取り組みは，（1）子どもに対する具体的な取り組み9項目，（2）家族に対する具体的な取り組み8項目，（3）医療チームにおける具体的な取り組み5項目からなり，同指針の冒頭で，「行動指針を実践することにより，医療を受けている子どもと家族の権利を擁護し，一人の人として尊重するケアを実践していきます」としている[2]。

それまでも，子どもの権利擁護に対して異論を唱える例はもちろんなかったが，これを看護師自身の実践のなかで，どのように判断し行動するかについての具体的な方法を必ずしも遂行できていたわけではない。これら行動指針などの提示によって，「治療を受ける子どもが泣くことは当たり前」「子どもが身体を見せることを嫌がっても，適切な観察のためには仕方がない」といった治療を優先する大人の考えが改められ，小児看護の具体的な方法や子どもの病院環境についての見直しがなされるようになってきた。なかでも［説明と同意］や［意思の伝達］などを守るための方法については，看護師のさまざまな取り組みによって，発達段階に適した説明や子ども自身の医療への参加を促す具体的な方法が提案されている。その代表的な例としての「プレパレーション」については，「COLUMN 子どもに対するプレパレーション」（p8）の中で詳しく述べる。

小児看護の臨床場面における倫理的な葛藤と対応

行動指針などが示されることで，あるべき姿は認識できたとしても，実際の臨床現場では，看護師の倫理的判断に基づく努力のみによって変えられない制度やシステム上の問題も多く，必ずしも子どもの権利に対する十分な配慮がなされていない場面もある。また，例えば，［家族からの分離の禁止］では，その権利順守の姿勢が，家族に対する強制力となり，子どもの入院には必ず家族が付き添うように，といった病棟の規則が示されることで，その他のきょうだいや家族メンバーの権利を脅かす場合がある。同様に，わが国では，付き添う家族の病院内での生活への保障も十分ではない施設が多い。

さまざまな具体的な状況のなかで，子どもの権利を守るための方法は必ずしも1つではないことを念頭におき，多角的な視点からみた柔軟な対応を模索していくことが大切といえよう。

また，意思決定能力を十分にもたない子どもをもつ家族と看護師が，予後を左右する治療や，子どもの生活に大きな影響を与える選択など，さまざまな意思決定を求められる場面では，子どもを取り巻く大人たちが「誰にとって，何が最善なのか」を考え苦悩する場面は多い。それゆえ，看護師がかかわる個々の場面においては，先の行動指針や倫理原則などの既存の知識を活用し，他職種とも連携しながら支援することが求められる。子どもや家族にとっての最善は何かを家族とともに考えられるよう種々の情報を提供し，子ども自身や家族の思いを引き出しながら，意思決定ができるようにかかわっていくことが大切である。

子どもの権利を守ることは，小児看護のよりどころであり看護師の最大の務めである。まずは，その場でできることから1つずつ実践していくことと同時に，子どもの権利が守られていない現状にも看護師が敏感に気づき，しっかり

図1 日常的な臨床場面での倫理的課題に関する行動指針

1）看護師の基本的姿勢

①看護師の価値観や信念，態度が倫理的判断に多大な影響を及ぼすため，自分の傾向を認識しておくようにします。他者の価値観を知ることにより自分の価値観に気づくこともできます。
②医療者の価値観を押しつけないようにし，相手の価値観を尊重します。
③日本文化の影響（和を尊ぶ，お任せ，本音と建前など）や社会の変化（価値観の多様化，情報化社会など）を理解するようにします。
④子どもの権利に関する法律や政策，専門職の倫理規定などの知識を習得し，実践に活用できるようにします。
⑤日頃から倫理的感受性を磨き，臨床場面での倫理的問題に気づくよう努力します。
⑥医療や看護に対する哲学，倫理原則，専門職の倫理規定などを倫理的判断の指標とします。
⑦子どもは発達途上にあるため，理解や判断，言語能力が未熟で，権利を十分に主張することが困難な場合があります。子どもの特性，起こりやすい倫理的問題を理解した上で，子どもの最善の利益とは何か，人として尊厳が守られているかを常に問いながらケアを行います。
⑧法律上，未成年の子どもは親権に服する年齢であり，法的判断の責任は家族にあります。したがって，実際に医療やケアを受けるのは子どもですが，意思決定の責任を負うのは家族（親権者）です。そのため，子どもと家族の意見が食い違うという問題が生じることもあるため，双方に慎重に関わる必要があることを認識し，実践してゆきます。

2）具体的な取り組み

（1）子どもに対する具体的な取り組み
①発達段階に合わせて子どもの思いや考えを十分に聴き，子どもを大切にします。
②効果的なコミュニケーションをはかり，信頼関係を確立します。
③子どもが理解し納得できるように十分に説明します。
④医療者だけで考えるのではなく，子どもと一緒に取り組みます。
⑤子どもが自分の意見を表明することや，意思決定するプロセスを支援します。
⑥子どもの日常生活に関心をもち，しっかりと観察します。気になったことはそのままにせずに子どもに確認する，もしくは観察を継続し，必要な対応を考えます。
⑦子どもが家族に気を遣い，本心を話すことができない状況もあるため，どうすることがよいのかを子どもと十分に話し合い，子どもの気持ちを尊重しながら，子どもの最善の利益を保障できる方法を検討します。
⑧子どもとの約束を守ります。
⑨子どもの安全を保障します。

（2）家族に対する具体的な取り組み
①病気の子どもをもつことによる家族への影響を理解しながら，思いや考えを十分に聴き，家族を大切にします。
②家族との効果的なコミュニケーションをはかり，信頼関係を確立します。
③医療者だけで考えるのではなく，家族と一緒に取り組みます。
④子どもの病気や治療などを理解し意思決定できるように，家族に十分に情報提供を行います。
⑤家族の思いを受け止めながら，意思決定するプロセスを支援します。
⑥各々の家族がおかれている状況の違いを理解し，共感的に関わるように努めます。
⑦子どもと家族が，お互いの思いや考えを理解し合い，納得できる選択ができるように調整を行います。子どもが家族に気を遣い，本心を話すことができない状況もあることを家族に伝え，子どもにどのように関わるとよいかを一緒に考えます。
⑧家族の体調や疲労に配慮し，基本的欲求を満たす支援ができるように努めます。

（3）医療チームにおける具体的な取り組み
①子どもの権利を擁護する役割を果たします。常に子どもの立場に立って発言をします。
②倫理的問題に気づいた場合，見過ごさずに声に出して周囲に伝え，チームで話し合い検討することでよりよい方法を見つけます。
③臨床ではどのような倫理的問題が起こっているのかについて，定期的に話し合う機会をもちます。
④問題が困難ですぐに解決できないとしても，現実的に何かできるのかをチームで一緒に考え，子どものためによりよい方法を模索します。そして，子どもにとってよりよいことだと納得できるプロセスを経て決定します。
⑤問題が困難で解決できない場合，無理だと諦めるのではなく，短期的な目標と長期的な目標を掲げ，計画的に進めます。例えば，子どもにとってよいケアであると分かっていても，病院のシステムの問題で実践できない場合，今できる最善のケアを模索し提供する一方で，システムを変えていくためにはどうすればよいかという長期的なプランを立てて実施します。また，必要に応じて院内の倫理委員会や第三者機関を活用する方法も検討します。

日本小児看護学会倫理委員会：小児看護の日常的な臨床場面での倫理的課題に関する指針．pp2-3，日本小児看護学会，2010．〈https://jschn.or.jp/files/100610syouni_shishin.pdf〉〈accessed2019-10-15〉より一部改変）

向き合い，改善の糸口を探っていくことも忘れてはならない。

03 子どもが育つ環境と小児看護

子どもたちの成長発達に影響する要因として，子どもたちがもって生まれた生得的要因と子どもたちが育てられる環境的要因があげられる。今の時代，子どもたちはどのような環境の中で生活しているのかについて目を向けてみよう。

子どもを取り巻く社会の変遷と小児看護

昨今，わが国においては，超少子高齢社会にますます拍車がかかり，「15歳未満の年少人口」の減少（全人口の約12％[3]）と「65歳以上の老年人口」の増加（同約29％[3]）はますます顕著になってきている。特に，子どもの出生数は，2020年までの過去70年間で234万人から約1/3の85万人まで減少した。このような人口動態の変容には，第二次世界大戦の終戦を契機とした，新憲法の制定等の国としての目指すべき方向性の転換があり，それに伴う大きな社会情勢の変革や人々の価値観の変化が根底にあると推察される。また，人々の健康を取り巻く側面においては，総合的医療のめざましい進歩による疾病構造の変化や衛生環境の改善，医師・看護師をはじめとするコメディカル職種の系統的な養成，健康教育の充実など，さまざまな立場の多くの人々の努力によって，世界有数の長寿国にまで発展してきた。その傾向は子どもにおいても同様で，乳児死亡率がその国の医療水準を反映するといわれるとおりに，1950～2000年の50年間でその値は約1/20まで大幅に減少し，今も減少傾向を維持して推移している。

現代のわが国においては，子どもが幼少期に病気で亡くなることはまれになったが，先述の超少子高齢社会の背景にある社会情勢の変化や価値観の多様化は，子どもを育てている家族のかたちや暮らしをも大きく様変わりさせている。その結果として，必ずしも，子どもたちがあらゆる面で健康な成長発達を遂げ，生き生きとした社会生活を送っているとはいいがたい側面もみられている。小児看護に携わる専門職は，今の時代が子どもに対してどのような影響をもたらしているのかをしっかりと見据えて，自らの役割を遂行していく必要がある。

子育て家族から求められる小児看護

子育てに関連する家族形態の変化に関しては，子育て家族の核家族化率の増加があげられる。2019年の子どものいる世帯の82.5％[4]が親と子どもだけの核家族であり，親と１～２人の子どもだけで生活している家族が大半となっていることが示された。同様に三世代世帯は約1/3に減少し，ひとり親と未婚の子のみの世帯は2倍に増加している[＊4]（＊未婚の子の年齢は限定していない）。

もちろん同居はしていなくても，何らかのかたちで拡大家族のメンバーが子育てをサポートしている例は多いと思われるが，常に複数の大人や子どもに囲まれて生活し，お互いに学び育まれる環境とはいえない時代となっている。

なかでも子どもの健康は，子育てをしている親や家族にとっては，最優先課題である。核家族化が進み，近隣住民とのつながりも希薄になっている昨今，身近に，相談相手がいなかったり，子どもの世話を誰かに気軽に頼めない状況にあって，子どもの病気は一大事であり，子どもと家族の日常に大きな変化をもたらす。子どもの体調に異変を感じたときに，親や家族は過多ともいわれる情報社会のなかで右往左往し，病児に対する公的支援策も不十分な状況下では，適切な医療行動をとれないことも多くなってきている。子育て世代の家族が，このような社会のなかで孤立することなく，子どもたちの成長発達を育んでいけるように，地域や社会全体が子どもと家族に関心を向け，具体的に支援していく必要がより大きくなってきた。

その状況を先取りし，小児看護に携わる専門職は社会から何を求められているのかをしっかりと見極め，準備をしていく必要がある。当事者である子どもや家族に対するタイムリーな援助を的確に実践することは当然であるが，子育て世代を支援するタスクを担う社会に向けても，どのような情報発信や提案などの啓発活動を進めていくのかを具体的に考え実践していくことが求められている。

療養の場の広がりと小児看護

超少子高齢社会の到来は医療システムや病院機能に大きな影響を及ぼしている。それに対する国の施策の主たる方針として「地域包括ケアシステム」（2007）が掲げられ，地域社会における在宅医療が推進されているが，特に急性期病院においてはその役割の明確化に伴う入院日数の短縮化が図られ，健康問題をもちながら地域で生活する人々は急激に増加している。

小児医療においても同様の傾向がみられている。少子化によって病気で入院・治療を受ける子どもの数や割合自体が減少しているといった理由から小児医療の縮小化が顕著になっていることは事実であるが，同時に，よほどの事情がない限りは，子どもは自宅や地域で家族とともに過ごすことが“あるべき姿”であり，何らかの慢性的な健康上の問題をもっていても，医療的ケアを必要とする状況にあっても，できるだけ家族とともに過ごせるような支援が図られている。そのため，さまざまな子どもと接する大人たちには，保育や教育の現場ではもとより，それ以外の多くの時間を過ごす遊びやその他の活動などのあらゆる場面で，常に子どもの健康状態にも目を向け，健康や発達を促進していく役割が求められている。健康上の問題をもつ子どもたちも，病院や施設だけではなく，普通に地域で生活していることをふまえて，大人たちが子どもの健康に関心をもち，まずは，子どもたちの“いつもとの違い”に気づくことができるような力をもってもらえる活動を推し進めることが重要である。小児看護に携わる看護師はそういった状況に対してどのように寄与していけるのかを十分に自問自答し，他職種に対しても積極的な連携を図っていく必要がある。

引用文献

1） 日本ホスピタルプレイ協会：病院のこども憲章　新訳　EACH CHARTER. https://each-for-sick-children.org/wp-content/uploads/2021/07/（accessed 2021-10-10）

2） 日本小児看護学会倫理委員会：小児看護の日常的な臨床場面での倫理的課題に関する指針．日本小児看護学会，2010.

3） 総務省統計局：人口推計（令和3年（2021年）4月平成27年国勢調査を基準とする推計値．令和3年（2021年）9月概算値）（2021年9月21日公表） https://www.stat.go.jp/data/jinsui/new.html （accessed 2021-10-10）

4） 母子愛育会，愛育研究所編：日本子ども資料年鑑2021．KTC中央出版，2021.

参考文献

1） 阪下和美：子どものヘルス・スーパービジョン。東京医学社，2017.

2） 山口桂子，柴邦代，服部淳子編：小児看護の基盤となる考え方．エビデンスに基づく小児看護ケア関連図，pp9-26，中央法規出版，2016.

【子どもに対するプレパレーション】

子どもの状態を正確に観察するには，子どもの協力が不可欠である。認知やコミュニケーション能力が未熟な発達途上の子どもに対して，状況理解を促し，協力を得ることは難しい。体調不良時であれば，なおさらである。

プレパレーションは「心理的準備」と訳され，子どもの認知能力の発達に応じてわかりやすい言葉や方法を用い，病気，治療や検査などについて説明し，子どもの恐怖や不安を軽減し，対処能力を引き出すことである。さらには，子どもにとって病気や入院がネガティブな体験としてではなく，成長・発達に対してプラスの体験としてはたらくようかかわることをも目指している。また，現在は，医療者が主体となってプレパレーションを行っているが，今後は，子どもが自分の健康状態に関心をもち，自分から聞こうとする主体的なプレパレーションへと移行できるとよいと考える。

プレパレーションには，5つの段階がある。

第1段階は，病院に来る前で，家で保護者から病気や治療についてあらかじめ説明をすることが望ましい。このプレパレーションの方法については，ツールを提供するなど，医療職者からのアドバイスが行われるべきである。

第2段階は，入院のオリエンテーション時である。入院に関するオリエンテーションを行いながら，表aに示すような，プレパレーションを行う際に必要な情報収集を行い，子どもとの関係を構築する。

第3段階は，処置や治療などの実際のプレパレーションである。誰が，どのような方法で，どのようなシチュエーションで行うのが適切であるのかを情報収集をもとに検討したうえで実施する。

第4段階は，処置中のディストラクション（気を紛らわせるような遊びの介入）である。子どもの気をそらすことで，痛みや恐怖などを軽減することができる。

第5段階は，処置や治療終了後の遊びである。頑張りをねぎらう，子どもと遊ぶなどによって，ストレス下からの早急な脱却を図る。play therapy的効果を有するものとされ，5段階の中でも重要な部分といわれている。

プレパレ　ションは，2000年頃よりさまざまな病院で実施されるようになってきた。しかしながら，子どもの発達段階にも個人差があるうえに，性格やこれまでの経験といった要素が影響するため，少ない情報の中から子どもに適したプレパレーションを実施することは容易ではない。そこで，専用ツールを用い，基本的な事項を踏まえたうえで，子どもの反応を見ながら個別対応をすることで，誰でもが実施できると考え，さまざまなプレパレーション・ツールを開発した。また，プレパレーションには，子どもが楽しめる要素や，頑張りを可視化できる要素が重要と考え，プレパレーション・ツールに組み込んでいる。以下に，プレパレーションに必要な情報（表a）とプレパレーション・ツールを紹介する。

なお，これらのプレパレーション・ツールのほとんどは，「子どもの心理に対応したプレパレーションと評価」（https://feeling.mystrikingly.com/）から無料でダウンロードできる。

参考文献

1）田中恭子：プレパレーションの5段階について．小児看護　31（5）：542-547，2008．

表a　プレパレーションに必要な情報

①子どもの発達段階（認知能力，理解力，コミュニケーションなどの表現能力）
②医療処置や置かれている状況に関する子どもの理解の程度
③子どもの医療処置や入院経験の有無，そのときの反応
④子どもの興味・関心のある遊び
⑤医療処置や置かれている状況に関する両親の理解の程度
⑥両親からみた子どもの理解度や起こり得る反応，性格
⑦家族が居住している地域の文化的特徴など

図a イメージ促進型プレパレーション・ツール

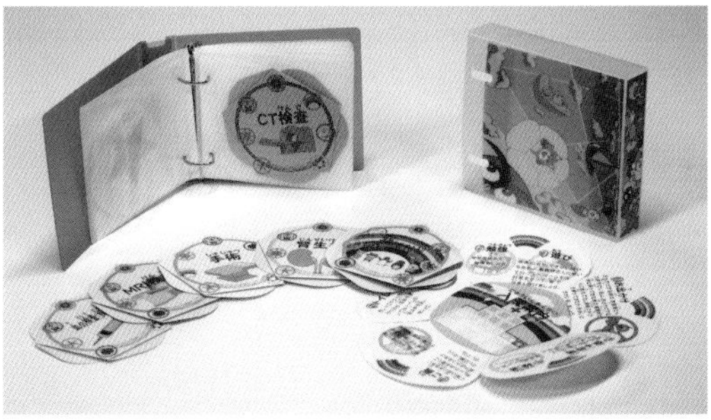

▶勲章的花びら型プレパレーション・ツール

入院，バイタルサイン測定，採血，点滴，手術，CT検査，MRI検査，X線検査，咽頭培養，腎生検，ルンバール検査，退院，イラストのみのテキストツールの13種類からなる。ツールの裏面には，処置や検査などの目的，手順，お願いしたいこと，注意してほしいことなどが書かれている。ツールには折り目がついており，折りたたむと花びらの形になり，折り紙として遊んだ後は，フォルダーに入れて収集する。子どもにとっては，収集した花びらツールは，頑張りを可視化できる勲章的役割を果たすこととなる。このツールは処置後の遊びにも活用でき，ストレス緩和にも有効である。

図b イメージ促進型プレパレーション・ツール

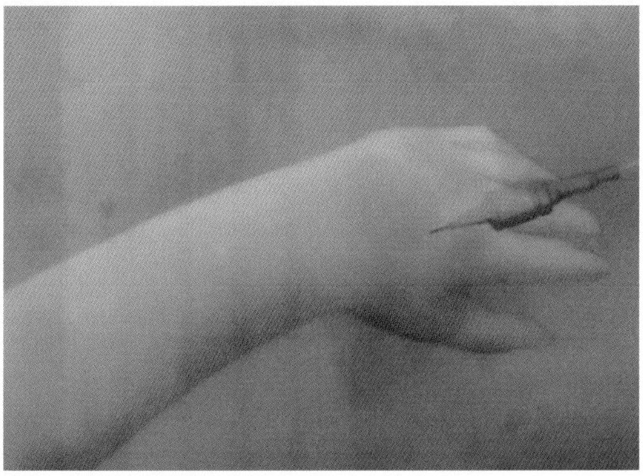

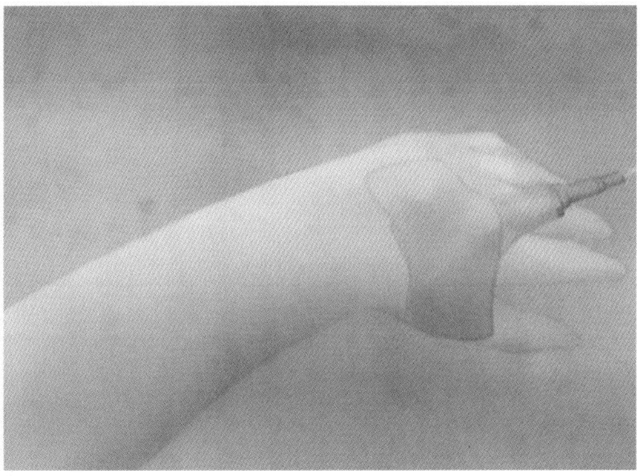

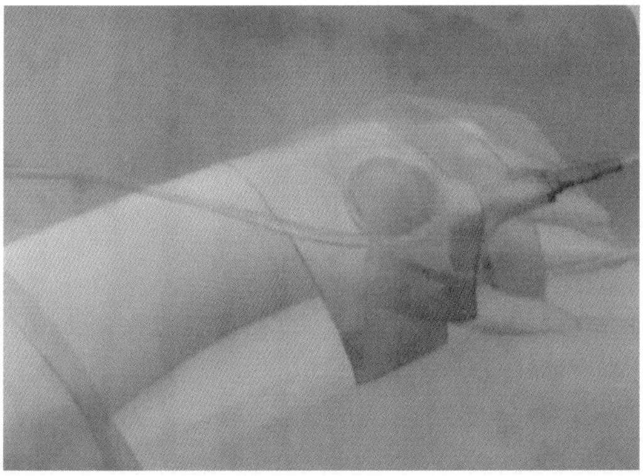

▶イメージ促進型プレパレーション・ツール

見る角度によって絵柄が変化するプラスチック製のカードで，視覚的な情報により理解を促すことを目的としている。点滴挿入，シーネ装着など，言葉による説明ではわかりにくい場面を取り上げ，プロセスを示すことで，イメージが促進され，どのような内容かを理解するものである。手術時の麻酔導入ツールと点滴挿入，シーネ固定ツールがある。はがきサイズであるため，看護師は容易に携帯使用することができ，子どもは絵柄が変化するため，おもちゃとして楽しむことができる。

図c 採血用プレパレーションエプロン

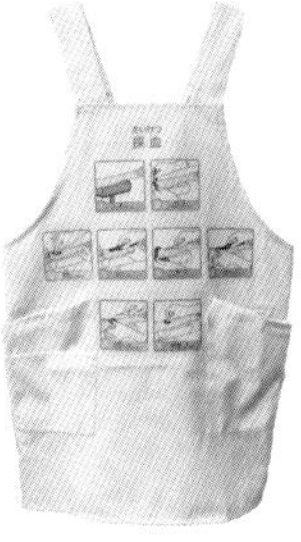

▶採血用プレパレーションエプロン

視覚的に段階ごとに手順を示すことにより，理解を促すツールである。手順を示すことで見通しをもつことができ，精神的な混乱を避けることができる。エプロンにプリントしているため，看護師は，子どもを抑制しながらでも活用できる。

図d 手術用プレパレーション・ツール

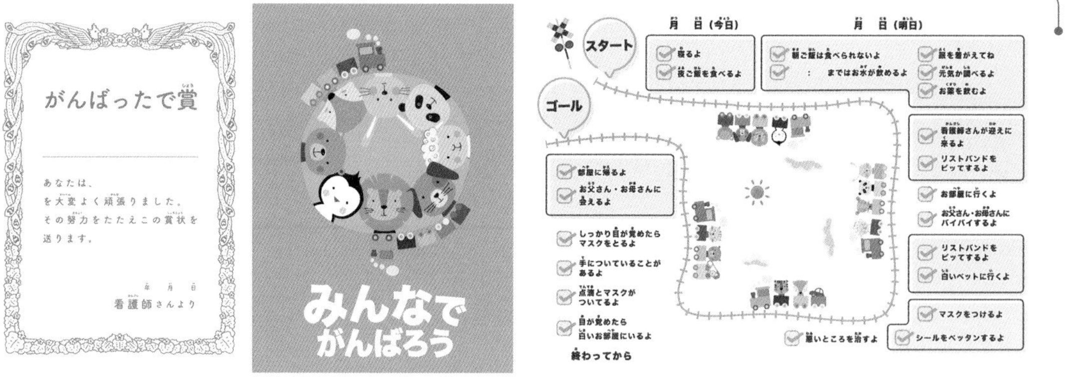

▶ 手術用プレパレーション・ツール

A4用紙を半分に折ったもので，内側に手術前〜退院までのスケジュ　ルが記載されており，裏表紙は表彰状となっている。スケジュールの項目にはチェックボックスを設け，終わったらスタンプを押すことにより，頑張りを可視化でき，楽しむことができる。退院時には，表彰状に名前を記入して看護師から手渡すことで，自己効力感を高めることができる。

図e 子ども健康手帳

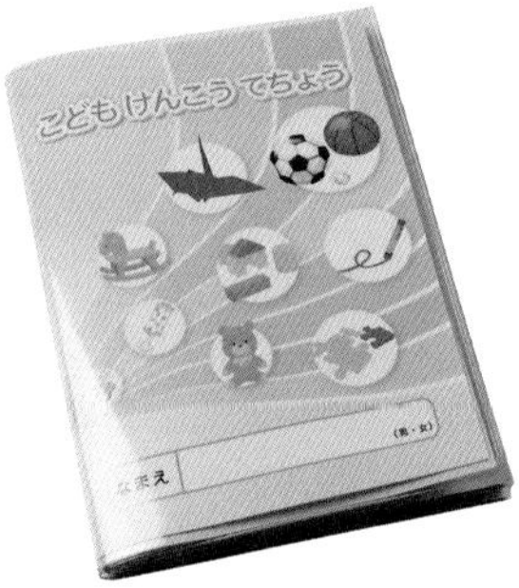

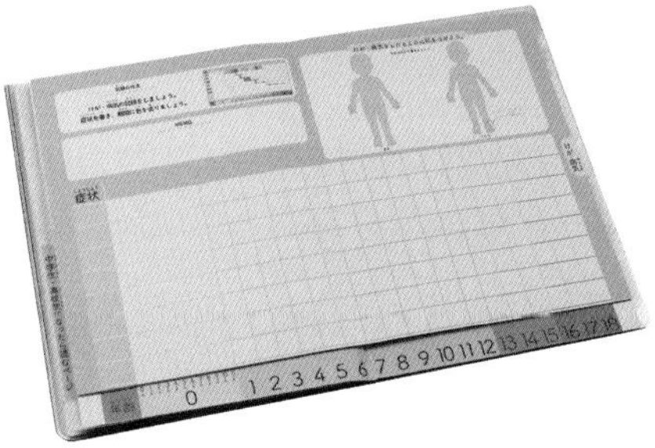

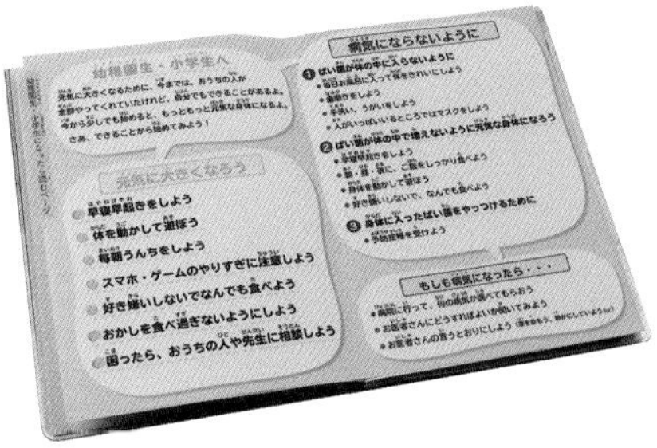

▶ 子ども健康手帳

子どもが自分の健康に関心をもち，ヘルスケア行動が獲得できるための健康管理手帳である。成長・発達歴や既往歴，予防接種歴などを楽しく記載できるよう工夫されている。自分の健康に関心をもつことで，病気や検査についてわからないことを質問でき，主体的なプレパレーションとなることを意図して設計されたものである。

図f 病院のこども憲章（3頁参照）

病院のこども憲章 新訳 EACH CHARTER

本憲章は1988年5月にオランダのライデンで開催された第1回病院のこどもヨーロッパ会議において合意された。病院のこどもヨーロッパ協会（European Association for Children in Hospital: EACH）加盟団体は病院のこども憲章を実現するための活動を行っている。

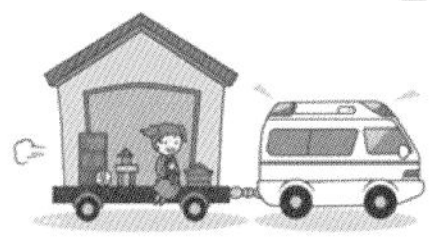

1 必要とされるケアが自宅や通院では入院した場合と同等にできない場合に限って、こどもたちは入院する。

2 病院にいるこどもたちは、親または親の代わりとなる人にいつでも付き添ってもらえる権利を有する。

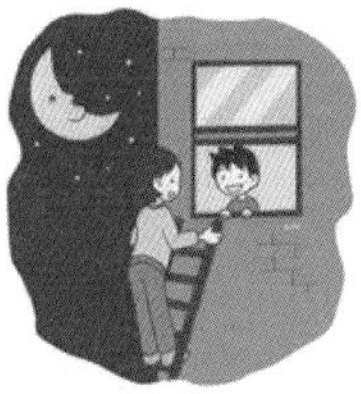

3 全ての親に宿泊設備が提供されるべきである。そして、親は付き添いのために泊まることを支援され、また奨励されるべきである。
親は、付き添いのための追加的費用負担や、所得の損失を被るべきではない。
こどものケアをスタッフと一緒に行うために、親は継続的に病棟の日課を知らされ、積極的な参加を奨励されるべきである。

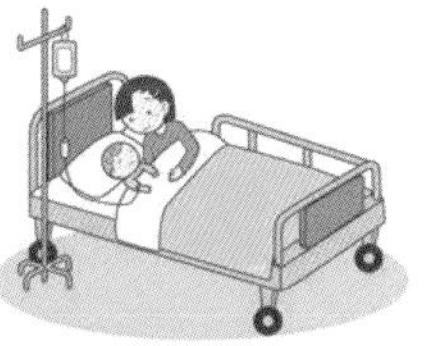

4 こどもたちと親たちは、それぞれの年齢と理解力に応じた方法で、説明を受ける権利を有する。身体的・情緒的ストレスを和らげるための手段が講じられるべきである。

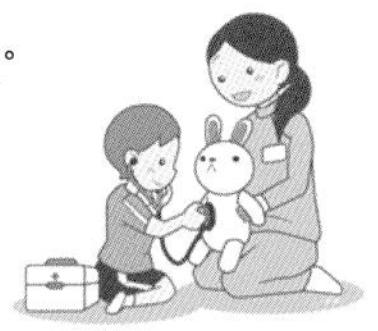

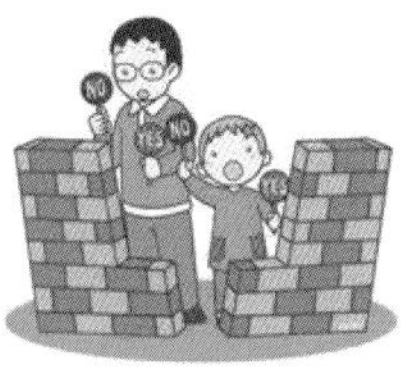

5 こどもたちと親たちは、自分たちのヘルスケアに関する全ての決定場面に、十分な説明を受けた上で参加する権利を有する。全てのこどもは不必要な医療的処置や検査から守られる。

6 こどもは、発達面で同様のニーズを持ったこどもたちと共にケアされることとし、成人病棟には入院させられない。
入院中のこどもに面会する者に対して、年齢を制限すべきでない。

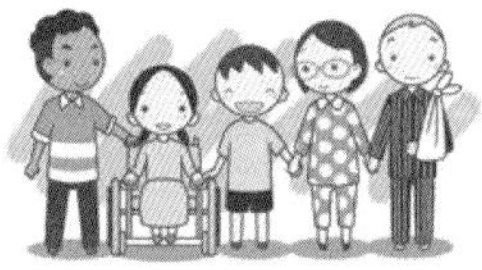

7 こどもたちは、年齢や症状・体調に適した遊び、レクリエーション、教育への十分な機会を有するものとする。
そして、彼らのニーズを満たすように設計され、装飾され、スタッフが配属され、設備を整えられた環境を与えられるものとする。

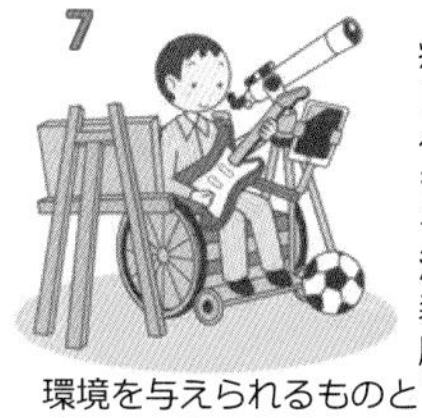

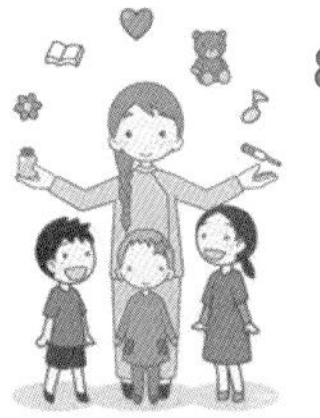

8 こどもをケアするスタッフは、こどもたちと家族の身体的、情緒的、そして発達面のニーズに応えられる訓練を受け技術を持った者とする。

9 ケアの継続性は、こどもへのチームケアによって保障されるべきである。

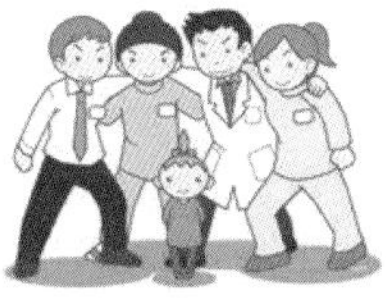

10 こどもたちと接する時は配慮と思いやりを持つものとし、プライバシーはいつでも尊重されるべきである。

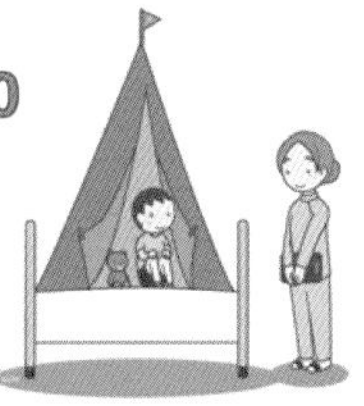

HPS Japan Hospital Play Specialist

病院のこども憲章 全文はこちら

NPO法人ホスピタル・プレイ協会　すべてのこどもの遊びと支援を考える会

2 小児看護における観察

小児看護における特徴については前節で述べているように，対象である子どもたちが発達途上にあり，自分自身の健康や生活を自分の力だけで守り，安全で快適な日々を送ることができない点にある。それゆえ，子どもの生活を保障するための第一歩として，家族をはじめとする，子どもにかかわるすべての大人の「子どもをみる力＝観察・判断」が非常に重要になる。

01 子どもの成長と発達

子どもの観察は，やはり，対象である子どもの成長発達を基本として行われる。その視点は，多くの子どもが共通してたどる一定の成長発達のパターンとの照合・対比であるが，一方では，それぞれの子どもが個別にたどる発達の経過からのアセスメントも重要である。

成長と発達の原則

「ヒトは成長(growth)と発達(development)によって育つ」[1]といわれるように，小児期は，受精卵が細胞分裂を繰り返して身体的形態が量的に大きくなっていく「成長」と，生理・運動・精神・社会性などの種々の機能の成熟や充実などの「発達」の2側面から，プラス方向(上昇方向)に向かっての変化が起こる時期である。成長と発達は影響し合い統合的に進むが，「発達の原則」(表1)に示されているように，発達には，連続的で一定の順序性や方向性があり，原則的にはそこからあまり逸脱しないことが知られている[1]。

また，このような発達の過程で，生活のなかでの経験や学習によって能力や機能を最も効率的に獲得しやすい時期を**敏感期**と呼び，その時期を逃すと獲得が難しくなる時期を**臨界期**と呼ぶ[2]。例えば，言葉の学習は0～9歳頃，視覚や運動は0～4歳頃が重要とされているが，さまざまな環境(教育)条件を変えることで臨界期を変化させることも可能になってきたことなどが示されている[3]。

子どもの観察に際しては，対象となる子どもの発達段階を確認し，成長発達にかかわる基本的な知識をもって臨むことが大前提となる。

表1 発達の原則

①	連続性	発達は誕生から死までの連続的な変化である
②	順序性	胎児期から処女歩行まで，一定の決まった順序で進行する
③	方向性	「頭部から尾部」「中心部から末端部」など，一定の方向性がある
④	異速性	身体各部位によって，発達の速度が異なる
⑤	個人差	成長や成熟，老化など，発達の速度に個人差がある
⑧	分化・統合	未分化な状態から，分化・組織化されてより複雑な全体を構成する
⑦	相互関連性	心身の全領域が相互に関連し合って発達する
⑧	相互作用	個体と環境との相互作用によって発達が実現する

上杉雅之監：イラストでわかる人間発達学．p6，医歯薬出版，2015.

成長発達の個別性に注目した観察

発達の原則に示すように，多くの子どもが共通してたどる発達の方向性や順序性がある一方で，それぞれの子どもの異なる遺伝的因子と環境的因子の相互作用から，発達に個人差が生じてくる。乳幼児期の子どもの身長や体重の増加では個人差も大きく，特に，月齢や年齢を基準にした発達曲線との対比によって保護者が悩むことも多い。運動機能においても一人歩きをはじめる時期の個人差や，言葉の獲得経過の個人差など，個々の子どもの発達の経過はそれぞれの曲線を描いている。

そのため，子どもの観察場面においては，その子なりの成長発達がどのように経過してきたのかを確認し，個人差の範疇と判断できるのか，発達にかかわる何らかの病的な原因があるのかを探っていく必要がある。特に，慢性的にもっている健康問題が成長発達に大きな影響を与えている場合には，丁寧に経過を追いながら，その子なりの成長発達が少しずつでも進んでいることを確認していくことが大切である。

02 子どもの発達を基本とした健康状態の観察

子どもに起こりやすい健康上の異変は，ほとんどがその発達過程や発達段階と密接に関連する。例えば，生まれて間もない新生児や乳児にみられる先天性疾患の多くは，妊娠初期から中期にかけて，身体の種々の組織や器官が形成されていく過程に関連している。また，乳幼児が集団生活のなかで，さまざまな感染症にたびたび罹患するようになることには，免疫機能の発達や獲得の過程が関与している。このように小児期にみられる疾患には，発達の過程に起因する小児期の代表的な疾患に特有なものが多くある。一方で，成人と同じ診断名がつく状態でも，疫学的な分布や進行経過，出現する症状などが大きく異なっているものも多い。大人であれば，発熱や嘔吐によって食事が摂れなかったとしても，そのこと自体によってすぐに生命が脅かされることはないが，乳児や年少の幼児では，すぐさま脱水の危険にさらされる。このような状況は，もともとの疾患によって生じる種々の機能の低下を代償できるはずの予備能力がまだ整っていないことからくるものである。同様に，子ども自身が，体調の変化を自らの言葉で適切に訴えられないことも，健康問題の発見を遅らせるなど，より複雑にする要因でもある。

このような状況にあっては，子どもの健康問題に対応する診察や検査・診断の方法，治療としての薬剤の使い方，全身管理の方法，生活上の留意事項などについても，発達段階をふまえた適切な対応が求められる。大人であれば，確定診断がつくまで待って治療を開始するような場面でも，子どもに対してはとりあえずの処置が必要になることもある。

子どもの健康上のさまざまな問題に対し，タイムリーに適切な援助が提供されるためには，

COLUMN

成長と発達の考え方

竹下は，「発達とは成長の上になりたつ機能の開花」と述べ，発達について「時の経過（年齢）を横軸とし，この上にいろいろな機能や行動が芽を出し，それが成熟あるいは学習し，機能を広げていく過程」さらには「その過程には，生物的・遺伝的な因子と環境的・文化的な因子が相互に作用しあっていくことになる」と説明している。また，「この相互作用は結果としてGxE（遺伝子型と環境の交互作用）となり個人差という現象を作る」としている。
（竹下研三：人間発達学；ヒトはどう育つのか．pp7-9，中央法規出版，2012.）

目の前にいる子どもの発達段階を十分に理解して，大人のそれとは違う健康問題の特徴や展開があることを念頭に，常に準備を整えておくことが必要である。

以上，小児看護における観察は，発達途上にある子どもたちの基本的な身体的・精神的特徴をよく理解したうえで，個々の発達経過や生活している環境とを照らし合わせながらみていくことが必要である。

引用文献

1）竹下研三：人間発達学；ヒトはどう育つのか．中央法規出版，2012．
2）母子愛育会，愛育研究所編：日本子ども資料年鑑2021．KTC中央出版，2021．
3）上杉雅之監：イラストでわかる人間発達学．医歯薬出版，2015．

3 さまざまな特徴をもつ子どもと家族の観察

01 健康の連続性の視点からの子どもの観察

保育所・幼稚園・学校や福祉施設等のさまざまな場では，丸ごとの子どもと出会え，子どもを日常生活のなかで観察することができる。子どもの看護にあたる人には，日頃からそのような日常生活をする場に身をおき，子どもの様子を見学し，可能な場合には遊びなどに参加し，子どもとともに喜びや楽しさ・雰囲気を感じる体験をしてほしい。

保育所・幼稚園や学校などの日常的に子どものいる場所が，健康な子どもたちだけではなく，慢性疾患などはもとより一時的な健康障害をもつ子どもの生活の場になることはある。いずれの場においても，子どもを観察する重要な視点は，健康の連続性を意識することである。人間の健康状態は，健康でない～特に問題はないという状態や良好な健康まで連続的に続き，状態は変化する。子どもたちも，慢性疾患やアレルギー，熱性けいれんの経験などさまざまな健康障害をもっていることが多い。

学校，幼稚園，保育所における子どもの観察とケア

幼稚園と保育所は，表1に示したような違いがある。幼児教育・保育の統合も図られ，学校と福祉施設の両方の性格を有する幼保連携型認定こども園も設置されている。本項では，乳幼児の保育・教育を行う場として同一施設として扱う。ただし，登園時間と降園時間の違いは，子どもの日課に影響し，保育所では，長時間の保育となるので，午睡時間が設けられており，幼稚園とは異なる1日のスケジュールの違いに出てくる（「総論2-2子どもの観察技術」を参照）。

幼稚園，保育所（以下，保育所等施設）には，健康な子どもが通っていると思い込んでいることもある。しかし，ここに通う子どものなかにも，慢性疾患や食物アレルギー等による疾病管理が必要な子どもたちも多い。また，各論で述べるように発達障害のある子どもや日常的に医療的ケアが必要な子どもたちもいる。また，誰もが，かぜや胃腸炎など一時的に体調を崩すこ

表1 幼稚園と保育所の違い

	幼稚園	保育所
設置目的	適切な環境を与えて，心身の発達を促す教育を行う	保護者の委託を受けて保育に欠ける乳幼児の保育を行う
所轄	文部科学省	厚生労働省
根拠法令	学校教育法	児童福祉法
対象年齢	満3歳～就学まで幼児	0歳～就学までの乳幼児
1日の保育・教育時間	4時間（標準）	8時間（原則）
平均的開園時間	9～14時	8～18時

幼保連携型認定こども園とは

教育・保育を一体的に行う施設で，いわば幼稚園と保育所の両方の良さを併せ持っている単一の施設として，幼児教育・保育を提供する機能と，地域における子育て支援を行う機能をもつ。

「幼保連携型認定こども園」とは，「養護」と「教育」2つのメリットが一体化したハイブリッド型の施設といえる。

ともあるので，健康と健康障害は連続線上にあるという視点を大切に子どもの観察を行う。さらに，慢性疾患や障害は完治するものではなく，その子どもの健康のベースをなしているので，いつものその子どもの体調を把握し，そのうえで今の体調はどうであるのかを把握する必要がある。

そのため，日常的に子どもが生活する学校，保育所等施設においても，健康であることが当たり前の意識ではなく，体調は，健康—不健康の間を動いていることをしっかり意識する。

1. 保育所等の施設で行う子どもの健康支援

子どもの健康状態の把握は，教員・保育士等による毎日の子どもの心身の状態の観察，さらに保護者からの子どもの状態に関する情報提供に加え，学校医（嘱託）と歯科医（嘱託）による定期的な健康診断を基に総合的に行われる。

幼児の場合，生育歴に関する情報は，母子健康手帳等の活用が有効である。学級担任や保育士等による定期的に，また随時，活動中の子どもの心身の状態の把握によって，子どもの心身の問題を早期に発見し，適切に対応を図ることができ，教育活動・保育活動を円滑に進めることができる。

保育所等施設での生活全般をとおした健康観察の実施は，体調不良のみならず心理的ストレスや悩み，いじめ，不登校，虐待や精神疾患など，全体の子どもの疾病の発生状況も把握でき，早期に疾病予防策の立案にも役立つ。また，慢性疾患や障害の早期発見，不適切な養育等の早期発見にもつながる。

毎日の健康観察は，子どもの発達段階や年齢に応じてかかりやすい病気，特別な支援を必要としている子どもの特性等の考慮を念頭におく。観察項目，手順，記録用紙等については，各施設の実態に合った方法を検討し実施する。

特に，朝の健康観察は，子どもがその日一日を元気で過ごすために適した健康状態であるかどうかを見極めるために，施設全体で一斉に行うことから，組織的に実施する。各クラスでの健康観察の結果は，学校では養護教諭，保育所等施設では定められた責任教員あるいは保育士に集約し必要時対応を検討する。

2. 健康観察の目的

(1) 子どもの心身の健康問題の早期発見・早期対応を図る。
(2) 感染症や食中毒などの集団発生状況を把握し，感染の拡大防止や予防を図る。
(3) 日々の継続的な実施によって，子どもに自他の健康に興味・関心をもたせ，自己管理能力の育成を図る[1)]。

3. 健康観察の視点

子どもの心身の状態をきめ細かに確認し，平常とは異なった状態を速やかにみつけだすことである。観察事項は，登校（登園）の時間帯・形態（登園時の付き添い者など），健康観察時の表情，だるそうか否かなどの元気具合，機嫌，食欲，顔色，活動性等のどの子どもにも共通した項目と，個々の子ども特有な所見・疾患等に伴う状態の観察項目がある。また，同じ子どもでも症状の現れ方が異なることがあるため，子どもの心身の状態を日頃から理解しておくことが大切である。

子どもは，自分の気持ちを言葉でうまく表現できないことが多く，心の問題が顔の表情や行動に現れたり，頭痛・腹痛などの身体症状となって現れたりすることが多いため，きめ細かな観察ができるためには，観察する側が気持ちのゆとりをもって接する必要がある。また，子どもに自分の健康状態を意識させることによって，自己健康管理能力を育てることも大切である。

子どもの観察は，保育・授業中でも，教員や保育士など医療職以外の人でも，その視点をもって子どもに接していれば，いつでも観察することができる。機会をみつけて意識的に子どもの観察を行うと，その状況に対する子どもの心の動きを推論できるようになる。

4. 初めて出会う子どもの観察と意義

1）観察をとおして子どもの発育・発達の概略を把握する

初めて出会う子どもの場合には，年齢相応の発達だろうかと見当をつけながら，身体の大きさ，言葉や動作・行動・運動機能等の発達面を観察する。観察は，子どもが一人のときの様子や，子ども同士，大人とのかかわりのもち方等から見る。さらに，観察している者は，逆に子どもからも観察されていることも意識し，子どもからのアプローチ（話しかけてくる，「見てみて，これできるよ」など）を見逃さない。そのアプローチからも子どもの発達具合を把握することができる。動作・行動には，自分の物品の片づけ，衣服の着脱，摂食動作，排泄の行為などの日常生活習慣の項目も入る。

その子どもなりの身体的健康障害と定型発達を観察すると，この子どものいつもの様子を知っている保育士・教員等に自分の把握した内容を報告・相談し，自己の観察眼を養う。

2）子どもの観察やかかわりから子どもを実感する

いろいろな物事に対する子どもの反応を体験し，子どもの活気や反応の仕方を把握できるようになると，体調不良初期の子どもや，病気の子どもの機嫌の様子と比較しながらアセスメントできるようになる。

5. 発育・発達の観察のポイント

保育所等施設内での子どもの姿・実態の把握は，子どもが興味をもっている遊びや活動は何であるか，また，具体的な活動をとおして子どもが経験している事柄を推論していくことである。子どもが興味・関心をもっている遊びや活動を見ながら，その遊びや活動のどのようなところを楽しんでいるのか，それを詳細にみることである。子どもができるようになってきたこと，自分なりに乗り越えようとしている事柄・課題をみつけることができると，子どもの発達状況を理解しやすくなる。

6. 日々の子どもの健康観察のポイント

五感を使って観察する。下記について「その子がいつもと違うかどうか」を考えながら観察する。

まずは，子どもの全体的な健康状態の観察を行う。

- 機嫌：機嫌が悪い。ぐずる。ゴロゴロ横になりたがる。ハイテンション。
  元気がなく顔色が悪い。だるそう（倦怠感）ではないか。
- 食事：食事摂取量が少ない。いつもより食欲がない。吐き気がありそうか。きっかけがないのに嘔吐する。
- 睡眠：寝つき。睡眠中に泣いて目覚めるなどの睡眠の質と量。
- 排泄：便，尿はふだんどおりかどうか。便は緩くないか。

以上の視点から，大まかに掴んだところで，さまざまな要因を疑いフィジカルアセスメントに入る。例えば，「きっかけがないのに嘔吐があった」場合は，神経症状かどうかを疑い，目つきや全身状態の確認をはじめるなど，出現している症状から推論して，想定される状況について必要な症状を観察する。

また，皮膚や服装の汚れ，大人の視線におどおどとおびえている雰囲気，目つきが鋭い，緊張場面で固まってしまうなどの精神・心理症状を示す場合には，虐待，家庭生活の変化や，発達障害も考えられるので，関係者に報告し，対応を検討する。

病児および回復期の子どもの観察とケア

厚生労働省は，子どもが病気の際に自宅での保育が困難な場合に，病院・保育所等において，病気の子どもを一時的に保育することで，安心して子育てができる環境整備を図り，子育てと就労の両立を支援するため，病気の回復期にある子どもを保育所や医療機関などに付設された施設で一時的に預かる病児・病後児保育（乳幼児健康支援一時預かり事業）を実施している。この事業の対象には，障害や慢性疾患があり，特別な対応が必要な子どもは含まれない。

1. 病児・病後児保育事業のタイプ

1）病児対応型

病気の回復期に至らないが，当面症状が急変しないとみられる子どもを保育する。

2）病後児対応型

病気の回復期で，集団保育が困難な子どもに保健的対応を図る。

＊1）2）は，病院・診療所，保育所等に付設された専用スペース，または本事業のための専用施設で実施される。

3）体調不良児対応型

保育中に体調不良となった子どもを保育所等で緊急的対応を行う。

4）非施設型（訪問型）

子どもの自宅において，病気または病気の回復期の子どもを保育する。

5）送迎対応

保育所等での保育中に微熱を出すなど体調不良となった子どもを病院・診療所，保育所等に付設された専用スペースまたは本事業のための専用施設へ送迎し，一時的に保育する。

事業のタイプは，以上の5つである[2)]。

利用は多くの場合，よくある子どもの感染性疾患の際に1～3日間で年間の利用回数も4回以内であり，しかも感染性疾患の流行期の利用が多いために，取扱い件数の季節的な変動が激しい[3)]。

病児保育室は，感染予防のために，多くの施設ではほとんどの場合1～2名を個室で保育看護している。感染リスクがわからない子どもの場合は個室隔離となる。そのため，かかわる

病児・病後児保育（乳幼児健康支援一時預かり事業）とは

対象の子どもは病気回復期にあり，医療機関による入院治療は必要ないが，安静の確保が必要であるなど，集団保育が困難な保育所に通所している乳幼児に加え，学童保育の対象児（おおよそ10歳未満）も含まれるようになった。同時に，保護者の勤務の都合，傷病，事故，出産，冠婚葬祭など社会的に止むを得ない事由により家庭で育児を行うことが困難な子どもを預かる制度である。

実施施設が病院，診療所の場合は，「病気回復期」に入院治療の必要のない「病気急性期」の場合も含まれる。現実には医師の目の届く状況にあれば「病児」も対象とできることになっている。

対象疾患の範囲は，感冒，消化不良症，（多症候性下痢）等，乳幼児が日常罹患する疾患や，麻疹，水痘，風疹等の感染性疾患，ぜん息等の慢性疾患および熱傷等の外傷性疾患などである。

職種それぞれの動きが把握しにくく，預かった子どもの様子も一目瞭然ではわからない難しさがある。また，預かる子どもをふだんから知っているわけではない。子どもにとっても，病児保育施設は病気のときだけ通う場所であり，初めて来る子どもや，数回目であっても場所の雰囲気に慣れない子どももいる。また，子どもは体調が優れないために泣き続けたり，機嫌が悪いことも多い。

2. 病児保育室における観察のポイントと生活への配慮

病児・病後児が，安心して1日を過ごせるよう以下のような配慮がなされている。

1)かかわる医師・看護師・保育士・栄養士等での情報の共有

子どもを受け入れると，すぐに「(病児保育)利用申込書」(図1)と保護者からの聞き取り内容を確認し「子どもの名前・保育担当者名・病状・内服時間・迎えの人と時間等」を各個室のホワイトボード等に一目でわかるように掲示する。看護師が観察した内容や医療処置，病状の判断などを，上記の職種の人々へ速やかに伝達し，保育士が体調に合わせた保育ができるように連携を図る。

2)食事の配慮

個々の子どもの体調の変化やアレルギーに対応した食事を提供する。看護師・保育士は子どもの病状や食欲の有無や回復具合を観察し，バイタルサインの結果と合わせて判断し，栄養士に食事箋を使って依頼し，個々の子どもの病状，発達に合わせたメニューに食事形態を考慮して提供する。食事場面は子どもの一般状態の把握にも有効な観察機会となるため，食事の援助をしながら情報収集する。

3)安心できる環境

保育・看護活動においては，病気が治れば，通常通う保育所に子どもが戻っていくことを意識して，家にあるようななじみの玩具や保育所

図1　(病児保育)利用申込書の例

お子さまの名前	(ふりがな)		年　齢	歳　か月	
保護者氏名			在籍保育所等名		
緊急連絡先	①		お迎えの時間	時　分	
確実に連絡がとれるところ	②		診　察	要	不要
現在の症状		今朝	昨夜	備考	
	体温	℃	℃	座薬の最終使用時刻	
	嘔吐	回 (　)	回 (　)		
	下痢	回 (　)	回 (　)	昨夜の睡眠時間	
	食事				
	内服			いつもの飲ませ方	
	排泄	ひとりで 手助け(　) おむつ			

※上記のとおり，病児保育を利用したいので，申し込みます。
なお，利用期間中は，施設の指示に従います。
また，病状の変化により病児保育を中止し，必要に応じて医療を施すことを了承します。

年　月　日

保護者名　印

様

に置かれているような玩具を置いている。保育・看護活動のなかでも，子どもの体調に合わせて，遊びを選択して，ゆったり取り組めるお絵かき，ぬりえ，折り紙，パズル，ブロックなどの遊びの提供や，子どもが自発的に取り込めるような製作活動，また，視聴覚教材も準備している。

子どもと双方に安心感がもてるよう家庭とのつながりをもつ。具体的には，「寝るときの癖でお気に入りのタオルなどがあれば持参」するように保護者に知らせる内容をパンフレットに記載しておく。子どもを預かっている間も保護者と連絡を取り合い，子どもがぐずって泣き止まないときには，保護者からの連絡内容を読んで聞かせるなどに子どもが落ち着くような配慮をする。

4）送迎時の連携

1日の子どもの様子がわかるように連絡票を丁寧に記載し，子どもが通常受診している医療機関や保育所にも伝わるように申し送る。送迎時のチャンスを活かして保護者の相談にも応じる。例えば，次の日の登園の可否を尋ねられたときも，行けることだけを返事するのではなく，あちらでどのように対応してもらうとよいかなどを簡単に付け加え，保護者が知識の蓄積をできるように助言する。

02 定型発達と異なる発達をしている子どもを観察する視点

わが国における障害の種類に対する法律と定義を表2に示した。障害の種類は，身体障害，知的障害，精神障害（発達障害を含む），その他の心身の機能の障害がある。図2に障害の種類のモデル図を示したように，それらの障害が重複することもある（障害の重症度については「各論2-1-13脳性麻痺」の大島分類を参照）。

「障害」とは，目が見えない，耳が聞こえない，歩けないなど，その人の心身の機能障害だけでなく，そのような障害のために情報が伝わらないとか，活動が制限される仕組みによって，生活上の支障が生じる。つまり，障害および社会的障壁により継続的に日常生活または社会生活に相当な制限を受ける状態を指す。図3に示したICF（International Classification of Functioning, Disability and Health）国際生活機能分類では，生活機能の活動への影響要因として，「個人因子」と「環境因子」の相互作用を上げ，「活動」の制限が社会への「参加」ができるかどうかに影響すると考えた。このICFは人間の生活機能と障害の分類法として，2001年5月，世界保健機関（WHO）総会において採択された。これまでのWHOは国際障害分類（ICIDH）がマイナス面を分類するという考え方が中心であったのに対して，ICFの特徴は，生活機能というプラス面からみるように視点を転換し，さらに環境因子等の観点を加えたことである（図4）。障害に対して，区別ではなく，同じであるというノーマライゼーションや統合するというインテグレーションの考え方が浸透してきたと考えられる。

「特別支援教育」という考え方

これまでの障がい児教育から特別支援教育と名称を変更し，障害にだけでなく，特別なニーズをもつ子どもたちも対象にするように考え方の幅が拡がった。

特別支援教育とは，障害のある幼児童生徒の自立や社会参加に向けた主体的な取組みを支援するという視点に立ち，幼児児童生徒一人ひとりの教育的ニーズを把握し，そのもてる力を高め，生活や学習上の困難を改善または克服するため，適切な指導および必要な支援を行うものとする。「特別支援教育」は2007年4月に学校教育法に位置づけられた。

表2 障害の種類に対する法律と定義

区分	法律名	定義
障害者	障害者基本法	身体障害，知的障害，精神障害（発達障害を含む）その他の心身の機能の障害（以下「障害」と総称する）がある者であって，障害及び社会的障壁により継続的に日常生活または社会生活に相当な制限を受ける状態にあるもの
	障害者の日常生活及び社会生活を総合的に支援するための法律（障害者総合支援法）	身体障害者福祉法第4条に規定する身体障害者，知的障害者福祉法にいう知的障害者のうち18歳以上である者及び精神保健及び精神障害者福祉に関する法律第5条に規定する精神障害者（発達障害者支援法（平成16年法律第167号）第2条第2項に規定する発達障害者を含み，知的障害者福祉法にいう知的障害者を除く。以下「精神障害者」という）のうち18歳以上である者並びに治療方法が確立していない疾病その他の特殊の疾病であって政令で定めるものによる障害の程度が厚生労働大臣が定める程度である者であって18歳以上であるもの
身体障害者	身体障害者福祉法	別表に掲げる身体上の障害がある18歳以上の者であって，都道府県知事から身体障害者手帳の交付を受けたもの
知的障害者	知的障害者福祉法	定義は示されていない
精神障害者	精神保健及び精神障害者福祉に関する法律	統合失調症，精神作用物質による急性中毒またはその依存症，知的障害，精神病質その他の精神疾患を有する者
障害児	障害者総合支援法	児童福祉法第4条第2項に規定する障害児 「障害児とは，身体に障害のある児童または知的障害のある児童をいう」※児童とは，満18歳に満たない者
発達障害	発達障害者支援法	「発達障害」とは，自閉症，アスペルガー症候群その他の広汎性発達障害，学習障害，注意欠陥多動性障害その他これに類する脳機能の障害であってその症状が通常低年齢において発現するものとして政令で定めるものをいう
医療的ケア児	児童福祉法第56条の6第2項	人工呼吸器を装着している障害児，その他の日常生活を営むために医療を要する状態にある障害児

図2 障害の種類のモデル

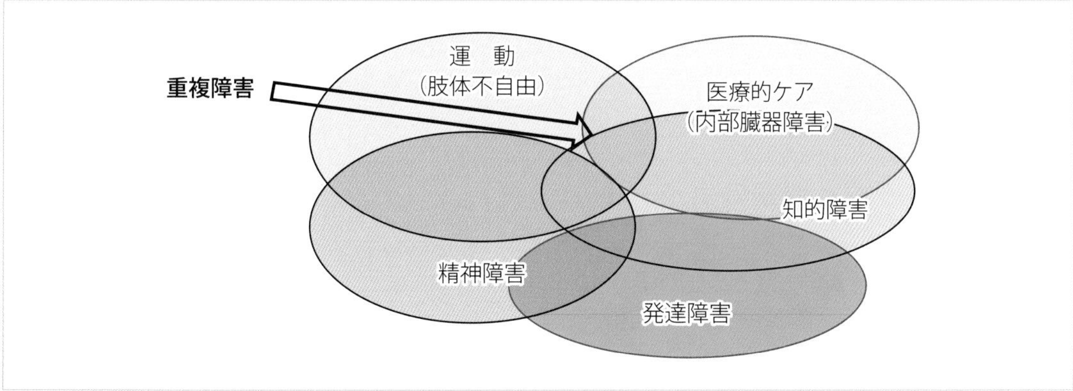

図3 ICFの構成要素間の相互作用

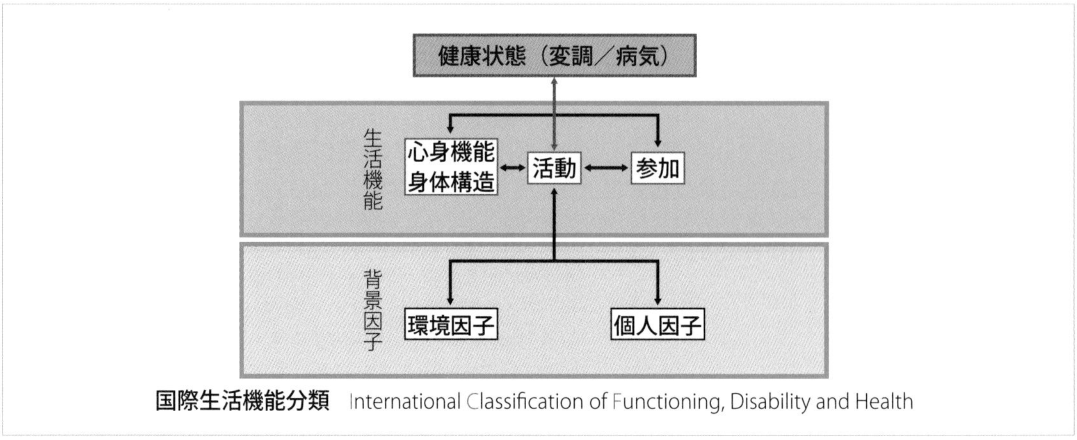

図4 国際生活機能分類（ICF）の特徴

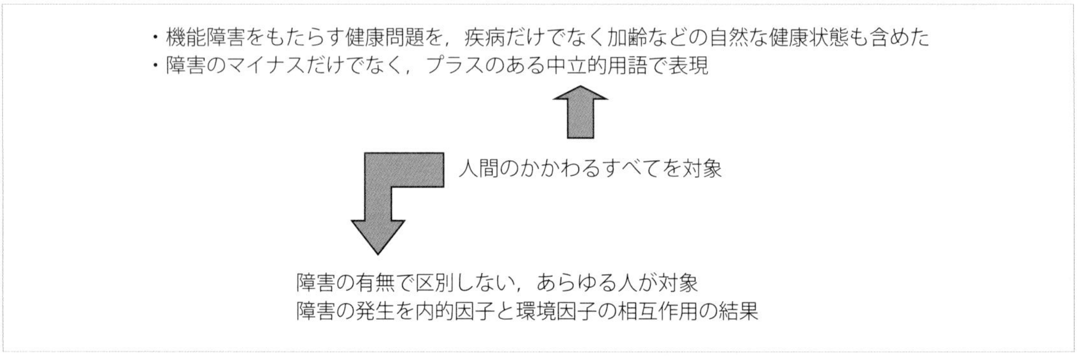

特別支援教育の対象として捉えられているのは，これまでの障がい児教育の対象に加え，発達障がいのある子どもと医療的ケアの必要な子どもである。すべての学校において，障害を含め特別なニーズのある幼児児童生徒の支援をさらに充実していくこととなった。

発達障害の理解と観察のポイント

ICD（International Classification of Diseases）とは，WHOによる国際疾病分類で，第11回改訂版（ICD-11）は2018年に公表され，2022年1月に正式に発効予定である。わが国での翻訳も進んでいるICD-11[4]では，発達障害の英語表記Neurodevelopmental disordersを「神経発達症群」と訳し，disordersを「障害」と訳さずに，「症」と表現している。米国精神医学会のDSM（Diagnostic and Statistical Manual of Mental Disorders）（第5版）とともに医療現場で使用されている（「各論2-1-14自閉スペクトラム症」参照）。両者は共通しているが，分類の仕方や分類名，診断名が多少異なる。ICD-11の発達障害の分類は事細かに表現されている。表3にICD-11の新病名案を示す[5]。ここでは，神経発達症群を従来の「発達障害」と呼ぶ。

発達障害者支援法（平成17年施行）では，発達障害の定義を「自閉症，アスペルガー症候群その他の広汎性発達障害，学習障害，注意欠陥多動性障害，その他これに類する脳機能障害であってその症状が通常低年齢で発現するもの」としている。①何らかの脳機能障害が存在していることが前提であり，保護者の育て方だけでは生じない，②通常低年齢に生じるものであ

表3 神経発達症群　ICD-11（新病名案）

1.1 知的発達症
1.2 発達性発話または言語症群
1.3 自閉スペクトラム症
1.4 発達性学習症
1.5 発達性協調運動症
1.6 一次性チックまたはチック症群
1.7 注意欠如多動症
1.8 常同運動症
1.9 神経発達症，他の特定される
1.10 神経発達症，特定不能

日本精神神経学会：ICD-11新病名案．pp1-20，2018．
https://www.jspn.or.jp/uploads/uploads/files/activity/ICD-11Beta_Name_of_Mental_Disorders%20List(tentative)20180601.pdf（accessed2021-07-15）

図5 神経発達症群の関連

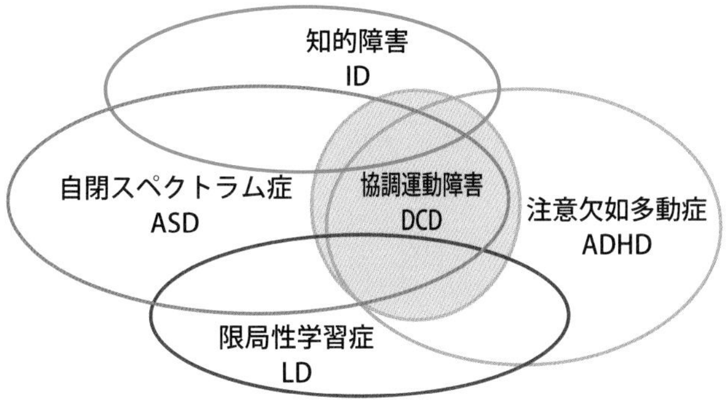

り，成人になってから生じることはないが，成人になってからその存在に気づくことがある，と考えられている。発達障害の当事者だけでなく，家族その他の関係者も支援の対象に加えられた。

発達障害の主な疾患の関連を図5に示した。発達障害は，1つが程度の差はあっても，単独ではなく多くは重複している。自閉スペクトラム症（ASD：autism spectrum disorder）の症状の訴えで受診しても，注意欠如多動症（ADHD：attention-deficit/hyperactivity disorder），学習障害（LD：learning disability）などが重なっていることは珍しくない。知的障害，発達性協調運動障害，チック障害などが併存していることもある。もちろん，発達障害以外の二次的な障害の適応障害やパニックなどを併発することもある。一人ひとりの発達障害は，これらが重なり合っていると考えられている。必要なのは発達障害は生まれつきの特性であり，周囲の大人が「治す」という考えではなく，適切な「対応」をすることである。

1. 観察のポイント

行動の観察は，子どもの社会性や行動コントロールを評価するうえで欠かすことはできない。例えば数人の子どもが集団で遊んでいると，おもちゃの取り合いになることはよくあることだが，何らかの発達障害があるとそれを譲れない，特有な遊び方をする，友だちとほとんどかかわらないなど，子どもの行動の特徴が出てくる。

2. 子どもの行動を観察するうえでのポイント

1) 表情，身だしなみ

子どもらしい笑顔に乏しい，表情が硬い，表情が乏しい子どもにはASD児もいる。こだわりから同じ服を着たがる，頭を触られることや洗髪を嫌がり，髪の毛の手入れができていないなどのことがある。その場合は保護者が困っているが，気にしていないような場合には，虐待・育児放棄を疑う。

2) 落ち着き，集中力

多動や衝動的な行動がよくみられる，集中力が続かず，人の話を聞けていないことや大筋を把握できていないなどの状況は，特にADHDやASDの子どもによくみられる。

3) 人との会話・かかわり方，非言語的コミュニケーション

一方的な会話で，自分の興味あることのみ話し，相手との会話になっていない場合がみられる。身振り手振りなど動作による非言語的コミュニケーションが乏しいなどは，ASD児によくみられる。ASD児には興味の偏りがよくみられる。

4) 感覚過敏性

暑さ・寒さに過敏，集団の中，他人に触れられることを嫌がるなどは，ASD児によくみられる。乳児の場合，保育者には抱きにくい子どもと感じられる。ある一定の食べ物を嫌がる偏食は，咀嚼時や口腔内に入った感覚を嫌がっている場合がある。感覚過敏があると歯磨きや耳掃除を嫌がることも多い。歯科受診や耳鼻科受診ができにくいことが起こる。

5) 感情のコントロール

注意が散漫で落ち着きがなく，思いどおりにならないことでカッとする，パニックを起こしたり，乱暴な行動をとることはADHDやASDでよくある。

6) 不器用さ（粗大運動，微細運動）

発達性協調運動障がい児に，手先の不器用や粗大運動のぎこちなさがよく認められる。具体的には描画がうまくできない，楽器がうまく使えない，スキップやダンスが苦手である，などである。

7) 学習上の困難

読むこと，聞くことの困難はLDのある子どもに多い。情報の入口でつまずき，学習内容の受容が困難になる。記憶や推理などに困難があると情報処理して発信するときにコミュニケーション・ことばでの表現ができず，適切でないことが起こりやすい。

しかし，日常的な行動観察からその子どもの特性を把握することができる。特性に合わせて適切な対応を行うと，症状は落ち着いていく。（「各論2-1-14自閉スペクトラム症」参照）

在宅で生活する医療的ケアを必要とする子ども

医療的ケアを必要とする子ども（以下，医療的ケア児）とは，「生きていくために，日常的な医療的ケアと医療機器が必要な子ども」のことであり，気管切開部の管理，人工呼吸器の管理，吸引，在宅酸素療法，胃ろう・腸ろう・胃管からの経管栄養，中心静脈栄養等を受けている。それらの医療的ケアを表4に示した。●印の特定行為は，研修を受けて「認定特定行為業務従事者」となった者が一定の条件下で実施できる医療行為を指す。学校では担任教員等が研

COLUMN

医療ケアと医療的ケアの違い

- 医療ケアは，医師や看護師等医療職が行う医療処置を指す。
- 医療的ケアとは，医療職ではない者が行う医療ケアを指す。在宅や教育の現場で使われる。

表4 学校において行われる医療的ケアの例

	医療的ケア項目
栄養	●経管栄養（鼻腔に留置されている管からの注入）
	●経管栄養（胃ろう）
	●経管栄養（腸ろう）
	経管栄養（口腔ネラトン法）
	IVH中心静脈栄養
呼吸	●口腔・鼻腔内吸引（咽頭より手前まで）
	口腔・鼻腔内吸引（咽頭より奥の気道）
	●気管切開部（気管カニューレ内）からの吸引
	気管切開部（気管カニューレ奥）からの吸引
	経鼻咽頭エアウエイ内吸引
	気管切開部の衛生管理
	ネブライザー等による薬液（気管支拡張薬等）の吸入
	経鼻咽頭エアウエイの装着
	酸素療法
	人工呼吸器の使用
	カフアシスト
排泄	導尿
	浣腸
その他	血糖値測定
	インスリン注射
	その他

●：特定行為

修を受け，看護師との連携をとり，実施している。

医療的ケアを受ける子どもは，疾患や病態で定義されているのでなく，必要としている医療ケアと医療機器によって定義されている。多くの医療ケアと医療機器が必要でも，自立歩行ができたり，会話ができる子どもから，必要とする医療ケアや医療機器が少なくても，重度の知的障害と重度の肢体不自由が重複している寝たきりの重症心身障がい児までさまざまな状態の子どもが含まれる。重症心身障害，肢体不自由，知的障害における医療的ケア児の位置づけを図6に示した。このような医療的ケア児の運動・知的レベルの幅の広さを理解する必要がある。

医療的ケア児には，①歩けないし，話せないうえに日常的に医療機器や医療ケアがないと生きていけない子どもと，図6の水色枠に入る②歩けるし，話せるが日常的に医療機器や医療ケアがないと生きていけない子どもがいる。②の子どもは重症心身障がい児ではないが，高度医療依存の子どもといえる。重症心身障がい児は大島分類で定義され，現在の障害福祉制度は，大島分類を基準に運営，適用されているので，歩けるし話せる医療的ケア児は，現在の社会制度上では，社会支援を得ることが困難である。しかし，2021年6月に「医療的ケア児及びその家族に対する支援に関する法律（略称：医療的ケア児支援法）」が国会で可決されたので，今後，制度が整うことが期待される。

1. 医療的ケア児の特徴と観察の視点

(1) 医療依存度が高い。
(2) 成長に伴って病態が変化するので，介護者にその変化の理解・把握が必要である。また成長に伴う二次障害が起こりやすい。

図6 児童福祉法における医療的ケア児の概念整理

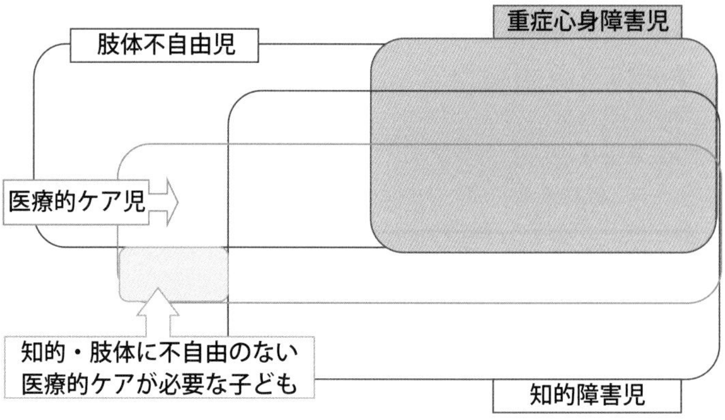

［医療的ケア］
人工呼吸器，気管切開，吸引，経管栄養（経鼻，胃ろう，腸ろう），酸素療法，導尿，IVH など

令和元年度 学校における医療的ケアに関する連絡協議会：医療的ケア児の支援に関する施策と保健，医療，福祉，教育等の連携について．厚生労働省社会・援護局 障害保健福祉部障害福祉課 障害児・発達障害者支援室
https://www.mext.go.jp/content/20200610-mxt_tokubetu02-000007677_03.pdf（accessed2021-07-10）
日本重症心身障害福祉協会：医療的ケア検討委員会報告（平成29年5月19日）より一部改変

(3) 子どもとのコミュニケーションが困難なことが多く，異常の判断が難しい。

(4) 24時間介護者が必要で，目が離せないことが多い。

このような特徴をもつ医療的ケア児も日常生活では，保育所や幼稚園・学校に通い成長していく。私たち看護師が，在宅訪問で出会ったときに，子どもの医療ケアや医療機器，病態の理解や介護者の負担にだけ目を向けるのではなく，家族全体の生活の様子を視野に入れる必要がある。家族員それぞれの活動や役割，関係性を観察する。同時に，医療的ケア児が利用している訪問診療や訪問看護，児童デイサービス（重症児デイサービス）などの有無，および利用可能な社会サービス・制度を調べ，家族員の誰かに健康問題等が生じたときでも，家族が対応できる余力をもてるように考える視点があると，医療的ケア児だけでなく家族全体の危機の予防につながる（障がい児の病態の理解は，「各論2-2-2 医療依存度の高い障がい児」や「各論2-2-3 18トリソミー」を参照）。

2. 学校における医療的ケアが必要な子どものための看護師配置

学校における医療的ケア児への対応は，1988年頃から東京都など都市部では課題となり検討されていた。2001 ～ 2002年度にかけて，文部科学省により「特殊教育における医療・福祉との連携に関する実践研究」が行われ，2003年「養護学校における医療的ケアに関するモデル事業」が32都道府県で開始され，さらに翌年には40都道府県で行われた。

医療的ケアを担当する看護師の配置は，2004年厚生労働省は「盲・聾・養護学校におけるたんの吸引等の取り扱いについて」を都道府県知事宛てに通知し，看護師の常駐を条件に医師または看護職員（准看護師，看護師，保健師，助産師）の資格を有しない教員によるたんの吸引等が行えるようになったことを境に，急速に増加した。しかし，医療的ケア児を学校・幼稚園・保育所で受け入れるには，看護師配置が優先されるのではなく，まず，各市町村における医療・福祉等関係機関との連携・調整を行い，連携体制の構築と対応手順の作成が不可欠である。

医療的ケア児の登校時には，連絡票を確認しながら保護者から直接，今の子どもの様子の情報を確認する。

3. 日々の健康観察の注意点

日常的な体温測定，呼吸数の把握，血圧・脈拍測定，酸素飽和濃度の測定などを行う。

- 調子のよいときの状態をしっかりと把握する。
- 個々の子どもの体調を崩す前兆と思われるサインを掴んでおく。
- 健康上の課題があることは常に認識しておく。
- 保護者との連絡により1日をとおしての状態を把握する。

上記の内容を関係者で情報共有しておくことが重要となる。

引用文献

1） 文部科学省：教職員のための子どもの健康観察の方法と問題への対応；第2章 健康観察の実際．2009. https://www.mext.go.jp/a_menu/kenko/hoken/1260335.htm https://www.mext.go.jp/a_menu/kenko/hoken/__icsFiles/afieldfile/2009/04/27/12603（accessed2021-07-08）

2） 厚生労働省：病児保育事業実施について（平成27年7月7日雇児発第0717第12号厚生労働省雇用均等・児童家庭局長通知）．2015.

3） 平山宗宏，中村敬，根本浩典：乳幼児健康支援一時預かり事業の実態調査報告．日本子ども家庭総合研究所紀要 39：253-262，2002.

4） 松本ちひろ：ICD-11「精神，行動，神経発達疾患」分類と病名の開設シリーズ①，ICD-11「精神，行動，神経発達疾患」構造と診断コード．精神神経 123（1）：42-48，2021.

5） 日本精神神経学会：ICD-11新病名案．pp1-20，2018. https://www.jspn.or.jp/uploads/uploads/files/activity/ICD-11Beta_Name_of_Mental_Disorders%20List(tentative)20180601.pdf（accessed2021-07-15）

参考文献

1） 管田貴子，宮津澄江：病児保育における保育看護に関する研究；子育て支援の視点から．弘前大学教育学部紀要 103：105-109，2010.

2） 保育所等における医療的ケア児への支援に関する研究会：令和2年度子ども・子育て支援推進調査研究事業「保育所等における医療的ケア児の受入れ方策等に関する調査研究」保育所等での医療的ケア児の支援に関するガイドライン．2021

3） 厚生労働省：保育所保育指針解説，2019. https://www.mhlw.go.jp/file/06-Seisakujouhou-11900000-Koyoukintoujidoukateikyoku/0000202211.pdf（accessed2021-07-02）

4） 山下裕史朗：シンポジウム5 発達障害の子どもたちの観察からわかること；発達障害をもつ子どもたちの問題行動の観察と対応．小児保健研究 67（2）：278-279，2008.

総論 2

子どもを観察するときの技術

1 子どもや保護者とのコミュニケーション

01 小児看護実践におけるコミュニケーションの特徴

子どもとのコミュニケーションにおいて大切にしたいこと

私たちが看護を実践するときには，対象である人の年齢・性別・国籍にかかわらず，ニーズを把握し，患者中心の立場に立って，安心・安全の担保を元にした「権利の擁護」を順守して行うことが重要である。その中で看護師に求められる実践能力は「ニーズを捉える力」「ケアする力」「協働する力」「意思決定を支える力」などであり，小児看護においてもこれらは同様である。そして，この実践を円滑に遂行するためには，その基盤としての「子どもとのコミュニケーション」を十分に理解し，技術としても身につけている必要がある。

子ども自身のコミュニケーション能力は発達途上にあるが，その能力に応じて，周囲の人々との間でさまざまな形でコミュニケーションが繰り広げられている。すなわち，子どもは胎内に宿ったその瞬間から，母と子の間で，そして誕生を迎えたそのあとには，周囲のケアするすべての人との相互作用の中で成長と発達を続ける。小児看護の現場で出会う子どもたちは，その健康問題が短期的なものであれ，長期的なものであれ，もしくは家族との別れのときが刻一刻と迫るその瞬間でさえ相互作用を重ねながら生きている。

子どもとのコミュニケーションにおいても，看護師は，子どもの尊厳を守り，権利を擁護し，社会における人格をもった存在として多角的に捉えるために，質の高いコミュニケーション能力を発揮する必要がある。

コミュニケーションの構成要素

コミュニケーションは，「一定の意味内容を言葉や文字，身ぶりなどによって伝達すること。また，意思の疎通」[1]とされ，単なる「伝える」「教える」「知らせる」などとは明確な区別がなされた統合的な言葉である。その目的は，「送り手」と「受け手」の間を，「意味をもったメッセージ」を何らかの「伝達手段」をもって相互に行き来させることで成立することから，これらが主たる4つの構成要素とされている。

また，渡部[2]は，これらの構成要素を「対人コミュニケーションの構図」（図1）によって示し，そこに含まれる，メッセージ（言語・非言語），チャネル（五感：視・聴・触・嗅・味覚），コンテキスト，ノイズについて，以下のように説明している。

「考えや感情をシンボル化（記号化：encoding）したものが言語あるいは非言語メッセージだ。メッセージの伝達経路はチャネルといわれ，人間の五感がそれを果たす。だから，聴覚や視覚，触覚だけでなく嗅覚や味覚も働く。チャネルを使ってメッセージを伝えられた受け手は，メッセージを解読（decoding）して意味を読み取る。今度は受け手が送り手になり，解読した意味に対して，抱いた自分の考えや感情をシンボル化して相手にメッセージを送る。

プロセスはこれだけではなく，図1にあるように，ノイズ（阻害要因）として，騒音（物理的ノイズ），不安（心理的ノイズ），年齢・性・地位（社会的ノイズ），音声や文法それに意味のずれ（シンボルノイズ）が存在し，影響を与える

図1 対人コミュニケーションの構図

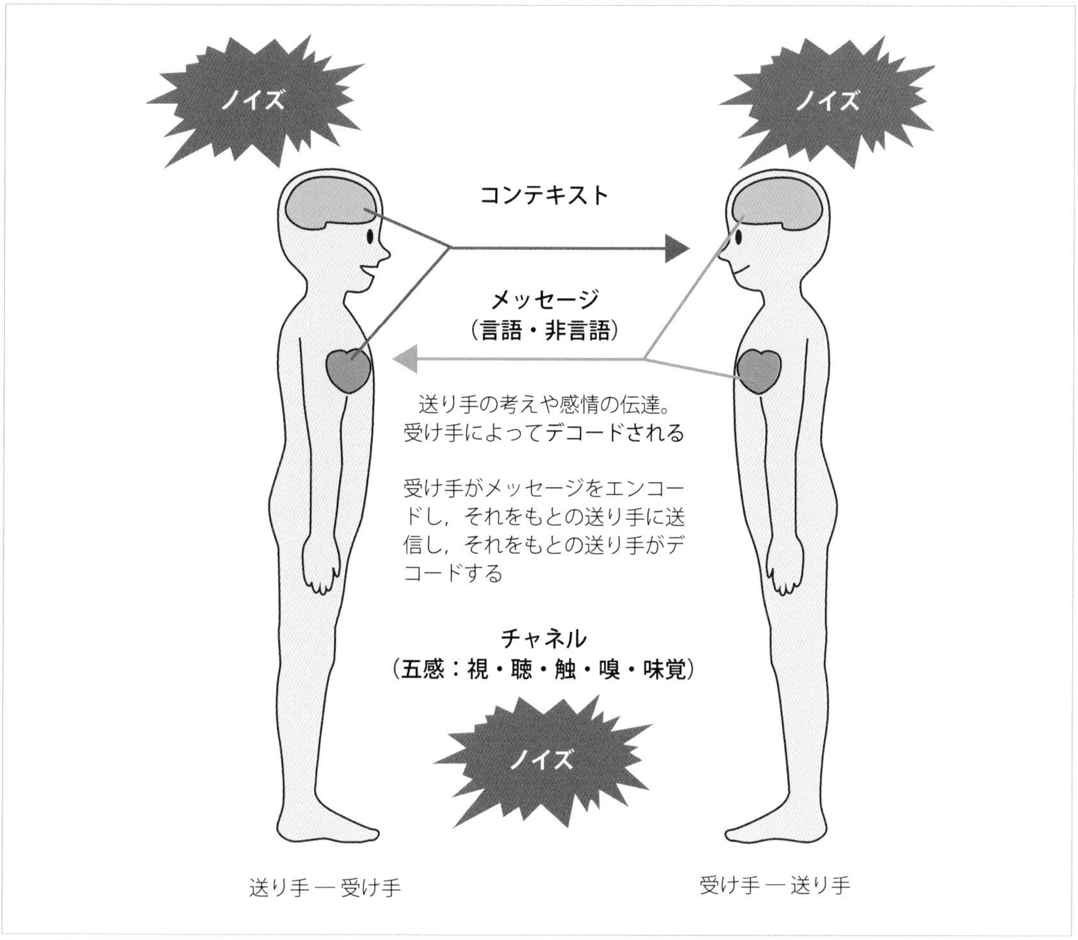

渡部富栄：対人コミュニケーション入門；看護のパワーアップにつながる理論と技術．p8，ライフサポート社，2011．

（中略）。そして，メッセージが生じる状況（コンテキスト，文脈）が意味を理解するうえで重要な要素になる」[2]。

小児看護においては，子どもと看護師がともに「送り手」であり「受け手」であるが，発達途上にある子どもの能力やおかれた環境のもとで繰り広げられた看護師とのコミュニケーション場面を，お互いの「意思の疎通」という目的達成につなげるための，看護師の技術が必要となる。

子どもが発する言語的メッセージと非言語的メッセージ

どんな状況の中でも人と人との間にコミュニケーションが途絶えることはなく避けることはできない。子どもは成長・発達の過程で，著しいコミュニケーション能力を獲得しながら，さまざまな言葉やサインを送って，周囲に自己の存在を伝える。

コミュニケーションには，言葉や文字のような「言語的メッセージ」と，表情やしぐさ，姿勢，言葉そのものではない声の調子などの「非言語的メッセージ」が含まれる。非言語的メッセージは言語的なメッセージに比べ，無意識的に示されるものであり，思いや気持ちをより明確に表していると考えられているが，特に，身体的にも知的にもまた社会的にも発達の途上にある子どもたちにとっては，言語的メッセージによって相手とのコミュニケーションを正確に

表1 非言語的コミュニケーションの５つの役割

役割	役割を示す例
言語の代用	メッセージを身振り手振りのみで伝える
言語の補完	道筋を説明するとき，手でも方向を指す
強調	強調すべき言葉とともに動作や表情で重要点を示す
矛盾の確認	非言語が言語と不一致な内容だと相手は非言語を信用する，ということを使ったもの
調整	話し合いの場で，目で合図を送って，話を止めたり続けたりといった指示を話者に送ったりする

渡部富栄：対人コミュニケーション入門；看護のパワーアップにつながる理論と技術．p13，ライフサポート社，2011．より作成

成し遂げることは難しいことから，小児看護におけるコミュニケーションでは非言語的なメッセージを上位のものとして捉え，重要視されるゆえんである。

渡部[2)]は，表1のように非言語的コミュニケーションの5つの役割をあげている。

表1の中で，矛盾を確認するはたらきがあげられているが，非言語と言語が一致しない（自己不一致）場合に相手は非言語を信用するということについて，次の場面を考えてみよう。

【事例】

A君，5歳男児。ネフローゼのため通院している。A君は採血が嫌いで病院の処置室に入るときはいつも機嫌が悪くなる。母親は「怒っていないよ」と言いながら，眉間にしわを寄せ，看護師は「大丈夫だよ」と言いながら，嫌がるA君の採血を一度で終わらせようと，緊張でこわばった表情をしている。A君はいつも母親と「今日は泣かない」と約束をしていたが，部屋に入るときから泣いてしまうことが多かった。

A君にとって，母親や看護師の自己不一致は，不安を増す要因となっている。「今日こそ泣かない，頑張ろう」と考えていたA君がいざというときに泣いたり，嫌がったりしている状況に，周囲の大人の自己不一致があるという“大人側の自己観察とアセスメント”が必要である。特に言葉の発達途上にある子どもの反応には，これら，メッセージの送り手と受け手としての相互作用の行き違いに注意が必要となる。

02 子どもとのコミュニケーション

子どもの年齢・発達段階に応じたコミュニケーション

1. 新生児・乳児期

新生児・乳児期の子どもとのコミュニケーションは，子どもからの非言語的なメッセージを，大人がいかに適切に受け取り対応するかにかかっている。一方，コミュニケーションにおいて重要な役割を果たす五感については，ヒトは胎生期から聴覚を有し，出生後も大きな音に閉眼反射がみられることやバイタルサインを変動させることなどで，外界からの刺激をしっかりと受け取っていることを確認することができる。

看護師は，新生児期から健康問題を有する子どもをケアする場面においては，子どもは周囲の音や刺激に敏感に反応して，バイタルサインに変化をきたすことを理解している必要がある。モニターのアラーム音や周囲の養育にあたる大人からの音声を聴きながら，それらはその後の著しい言葉の発達の獲得の基礎となる。生後2か月を過ぎる頃からは「パ」と「バ」といった音の違いを区別し，泣き声には音の高さや

リズムが生じるようになる。ヒトの発達にはそれぞれの能力の獲得に最適な時期があり，それを逃すと，課題を克服することが難しくなるといった，「発達の臨界期」からみると，乳児期は言葉の学習・発達には最重要な時期である。養育に当たる大人は子どもから送られてきた表情・動作・発声などの非言語的コミュニケーションによる「メッセージ」を受け取り，「メッセージ」に込められた意味や意図をアセスメントして応答することが大切である。また，この時期の子どもから発せられる「喃語」に，周囲の家族やケアを実施する者がそれぞれに応答していく相互作用は重要である。このような具体的な場面での喃語と言葉のやりとりの中で，子どもは「言葉」を発する準備を進めている。

出生直後から重篤な疾患のために保護者との分離を余儀なくされる子どもたちをケアする場面においては，病状や環境の変化の中で子どもから発せられるメッセージが乏しくなるときもある。しかしその「乏しくなったメッセージ」こそがその子どもからの訴えであることを理解する必要がある。その中で丁寧に子どもとかかわり，あやす，タッチングする，笑顔を見せるなどの非言語的なコミュニケーションを駆使して，観察・アセスメントを行う必要がある。

感染防止の観点からマスクをしながら子どもに接する必要がある場合でも，せめて目を使っての笑顔を忘れてはいけない。

2. 幼児期

幼児期の子どもは，言葉の発達が著しく，生活や遊びの中で言葉を駆使しながら，周囲とのコミュニケーションの取り方を学習していく。特に2歳頃には語彙数の獲得が急速に増加する時期であり，周囲の大人との双方向のやりとりの中で自分への注意をひきつけ，満足と言葉への関心をもつようになる。またこの時期の子どもは自己中心的思考をもつため，1つの単語をその子だけのもつ意味で使っていたり，また，言いたいことを適切に表現できる能力が未発達であるため，例えば，身体の不具合のすべてを「イタイ！」と表現することはよくみかけられる。大人と同じ言葉を発していても，大人が考える意味とは違う意味で表出する時期でもある。

看護師として，この時期の子どもとかかわるときには，一人ひとりの子どもの発達の特徴をよく観察して，メッセージの意味をアセスメントする。何らかの健康障害があり，入院や通院を余儀なくされる子どもにとって，その環境の変化は大きなストレスとなり，なかには獲得していた能力を退行させてしまう子どももいる。そばにいる保護者はその姿に大きな落胆やとまどいを感じることもあるが，看護師は落ち着いてその子のメッセージを受け止めて，保護者とともにその子どもの発するメッセージの意味を考えていく。

看護師と保護者のこのような姿は，子どもにとっても「看護師は安全な存在」として認識されていく。

3. 学童期

学童期には，子どもの言語的コミュニケーション能力は発達し，ほぼ大人と同等のやりとりが成立する。それをふまえて，学童期の子どもとのコミュニケーションにおいては，その子どもの状況に応じた言葉遣いに配慮が必要となる。例えば小児看護の場面では，小さい頃からのかかわりをもつ子どもが多いため，学童期に達した子どもにも「〜ちゃん」と呼びかけることがある。しかし学童期に達した子どもに対しては，その社会的な背景を考慮し「〜さん」「〜くん」と呼びかけることが望ましい。

しかし一方で，学童といっても成人と同じに成熟しているわけではない。

勤勉性の獲得が課題となり，具体的に物事を考えられるようになるこの時期に，自分の健康問題に向き合わざるを得ない状況になることは，子どもにとっては自分の存在や環境を脅かされる経験となるため，時には幼児のような自己中心的思考になってしまい，検査や処置・治療に対して拒否的な態度を見せることがある。

しかしそれらは幼児期の自己中心的思考への一時的な逆戻りであり，幼児期の「イヤ」とは質が違うことを理解する必要がある。また子どもが勤勉性の中から頑張ってやり遂げることができたことについては，看護師はその努力や成果に対しての称賛をはっきりと言葉で伝えていくことが大切である。子どもの自尊感情や自己肯定感を高めるような看護師の言葉は，子ども自身が健康問題に向き合い，現状の課題を乗り越えることにつながる。

またこの時期の子どもは学校という社会生活を通じて，家庭以外の場所にも自分の居場所を見出すこととなる。しかし通院や入院のために学校に通うことができない状況が生じると，子どもは帰属感を失い，仲間との一体感を感じることができなくなる。しかし一方で繰り返される入院・通院の中で，子どもには新たな出会いがあることから，病棟の生活でも子ども同士の相互作用をサポートする必要がある。何度も入退院を繰り返す子どもは病棟での出来事や他の子どもたちの動向に敏感である。自分と同じ部屋の子どもが手術のために絶食を指示されていることを知った子どもが，他の子どもたちとともに別の場所でそっと食事をしようとする姿を見かけたことがある。このような子どもの姿には，言葉で明確に最大限の賛辞を送るとよい。

4. 思春期

思春期においては，慢性疾患を抱える子どもやこの時期に突然発症する病気をもつ子どもが対象となる。なかでも，長期にわたり日常生活上の苦痛や，時には自分の生命の問題に向き合わなくてはならなくなる子どもたちと出会うことはまれではなく，彼らとのコミュニケーションは重要で，かつ非常に難しい。まずは，慢性的に経過する中で子どもたちは治療への意欲を減退させ，拒薬や，制限を守らない・守れない，病気について話したがらない，不機嫌，人や物にあたる，食事を摂らない等の態度や行為を見せることがある。これらの数々のストレスに対するネガティブな反応と同時にアイデンティティの確立に向けて試行錯誤する時期であることを理解する必要がある。また小さい頃から健康問題を抱えている場合には，その時期の社会的体験の乏しさから，思春期になっての自己表現の困難さにつながることもある。いずれにしても，この時期の子どもたちにはレジリエンス（さまざまなストレスに対処する力）をつける方向性を支援する必要がある。

看護師は，彼らの悩みや葛藤は当然の思いであることを理解し，その思いをしっかりと受け止めて十分にコミュニケーションをとっていく。思春期の子どもと話していると，「なぜ自分だけが，こんな目にあうのか」というフレーズはよく聞かれる言葉である。このような場面では，自分の悩みや思いをありのままに表出できるように励まし，病気と共に人生を送り，自立していくことができるように支援する必要がある。

思春期の子どもは理由づけや仮説をつくり上げ予測・推測することが可能となり，過去・現在・未来を自由に思考することができるようになる。思春期の子どもが自分のおかれた状況を理解し，判断できるような情報を提供し，対話していくことが必要である。一方，現代のインターネットなどSNSの普及は子どもたちにとって新たな表現の場となっているのも事実である。情報社会への正しい参加の方法を学びながら，コミュニケーションの手段として活用することも，この時期の子どもたちにとっては有用かもしれない。

また学童期と同様，友人との関係が疎遠にならないような配慮も必要となる。従来，慢性疾患を抱える子どものために存在した院内学級は在院日数の低下とともに減少の一途をたどっている。健康問題を抱える思春期の子どもたちが，年齢に応じた環境で，必要な人々とコミュニケーションをとることができているかを看護師は注意深く観察する必要がある。

臨床現場で活用される子どもとのコミュニケーション

臨床現場においては，看護者のタイミングで子どもに協力を求めることがしばしばであるが，適切なコミュニケーション手段を活用することによって，お互いの意思の疎通のもとで「嫌なもの」としてではなく処置やケアを受けることも可能となる。以下に，具体的な例をもとに，状況への工夫とコミュニケーションの活用について考えてみる。

1. 子どもの生活時間や機嫌に合わせたかかわり

子どもに対して看護師が行うケアや処置は，どのような場合でも場所と時間を選ぶことが必要となる。プレイルームで遊びを続けながら，「手だけかしてくれるかな？」と声をかけるとうまくバイタルサインの測定ができることがある。また睡眠などの生活時間を確認してケアや訪室のタイミングを計画する等の工夫をする。

2. 子どもからのメッセージの意味の理解

先述したとおり，メッセージにはたびたび矛盾や変更が存在する。特に子どもからのメッセージは，言語と非言語の矛盾，状況や感情の変化に伴う瞬間的な変更など，さまざまな様相を呈す。看護師の言葉かけや誘いに対して，子どもは言葉で伝えることが困難な場面もある。「血圧を測ろうね」と優しく声をかけると，午前中はスッと手を差し出すことができたのに，午後は布団に潜り込んでしまうという場面では，子どもからの非言語的メッセージを看護師は「今はいやなんだね」と受け取りながら，なぜそのようなメッセージを伝えてきているのかをアセスメントする必要がある（図2）。

3. 子どもに近づくための情報収集

子どもが，ふだん，家では家族から何と呼ばれているのか，一番好きなアニメのキャラクターは何なのかなどの子ども本人や家族からの情報は，幼児期以降の子どもたちとコミュニケーションをとるうえで重要な手がかりとなる。「○○も頑張ってるね，□□君も頑張れるかな？」等の言葉かけは，看護師の一瞬のかかわりではあっても，子どもの力を最大限に引き出すことができる。

4. 子ども自身に健康問題に向き合ってほしいときのかかわり

子ども自身に健康問題に向き合ってもらえるように，守ってほしいことを説明しなくてはならない場面は多い。子どもに，制限を含めた説明をするときには，年齢・発達段階に合わせてその説明に用いる言葉を柔軟に考える必要があ

図2 子どもからの非言語的メッセージ

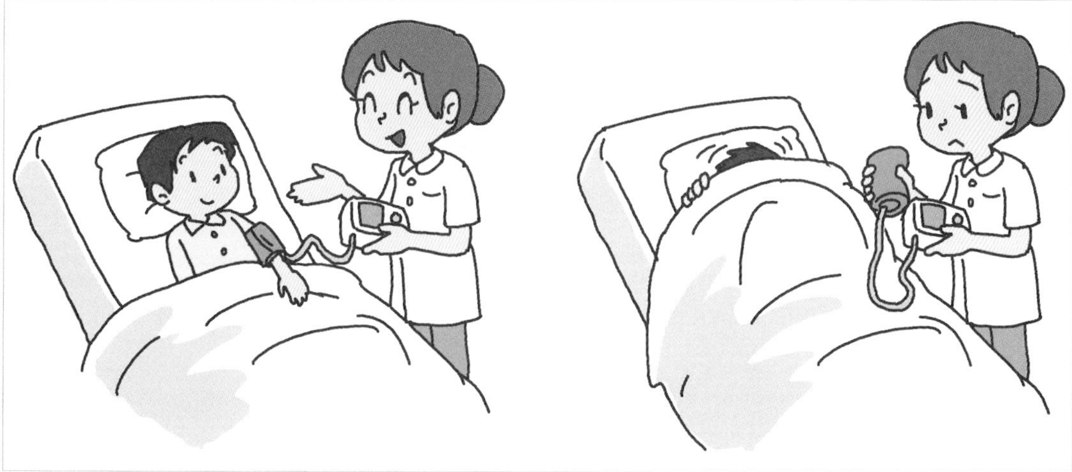

る。いずれも子ども自身が自分でコントロールしている気持ちをもつことができるようになることが重要である。

1）幼児期

怖いことが連想されないような言葉を用いる。子どもにとって不明確な言葉を用いることや複数の意味のある言葉を用いることは混乱を招く。子どもに医療用語を使って説明するときには，理解しやすく言い換えをすると子どもに安心感を与えることができる。

【例】

・鎮静薬を投与するとき→「眠たくなるお薬を使うね」
・手術室入室用の帽子を被るとき→「綿あめみたいな帽子をかぶるね」
・採血や点滴で腕を抑制しなければならないとき→「じっとできるようにお手伝いするね」

2）学童期

予測される診断や治療についてわかりやすい表現を多めに使いながらも，多少の医療用語も使用する。

【例】

・縫合処置を行うとき→「これから傷口を縫うけど，麻酔をするから痛くはならないよ」
・腹腔鏡手術の前に→「お腹に小さな入口をつくって手術をするよ」
・病気の説明をするとき→「生まれたときに心臓の壁に穴が開いていたんだ」

3）思春期

成人と同じ説明を理解することが可能になるが，成人のように思ったことをその場で質問することは難しいことがあるため，わかりやすい表現と医学用語の両方を使用して説明し，質問しやすい雰囲気をつくっておく。また，幼児期の子どもに使用するような言葉は自尊感情をかえって傷つけてしまうので注意する。

以上より，子どもへの病気や検査・処置などについて説明する場面では，子どもの発達段階や性格や経験などの個別性に合わせて，わかる言葉を選んで伝えていくことが大切である。どのような場合でも，子どもの恐怖心や心配事，緊張などにより，情報を誤って理解しないように，コミュニケーションをとりながら説明をする必要がある。

相吉[3)]は，スタンフォード（Stanford G）の「痛みと処置について子どもと話す際の言葉選び」を，子どもと会話する際の9つのポイント（表2）として示し，子どもにとって，医療者が説明に使う際の言葉選びの適切さが重要であることについて述べている。

5. まとめ

どのような発達段階においても，子どもは子どもとしての権利があり，尊厳がある。目の前

表2 子どもと会話する際の9つのポイント

①発達段階に適した言葉で正しい情報を伝える
②その子ども特有の言外の意味を理解し，通常使用している言葉やフレーズを反映する
③的確かつ響きのやわらかい，やさしい言葉を使用する
④子どもが感じる感覚に忠実な表現を選ぶ
⑤子どもが直接体験しない詳細な情報は必要ない。情報量が多いと混乱させ，恐怖となる
⑥子どもに何が起こると思うか，または聞いているかを尋ね，誤解している場合は的確にわかるように説明する
⑦医療用語を使用する際には，必ず発達段階に適した説明を行う。子どもが知っている具体的な例を使う
⑧医療処置中や処置後に感じる感覚については，いくつか例を出し，感じ方を限定しないほうがよい。一人ひとり感じ方が違うことを伝える
⑨子どもができることを伝え，子どもが主体的に参加できるよう支援する

Stanford G: Beyond Honesty: Choosing Language for Talking to Children about Pain and Procedures. Presented at the Annual Conference, Association for the Care of Children's Health, 1985.より筆者訳す.
出典：原田香奈，相吉恵，祖父江由紀子編：医療を受ける子どもへの上手なかかわり方，第2版．p108，日本看護協会出版会，2018.

に健康問題をもち，「患者」と医療者が呼ぶ子どもがいても，子どもにとっては「家族やきょうだいと過ごす自分」「学校に行く自分」「友だちと遊ぶ自分」などさまざまな自分が存在する。私たち看護師が小児看護の場面で出会う子どもたちにとって，その一瞬一瞬が大切な時間であり，看護師は，子どもたちの人生の一部である健康問題に直面しているときに限られて出会う存在である。一人ひとりの子どもが，それぞれの人生の中で，健康問題に取り組む際にも，自分の状況を「自分」がコントロールしていることを実感できるようなコミュニケーションが，看護師には求められる。

03 保護者とのコミュニケーション

保護者と家族を支援するコミュニケーション

コミュニケーション能力の未熟な子どものアセスメントや支援において，子どもの代弁者としての保護者や家族とのコミュニケーションは不可欠である。と同時に，子ども自身が家族の一員として，特に慢性疾患のような健康問題をもちながらも成長発達していく過程においては，保護者や家族は看護の対象そのものであり，保護者らとの良好なコミュニケーションこそが，看護師にとっての支援のはじまりになる。

中野[4]は，家族との援助関係を形成するうえでの留意点として，①中立性，②家族の全体性，③家族の健康的な側面の強化，④家族主義からの影響の吟味，⑤パターナリズムがもたらす影響の吟味の5点をあげている（表3）。

以下の事例から，保護者や家族とのコミュニケーションを考えてみよう。

【事例1】

A君，小学校高学年男児。両親と弟の4人暮らし。神経難病と末期の心不全が進行する状況で，通院と訪問診療，訪問看護を受けて過ごしていた。通院中，医療者は自宅で急変したときの対応について，家族との話し合いをもっていた。父親は「最後までできることをしてほしい」と考えていたが，母親は「これ以上，しんどいことはしてほしくない。でもお父さんの気持ちを優先させたい」というそれぞれの思いを表明されていた。看護師は，家族（両親）のメンバー間に異なる価値観があることを認めつつ，地域も含めた全体でその状況を共有した。そのうえで家族に対しては，「おうちで困ったことになったら，いつでも相談してください」と主治医・看護師から伝えていた。その後自宅で呼吸状態が悪化し，救急外来に来院したときにはほぼ回復の見込みはない状況であった。医師と看護師は，再度，両親とその場で話し合いをもち，「静かに見送っていく」という両親の意思決定を確認し，Aさんは救急外来で家族に囲まれ看取られた。

この事例では，母親の気持ちと父親の思いの相違を認めつつ，救急外来という短時間の場面の中で，両親の意思を確認していった事例である。家族の中にもさまざまな意見があることを理解し，一つひとつの場面で丁寧なコミュニケーションをとり，医療者は中立的な立場で子どもの最善の利益を考えたケースであったと考える。

【事例2】

B君，小学校高学年男児。両親ときょうだいの5人家族。骨延長手術のために創外固定器を装着して長期にわたり入院している。週末は外泊をすることが多い。しかし病院に帰ってくると固定器のピン部分の汚染が強く，感染の徴候がみられることもあった。当

表3 家族と援助関係を形成する場合の留意点

中立性	家族は，複数の家族メンバーから構成されている。家族メンバーは，年齢や性別，家族の中での立場も異なり，考え方もさまざまである。看護者は，家族と援助関係を形成する場合，家族メンバー（例えば，母親・父親・祖母・祖父）は異なる意見をもっていると考えて，家族と関わることが大切である。家族メンバーそれぞれの意見や思いを共感的に理解し，中立的立場を保持することが大切である
家族の全体性	家族全体をとらえる視点をもちながら，家族メンバーと関わることが大切である。例えば，母親が語った話題について，「その時，お父さんはどのようにされたのですか？」「祖父母のご様子はどうでしたか？」など，家族全体に視点を広げて，家族の情緒，家族の行動，家族の認識などを把握していく
家族の健康的な側面の強化	例えば，子どもの病気・入院という状況に家族が直面した場合，家族に生じる問題，家族の問題への対応の仕方，問題を解決していく家族の力は，家族により異なる 「どうして，この家族はこのような対応をしたんだろう？」「他の家族は大丈夫なのに，どうしてこの家族にはこんなに問題が生じるんだろう？」と，他の家族と比べて，家族のできていない点に注目するのではなく，家族の個別性として，ありのままの家族を認めることが大切である。そして，おのおのの家族のできている点，長所に注目して肯定的フィードバックを行い，家族にとって具体的で実現可能な目標を設定し，家族の成功体験となるように支援していく
家族主義からの影響の吟味	「家族は病気の家族メンバー（例えば，病気の子ども）のために犠牲を払っても尽くすべきである」という家族主義の考え方が，医療の中にも根強く存在している。例えば，「子どもが入院して頑張ってリハビリをしているんだから，家族ももっとそばにいて頑張ってほしい」「外泊したら病状が悪くなる。家族には，もっと世話をしてほしい」などは，家族主義の考え方に基づく看護者の発言である。このような考え方に基づいて家族と関わると，家族と援助関係を形成することが困難になる
パターナリズムがもたらす影響の吟味	看護者がパターナリズムに基づいて家族と関わると，援助関係を形成することが困難になる。例えば，自分の意見を主張する家族に対して，看護者は対応することが難しい家族ととらえる場合がある。これは，「ケアの受け手である家族は，専門職である看護者の意見を聞くべきである。看護者に頼るべきである」という看護者のパターナリズムによるものである。看護者は自分自身がパターナリズムに影響されていないかを吟味しながら家族と関わることが大切である

中野綾美：援助関係を形成する技術．ナーシング・グラフィカ小児看護学②小児看護技術，p18，メディカ出版，2019.

初は看護師の間でも「家に帰るとピンのケアがちゃんとできていない」という意見が大半を占め，「母親に再度指導したほうがよい」という方向での対応を考えていた。しかし，病棟ではカンファレンスが開かれ，家族に対してあるべき姿を求めすぎていないかという意見が出た。そこで，家族とのコミュニケーションを図り，再度，状況を見直す機会をもとうということになった。受持看護師は次の外泊の前に「外泊するとB君はとてもいい顔で帰ってきます。ただピンの状態がよくないことがあるのですが，ご家族に思い当たることがありますか？」と聞いてみた。すると母親から「家に帰ってくると，Bもやりたいことがたくさんあるし，私は家事やきょうだいの世話があって，入浴の様子はちゃんと見ることができていなかった。このままではよくないと思っていた」と言われた。「では，B君は病院ではきちんとピンのケアはできているので，おうちでもご家族に見守ってもらって，きれいにしてはどうでしょうか？」と提案した。その後B君のピンの状態が外泊を機に悪化することはなくなった。

この事例では，病棟看護師が「外泊中には家族が医療者と同じようにピンのケアができなければならない」という家族主義的な考え方で家族をアセスメントしていた。しかし，話し合いの結果，家族の状況や思いを聞き取り，家族ができることを伝え，健康的な側面の支援を行った結果，B君の状況は好転したと考える。

【事例3】

Cちゃん，3か月女児。両親ときょうだい（2歳）の4人家族。出生時にヒルシュスプルング病と診断され，出生後から入院生活を送っている。Cちゃんは経口摂取が困難であり，24時間の持続点滴と人工肛門の管理が必要であった。家族は交代でCちゃんの側で付きそうことが多かったが，看護師が部屋に入ると，点滴の交換や人工肛門を取り扱う様子をじっと見つめていることが多かった。看護師からしだいに「Cちゃんの部屋に入ると緊張する」という声が聞かれるようになった。病棟ではカンファレンスが開かれ，家族との関係性について話し合いがもたれた。その結果，Cちゃんの家族に対して「対応の難しい家族」「看護師の意見を言いにくい」というパターナリズムに基づいた家族のアセスメントをしていることがわかった。そのため，受持看護師は家族支援専門看護師とともに，家族の思いを聴く機会をもち，その思いを次のカンファレンスで病棟看護師に伝えた。家族は「生まれてから一度も家に帰れない。上の子もさみしがっている。これからどうなるのか，不安で仕方がない」との思いをもっていることがわかった。

この事例では，「対応困難な家族」「家族は医療者の言うことを聞くべきである」というパターナリズムに病棟看護師が陥り，関係性の形成に困難感をもっていた。受持看護師と家族支援専門看護師は家族とのコミュニケーションの機会をもち，家族がどうしてそのような行動をとるのかをアセスメントできる情報を引き出すことができた。この事例では話し合いをきっかけに病棟看護師はそばに付きそう家族の苦労を労い，Cちゃんの成長を共に喜ぶという関係性が形成されていった。

保護者や家族とともにすすむためのコミュニケーション

子どもに健康問題が生じたとき，その家族にとっては，大きな衝撃となり，さらに通院や入院を余儀なくされる状況になったときには，さまざまな不安や現実的な生活上の問題を抱えることとなる。子どもが病気になったことに対して，保護者は「もっと世話をしていればよかった」「気をつけて観察していればよかった」等の自責の念をもつことはよくある。また子どもが乳・幼児期の場合は慣れない子育てそのものに対する不安をもっていることも多く，そこでは他の家族からの支援を受けることが難しい状況におかれていることもある。

小児看護においては，看護師はどうしても子どもの健康問題の回復を第一に考えて，「家族は子どもの側に付き添って，しっかりとケアをすること」と考えがちであるが，現代のさまざまな事情で生活する家族にとっては，医療者との良好なコミュニケーションを基盤として，子どもの健康回復を目指せるように多様な形で支援することが必要である。

入院中の子どもの家族とのコミュニケーションを図るには，最初からその子どもにとっての健康問題を話題にするのではなく，まずはその家族そのものが困っていることがないかを会話の手がかりにすることが，互いの信頼関係の構築には有用である。そうすることで，家族にとっては「自分や家族を理解してくれる人」という安心感が生まれ，向き合うべき子どもの健康問題の解決に向けて，家族としてできることを見出すことにつながる。

また家族にはさまざまな価値観をもつ人が混在することも忘れてはならない。子どもを取り巻く家族には，父親・母親だけではなく，きょうだいや祖父母といった人が存在する。なかには子どもの治療方針への見解について異なる意見をもつこともある。看護師はこれらを「家族がバラバラ」と考えがちであるが，それぞれの立場で，健康問題をもつ子どもや他の家族メンバーを気遣ったうえでの意思表明であることを理解し，子どもや家族にとっての最善の利益を一緒に考えることができるようなコミュニケーションが必要である。

引用文献

1） 中村明，森田良行，芳賀綏編：三省堂類語新辞典．三省堂，2005.

2） 渡部富栄：対人コミュニケーション入門；看護のパワーアップにつながる理論と技術．pp7-10，ライフサポート社，2011.

3） 原田香奈，相吉恵，祖父江由紀子編：医療を受ける子どもへの上手なかかわり方，第2版．p120，日本看護協会出版会，2018.

4） 中野綾美：援助関係を形成する技術，ナーシング・グラフィカ小児看護学②小児看護技術，p18，メディカ出版，2019.

2 子どもの観察技術

01 フィジカルアセスメントの技術

フィジカルアセスメントを行うには，まず確実にフィジカルイグザミネーションができなければならない。一番身近な例では，体温・脈拍・血圧の値を知るためには，実際に正しく体温・脈拍を測る技術が必要である。子どもの場合，発達年齢ごとにバイタルサインの基準値が異なるので，その子どもに合致した基準値の＋1SD，－1SDなどを用いて異常を判断する。フィジカルアセスメントは何らかの主訴がある子どもの症状の原因を追究するために意図的に情報収集を行う。発熱により来院した子どもの場合，体温・脈拍・呼吸・血圧を測定し，発熱の状態を把握するために，必要な情報である熱感や顔色，気分，元気さなどを確認する。子どもの発達段階から，小児感染症を予測する場合には，皮膚や口腔内の観察もしようと進めることになるだろう。フィジカルアセスメントとは，「問診とフィジカルイグザミネーションを用いて，意図的に情報収集を行い健康上の問題を明らかにする推論の過程」を指す（図1）。フィジカルイグザミネーションは，「視診・触診・聴診・打診を用いて患児の身体診査を行うこと」を指す。

系統的なフィジカルイグザミネーションの前に，緊急度の判断を行わなければならない。待合室や救急車から降ろされた対象者を視界で捉えた瞬間から観察がはじまる。

緊急度の判断：トリアージ

小児アセスメントトライアングル（pediatric assessment triangle：PAT，図2）を用いて，30秒程度でパッと見た瞬間にABC：外見（Appearance），呼吸の仕方（Breathing）と，皮膚への循環（Circulation to skin）のチェックを行い，緊急度の判断をする。

外見（Appearance）は，第一印象・見た目である。筋の緊張，周囲への反応，精神的安定，

図1 フィジカルアセスメントとフィジカルイグザミネーションの関係

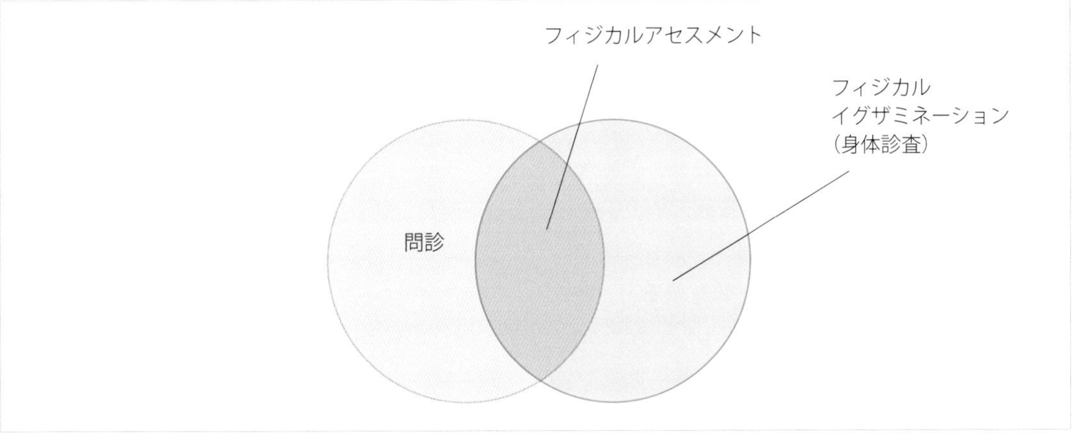

図2 小児患者評価の3要素(pediatric assessment triangle：PAT)

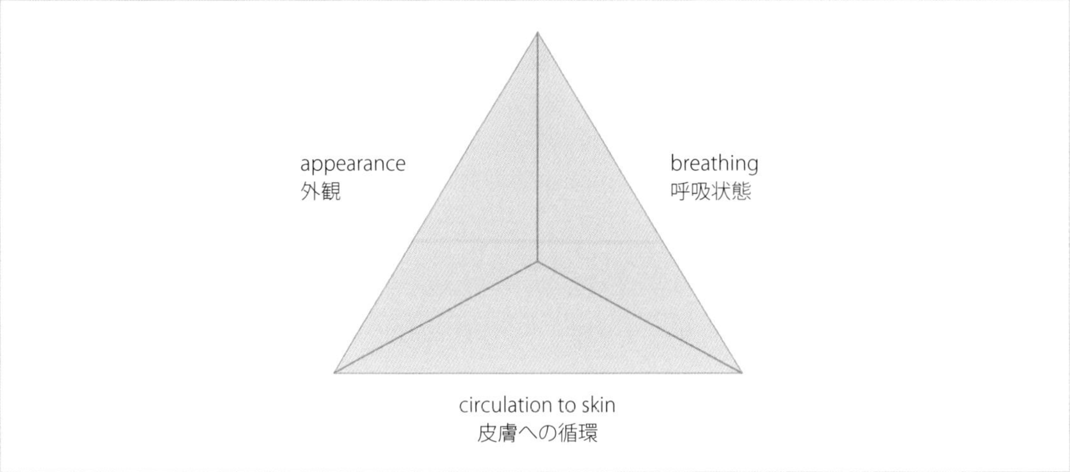

表1 外観の評価項目

<table>
<tr><th colspan="2">(TICLS)</th><th colspan="2">PALS</th></tr>
<tr><td>tone(筋緊張)</td><td>・動いているか？
・ぐったりしていないか？</td><td>play</td><td>・遊んでいるか？
・周囲に興味を示すか？</td></tr>
<tr><td>interactiveness
(周囲への反応)</td><td>・周囲に気を配っているか？
・おもちゃで遊ぶか？</td><td>activity</td><td>・手足の動きは？
・ぐったりしていないか？</td></tr>
<tr><td>consolability
(精神的安定)</td><td>・あやすことで落ち着きを取り戻すか？</td><td>look</td><td>・目線は合うか？
・こちらへ視線を向けるか？</td></tr>
<tr><td>look/gaze
(視線/追視)</td><td>・視線が合うか？
・ぼんやりしていないか？</td><td rowspan="2">speech/smile</td><td rowspan="2">・声は変ではないか？
・笑顔はあるか？
・あやすと笑うか？</td></tr>
<tr><td>speech/cry
(会話/啼泣)</td><td>・こもった，かすれた声をしていないか？
・強く泣いているか？</td></tr>
</table>

小野田千枝子監，土井まつ子，椙山委都子，仲井美由紀編：こどものフィジカルアセスメント．金原出版，2008.
原朋邦，児玉和彦，中村裕子：トントン先生の乳幼児健診　時期別・状況別・臓器別に学べる，限られた時間での診かた・考え方．羊土社，2021．を元に作成

視線/追視，会話/啼泣の外見を把握する(表1)。呼吸の仕方(Breathing)は，聴診器を使わずに，見ることと，聞いてわかる呼吸の異常を把握する。ポイントは，①呼吸の異常，②呼吸音と咳嗽，③呼吸様式(姿勢，鼻翼呼吸，努力呼吸，陥没呼吸)である。鼻のピクツキや肩での息がわかる。呼吸している姿勢を見ると，頸部を屈曲して頭部を進展しているsniffing positionや，足を進展し，上体を垂直に起こせない，下顎を胸につけることができないtripoid position(図3)は，閉塞しかけている気道を開けようとする姿勢であり，これを見逃すと呼吸停止が起こる。皮膚への循環(circulation to skin)は，循環動態をみる①皮膚の色(チアノーゼ，顔色)，②毛細血管再充満時間であり，この2つは，ショック，もしくは循環動態の異常を疑わせるサインとなる。

最初の観察で，ABCに異常を1つでも認めたら，バイタルサインを数値化(図4)して数値が異常な場合は治療介入するために，迅速に救急

毛細血管再充満時間（capillary refill time：CRT）とは

循環機能を簡易的に判定する指標である。基準値は，生後2週間～12歳で2秒といわれている。

爪を5秒間加圧した後に解除し，爪の赤みが回復するまでの時間である。圧迫をやめて3秒以上，赤みが戻らなければ循環が悪いと判断。子どもの指を心臓と同じ高さか少し挙上して計測する。

図3 tripod position

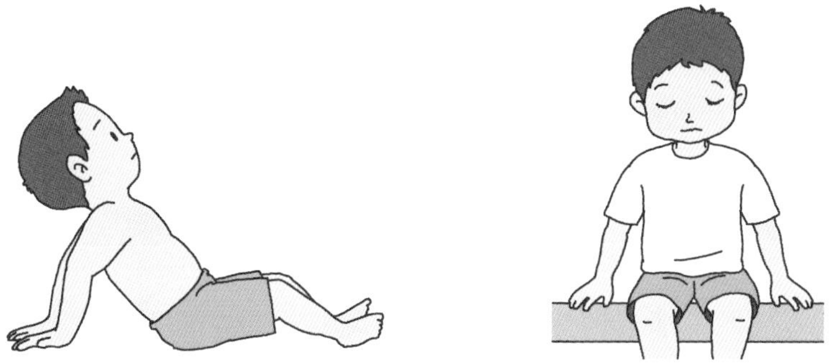

上体を垂直に起こすことができない　　下顎を胸につけることができない

や院内緊急対応チームに連絡をする。

PATに異常がない，あるいはバイタルサインが正常値範囲の場合はいつもどおりのフィジカルアセスメントを行う。

フィジカルアセスメントを行うための準備

1. 子どもの観察ができる環境を整えること

プライバシーが守れる場所，明るさ，季節に合った心地よい室温，いすだけでなくフロアマット，子どもが不安や恐怖を抱く器具などは見えないように置く。子どもが遊べるおもちゃや人形，ぬいぐるみなどを置き，柔らかい雰囲気で，話しやすい環境をつくる。

2. 子どもの協力が得られるように知り合う時間

自分が何をする人かをわかってもらうために，少し高いトーンの声で自己紹介し知ってもらう。話しやすいように看護師のポケットにいつも折り紙の動物，とくに動くペンギン，指人形などを忍ばせておくとすぐに使え，子どもの興味を引くことができる（図5）。また，返してもらう必要がなく親しくなりやすい。話ができるようになると，症状のある（痛みやかゆみなど）のある部位を子どもに指をさしてもらうこともできる。看護師が触れる機会にもなる。

3. 物品の準備

観察に必要な用具はすべて揃えて点検をしておく。準備万端であれば，子どもを待たせなくてもすむ。

子どもと家族と援助関係をつくる：子どもを尊重する

PATを用いた第一印象でのトリアージの終了後は，子どもと保護者との援助関係を築けるようにアプローチする。体調が悪く不機嫌な子

図4 子どもの年齢別呼吸数・脈拍数の正常範囲

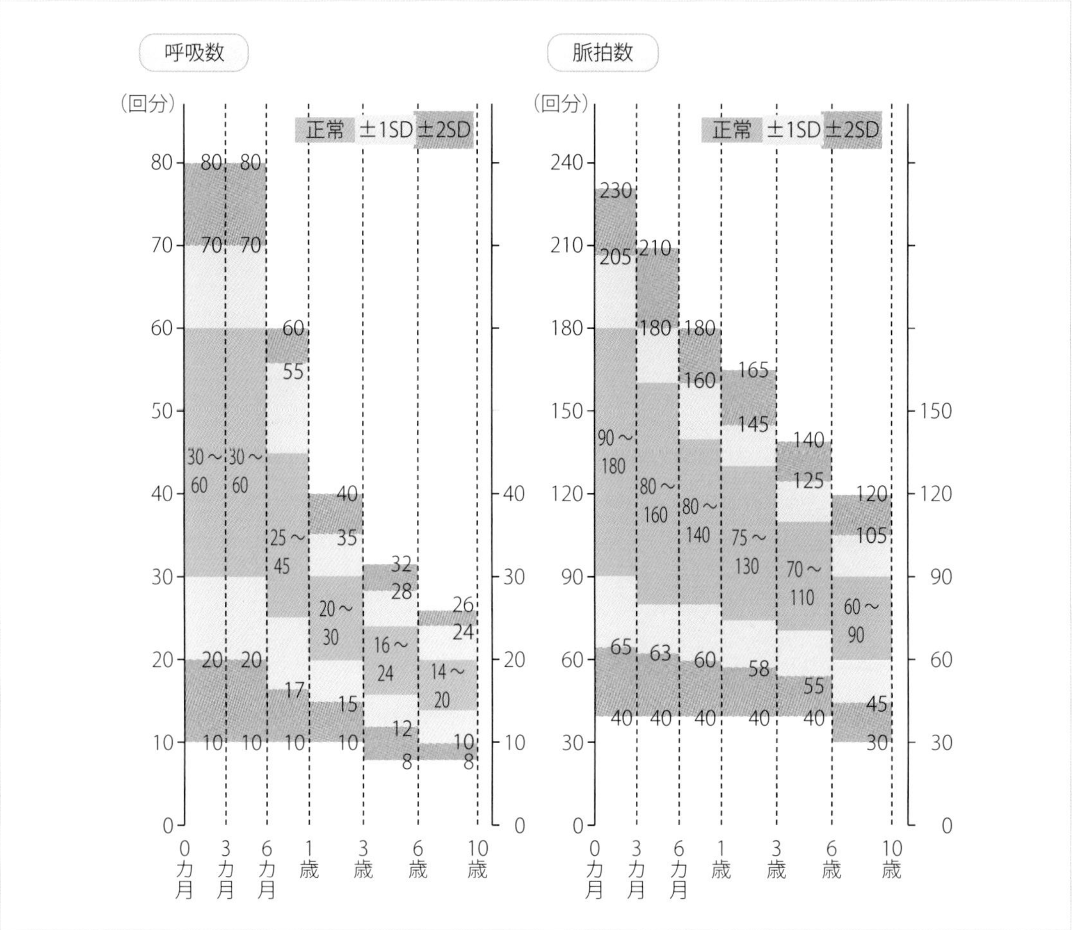

北九州市立八幡病院・神薗淳司氏が次の文献をもとに作成
Warren DW, et al.：Revisions to the Canadian Triage and Acuity Scale pediatric guidelines（PaedCTAS）.CJEM 10：224-243, 2008.
笠井正志，児玉和彦，上村克徳：HAPPY！こどものみかた，第2版．p30，日本医事新報社，2016．

どもが治療に向き合えるようなファーストタッチを行う。これから何をするのかを子どもが理解して納得できるように十分に説明する。事前の説明は子どもに心の準備を促す。

まず，看護師から「初めまして」「こんにちは」「お待たせしました」などの，相手を気遣った明るい挨拶は援助関係をつくるポイントとなる。病院を訪れた理由を聞き，今から何をするのかを説明する。しかし，子どもに協力するサインがみえない場合は，子どもを視野に入れながら，保護者と話しはじめ，遠目で観察する。

幼児期までの子どもの場合は，保護者と親しくする様子から子どもの警戒心が解けることがある。子どもを主語にして話していると子どもの関心が向くことがある。また，子どもの日常の様子や子どもの好きなキャラクター等について保護者と話題を移すなど，子どもに「あなたが主役なんだよ」というメッセージが伝わるようにする。子どもに協力する準備ができたかどうかのサインは以下の様子から読みとれる。

●子どもに協力する準備ができたサイン

- 態度が柔らかくなる
- アイコンタクトがとれるようになる
- 指示した行動を自らやろうとする
- 看護師が触ることを許してくれるようになる
- 看護師のほうに身体を向けるようになる

図5　動くツルとペリカン(折り紙)

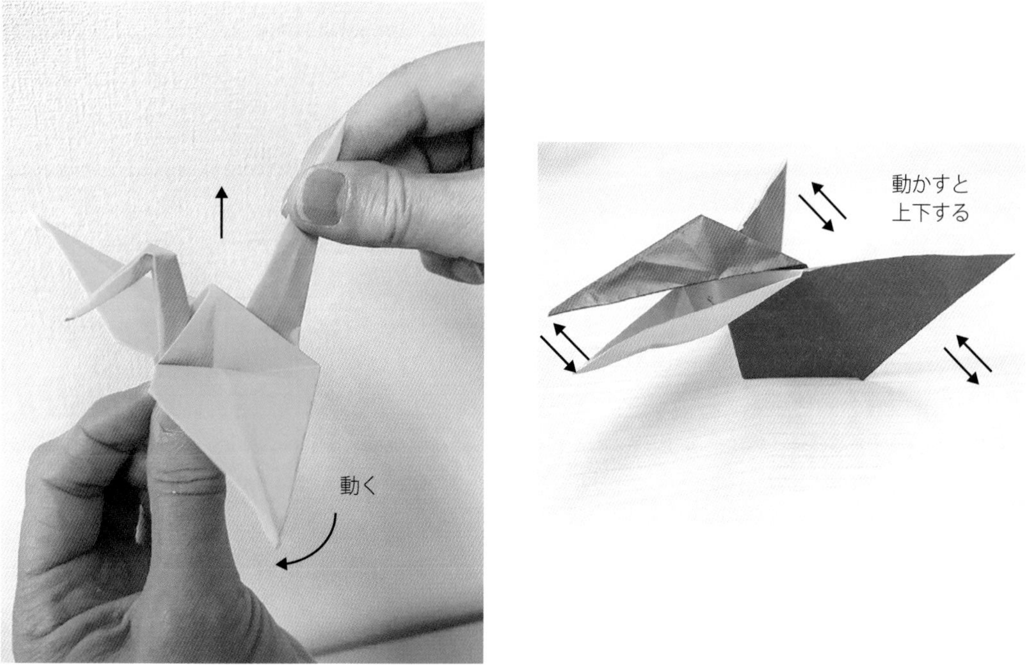

図6　看護師による問診と観察

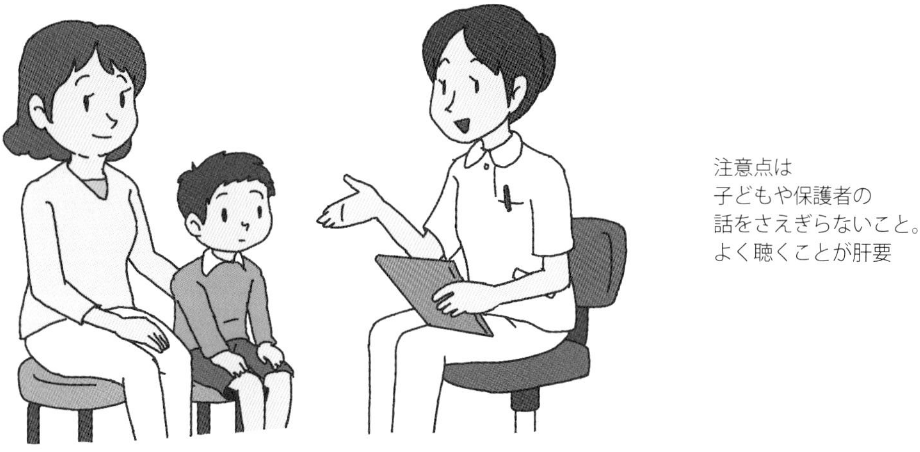

観察の工夫

1. 自然な観察(視診)と話をよく聞く(問診)

訴えのある症状について，問診と同時に観察する(図6)。子どもや保護者の話はさえぎらずによく聞く。時間軸が前後している場合もあるが，頭の中で整理しながら，後に確認をするとよい。保護者の問診中には，子どもの動きを視野に入れて視ると，自然な様子から運動機能や精神機能の発達をみることができる。

2. 問診は子どもにも聞く

幼児以上の年長の子どもに対しても問いかけると，意外な発見ができる。そのときの親の態度で養育姿勢や親子関係を推し量ることができる。

問診をしながらも視診は常に行うことができるが，聴診・打診等も同時並行でできることは進める。

3．身体に触れる観察（視診・触診）

目で見た気になった部位は必ず手で触れて触診も行う。幼児前期の子どもまでは，保護者と向かい合わせに抱っこしてもらうと，子どもの背部の呼吸音から聴取できる。保護者の膝の上で，胸部や四肢の観察ができる。子どもは仰臥位を嫌がるので，腹部は後にするほうがよい。

4．現物，証拠は見る。嗅ぐ（視覚・嗅覚）

尿や便の性状や色は，現物を確認する。一目見れば，保護者の「赤い」という尿が血液か，尿酸結晶であるかどうかがわかる。嘔吐物も，内容や血液の混在やにおいを確認する。最近は，夜間の咳の状態やけいれんなども，保護者に動画撮影を依頼することでみることができる。

5．頭部の観察は後回し

首から上の頸部のリンパ節，耳・鼻・口腔・咽頭・眼瞼結膜等の観察は，子どもに嫌がられることが多いので，後に回す。耳は特に怖がる子どもが多い。

6．気になる点は時間をおいて再度観察する

外来の短時間での観察は，保護者から訴えのあった症状が，その場では観察できない場合もある。腹痛や蕁麻疹など変化することがあるので，気になる場合は，少し時間をおいて再度観察する。

02 問診＋フィジカルイグザミネーション

問診・視診・触診・聴診・打診の基本

基本技術は，問診・視診・触診・聴診・打診の5つがある。

年長児～学童期の場合，子ども本人と保護者から話を聞き，体調不調の原因を推測し，緊急度を見極めるために，重点的にみなければならない部分を判断する。乳幼児期の場合は発達上の課題と健康障害の関連が深いので，発達評価も同時も行う。そのため就学前までの子どもの場合には，病歴聴取とともに母子手帳を見せてもらう。

フィジカルアセスメントの順番は，打診や医療器具を使用する診察と，アセスメントは最後にする。また，問診，視診等など同時に行えるものは同時に進める。

1．S情報（主観的データ）の収集：問診（子どもと保護者）

問診をはじめる前に，入手可能な情報は目を通してから，子どもが乳幼児の場合は主に保護者から今回の受診理由を聞きはじめる。

●問診のポイント

- 発症：いつから起こったのか。どのような状態で起こったのか。
- 経過：症状は今も継続しているのか。症状の時間的変化
- 症状の部位：身体のどの部分に起こっているのか。特に起こっている中心部位
- 症状の性質と程度
- 随伴症状

このほか，下記も問診により確認する。

- 子どもと保護者の健康歴
- 子どもの発達状況
- 生活状況
- 周囲の感染状況

2. O情報（客観的データ）の収集：視診・触診・聴診・打診

1）視診

視診は，子どもを目で見ることで身体各部の特徴を把握し，異常の有無を確認する。視診では，意識的に必要な情報の観点を明確にして，注意深く見ることである。同時に聴覚や嗅覚も使って，身体の形態や機能・徴候を観察する。眼，耳，鼻腔，顔面，口腔，腕，手足などを検眼鏡・舌圧子等の器具を使ってアセスメントすることもある。視診での注意は，じっとみつめることで子どもを怖がらせないようにする。照明はなるべく自然光を使う。寒暖により皮膚の状態が影響を受けるので，室温の調整を行う。視診は，問診や聴診・触診等をしながら同時進行することが多い。

●視診のポイント

- 各部の大きさ，左右の対称性
- 身体各部の動き
- 皮膚・粘膜：発疹，浮腫，陥没，隆起，変色などの有無と程度
- 分泌物・排泄物：量，色，見た目の粘稠度，混入物，臭い

2）触診

触診は，手掌，指頭（指先），指腹，手背を目的に合わせて使い触れる。直接，触れたときの状態を見る。皮膚や身体各部の形態と機能，特徴を把握する。触診は子どもの負担が少ないものから行う。はじめに子どもに，触れること，痛いことはしない等を伝えてから触れる。看護師の手が冷たいと正確な触診の結果が得られないので，触診の前に手を温めておく。幼い子どもの場合はなるべくおむつをとり，全身を診て・触れて確認すると，小さな皮膚の乾燥や湿疹等に気づくことがある。

●触診のポイント

- 皮膚の滑らかさ
- 皮膚の温度（暖かい／冷たい）
- 皮膚の湿度（乾燥／湿潤）
- 身体部位の大きさや関節の硬さなど
- 皮膚の弾力性（張りの有無），リンパ節の腫脹など
- 痛みの有無

触診の種類と方法を表2に示した。

3）聴診

聴診は，聴診器を使って，聴き取った身体の中の音から状態を把握することである。

●聴診のポイント

- 呼吸音，心音，腸音，血管の雑音

ポイントは，静かな場所で行う。音の性状を聴き取る。1つの音に集中して聴く。

聴診器の膜型とベル型を使い分ける。子どもの場合，成人と異なり胸郭が薄く音が聴きやすいので，聴診器を用いる際には膜型でなく，ベル型で聴診することが適切な場合がある。ベル型のほうが膜型に比べて覆う面積が少なくフィットしやすいため，胸部の低い音を聴くのに適している。膜型は皮膚に密着できるため高い音を聴取しやすいので，肺音や腸音の聴取に，ベル型は血管雑音や心不全などの低い音を確認に使い分けるとよい。乳幼児の場合，鼻閉音を喘鳴と間違うことがあるので，注意する。

口元，鼻先にベル型を当てる聴診や，頸部での聴診は閉塞部位の特定に役に立つ。

4）打診

身体の一部を手あるいは器具で叩き，その音や振動から臓器や内臓の状態，大きさ・位置を把握する。

子どもの場合，筋肉が十分に発達していないので，十分な結果が得られにくい。問診や聴診で打診の必要性が出たときに的を絞って行う。

フィジカルイグザミネーションのヒント

子どもは発達段階により，身体各部の臓器の発達や退潮（衰退）があることや，成長過程で発症しやすい疾患や病態があるので，その点を考慮して身体所見をとる。

表2 触診の種類と方法

触診名	手の触れ方	使用する部位	触診（部位）の例
表面触診* （軽い触診）	軽くあてがう	指先	脈拍
	皮膚の表面をゆるやかに走らせる	指1～3本	脊柱彎曲
		手指か手掌	皮膚の発疹，凹凸，硬さ 皮膚の乾燥，湿潤の程度 皮膚温の変化
	皮膚表面に密着させる	指掌か手掌	小振動，音声伝達，波動
浅部触診**	軽く押すようにして，1回ずつ手を放しながら触れる（表面を引きずるように手を走らせると，疼痛のために不必要な筋の緊張をおこしてしまう）	指腹	リンパ節，甲状腺浮腫，皮下気腫
		手指	深部触診の前（強い圧迫によって滲出液や腹水が移動し，分布状態が変化する可能性を防ぐために行う）
深部触診***	浅部触診より力を加えながら触れる	手指	腹部 肝臓，脾臓，腎臓

*指先や手掌などで軽く触れたり，皮膚の表面を緩やかに走らせたりして，圧痛，温度，湿度，弾性，凹凸，小振動などをみる

**指先や指腹で，皮膚を軽く押し下げる力を加えながら触り，リンパ節の腫脹や浮腫，皮下気腫の状態などをみる。深部触診の前に行うことによって，滲出液や腹水などが圧迫によって移動し，分布状態が変化する可能性を防ぐこともある

***手指を使って，皮膚を浅部触診より強く押し下げる力を加えながら触り，臓器の位置，腫大，腫瘤，圧痛，対称性，可動性などをみる。こどもの筋肉は柔らかいので，成人のように押さえる必要はなく，どの程度の力を加えるかはこどもの腹部の厚さによる

小野田千枝子監，土井まつ子，椙山委都子，仲井美由紀編：こどものフィジカルアセスメント．p11，金原出版，2001.

図7 1か月児の筋緊張のチェック（引き起こし反応）

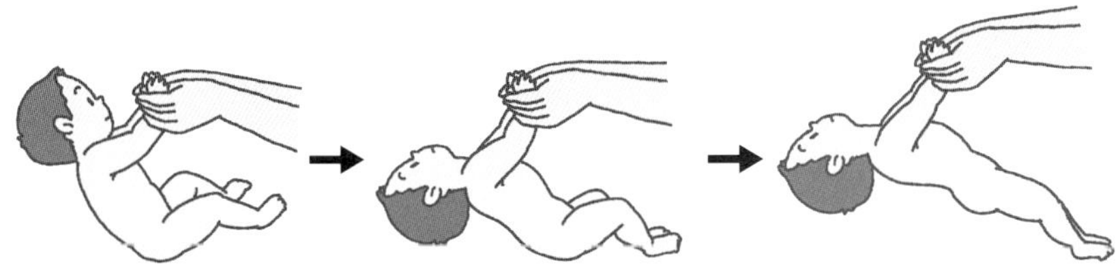

子どもの手を包み込むように持ってゆっくりと引き上げる

1．脳神経

1）筋緊張（筋トーヌス）

生後1か月では，まず筋緊張を判断する 図7のように手を包み込むように持ってゆっくりと引き上げ（引き起こし反応）次に水平抱きをして視る。低緊張，高緊張の場合は，2～4週間後にフォローする。

筋緊張の3要素は，①consistency（硬さ），②passivity（被動性），③extensibility（伸展性）で評価できる。

見かたは，

①consistency（硬さ）：指で筋肉を圧迫して見る。

②passivity（被動性）：四肢を受動的にある一定の速度で動かし，その抵抗が少なく揺れる程度を評価する。

③extensibility（伸展性）：関節の可動域を確認する。左右を比べる。過伸展は，6か月児までは正常でも認められる。

筋緊張の低下は，この3要素がいずれも亢進する。筋緊張の亢進は，passivity（被動性）とextensibility（伸展性）が低下する。筋緊張の亢

図8 新生児・乳児期にみられる反射

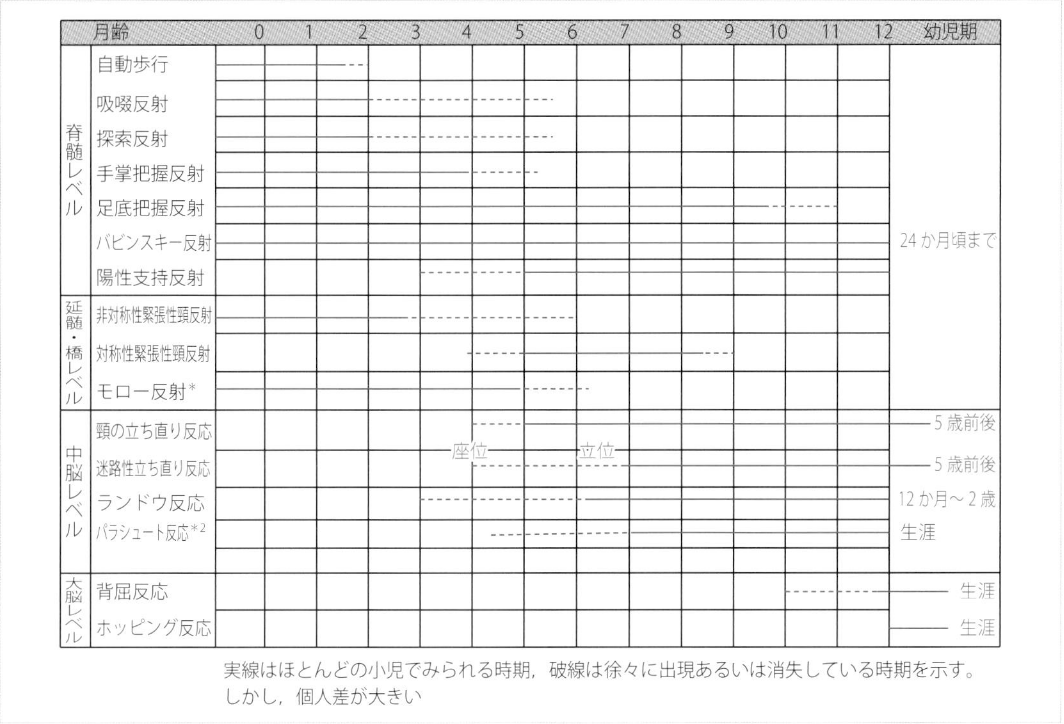

*中脳レベルに分ける考え方もある
*2大脳レベルに分ける考え方もある

進は脳性麻痺で多くみられる。抱くと反り返ったり棒のように身体が硬いと感じられる。

このような場合，原始反射・姿勢反射を合わせて確認する。

2)原始反射・姿勢反射

原始反射は人間の成長プロセスのなかで現れる反射的な身体の動きである。胎児や新生児の大脳は発達途上のため，その代わり，特に脳の脳幹部で人間の本能によって身体を動かしながら，自然に成長，発達をする力をもつ。反射は，無意識に特定の筋肉などが動く現象をいい，知覚や姿勢などに与えられた刺激が大脳にはいかず，脊髄や脳幹に伝わって起こる。随意運動が発達すると，徐々に原始反射は消失する。原始反射は乳児期早期にみられる反射である。

図8に原始反射・姿勢反射の出現時期と消失する時期を示した。図の左側に記載しているように，自動歩行，吸啜反射などの脊髄レベルから延髄・橋《きょう》レベル➡中脳レベル➡大脳レベルへと脳神経が発達し，随意運動が可能となる。反射が，出現時期にみられない，消失時期に消失しない場合は，脳機能の障害が疑われる。痙直型脳性麻痺等には原始反射が残りやすい傾向があるので，フォローのために小児科医へ報告する。

【生後3～4か月】
- 定頸
- 非対称性緊張反射
- 座位で揺らしても首が安定

【生後9～10か月児】
- 座位の評価
- ホッピングとパラシュート

抱き上げて，前後左右に身体を傾けたときに，倒れないように足が出るかどうか(ホッピング)を見る。前方パラシュートで手を広げるかを確認する。

2. 皮膚

皮膚の観察は，問診や診察室への案内をしながらも自然な流れで，観察ができる(「各論1-1-03皮膚の状態」参照)。

チアノーゼは，還元ヘモグロビンが増加(5mg/dL以上，$SpO_2 \leqq 85\%$)になると皮膚が青みがかり，チアノーゼを認める。貧血があるとチアノーゼは出にくいため，視診では判断できない。

黄疸は，血清総ビリルビンが新生児で5mg/dL，乳児以降は，2mg/dLを超えたときに顔面(眼球や皮膚)から出現し，腹部・下肢へと広がる。黄疸の観察は，自然光あるいは白色蛍光灯下で行う。

皮膚の触診では，ツルゴール(弾力性)，浮腫，毛細血管再充満時間(CRT)を確認する。乳児では，腹壁の皮膚を母指と示指でつまむ。つまんだ皮膚の戻り時間が2秒以内を正常と評価する。2秒以上の場合，脱水を疑う。パルスオキシメータの波形，脈圧の呼吸性変動をチェックして，脱水を最終評価する。ツルゴールは，子どもの発熱では脱水の評価の1つとして用いられる。

浮腫の観察は，①上眼瞼のはれぼったさや顔のむくみで気づくが，初見でふだんの子どもの様子を知らない場合はわかりにくいので，保護者にふだんとの違いを問診する。また，体重測定を行い，増加幅を確認する。②腹部：臍が扁平になるなど腹部全体の膨満感，③脛骨前面の圧痕の有無・程度：母指で10秒以上なるべく長く圧迫し，視診と触診で圧痕を確認する。④全身の皮膚：衣服のしわや下着・靴下のゴムの跡，⑤呼吸器症状：咳嗽，喘鳴，呼吸困難の有無を視診，聴診で観察する。浮腫は，ネフローゼ症候群や糸球体腎炎等の腎性のものと，心疾患等によるうっ血性心不全，内分泌性の浮腫がある。見分けは，間質液が流動性に富むことである。腎性，心性，肝性等による浮腫では圧痕を残し，間質液の流動性に乏しいリンパ浮腫や粘液水腫では圧痕を残さない。

3. 頭部

新生児・乳児の頭部の精査は，頭部の動きや首のすわりで観察する。発達遅延は6か月目に，筋緊張の状態と発達の程度で判断する。

乳幼児は，頭囲の計測を経時的に行い，母子手帳に頭囲の成長曲線をプロットとして増加率をみる。成長曲線の記録では，頭囲の異常は基準値を満たさず，頭囲の成長が止まった場合に器質的疾患をみつけることができる。頭囲の測定は，後頭隆起部と眉間を通る周径を測る(図9)。大泉門の観察は，保護者に抱っこされたままの状態で，挨拶をしながら頭をなでるように触れる。正常な状態では，全周を触知でき柔らかい。触診は，中指の指先の腹側で行う。ゆっくりと優しく触れ，拍動を触知する。膨隆している場合は，辺縁を触知できない。大泉門の膨隆は頭蓋内圧亢進の徴候であり，水頭症，髄膜炎などが考えられる。大泉門が陥没している場合には脱水の徴候である。大泉門の閉鎖は12～18か月であり，2歳までに閉鎖する。

図9 頭位の測定

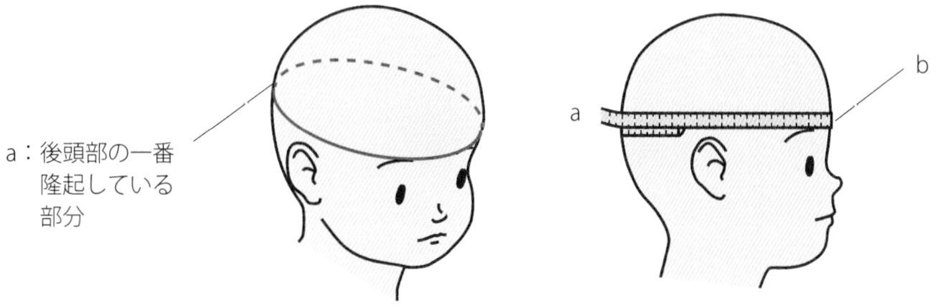

後頭隆起部（a）と眉間（b）を通る周径を測る

図10 口・口腔の診察の姿勢

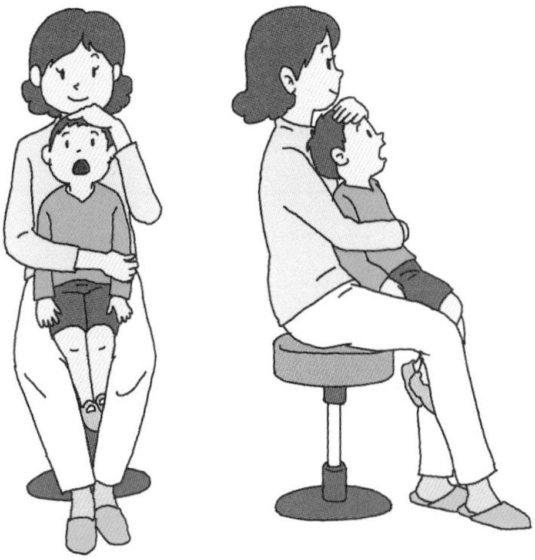

4. 頸部

頸部の診察は，左右対称な形態や動きをみる。沐浴のときの要領で新生児・乳児の首を左手で保持して，頸部を少し後方に伸展させる。年長児の場合は，頭頂部を保持し，保護者の胸部にそわせ固定する(図10)と，短い首を露出でき鎖骨部分や頸部の筋肉の左右対称，緊張度を観察できる。

保護者からの首を動かさない，首を痛がるという訴えの場合，ふだんとの違いに留意して問診する。発熱や上気道狭窄症状，全身状態不良の子どもの場合は頸部の診察が診断に直結する。

5. 口・口腔

見た目の異常として口を開けっ放しの場合は，アデノイドや上気道閉鎖，口が開かない開口障害は，扁桃周囲膿瘍や破傷風，首が傾いている場合は，炎症性斜頸等が考えられる。

口腔内の観察は，ペンライト，舌圧子，デンタルミラーなどを準備する。子どもは舌圧子が苦手である。乳幼児の場合は，保護者に前抱きにして，片手で子どもの頭頂(おでこ)を抑えてもらい，もう一方で両腕を保護してもらう。「あ～んをして」と口を大きく開けて，もらい，「ええー」と発音してもらうと，舌が平らになる。あるいは，息を吸ってもらえれば，舌圧子を使わずに観察することができる。

- 口腔内の口蓋形態，歯牙の観察はデンタルミラーが有用
- 臭いの異常：口呼吸の有無，口臭や口腔内の汚れ，口腔粘膜の渇き，舌の大きさ
- 代表的な疾患：巨舌，地図状舌，イチゴ舌，舌苔，口唇口蓋裂
- 乳歯の萌出：月齢にみ合った萌出かどうか。齲歯
- 発語の異常：鼻声であるかどうかを聴く。

また，疾患に伴う口腔の変化を確認する。乳児では手足口病。

6. 肺・胸郭

1)肺

図11は，胸部の診査の位置の確認の目安を示す。図中の●は聴診と打診の箇所を示す。

- 視診では，呼吸姿勢の異常，努力呼吸・呼吸リズム，胸郭の変形，流延の有無などをみる。
- 聴診は，聴診器を使用せずに聴こえる嗄声，咳嗽の様子，喘鳴をまず評価する。
- 聴診器による聴診の場合は，空気の入りの減弱・左右差，呼気延長の有無，呼吸音と気道音の異常の評価を行う。

図11　胸診の位置：確認の目安

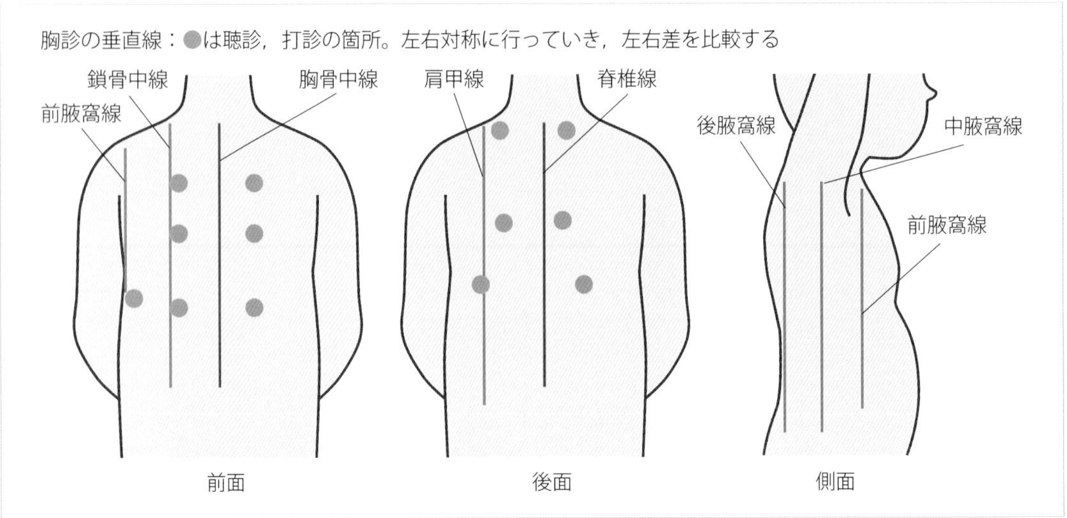

神谷太郎：呼吸器．小児の診察技法（板橋稼頭夫監，田角勝編）．p116，メジカルビュー社，2010.

2）胸郭

- 胸郭の査定には，肩，鎖骨，肋骨と背部の視診と触診を行う。
- 新生児期に呼吸障害がある場合は，胸郭の陥没がみられるが，呼吸障害の改善とともにみられなくなる。
- 胸郭は，胸骨・12対の肋骨と胸椎からなる空間である。幼児期までは，胸郭は円形をして樽型をしている。
- 新生児・乳児期では，肋骨の角度が水平で呼吸筋が未発達のため，腹式呼吸優位である。
- 胸郭の前後径が左右径より小さくなり，徐々に肋骨が斜めになり，成人に近づき，呼吸筋が発達してくると，幼児では胸腹式呼吸，3歳頃から胸式呼吸優位となり，学童期から成人と同じ胸式呼吸となる。
- 乳幼児期の肺コンプライアンスは低く，肺胞を膨張させるための呼吸仕事量は成人よりも大きい。一方で呼吸筋は未発達であり，呼吸不全状態の持続により，容易に呼吸筋疲労を生じ，陥没呼吸を起こしやすく，有効な換気が得られない。
- 胸骨下部の程度のひどい陥凹を認める漏斗胸は心臓を圧迫し，動悸を認めることがある。
- 前胸部の陥凹を認める場合は，背柱を観察し側彎を確認する。
- 新生児期の胸郭の非対称は先天性胸郭変形の可能性があり，横隔膜ヘルニアや気胸の所見をみることがある。

7．腹部

腹部にある臓器の位置と大きさ，腹部全体の形，臍の位置・形，腹直筋の状態，腫瘤や痛みの有無，腸の蠕動音，血管音の有無を調べる。まず，腹部全体を視診→聴診→打診→触診の順でアセスメントする。

腹部全体の外観は，左右対称性，皮膚の色・光沢，腹部膨満や腫瘤の有無，静脈の怒張の有無，腹部の色や皮膚のしわ，大動脈の拍動の有無を観察する。臍を中心に四分割し，臥位で正面と横の二方向から見る。

聴診では，腸管麻痺の場合，腸雑音は聴こえない。イレウスの場合は，腸雑音は亢進し，金属音が聴こえる。

子どもの腹部の触診は，筋肉が柔らかく，脂肪が少ないので，腹部の各臓器に容易に触れることができる。腹部の触診は，子どもをくつろがせ，気をそらせることが必要である。学童以上ではどのように触るのかを事前に説明すると，協力を得やすい。両手を温めて優しく触れる。臥位では，膝を軽く曲げてもらい，ゆっくりと呼吸してもらうと腹筋が緩む。

●触診のポイント

表面の状態：腹部の柔らかさ，圧痛の有無，緊満の有無
深部の状態：腹腔内腫瘤，圧痛の有無

便秘が主訴の場合，肛門周囲の観察を行い，形状や位置，二分脊椎や髄膜瘤の有無を確認する。

ヒルシュスプルング病や鎖肛は，新生児期にわかることがほとんどであるが，ろう孔を持つ低位鎖肛やヒルシュスプルング病類縁疾患などの場合は，便秘を主訴に生後2～3か月にみられることがある。

便秘で便がたまっているのか腫瘤であるかは，腹壁の緊満を確認する。

03　特別な状況にある子どもと保護者への具体的な観察技術

被虐待児症候群の観察所見と子どもの反応の特徴

子どもの受診では，頭の隅に児童(子ども)虐待を意識しておく。子ども虐待は，子どもの心身の成長および人格の形成に重大な影響を与えるとともに，次の世代に引き継がれるおそれもあるものであり，子どもに対する最も重大な権利侵害であるととらえ，子どもの虐待の支援に関する基本事項を確認するために，図12に，「子ども虐待の定義と具体的内容」(厚生労働省雇用均等・児童家庭局総務課，2013)を示す。特に外傷やケアをしてもらえていないような子どもの不潔さや行動のぎこちなさなどを察知できるようにしておきたい。

具体的な観察点として，皮下出血，裂傷，熱傷といった皮膚症状や頭部打撲，転落による頭部症状，脱臼や骨折，腹部症状を主訴とするけがは注意して観察する必要がある。また同時に子どもや保護者の様子と態度を観察する。子どもは，普通に接しても，挑発的な態度や言動をとってしまう，周囲に対して過敏に反応する，癇癪を起こす，無表情といった特徴を示すときに，自傷行為や衝動行動・言動を起こすこともある。

保護者は，受診行動の遅れ，状況説明の矛盾，診断・治療に対する無関心または治療拒否，医療者に対する攻撃的態度に通常の対応ができないことがあるうえ，特別な対応をしなければ子どもの安全が守れない場合が起こり得る。

虐待の察知と発信

こうした観察のすべて出発点は看護師の感受性と状況のアセスメントである。ふだん感じない子どもや保護者からの言葉ではないメッセージを受けとめられるのか。それを同僚に発信し，正しい診断と支援につなげることである。看護師が，保護者から示される威嚇的な態度に恐怖や不快感を抱くこともある。ふだんと違う雰囲気にかかわりを避けたくなることもある。しかし，決して一人で立ち向かうのではなく，周囲の同僚に感じた恐怖心や雰囲気をそのまま伝えることが重要である。しかし一方で，まず被虐待が疑われる子どもを守れるように診察や看護にあたるときは，冷静に，さりげなく細心の注意を払いかかわり，対応をチームで検討する。

虐待を行うことはある種の病気であり，治療が必要なのである。虐待は当人が意識している・していないにかかわらず，虐待者の「誰か気がついて」と訴えている表現ととらえ，被虐待者と虐待者を救う支援ができるようにならなければならない。「加害者の告発」ではなく「子

図12 **子ども虐待の定義と具体的内容**

身体的虐待

児童の身体に外傷が生じ，または生じる恐れのある暴行を加えること。

- 打撲傷　あざ（内出血），骨折　頭蓋内出血などの頭部外傷，内臓損傷，刺傷，タバコなどによるやけどなどの外傷を生じるような行為。
- 首を絞める，殴る，蹴る，叩く，投げ落とす，激しく揺さぶる，熱湯をかける，布団蒸しにする，溺れさせる，逆さ吊りにする，異物を飲ませる，食事を与えない，戸外に閉め出す，縄などにより一室に拘束する。
- 意図的に子どもを病気にさせる。など

性的虐待

児童にわいせつな行為をすること，または児童をしてわいせつな行為をさせること。

- 子どもへの性交，性的行為（教唆を含む）。
- 子どもの性器を触る。または子どもに性器を触らせるなどの性的行為（教唆を含む）。
- 子どもに性器や性交を見せる。
- 子どもをポルノグラフィーの被写体にする。など

養育の拒否・怠慢　ネグレクト

児童の心身の正常な発達を妨げるような著しい減食または長時間の放置，保護者以外の同居人による前2号（性的虐待），または次号（心理的虐待）に掲げる行為と同様な行為の放置その他の保護者としての監護を著しく怠ること。

- 子どもの健康・安全への配慮を怠っているなど。

例えば，

(1)重大な病気になっても病院に連れていかない。

(2)乳幼児を家に残したまま外出する。

なお，親がパチンコに熱中したり，買い物をしたりするなどの間，乳幼児等の低年齢の子どもを自動車の中に放置し，熱中症で子どもが死亡したり，誘拐されたり，乳幼児等の低年齢の子どもだけを家に残したために火災で子どもが焼死したりする事件も，ネグレクトという虐待の結果であることに留意すべきである。

- 子どもの意思に反して学校に登校させない。
- 子どもにとって必要な情緒的欲求に応えていない（愛情遮断など）。
- 食事，衣服，住居などが極端に不適切で，健康状態を損なうほどの無関心・怠慢など。

例えば，

(1)適切な食事を与えない。

(2)下着など長期間ひどく不潔なままにする。

(3)極端に不潔な環境の中で生活をさせる，など。

- 子どもを遺棄したり，置き去りにする。
- 祖父母　きょうだい　保護者の恋人などの同居人や自宅に出入りする第三者が，身体的虐待，性的虐待，心理的虐待を行っているにもかかわらず，それを放置する，など

心理的虐待

児童に対する著しい暴言または著しく拒絶的な対応　児童が同居する家庭における配偶者に対する暴力，その他の児童に著しい心理的外傷を与える言動を行うこと

- 言葉による脅かし，脅迫など。
- 子どもを無視したり，拒否的な態度を示すことなど。
- 子どもの心を傷つけることを繰り返し言う。
- 子どもの自尊心を傷つけるような言動など。
- 他のきょうだいとは著しく差別的な扱いをする。
- 配偶者やその他の保護者などに対する暴力や暴言。
- 子どものきょうだいに身体的虐待，性的虐待，ネグレクト，心理的虐待を行う。

子ども虐待対応の手引き（平成25年8月改正版）より作成
厚生労働省雇用均等・児童家庭局総務課
https://www.mhlw.go.jp/seisakunitsuite/bunya/kodomo/kodomo_kosodate/dv/dl/1380823-01c_003.pdf

どもと保護者へのケア」となるように，院内のみならず，地域の多職種を巻き込んだ支援チームをつくるはたらきかけが必要である。そのために，院内での虐待対策チームを強化する。

04 観察で得られた情報の解釈と統合

フィジカルアセスメント：観察しながらの推論

入院児の定時の観察や，外来受診の子どもの観察など，看護師はいろいろな場面でフィジカルアセスメントをすることがあるが，常に子どもの受診時の主訴は何であるのか，入院目的は何か，昨日の状態はどうであったかなどの情報収集を行って，フィジカルアセスメントをはじめる。

例えば「けいれんがみられた」と受診した子どもの場合，子どもの年齢から推測し，どういう疾患が疑われるかを予測し，観察のアセスメントのポイントをみることになるが，乳児の場合には，熱性けいれんかなど，熱の前の症状，風邪をひいていたか，継続時間やけいれんの型を保護者に問診をしながら，子どもの観察をはじめる。けいれんの原因や意識障害などが，脳の異常によるものか，電解質異常によるものかなど予測をしながら，それらの原因により現れる症状の有無を観察していく。例えば，頭蓋内圧の亢進時にみられるけいれんを疑う場合は，大泉門の触診，嘔気・嘔吐，頸部硬直の有無とその程度などの観察に進めるとともにてんかんがあるのか等の基礎疾患の情報を収集する。

このような観察をしながら，観察結果から，念頭においた疾患や病態を除外したり，さらに掘り下げたりと，アセスメントを進めていく過程で情報を解釈する。

病態・症状の情報に発達の知識を照合しアセスメントする

【事例をもとに考えてみよう】

患児：10か月，女児。身長70.5cm，体重8.5kg

既往歴：特になし

主訴：今朝より咳嗽がひどくなり，食後に嘔吐した。

経過：2日前から咳嗽と鼻汁・鼻閉が出現。体温37℃前半，感冒症状を認めた。機嫌はよく，離乳食も食べたので，様子をみていたが，今朝，咳嗽とともに離乳食を嘔吐したため，保護者が診察につれてきた。

姉（4歳）の通う保育所でRSウイルスが流行っているため，姉も1週間前から咳嗽と鼻汁・鼻閉を発症し，近医による内服治療を受けている。

1. 受診時のバイタルサイン

体温37.5℃，脈拍170回/分，血圧90/50mmHg，SpO_2値93～94％，呼吸数37回/分。鼻翼呼吸あり。軽度の犬吠様咳嗽を聴診器なしで聴取可能。吸気・呼気ともに喘鳴を認める。酸素の投与にてSpO_2値改善した。CRT（毛細血管再充満時間）は2秒であった。受診時，おむつに排尿あり。保護者に抱かれ，あやすと笑う。

2. 初期評価

来院時，機嫌はよい。意識障害はないが，鼻翼呼吸と軽度犬吠様咳嗽を認め，脈拍や酸素飽和度の値，月齢10か月であることを鑑み，第一印象では「具合が悪い」と評価した。

Q1：ここまでの情報で，緊急度の判定を「具合が悪い」と評価しましたが，その後，どのようにアセスメントを進めますか。

➡①「具合が悪い」に伴う，他のバイタルサインはどれだけ影響を受けているのか。重症度判定を行う。

②なぜ，起こったのか。バイタルサインの異常や呼吸異常があるのか，嘔吐は，咳き込み嘔吐と安易に判断してよいかなど，慎重にその原因を考える。病態を同定できるように情報を収集する。

3. 一次評価

気道は開通しているが，軽度犬吠様咳嗽があり，上気道感染，クループ症候群の可能性がある。また，呼気性の喘鳴もあり，下気道感染の可能性もあり，呼吸状態の急変に注意する。呼吸数は36回/分と月齢的には基準値内，酸素化は不良である。医師に酸素投与の指示をもらい，酸素投与により改善を認めたため呼吸窮迫の状態である。脈拍170回/分は基準値を逸脱している(乳児の脈拍の基準値は110～130/分)。食後の嘔吐の情報から，循環不全のアセスメント，消化管の異常，神経系の異常，脱水の評価を行った。口腔粘膜の乾燥はなく，ツルゴールも皮膚の戻りは2秒以内，大泉門の陥没はなく，正常範囲であった。CRTの遅延なし。血圧は保たれており，循環動態の問題はないと判断した。

Q2：ここで，看護師は，何を見て(どの情報を見て)，次に何を考えたのでしょうか。

➡緊急度の判断のあとに，次には重症度を診る。

「ABCDEアプローチ」(表3)を用いて，A：気道はどうなっているのか。B：呼吸数は正常範囲である。しかし，C：循環状態の脈拍が170回/分と頻脈になっている。呼吸回数は正常範囲内であるが，SpO_2値が低いこと，鼻翼呼吸がみられることを踏まえ，考えられる疾患や病態を思い浮かべ，症状のポイントを掴み，全身状態の観察を行った。

4. 二次評価

保護者の情報より，姉がRSウイルスに罹患していた可能性があったので，念のために，RSウイルス迅速キットの検査により，陽性反応を認めた。受診時は軽いかぜ様症状ではあるが，鼻翼呼吸やSpO_2値の低下があり，頻脈，呼吸窮迫の状態であった。また，犬吠様咳嗽もあり，クループ症候群の可能性も考えながら，呼吸状態の悪化を予測しておく必要がある。CRT循環不全はないと判断する。

保護者の情報より，周囲で感染症が流行っていたことを把握し，必要な検査を行う。RSウイルス感染症は，乳幼児の場合，重症化するリスクが高いため，診察時には，軽症でも経過を慎重にみていかなければならない。生後10か月児のRSウイルス感染症は，ハイリスクとして，入院治療を行った。

治療は，輸液にてステロイド薬投与，酸素投与，吸入・吸引にて排痰援助を行う。また，経口摂取は無理のないよう進め，ミルクの1回量を少なく，回数を多くするなど，嘔吐と誤嚥に注意するようにする。

表3 ABCDEアプローチ

Airway (気道)：発声の有無，上気道狭窄音の聴取，吸気時の胸郭の挙上
Breathing (呼吸)：呼吸様式，呼吸数，酸素飽和度測定
Circulation (循環)：四肢の冷感，橈骨動脈の触知，血圧・心拍数の測定，モニター心電図
Dysfunction of CNS (意識障害/中枢神経)：意識レベル(JCS，GCS)，瞳孔所見，対光反射，表情，姿勢
Exposure & environmental control (環境制御)：全身観察，体温管理

・ABCが不安定なら，それだけで中枢神経に病変がなくても，意識障害が生じることがある

心不全徴候とは

乳幼児期は,
①ミルクを飲む量が減る
②機嫌が悪くぐずりがちになる
③元気がないことが続く
症状は，むくみ(浮腫)，息切れ，等である

5. 看護師が行うフィジカルアセスメントの意義

外来では，受診する子どもの症状の判断に，発達段階によって考慮しなければならない特徴的な疾患や対応がある。例えば，乳児での初めての発熱は，突発性発疹が疑われるなど，年齢と季節を考慮する。看護師は，緊急度判定や身体所見の観察を行うが，それは診断するのではなく，状態の把握や急変予測，症状の緩和につなげることが目的であり，的確な情報の提供と提案が，医師の迅速な診断・治療につながる。看護師は，子どもの安全・安楽と症状の緩和，急変予測につながるアセスメントを行う。

- バイタルサインを含む第一印象(PAT)や生理的評価による緊急度の判断，迅速な評価介入
- 幼い子どもに対する，全身の直接診察と詳細な病歴聴取(問診)
- 病態の把握ができない場合や重症度判断ができない場合は，時間をおいて再度観察

前述の事例のような喘鳴の場合でも多様な状況が考えられる。

- 全身状態の異常(姿勢，努力呼吸[*1]，呼吸窮迫)の発見
- 心音・心雑音に注意し，心不全[*2]の徴候を見逃さない。
- 気道の異物[*3]の有無を除外する。

幼い子どもの場合，多様な出来事が起こる可能性を予測し，迅速な対応ができるよう心がける。

入院の必要がなく，帰宅してもよいという医師の判断であった場合には，保護者に家庭でのケアの方法，観察点，注意点，次に受診する目安を伝えて，最善を尽くせるよう配慮する。

フィジカルアセスメントで把握した内容は，医療従事者間で共有できるように共通言語，例えば，JCSなどを用いて記録し報告する。アセスメントの情報を他者に伝えると，迅速で正確な診断と治療につなぐことができる。報告と同時に実践できるケアを速やかに行う。体表温度を下げるため，クーリングが必要であれば冷罨法を行い，呼吸苦があれば呼吸しやすい体位に整える，待合室にいる場合には，診察まで安静にできる場所を用意する。感染が考えられる場合は隔離できる部屋に移動させるなど，アセスメントを看護ケアにつなげる。

引用文献

1) 笠井正志，児玉和彦，上村克徳：HAPPY ！こどものみかた，第2版. 日本医事新報社，2016.
2) 小野田千枝子監，土井まつ子，榾山委都子，仲井美由紀編：こどものフィジカルアセスメント. 金原出版，2008.
3) 原朋邦，児玉和彦，中村裕子：トントン先生の乳幼児健診　時期別・状況別・臓器別に学べる，限られた時間での診かた・考え方. 羊土社，2021.
4) 板橋家頭夫監，田角勝編：小児の診察技法. メジカルビュー社，2010.

＊1 努力呼吸　子どもが安楽な呼吸ができるように異常の早期発見を医師に伝えると同時に，安楽な呼吸ができる姿勢や体位の工夫を行う。

＊2 心不全　コラムに示した心不全の徴候は，目の前の子どもの視診や触診で把握できない内容を子どもの日常生活を想像しながら保護者に詳しく問診する。

＊3 気道の異物　気道の異物の確認において，いきなり喉頭鏡をするのではなく，小さなおもちゃを飲み込んでいる可能性が保護者に責められている気持ちにならないように聞きだすなど，看護師がとりやすい情報もある。

各論 1

全身状態・症状の観察

1 一般状態の観察

01 バイタルサイン

バイタルサインとは，人間が生きている状態を示す「徴候」を意味する。基本的には，体温，脈拍，呼吸，血圧を指すが，意識レベルを含むこともある。さらに，言語表現が十分でない子どもの場合は，機嫌が全身状態を示す重要な指標となる。理解力が低く，協力の得られない子どものバイタルサインの測定・観察においては，子どもの成長・発達に応じた言葉かけ，測定方法，測定用具，看護師の熟練した手技と観察力が必要である。

子どものバイタルサインの測定・観察は日常的に行われるが，順調な経過の確認のみならず，異常の早期発見という重要な役割をもつ。子どもは成人に比べて，①解剖学的・生理学的に未熟であるため，予備力が低く，症状の変化が速く重症化しやすい，②コミュニケーション能力が低く，自分の症状を正確に伝えることができないという特徴を踏まえ，観察することが重要である。したがって，子どものバイタルサインの測定・観察の際には，子どもの特徴を十分に把握し，各発達段階における形態的および機能的な違いを理解したうえで，子どもの成長・発達段階に応じた方法で，全身状態を観察することが大切である。

子どものバイタルサインの測定・観察は，できるだけ安静な状態で実施することが望ましいため，体動時や啼泣時は避け，テレビ視聴時や睡眠時などを活用することも効果的である。簡単なプレパレーションを行うなど，子どもが理解・協力できるよう促し，負担や苦痛の少ない呼吸や脈拍を測定してから体温や血圧を測定するとよい。

体温

体温は，身体の温度を指す。環境の影響を受けて変化する外殻温度（皮膚温，体表面温）と環境の影響を受けない核心温度（深部温）があり，身体部位によって温度は異なる。体温変動観察のためには，腋窩温や直腸温，口腔温が用いられる。直腸温は，核心温度として体温調節中枢により一定に保たれていると考えられるが，通常用いられる腋窩温は，外界の影響を受けるため，体温変化として正しく観察するには，測定方法や条件を一定にし，適切な状態で測定することが重要である。

視床下部にある体温調整中枢によって，熱の産出と放出のバランスが保たれているが，子どもは体温調節機構が未発達のため，体温は不安定で変動しやすい。例えば，食事や啼泣などによって容易に上昇し，室温の低下などによって低下する。特に，年少児ほど環境温の影響を受けやすいので，高体温，低体温ともに配慮する必要がある。

また，子どもは代謝が盛んで，運動も活発なため，学童期までは，健康時でも36.5～37.5℃と成人よりも体温が高い（表1）。日内変動では，成人同様午後が少し高い傾向にあるが，年少児では日内変動リズムは明確ではない。発達段階や測定方法によって体温の基準値が異なることを理解し，観察することが大切である。

1. 体温の測定方法

1）体温計の種類

電子体温計（予測式，実測式），鼓膜式体温計，

表1 バイタルサインの基準値の目安

発達段階	腋窩体温（℃）	脈拍（回/分）	呼吸（回/分）	血圧（mmHg）	
				収縮期	拡張期
新生児	37.1	120～140	30～50	60～80	60
乳　児	37.1	110～130	30～40	80～90	60
幼　児	37.0	90～110	20～30	90～100	60～65
学　童	36.9	80～100	18～20	100～110	60～70
思春期	36.8	80～100	12～18	110～130	60～80

図1 皮膚温分布と腋窩温の測定部位，角度

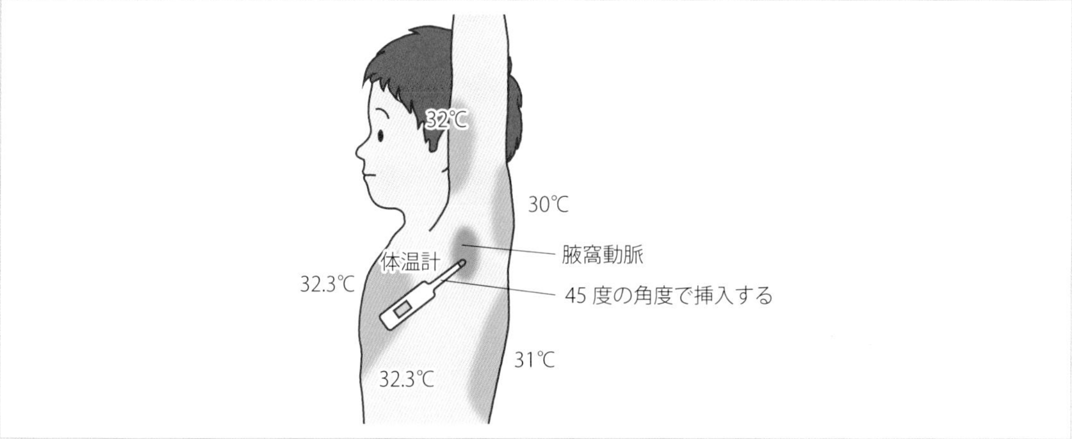

阿部正和：看護生理学；生理学よりみた基礎看護．メヂカルフレンド社，1985．を参考に作成

深部体温計，非接触式放射体温計（皮膚赤外線体温計）などがある。用途に応じ，適切なものを選択し，使用する。子どもは動かないでじっとしていることが困難なため，短時間で測定できる予測式電子体温計や非接触式放射体温計が適している。

2）腋窩検温

腋窩検温は，最も一般的な測定方法であり，乳幼児から学童にまで用いられる。

①腋窩に汗をかいていると，気化熱で体表温度が下がり，正確に測定できないため，汗を拭く。

②体温計の先端が腋窩中央に当たるように，体温計を身体前下方から後上方に向けて45度の角度で挿入し，腋窩を閉じ，固定する（図1）。乳幼児では測定者が固定し，学童では挿入していない側の手で押さえて固定させる。子どもは，じっとしていられず手を動かすことがあるので，利き手の反対側で測定するほうが望ましい。片麻痺がある場合は，血流が減少しているので，必ず健側で測定する。

③実測式の電子体温計では10分間，予測式，非接触式では，電子音が鳴るまで測定する。

3）直腸検温

直腸検温は最も正確な測定値が得られるため，体温変化を正確に把握する場合に用いられる。直腸温は，腋窩温より0.5～1.0℃高い。下痢，腸炎のときは禁忌である。

①直腸用体温計の先端に潤滑油を塗る。

②子どもを仰臥位にしておむつをはずし，左手で両足首を保持し，体幹から90度の角度まで足を屈曲させ固定する。

③右手で直腸用体温計を持ち，新生児では1～

1.5cm，乳児では2～3cm肛門部に挿入し，体温計が動かないようしっかり固定する。

④実測式では1～2分，予測式では電子音が鳴るまで測定する。

⑤途中で排便があった場合は中断し，便を拭きとった後に再挿入し，測定する。

4）体温の観察ポイント

①1日に2～4回，起床時，昼食前，午後など定期の時間に測定する。子どもは体温変動が速いので，発熱時や解熱薬を用いた場合には，成人よりも頻回に測定する。

②同一の測定部位，測定方法，測定時間で実施する。

③測定は，体温が上昇する運動直後や入浴直後などを避け，できるだけ安静時に行う。食事や運動，入浴後は，1時間後に測定する。

脈拍

脈拍とは，心臓が収縮し，血液を左心室から大動脈に送り出すときに生じる波動である。全身の動脈を介して，直接，指で触診できる。脈拍は，呼吸とともに生命維持を示す基本的徴候であり，確実な観察測定の技術を身につけることが重要である。定期的な測定だけでなく，重症な子どもでは，処置や看護ケアの前後の変化を観察し，状態把握に活用することが大切である。子どもの脈拍数は年少児ほど多く，発達とともに減少して，成人の値に近づく（表1）。

1. 脈拍の観察方法

1）脈拍の測定部位

通常，脈拍は橈骨動脈で測定するが，浅側頭動脈，総頸動脈，腋窩動脈，上腕動脈，大腿動脈，膝窩動脈，足背動脈でも測定できる（図2）。乳幼児では，1分間じっとしていることが困難であるため，橈骨動脈よりも浅側頭動脈や足背動脈で測定すると，拘束感を与えることなく測定できる場合もある。

2）脈拍の測定方法

動脈の拍動部位に，第2，第3，第4指を軽く当てて測定する。原則として，1分間測定するが，難しい場合は，子どもの状態が安定していれば，30秒間の測定でもよい。脈拍数のほか，リズム不整の有無など，直接蝕知することによって把握できる脈拍の性状も観察する。

図2 脈拍の測定部位

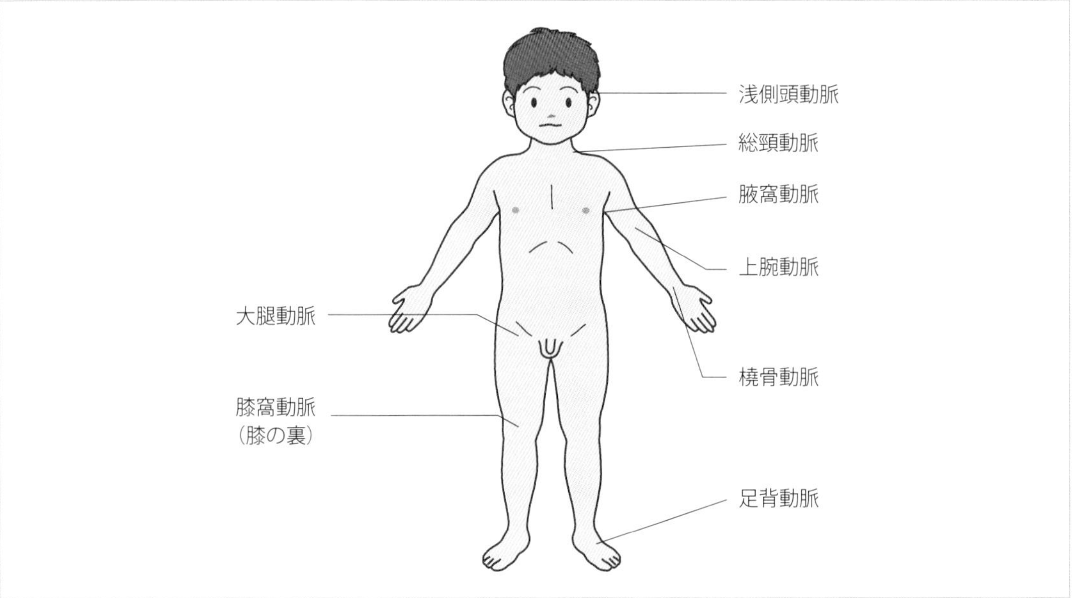

乳幼児の脈拍測定は，食事，入浴，運動，啼泣など，呼吸・循環系に負荷が加わった後は避け，安静時や睡眠時に測定する。検査や手術前など，時間的ゆとりが得られない場合は，やむを得ず啼泣中に測定するが，その状況を必ず記録しておく。

3）聴診による心拍数の測定

脈拍測定が不正確になりやすい新生児や乳幼児では，触診による脈拍測定の代わりに，聴診器による心拍数の測定を行うことがある。この場合には，脈拍の性状やリズム不整の有無などについて，触診で確認することが必要である。

心拍の聴診部位は，心尖部（胸骨の左側・第5肋間・乳頭の下）が最適である。新生児や乳児は胸部が薄いので，衣類の上から聴診できるが，直接聴診する場合は，聴診器を温めてから使用する。

4）脈拍の観察ポイント

（1）脈拍の性状

よく触れるか（緊張・強弱）どうかを観察する。

（2）脈拍数

頻脈（乳児＞180回/分，幼児＞140回/分，学童＞130回/分）や徐脈（乳児＜90～100回/分）に注意する。徐脈や頻脈がみられた場合は，経過や随伴症状を観察する。

（3）脈拍のリズム

規則正しいかどうかを観察する。子どもでは，呼吸性不整脈のように生理的な不整脈も多くみられるので，心拍と同時に測定するなど，不整脈の性状を観察し，異常の有無を確認する。

（4）呼吸・循環器疾患の子どもや重症の子ども

モニターを併用しながら，持続的に観察する。モニター装着時には，適切なアラーム設定を行い，アラームスイッチを入れておく。

呼吸

呼吸とは，栄養素の燃焼に必要な酸素を摂り入れ，燃焼の結果生じた二酸化炭素を排出するガス交換のことである。呼吸には，肺で行われる外呼吸と毛細血管で行われる内呼吸の2種類があるが，通常，呼吸という場合は，外呼吸を指す。

呼吸中枢は延髄にあり，化学的刺激や機械的刺激，寒冷刺激などにより影響を受ける。新生児や乳児は呼吸中枢が未発達であるうえ，呼吸系の臓器も未発達で上気道も狭く小さい。そのため，窒息や呼吸困難になりやすく，急速に呼吸不全に進行しやすい。幼児期後期になると，上気道や呼吸筋も発達して，呼吸困難の頻度も減少する。

乳児期は，横隔膜運動を主とする腹式呼吸であるが，幼児期になると胸部の発達とともに胸式呼吸が加わって，混合型の胸腹式呼吸となり，学童期になると成人のように，胸部運動を主とする胸式呼吸へと変化していく。

乳幼児では，1回換気量が少ないため，呼吸数の多さによって酸素需要量を満たしている。年長になるにつれ，呼吸数は少なくなり，成人の値に近づく（表1）。

1．呼吸の観察方法

1）呼吸数の測定

乳幼児の呼吸は，腹式または胸腹式であるため，胸部，腹部の上下運動を視覚的に観察し，測定する。わかりにくい場合は，胸壁上に軽く手を当て触診により測定してもよいが，押さえすぎないよう注意する。体動が激しく視覚的に測定できない場合は，抱いて背部から聴診器で聴診すると測定しやすい。年長児では，呼吸を測定されていることを意識すると呼吸数が変動するので，気づかれないよう，脈拍測定後に，そのままの状態で，呼吸を測定するなどの工夫が必要である。重症児や呼吸器系疾患患児，低出生体重児などでは，聴診器を用いて，正確に測定する。

乳幼児では呼吸リズムが不規則であり，短時間の測定では，誤差が大きくなるため，必ず1分間測定する。

2）呼吸性状，呼吸音の観察，

呼吸の観察は，呼吸数のほかに，深さやリズム，呼吸音などの性状を観察する。浅表性呼吸や努力呼吸の有無，呼気・換気時間の延長の有無，リズム異常の有無，胸郭運動の左右差などを観察する。さらに，喘鳴・咳嗽・喀痰や胸痛，チアノーゼなどの随伴症状を確認する。

呼吸音については，聴診器で胸部全体を聴診し，呼吸音の強弱や左右差，無気肺の有無や分泌物の貯留の有無を確認する。さらに，肺雑音や喘鳴，狭窄音などを注意深く聴取し，異常がみられた場合には，全体的か局所的かなど，さらに詳細に聴取する。

3）酸素飽和度の測定

酸素飽和度は，呼吸，循環の機能評価に用いられる。動脈血を直接調べて計算する方法と，経皮的酸素飽和度モニター（パルスオキシメーター・サチュレーションモニター）を使って間接的に測定する方法がある。経皮的に測定された酸素飽和度はSpO_2と表示し，動脈血による酸素飽和度（SaO_2）と区別する。

経皮的酸素飽和度モニター（図3）では，酸素化ヘモグロビンと還元化ヘモグロビンの波長の吸光度を利用して，血液中の酸素飽和度を測定する。プローブ装着部位は，手指，足指，足底など光の透過しやすい部位を選択する。プローブの発光部と受光部が向き合うように，垂直に挟むようにして測定する。連続して測定する場合は，測定部位を変えるなど，皮膚障害に注意する。一般的に96％以上が正常値といわれている。

4）呼吸の観察ポイント

①呼吸数の測定は，酸素需要が増加している啼泣時や食事時を避け，安静時や睡眠時に行う。
②胸部X線画像や血液ガス分析など，検査データを把握したうえで観察する。

血圧

血圧とは，心臓から全身に血液が送られる際に流れる血管に及ぼす力のことであり，一般的には，動脈にかかる圧が血圧，静脈にかかる圧は静脈圧と呼ばれている。また，血圧は身体各部において異なっているが，大動脈圧を正しく反映していること，心臓と同じ高さで測定できること，測定が容易であることから，上腕動脈圧が血圧として測定されている。血圧を構成する因子は，①心拍出量，②循環血液量，③末梢血管の抵抗，④血液の粘稠性，⑤動脈壁の弾

図3 経皮的酸素飽和度モニター（a）とプローブ（b）

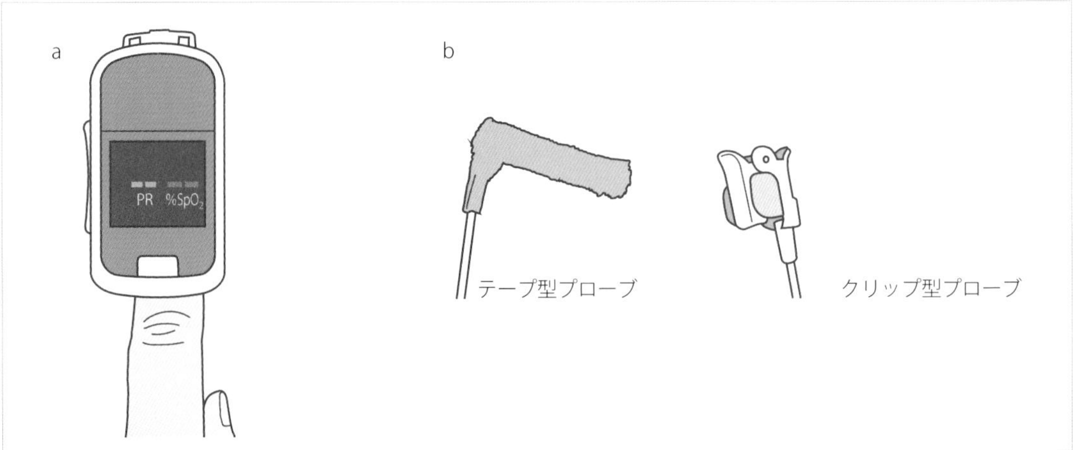

性である。心臓が収縮して大動脈弁が開いて血液が送り出されたときの血圧（収縮期圧）が最も高く，心臓が拡張期に入って，大動脈弁が閉じたときの血圧（拡張期圧）が最も低い。収縮期圧と拡張期圧の差を「脈圧」という。血圧は，新生児が最も低く，その後年齢とともに生理的に上昇する（表 1）。

1. 血圧の測定方法

1）血圧計の種類

アネロイド血圧計，自動血圧計，ドップラー血圧計などがある。

2）測定方法

測定方法は，間接法（非観血法）と直接法（観血法）に分けられる。間接法には，触診法，聴診法，超音波法（ドップラー法），振動法（オシロメトリック法）があり，一般的な血圧測定に用いられる。

3）聴診法による測定方法

通常，上腕（上腕動脈）で測定する。マンシェットは，上腕の長さの約2/3に近いサイズを選択し（表 2），毎回同じサイズを使用する。マンシェットの幅が広いと測定値は低く，狭いと高くなる。

測定値は，体動や入浴など循環への負荷や，啼泣，緊張など情動によって容易に変動するため，できるだけ安静臥床で測定することが望ましい。測定前にプレパレーションを行い，緊張を和らげ，理解を得たうえで実施する。

①マンシェットの中の空気を完全に抜き，ゴム嚢の中央が上腕動脈の真上にかかるように，マンシェットの下縁が肘窩の2～3cm上になるような位置で，指1～2本入る程度に巻く。
②測定時は，肘関節を伸展させ，手掌を上に向け，測定部位は，心臓と同じ高さにする。
③橈骨動脈に指を当て，触診法で最大血圧を推定し，いったんマンシェット圧を0にする。
④触診法による推定最大血圧値より10mmHg上まで加圧し，送気球のコックを緩め，2～4mmHg/秒の速さで圧を下げる。
⑤聴診法で最初にコロトコフ音が聴こえはじめた点（最高血圧，収縮期血圧）を測定した後，さらに減圧し，コロトコフ音が聴こえなくなった点（最低血圧，拡張期血圧）を測定する。
⑥測定後，素早く送気球のコックを全開にして，マンシェットをはずす。

表 2 マンシェットの幅の目安

発達段階	幅（cm）
0～1歳	3
1～3歳	5
3～6歳	7
6～12歳	9
12歳～	12

4）その他の測定方法

（1）振動法

通常の聴診法では測定が困難な場合や，持続的に測定することが必要な場合に用いる。エアポンプによりカフ内圧を上昇させ，カフ内圧を下げながら，内圧の変化の振動を記録する。カフの巻き方やカフサイズの選択により測定誤差が生じやすい。

（2）観血法

動脈に直接カテーテルや留置針を入れ，血圧トランスデューサーに接続し，持続的に収縮期圧，拡張期圧，平均圧を測定する。侵襲的方法であるため，血液ガスや電解質の持続的な採取，心臓外科手術や低出生体重児など必要時にのみ使用される。

5）血圧の観察ポイント

①定期的に測定している場合は，前回の値と比較して，異常の有無を確認する。
②心疾患患児では，血管病変により上下肢の血圧に違いが生じるため，入院時に四肢で血圧測定をしておくことが望ましい。
③測定値に異常があるときは，疾患との関係，ほかのバイタルサインとの関係，測定時の子

どもの状態を確認する。

02 全身の状態（表情・機嫌・活動性・意識）

言葉で意思を十分に表現できない乳児や年少児は，全身状態や不機嫌，啼泣で何らかのサインや欲求を示している。そのため，状態を観察して，その要因を推測しなければならない。不機嫌や啼泣は，生理的欲求以外では，体調不良の前駆症状である場合が多いので，その徴候に注意する。3歳頃になると，自分の意思をある程度表現できるようになり，相手の反応や行動を見て，社会的理由で意図的に泣くこともある。不機嫌・啼泣時は，その理由をよく聴き，身体症状にかかわる訴えについては，前後の状況を十分に観察し判断する必要がある。

機嫌は，一般的に，啼泣，子どもの顔貌や表情，目の動き，活動性，人やおもちゃなどへの関心度などを総合的に観察して判断する。乳児や年少児では，苦痛や不快であれば笑顔を見せないなど，機嫌は，健康状態のアセスメントの重要な指標となる。笑顔や生き生きと活気あふれた表情は，身体的にも健康な状態を示し，無表情，無欲状態でぐったりしている，苦悶様表情のときは，重篤な状態を示す。

啼泣は，乳児では生理的欲求，不快，疼痛，甘えなどが考えられる。生理的欲求が満たされているにもかかわらず，啼泣が続く場合は，体調不良の徴候であることが多い。食欲不振など異常徴候の観察とともに，その後の症状の出現に注意する必要がある。

意識は，臨床では覚醒状態を示し，脳幹網様体，視床下部，大脳半球により保持されている。何らかの原因により，これら中枢神経系が障害されると意識障害が生じる。子どもの意識障害は，脳の器質的要因よりも，感染や頭部外傷などによるものが多い。

意識障害の場合，ショック状態の把握と，呼吸・循環の確保を優先し，脳幹障害の有無および観察を行うことが重要である。

意識レベルは，呼名反応や痛覚刺激に対する反応，四肢の動き，反射などを観察し，乳児用JCS（Japan Coma Scale）（表3）や小児用GCS（Glasgow Coma Scale）を用い，評価する。

表3 乳児用JCS（Japan Coma Scale）

【Ⅰ】（一桁）：**刺激なしで覚醒**
Ⅰ-0：正常
Ⅰ-1：あやすと笑う，声は出さない
Ⅰ-2：あやすと視線を合わせてくる
Ⅰ-3：母親と視線が合わない
【Ⅱ】（二桁）：**刺激で覚醒**
Ⅱ-10：好きな飲み物やミルクを見せればほしがって吸う
Ⅱ-20：呼びかけで目が開き振り向く
Ⅱ-30：呼びかけを繰り返すとどうにか目を開ける
【Ⅲ】（三桁）：**痛み刺激でも覚醒しない**
Ⅲ-100：痛み刺激に反応し払いのける動作をする
Ⅲ-200：痛みで少し四肢を動かし，顔をしかめる
Ⅲ-300：反応なし

03 皮膚の状態

子どもの皮膚や粘膜の異常は，皮膚自体の疾患以外に，全身性の疾患の徴候であることが多い。そのため，皮膚の観察は皮膚自体の状態把握と同時に，全身状態をアセスメントするためにも重要である。

皮膚の構造と機能

皮膚は上層から表皮，真皮，皮下組織の3層からなり，皮膚付属器として，毛，汗腺，脂腺（図1）があり，その他に手指・足趾の先端を覆う爪がある。

子どもの皮膚の特徴は，成人に比べて薄く，特に一番外側の層である角質層が薄いことである。

皮膚のはたらきを表1に示す。

皮膚の第一のはたらきはバリア機能であり，主に角質層と，皮膚表面で汗と脂腺から分泌される皮脂によって形成される「皮脂膜」が担っている。皮膚のバリア機能とは，体内の水分の蒸散を防ぎ，外界からの刺激物質やアレルゲンの体内への侵入を防ぐ機能をいう[1)]。子どもはこの皮膚のバリア機能が弱く，外界の物理的・化学的刺激に対して敏感に影響を受けやすい。

表1 皮膚のはたらき

①外界の物理的・化学的刺激に対する保護
②水分の吸収と保持による保湿
③皮脂，汗の分泌・排泄
④体温調節
⑤知覚

角質層では外部の刺激から身体を守り，皮脂膜が皮膚からの水分の蒸散を防ぐことで，皮膚を乾燥や刺激から守っている。皮脂の分泌は年齢によって異なり，性ホルモンの影響を受け，「新生児から生後3か月までの乳児は皮脂分泌量が多く，生後3か月目以降思春期までは脂腺は萎縮し，皮脂分泌も少ない」[2)]。そのため，子どもの皮膚は乾燥しやすい。そのほかにも体温調節や知覚に関する作用を担っている。

皮膚の観察

1. 皮膚の観察のポイント

皮膚の観察の主なポイントを表2に示した。

皮膚の色や創傷・発疹の有無など，視診による外観の観察，皮膚温や乾燥・湿潤，弾力性や

図1 皮膚の構造

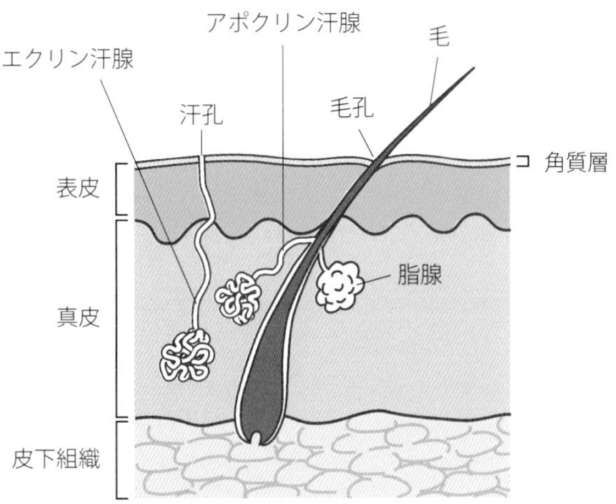

表2 皮膚の主な観察ポイント

①全身の色調の変化，局所の変色，色素沈着の有無
②温度：熱感，冷感の有無
③乾燥，湿潤，発汗(冷感)の有無
④緊張度(弾力性)，浮腫(光沢・圧痕)の有無
⑤発疹の有無
⑥創傷や術創，褥瘡，掻傷など，その他の傷の有無
⑦掻痒感，痛みなどの自覚症状の有無
⑧爪の変化，毛髪や頭皮の異常の有無

浮腫の有無などの触診による観察のほか，さまざまな視点からの観察を行う。また，掻痒感や痛みといった自覚症状については，特に乳幼児では適切な言葉で訴えることが難しいため，子どもの行動や観察時の表情や反応なども一緒に観察することが有効である。

また，生活行動が完全に自立していない乳幼児や学童においては，食事や排泄，遊びや運動などのさまざまな生活場面において，皮膚は容易に汚れやすく，適切な清潔方法による養育やセルフケアがなされなければ，皮膚本来の機能を十分に発揮できない状況に至ってしまう。皮膚の状態の観察は，保護者の養育についても評価できる貴重な視点となる。例えば，耳垢の詰まり，伸びたままの爪や爪垢は養育不足の証とも考えられる。

同様に，乳幼児虐待を発見するためには，皮膚を観察する場面は非常に重要である。子ども自身は隠そうとするかもしれないが，健診や診察・処置の場面で医療者が気づいたり，生活を共にする保育施設や学校などで，偶然，発見されることもある。それぞれの場面でかかわる大人や専門職がその視点をもっていることで，早期発見につなげることが可能になる。

2. 皮膚の観察方法

子どもの皮膚を観察する際には，子ども自身の気づきや訴えから推察することが難しいことから，手足の一部分のみではなく全身を視診・触診などによって丁寧に観察することが重要である。

観察は，できれば自然光か，なるべく明るい照明のもとで行う。また，観察したい部分をしっかり露出した状態で行うことが大切であるため，室温やプライバシーに配慮した場所で，保護者も一緒にいるときに行う。身体の露出は子どもを少なからず不安にさせるため，子どもの発達に応じた十分な説明を行い，必要な身体部分以外をタオルで覆うなど露出の方法を工夫しながら，十分な観察ができるようにする。

入院している子どもでは，入浴や清拭，おむつ交換時などの機会を利用して観察する。

皮膚の主な症状の観察

1. 皮膚の色の観察

1)チアノーゼ

チアノーゼは，全身状態の悪化や異常を示す重要な徴候の1つである。チアノーゼとは，皮膚や粘膜が紫色になった状態をいい，血液中の還元ヘモグロビン濃度が5g/dL以上になるとみられる。チアノーゼは，中心性チアノーゼと末梢性チアノーゼに分類される。中心性チアノーゼは，呼吸障害による呼吸不全や循環系の重篤な疾患(先天性心疾患など)が要因となり低酸素血症の状態を示す。そのため，身体各臓器に及ぼす影響は大きく，早急な対処を要する。末梢性チアノーゼは，「毛細血管内血流速度の低下や末梢組織での酸素不足が主な要因とされる。そのため，中心性チアノーゼとは異なり酸素飽和度は正常である」[3]ことで，心不全・ショック・甲状腺機能低下症などにより心拍出量が低下すると，血中の酸素消費率が高まるため，酸素飽和度が十分であっても還元ヘモグロビンが増加しチアノーゼが出現する状態をいう。

また，寒冷刺激や精神的緊張によっても末梢性チアノーゼが出現することがある。

チアノーゼの要因を判断し適切な対処を行うためには，表3に示すように，チアノーゼが「どのような部位に(中心性か末梢性か)」「どのようなときに」出現しているのか等の観察に加え，基礎疾患の情報をとり確認することは重要であ

表3 チアノーゼの主な観察ポイント

①部位
・中心性チアノーゼ：口唇，舌，口鼻腔周囲，耳介，眼瞼結膜，爪床，体幹
・末梢性チアノーゼ：四肢末端，鼻，頬，足底
②程度
③出現時の状況
④持続状態
⑤酸素吸入に対するチアノーゼの変化

る。その基礎情報をもとに経皮的酸素飽和度（SpO_2）のモニタリング，意識レベル，バイタルサイン，全身の観察を行い，迅速な対応を行うことが必要である。

2）黄疸

黄疸とは，血液中のビリルビン濃度の上昇（高ビリルビン血症）が原因で，皮膚や眼球結膜が黄色くなる症状をいう。ビリルビンは主に老化した赤血球のなかのヘモグロビンの一部が代謝されてできたもので黄色の色素である。血清ビリルビン濃度が異常に高くなると，ビリルビンは身体の組織に沈着し，皮膚や眼球結膜が黄染するのが黄疸である。黄疸には生理的黄疸と病的な黄疸がある。生理的黄疸は，生後2日目以降に出現し，生後5日前後にピークがみられ，生後7日を過ぎて自然に軽快する。一方，病的な黄疸は，ビリルビン代謝の過程で障害が起こり，血液中のビリルビン濃度（血中ビリルビン濃度）が上昇し生じる。

新生児期では生後24時間以内に発症する早期黄疸，急激な総ビリルビン値の上昇，黄疸が長引く（1週間～1か月以上続く）遷延性黄疸は病的と考えられる。「原因としては，①ビリルビン産生増加（間接ビリルビンの上昇；溶血性疾患，閉塞性出血など）がある，②ビリルビン処理の低下（肝障害など）がある，③ビリルビンを排泄できない（直接ビリルビンの上昇；胆道閉鎖など）」[4]である。

黄疸は，眼球結膜から口腔粘膜，顔面，前胸部（体幹），四肢の順に拡がっていくことが多い。消失するときはその反対で，眼球結膜は最

表4 貧血時における皮膚の主な観察ポイント

①顔色不良
②口唇・眼瞼結膜の蒼白
③爪床の色調不良
④黄疸の有無
⑤点状出血・出血斑の有無

後までみられる。四肢にも黄疸がみられる場合は重症と判断される。そのため，黄疸の部位を観察することは，黄疸の程度を知るうえで重要である。

黄疸が出現した時期，年齢は疾患と深く関係しているため，重篤化の予防には黄疸の出現を早期に発見し，検査・治療が受けられるように対処することが大切である。

3）貧血

貧血とは，「末梢血の赤血球総容積（ヘマトクリット）の減少，あるいはヘモグロビン濃度の低下」[5]と定義されている。赤血球数とヘモグロビン濃度の基準値は年齢により異なるが，おおむねヘモグロビン濃度が11g/dL以下を貧血と判断することが多い。貧血の原因は，①赤血球・血色素の産生障害，②赤血球の分化障害，③赤血球喪失（破壊）亢進に分けられる。ヘモグロビン濃度が8g/dL以下になると，顔面，口唇，口腔粘膜，眼瞼結膜，爪床の蒼白化など種々の貧血に共通した症状が認められる[5]。貧血時における皮膚の主な観察ポイントを表4に示した。

2. 発疹の観察

発疹とは，皮膚表面上に現れる肉眼的な病変をいう。発疹には原発疹と続発疹がある。

原発疹とは健康な皮膚に初めて現れる発疹である（表5）。続発疹とは時間的経過とともに原発疹が変化して続発する発疹をいう。

発疹の主な観察ポイントについて表6に示すが，ここでは，小児期特有の感染性疾患に伴う発疹の観察を中心に述べる。

原因疾患の鑑別および感染性疾患による感染拡大を防止するために十分な観察とともに，以

表5 原発疹の種類と特徴

原発疹		特徴	
斑	紅斑	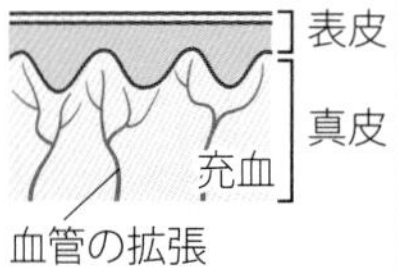	・表皮上層の毛細血管の拡張・充血によるもの ・圧迫すると色が消える
	紫斑	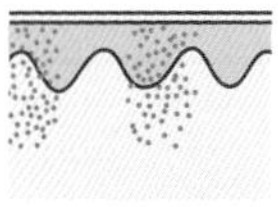	・真皮または皮下組織内の出血によって赤色〜紫色にみえる ・圧迫しても色が消えない ・出血であるため初めは赤色が強いが，経過とともに，赤→紫→緑→黄と変化する
	色素斑	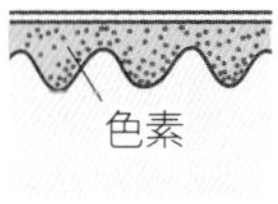	・紅斑，紫斑，白斑以外の色素斑 ・多くはメラニン色素によるが，ヘモデジリン，胆汁色素，異物(金属など)の沈着によるものもある
丘疹		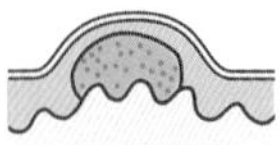	・皮膚表面からの小さな盛り上がりで半球性，扁平の形態である ・境界ははっきりし，大きさは直径1cm以下 ・表皮の増殖性変化，真皮内浮腫・炎症性変化による
結節		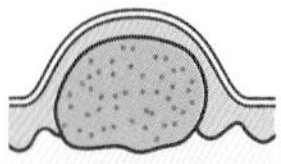	・丘疹より大きく(1〜3cm程度)，限局性に隆起している ・隆起の形態は不定形で充実性のことが多い
水疱		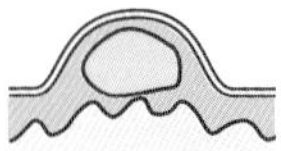	・表皮内または表皮・真皮境界部に透明・水様性の液体を有する
膿疱		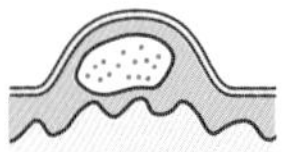	・膿疱の内容は膿液(壊死した白血球の集合体)
膨疹		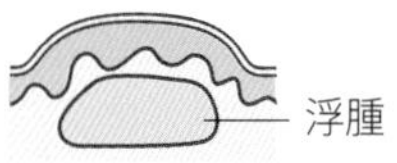	・真皮層内，時に表皮層内の浮腫により皮膚が扁平に隆起する ・蕁麻疹のときにみられる皮疹 ・通常，数時間で痕跡なく消失する

下について情報収集する。

①発疹を認める疾患には，特異的な前駆症状および随伴症状を示すものがあるため，その有無を観察する。

②発疹の出現時期と熱型が典型的なパターンを示す疾患があるので，その関係を把握する。

③季節との関係の把握および家族や保育所・学校などの生活場面での小児感染性疾患の流行

表6 発疹の主な観察ポイント

①発疹の形態(円形，楕円形，不整形・地図上，線状，帯状)
②性状(色・硬さ・大きさ)
③数，単発または多発
④出現部位
⑤粘膜疹の有無
⑥時間的経過に伴う広がり方
⑦掻痒感の有無
⑧疼痛の有無

図2 発疹の原因となる感染性疾患

疾患［病原］	発疹の経過と特徴	発熱時の症状と発疹の関係	感染経路と期間
麻疹 **（はしか）** **［麻疹ウイルス］**	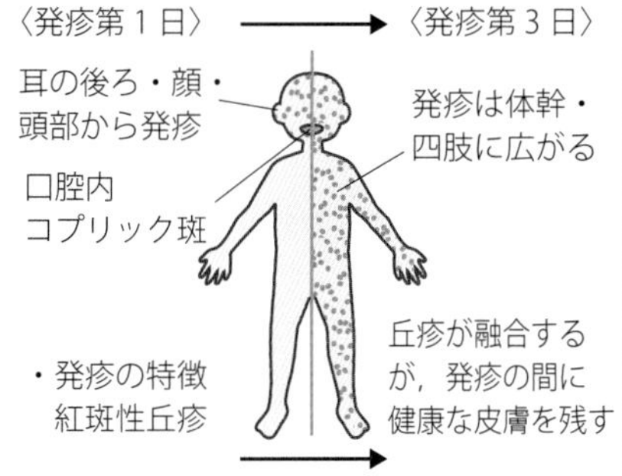	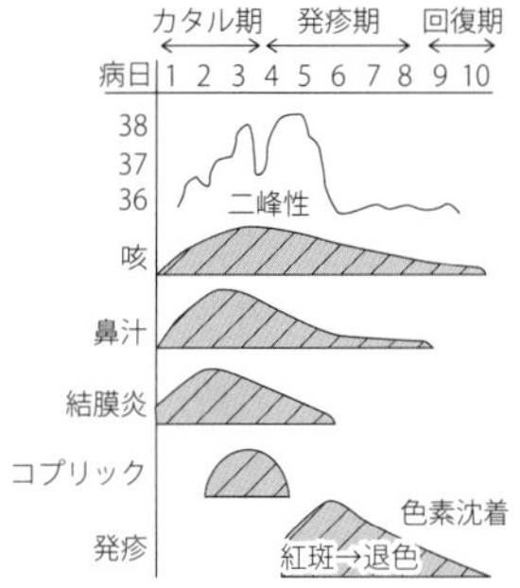	・飛沫感染 ・潜伏期：10～12日
風疹 **（三日はしか）** **［風疹ウイルス］**	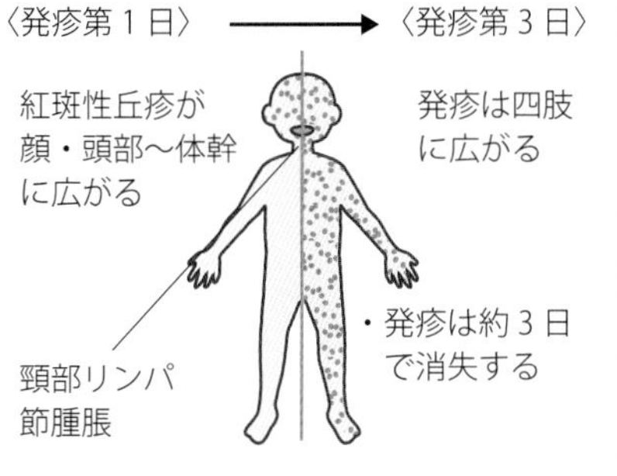	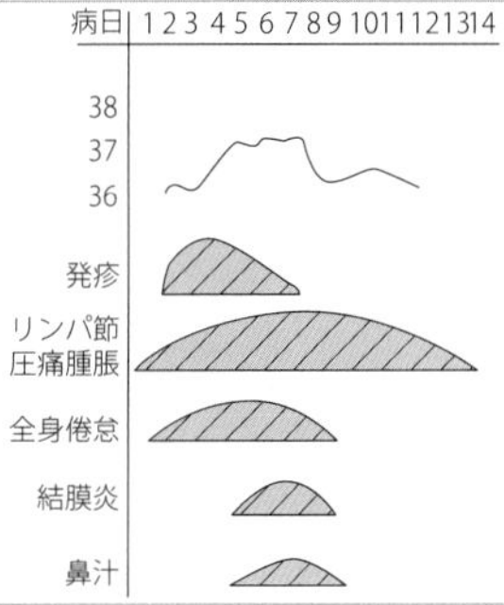	・飛沫感染 ・潜伏期：2～3週間
突発性発疹 **［ヒトヘルペスウイルス6型（HHV-6）］**	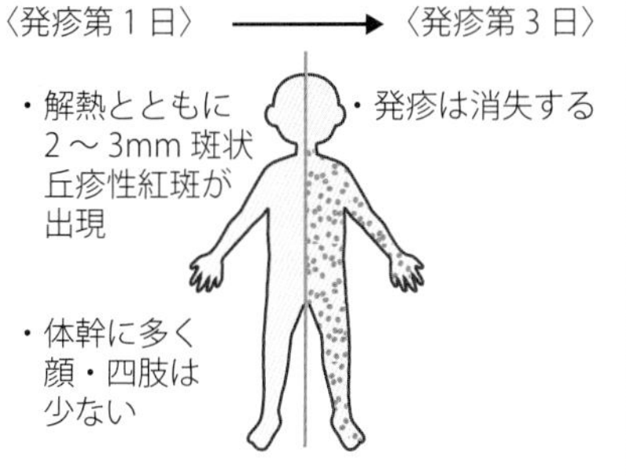	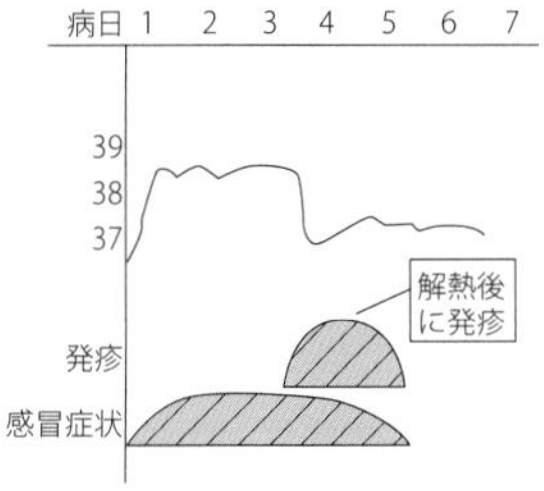	・感染力は弱い ・潜伏期：8～14日
水痘 **（水ぼうそう）** **［水痘帯状疱疹ウイルス］**	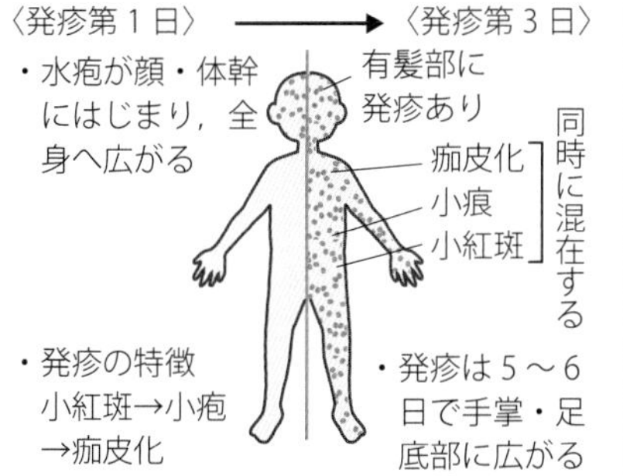	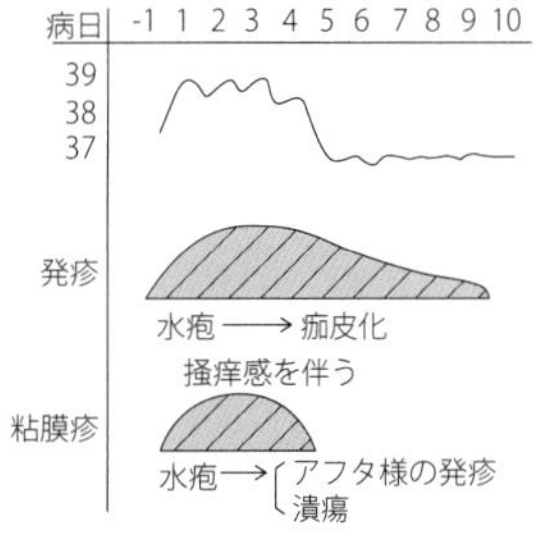	・飛沫および接触感染 ・潜伏期：2～3週間 発疹出現1日前よりすべての発疹が痂皮形成するまで感染力がある
手足口病 **［コクサッキーウイルス，エンテロウイルスなど］**	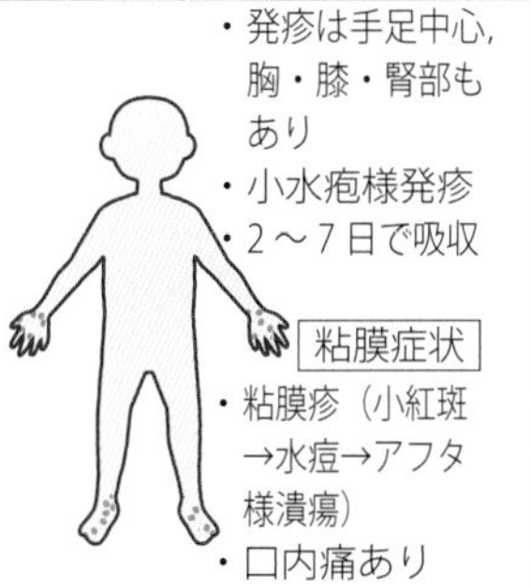	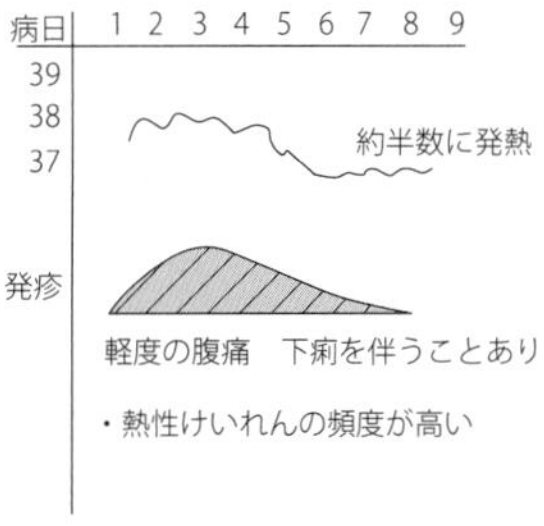	・経口，飛沫，接触感染 ・潜伏期：2～7日

および接触歴を聴取する。

④年齢によりかかりやすい疾患が異なるので，年齢との関係を把握する。

⑤既往歴について以下を情報収集する。

・今回の該当疾患を予測するために，小児感染性疾患の既往や，予防接種済みの疾患について確認(し，予測疾患から除外)する。

・薬によるアレルギーの既往の有無から，発疹出現直前の内服を確認する。

・食物によるアレルギーの既往の有無から，発疹出現直前の食事内容について確認する。

・誘因となる刺激物との接触や日光照射の有無を確認する。

・ウイルス性疾患など全身性疾患の既往の有無を確認する。

⑥一般状態(機嫌・活気・意識状態・呼吸状態・脱水症状など)を把握する。

以上のように，発疹の症状のある子どもへの看護は，麻疹のような感染性の強い疾患(空気・飛沫感染)に伴う発疹が疑われる場合は，感染拡大防止のため，発症した子どもの状況から，感染経路や潜伏期間などを考え，病棟内あるいは保育施設等それぞれにおいて，隔離等の適切な措置をとる必要がある。

発疹の原因となる主な疾患を図2に示す。

引用文献

1) 渡辺晋一：系統看護学講座　専門分野Ⅱ　成人看護学[12]皮膚. p174，医学書院，2020.

2) 国立成育医療研究センター看護部監，村松恵編：小児の状態別スキンケア・ビジュアルガイド. p15，中山書店，2012.

3) 藤田紀子：子どもによくみられる症状；観察のポイントと看護の実際 ― チアノーゼ. 小児看護 40 (3)：308，2017.

4) 森田美子：日常よくみられる症状；観察のポイントと看護の実際 ― 黄疸. 小児看護 28 (3)：331，2005.

5) 内山聖監，原寿朗，高橋孝雄，細井創編：標準小児科学第8版. p523，医学書院，2013.

参考文献

1) 遠藤文夫編：小児科；診断・治療指針改訂第2版. 中山書店，2017.

2) 細江芳郎，小林良二，西基監：小児科第3版. 海馬書房，2012.

3) 桑野タイ子，本間昭子編：(新看護観察のキーポイントシリーズ)小児Ⅰ. 中央法規出版，2011.

4) 『小児内科』『小児外科』編集委員会共編：疑問解決　小児の診かた. 小児内科 43 (Suppl)，2011.

5) 瀧川雅浩，白濱茂穂編：皮膚科エキスパートナーシング改訂第2版. 南江堂，2018.

2 たびたび出現する症状の観察

01 発熱

体温・発熱の定義

1. 熱の生産と放散

ヒトは恒常性動物であり，一定の範囲内であれば環境の温度が変化しても体温を一定に保とうとし，維持することができる。体温は，脳の視床下部にある体温調節中枢によって調整されており，この調整された設定温度を「セットポイント」という。体温の上昇や低下は，温度受容器で感知され体温調節中枢に伝えられる。体温調節中枢は，温度受容器からの情報とセットポイントを照らし合わせ熱生産と熱放散を調節し，体温を維持している。体内における熱の生産には，各組織における新陳代謝と筋肉の運動に伴う代謝がある。熱の放散は，輻射・伝導・対流・蒸発である（図1）。体温が上昇し熱の放散が必要になると，末梢血管は拡張し，心拍数は増加し，皮膚の血流を増やし皮膚からの熱の放散を増す。発汗量を変化させ気化熱による熱放散量を調節している。

子どもの体温の特徴として，体温調節中枢が未発達で，皮下脂肪層や筋肉層も薄く熱を喪失しやすいことや，体積に対する体表面積の占める割合が大きいことから，環境温度の影響を受けやすく，体温変動を引き起こしやすい（表1）。子どもは代謝が盛んで運動も活発であり，成人よりも体温は高いことなどがあげられる。

また，体温は24時間常に同じ値ではなく，

図1 熱放散の種類

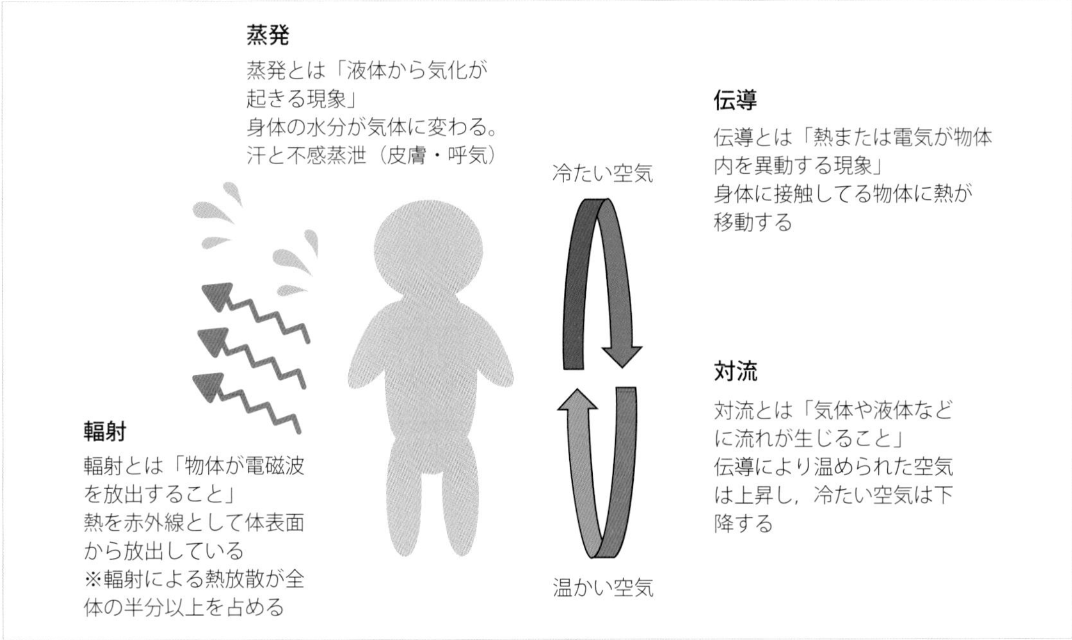

表1 子どもの体温の特徴

・基礎代謝が大きく，体温が安定しにくい ・体温調節中枢が未発達で高体温になりやすく，環境温の影響を受けやすい（気温・室温・衣服など） ・体表面積が大きい，皮下脂肪が少ない，筋肉層が薄いため熱放散が大きい ・発汗機構が未熟 ・皮膚血管の温度に対する反応が緩慢 ・免疫力が低く感染症に罹患しやすい ・新陳代謝が盛んで，成人に比べ体温が高い

食事や運動，精神的興奮（啼泣）などに影響され，一定の範囲内で生理的に変動する。

2. 発熱の機序

発熱は体温中枢の設定が変化したために起こり，正常より高いセットポイントで体熱の生産と放散が行われている状態をいう。発熱の原因には感染や炎症，外傷に伴う化学的刺激による外因性発熱物質の生体への侵入が免疫細胞にはたらきかけ，内因性発熱物質を生産させ，体温調節中枢に作用して体温を上昇させる。脳腫瘍や脳出血，頭蓋底骨折などにより，視床下部の体温調節中枢の圧迫による体温中枢機能の障害は機械的刺激によるものである。精神的刺激による発熱は，大脳皮質から体温調節中枢が影響を受けるためと考えられている。個人差はあるが，子どもでは37.5℃以上を発熱とするのが一般的である。

うつ熱は体温中枢の設定温度は変わらないが，熱生産と放散がアンバランスなために体温が高くなるものである。高温な環境下や激しい運動などで熱放散の限界を超えたときに熱が体内に蓄積することで生じ，熱中症などがそれにあたる。

発熱は体温の単なる上昇だけでなく，生体防御反応としての意義をもつものと考えられている。

3. 発熱の分類

- 軽熱：37.0または37.5 ～ 38.0℃
- 中等熱：38.0 ～ 39.0℃
- 高熱：39.0℃以上

4. 熱型

熱型とは，体温の変動経過を記録してグラフ化したものであるが，疾患により発熱の経過に特有のパターンを示すことがある（図2）。

- 稽留熱：日差が1℃以内で持続する発熱
- 弛張熱：日差が1℃以上で，体温が37.0℃以下には下がらない発熱
- 間欠熱：日内変動が1℃以上で特に周期性はみられないもの

5. 不明熱

不明熱とは，「38.3℃以上の発熱が8日以上もしくはそれ以上持続し，病歴と身体診察，基本的な検査を含む初期評価で熱源を推定することができないこと」[1]とされている。子どもの不明熱の原因では感染症が多く，その他結合組織疾患（SLE・関節リウマチなど）や悪性疾患が多い。

6. 核心温と外殻温

身体の温度は全身が一定ではなく，身体の外側は常に周りの環境に影響を受け温度が変化する。温度が変化する部位を外殻といい，その部位の温度を外殻温という。身体の内部には臓器があるため環境温に左右されず一定の温度を保っている。これを「核心部」といい，その温度を核心温という。体温という場合は，一般的に核心温を指す。そのため，体温測定では核心温を測定する必要がある。

発熱の原因

子どもの発熱の原因はウイルス感染の頻度が

図2 熱型

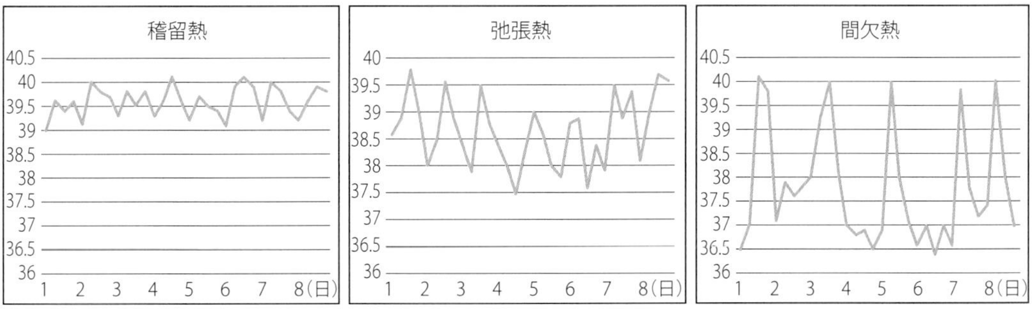

稽留熱	弛張熱	間欠熱
日内変動が 1℃以内の高熱が持続する 【原因疾患】 肺炎，腸チフス，髄膜炎など	日内変動が 1℃以上ある高熱で 37.0℃以下にならない 【原因疾患】 感染症，敗血症，膠原病，悪性腫瘍など	日内変動が 1℃以上で高熱と平熱が交互にくる 【原因疾患】 化膿菌による膿瘍，尿路感染症，マラリア，ウイルス感染など

表2 発熱の主な原因疾患

感染	呼吸器感染	かぜ症候群，咽頭炎，扁桃炎，喉頭炎，気管支炎，肺炎，膿胸，結核など
	尿路感染	———
	消化器感染	胃腸炎，サルモネラ感染症，回虫症，鉤虫症，腹膜炎など
	肝・胆道感染	肝炎，胆囊炎など
	発疹症	麻疹，風疹，突発性発疹，伝染性紅斑，溶連菌感染症，手足口病，ウイルス性発疹症(エコーウイルス，コクサッキーウイルス，アデノウイルスなど)など
	中枢神経感染	髄膜炎，脳炎，脳膿瘍，ポリオなど
	心感染	心内膜炎，心筋炎など
	全身感染	敗血症，伝染性単核症，結核など
	局所感染	骨髄炎，臍炎，皮下膿瘍，蜂窩織炎，関節炎，ブドウ球菌性熱傷様皮膚症候群など
膠原病・類似疾患	リウマチ熱，若年性関節リウマチ，SLE，皮膚筋炎，血清性動脈周囲炎，川崎病，潰瘍性大腸炎など	
腫瘍	白血病，悪性リンパ腫，神経芽腫，Wilms腫瘍，がん，肉腫など	
血液疾患	白血病，溶血性貧血など	
脱水による発熱	———	
高温環境	夏季熱，熱中症，中枢神経障害児の発熱など	
中枢神経系障害	頭蓋内出血，脳腫瘍，てんかん重積など	
薬物による発熱	———	

山中龍宏：発熱．小児科診療　70(Suppl)：2，2007．を参考に作成

高いが，発熱をきたす疾患は多くあり，主な原因疾患を表2に示した。

発熱の原因を考える際に年齢は重要となる。新生児の発熱は重症であることが多く，生後3～4か月未満の発熱も敗血症や髄膜炎などの疾患を考慮する必要がある。生後5か月以降の発熱では，母胎由来の抗体が5，6か月～1歳までに消失し，いろいろなウイルスに罹患し発熱するようになる。わが国では生後2か月頃より予防接種が開始され，予防接種後1日以内の発熱

図3 1歳までの免疫と予防接種，発熱の頻度

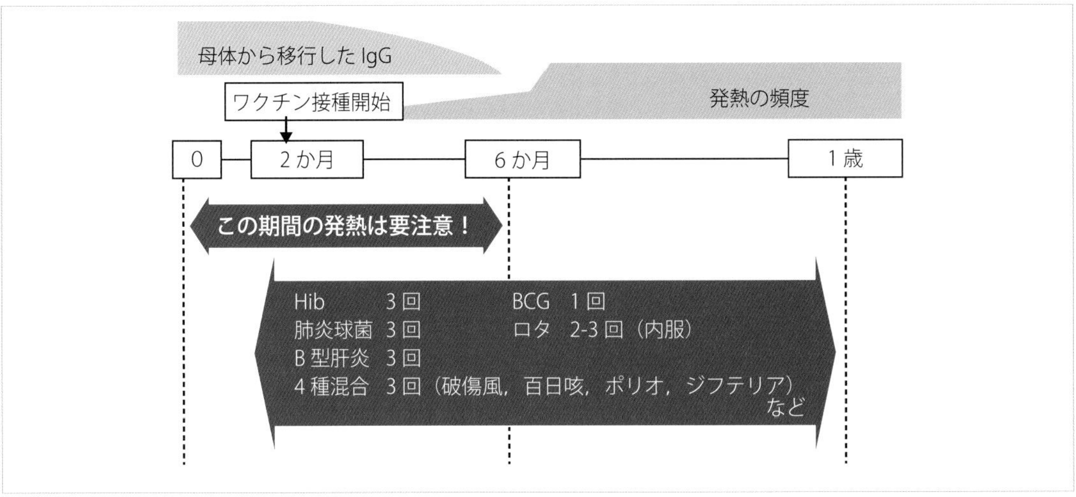

表3 急性期観察尺度（AIOS：Acute Illness Observation Score）

観察項目	正常（1）	中等度障害（3）	重度障害（5）
啼泣の質	強く，声調は正常	すすり泣く	弱い，甲高い
親への反応	すぐに泣き止む	泣いたり泣かなかったりする	泣き続ける，ほとんど反応しない
状態の変化	覚醒，または刺激で直ぐに覚醒	閉眼しているが直ぐに覚醒，長く刺激すると起こる	覚醒しない
皮膚色	ピンク色	手足が蒼白	蒼白，大理石紋様
水分補給	皮膚，眼，口は湿潤	口が若干乾燥	目と口が乾燥，ツルゴール低下
周囲への応答	笑顔をみせる	わずかに笑顔をみせる	笑顔をみせない，無表情

重篤な疾患の可能性10点以下では2.7％，16点以上は92.3％とされる
Pomeranz AJ, Sabnis S, Busey SL,et al.（上村克徳，笠井正志監訳）：原因不明の発熱．小児症候学89，原著第2版．p365，エルゼビア・ジャパン，2018.

では副反応の可能性も考慮する。1歳までの免疫と予防接種，発熱の頻度を図3に示した。乳児期以後は各種のウイルスによる発熱が最も多い。学童期になると発熱の回数は少なくなる。

発熱時の子どもの アセスメントと看護

1. 情報収集・観察とアセスメント

発熱はさまざまな疾患の症状として表れる。子どもの発熱を伴う疾患は感染症に由来し軽症であることが多い。しかし，緊急な処置や重症度の高い疾患が隠れていることもあり，小児期特有の疾患や成長発達の特徴を考え慎重に評価する必要がある。特に発熱を伴う意識障害やけいれん，顔色不良やチアノーゼ，生後3か月未満の発熱は重症度が高い。

自覚症状を訴えることができない小児では，観察を重視する必要がある。マッカーシー（McCarthy PL, et al.）らにより1982年に提唱された急性期観察尺度（AIOS：Acute Illness Observation Score，表3）は，「2歳未満を対象とし，啼泣の質，親への反応，状態の変化，皮膚色，水分補給，周囲への応答の6つの観察項目からなり，正常1点，中度障害3点，重度障害5点の合計点数をみるもの」[2]である。熱だけでなく全身症状の第一印象をアセスメントするのに役立つ。

1）情報収集と観察のポイント

（1）基本情報

年齢と基礎疾患の有無を把握する。既往として熱性けいれんの有無と解熱剤や抗けいれん薬について医師の指示を確認する。その他，予防接種歴と家族内や通園通学場所での発熱や流行疾患，渡航歴等を確認する。その他，手術や治療に伴う誘因として，例えば術後創部やドレーン挿入部の感染徴候などがないかを観察する。

（2）発熱の状態

発熱はいつからか，持続期間，日内変動の有無を把握し，継続して体温測定して，変化を観察する。

（3）機嫌

機嫌は自覚症状を訴えることが難しい子どもでは病状の判断に重要な情報となる場合があり，機嫌の悪さや，啼泣，活気（遊ぶ元気があるか）などを確認する。また，子どもでは発熱があっても機嫌がよいこともある。

（4）環境

過ごしていた場所や室内などの温度・湿度，衣類などが適切かを確認する。

（5）随伴症状

体温が1℃上昇すると基礎代謝が7～13％亢進し，熱感や発汗，倦怠感などがみられる。体温以外のバイタルサインでは，脈拍の増加，呼吸数の増加と呼吸促迫，血圧の変動を認める。消化機能が低下し食欲不振や下痢や嘔吐を起こすことがあるため，脱水症状の有無と程度を観察する。また，感染症の症状として発疹を伴う場合もあるため，発疹の有無と部位を把握する。他にけいれんや意識状態，四肢の関節痛・筋肉痛，リンパ節腫脹などの情報も重要である。

（6）食事

哺乳や食事・水分の摂取量の低下がないかを確認し脱水や低血糖症状に注意する。

（7）排泄

排尿，排便の回数・量・性状などの観察を行う。

（8）検査

血液検査では，赤血球，白血球，白血球分類，血小板，電解質，CRP，抗ストレプトジン-O（ASO），血液培養，血沈などを把握する。悪性疾患が疑われる場合には骨髄の血液像の情報が必要な場合もある。尿検査では，たんぱくや沈渣，必要であれば細菌培養を行う。その他，随伴症状との関連によって，咽頭培養やX線検査，髄液検査が行われることもある。これらの検査結果を把握し，発熱の原因を予測して観察する必要がある。

2. 看護の実際

子どもの発熱時の看護では，子どもの体温の特徴を知り，その原因を把握する必要がある。そのうえで子どもの苦痛や不快を取り除くよう努める。

1）体温測定

正確な核心温の測定には，大動脈の血液温を測る必要があるが，難しいため，比較的核心温を反映される部位で測定する（表4）。

体温計には実測式と予測式，赤外線式（耳・額）がある（表5）。近年，赤外線式の耳穴式体温計や非接触式放射体温計などが普及しているが，それぞれの特徴を知り使用する必要がある（「各論1-1-01バイタルサイン・体温」参照）。

体温測定は，子どもの全身状態や疾患の変化を把握し，アセスメントを行ううえで不可欠なものである。測定の際には子どもの年齢や発達段階に合わせ，プレパレーションやディストラクションを行い，子どもの不安の軽減に努める。

2）安静

発熱時には代謝が亢進し，酸素消費量の増加に伴う頻脈や多呼吸などの症状により体力を消耗する。特に心疾患や呼吸器疾患がある場合

表4 測定部位と留意事項

測定部位	留意事項
口腔	口腔温は腋窩温よりも高く，直腸温よりも低い 短時間で測定できる 口腔内疾患のあるときや咳嗽や鼻閉，呼吸困難があるときは避ける 子どもは体温計の破損や体温計を口腔内に維持することも難しいため避ける
腋窩	環境の影響を受けやすい 腋窩腔により，体温計が密着せず誤差を生じやすい 外殻部であるが，腋窩腔が十分に閉鎖されていれば核心温に近い値を測定できる 測定が簡単で危険性が少なく，最も一般的に用いられる 片麻痺がある場合には健側で測定する
直腸	核心温を正確に反映する 環境の影響を受けにくい 肛門へ挿入は侵襲的であり不快感を伴う 新生児や乳児，手術中や集中治療中など，正確な体温を知る際に使用される 下痢や腸炎，直腸や肛門の術後は禁忌である

表5 体温計の種類

実測式	正しく測定するためには腋窩で約10分，口腔で約5分の時間が必要	
予測式	検温開始から温度のその変化をコンピューターが分析・演算し腋窩10分，口腔5分後の体温を予測し表示する	
赤外線式	耳穴式体温計	耳の中の鼓膜とその周辺の温度を測定している 耳の中からでている赤外線を感知している 1～2秒で測定できる
	額式体温計	皮膚からの赤外線を感知している。皮膚に垂直に向け2～3cm離して測定する。皮膚接触がなく衛生的
	非接触式放射体温計	物質が発する赤外線を感知している 対象に触れず測定することができ，測定時間も短い

には注意が必要である。安静を保持できるよう家族が側にいる，泣かせないなどの工夫を行う。発熱があっても活気がある場合もベッド上で絵本を読むなどの遊びを工夫し安静にできるよう努める。

3）環境の整備

適切な室温や湿度の管理，寝具や衣類などの選択を行い，発汗が多い際にはそのつど交換を行う。新生児や乳児では着せすぎや温めすぎがないかを確認する。

4）保温と冷罨法

発熱の初期で熱の産生が進んでいるときには手足などの末梢に冷感があり，寒さを感じている（悪寒）ときには冷罨法は不快であるため行わない。特に末梢血管が収縮し四肢の冷感がある場合には，手足の保温が必要である。環境調整を行ったうえで，悪寒が消失し，熱感がある場合に氷枕や氷のうを使用し頭部・頸部・腋窩・鼠径部・背部などに当てる。また，冷罨法を嫌がる場合には無理はしないなど，状況に合わせて使用する。

5）解熱薬の使用

解熱薬には座薬・経口薬があり，医師の指示により使用する。通常38.5℃以上，6時間以上の間隔を空けて使用することが多い。発熱があっても活気があり，水分摂取や食事，睡眠に問題がないようであれば解熱薬は使用せず経過観察でもよい。解熱薬投与の時間は正確に記録し，投与後は30分～1時間後に体温を測定し効果を観察する。解熱薬の使用により熱型がわかりにくくなることについても，考慮が必要である。

6か月未満の子どもには原則的には使用しないため，冷罨法などで対応する。

6）水分補給

発熱に伴い発汗と皮膚・呼気からの蒸発（不感蒸泄）により熱を放散するが，水分の摂取量は減少し脱水状態に陥りやすい。水分補給は白湯や経口補水液などを少量ずつこまめに与える。経口摂取が難しい場合には輸液が行われる。尿量・尿回数やツルゴール（Turgor，皮膚の張り），大泉門の陥没などの観察を行う。

7）栄養補給

発熱に伴う倦怠感や食欲低下，嘔吐や下痢などの消化器症状により食事をすることが困難な場合も多い。経口摂取が可能であれば消化吸収がよいものを選択する。

8）家族への援助

高熱が続く，熱がなかなか下がらないなどは，脳への影響を考え心配する家族が多い。しかし，髄膜炎や脳炎などの場合を除き，脳の高次機能がおかされることはまずない。家族の気持ちを理解したうえで正しい知識を提供する必要がある。

発熱は子どもによくみられる症状の1つであり，ホームケアとして上記に述べた項目を指導する必要がある。入院している場合には家族とともに清潔ケアや食事介助などを行う。

9）その他

感染症が疑われる場合には，外来受診時からの隔離を要する場合がある。

引用文献

1） Pomeranz AJ, Sabnis S, Busey SL,et al.（上村克徳，笠井正志監訳）：小児症候学89，原著第2版．pp366-367，エルゼビア・ジャパン，2019.

2） 前掲書1），p365.

参考文献

1） 山中龍宏：発熱．小児科診療　70（Suppl）：2，2007.

02 嘔吐・下痢・脱水

子どもの状態として，嘔吐・下痢・脱水の症状はよくある症状であり，関連性も強い。軽症な場合～重症な症状まで幅広く，目に見える症状のみに着目するのではなく，それぞれの関連性についてもアセスメントする必要がある。そのため，まずはそれぞれの病態について症状ごとに述べ，後半ではそれらの関連性を含めて，アセスメントのポイントを説明する。

嘔吐

1．嘔吐の定義

嘔吐とは，胃または食道内容物が，口腔から強制的に排出されることをいう[1)]。子どもの場合，発達年齢によって生理的な嘔吐（溢乳，胃食道逆流，過量摂取など）により起こるものと，疾患により起こるものとがある[2)]。

2．嘔吐を引き起こす機序・要因・病態

1）嘔吐の機序

嘔吐は，①上部消化管などから迷走神経を介する経路，②前庭神経を介する経路，③視覚中枢からの経路，④心理的要因を介する経路，⑤化学受容体を介する経路などのさまざまな要因により，延髄にある嘔吐中枢が刺激されることで起こる。嘔吐中枢が刺激されると，幽門が閉じ，次に食道括約筋が緩み，胃内に逆流運動が起こる。そして，横隔膜や腹筋が収縮し，胃が

圧迫され，胃の内容物が押し出される。嘔吐中枢への刺激伝達により，大脳皮質，頭蓋内圧亢進から直接嘔吐中枢を刺激する中枢性と，胃などの消化器刺激や前庭からの刺激が嘔吐中枢を刺激する末梢性に分類される。

2）嘔吐の要因

嘔吐は消化管に原因があるものだけではなく，髄膜炎のような中枢神経系に原因があるものも存在するため注意を要する。また年齢ごとに嘔吐の原因となりやすい疾患も異なる。このことは，病態生理の項で詳しく述べる。

（1）生理的に起こる嘔吐

乳幼児期には，解剖学的に消化器官が未熟であることや，胃の噴門部が未成熟のために起こる生理的な嘔吐がある。例えば，下部食道は弁のようなはたらきがあるが，新生児～乳児にかけてはこの機能が未熟なため，胃内の母乳やミルクが，啼泣や排便時の怒責，または，抱っこで腹部が軽く圧迫されることにより腹腔内に陽圧がかかると，容易に押し出される（＝溢乳のメカニズム）。また，胃のかたちも縦に長く，細いかたちをしており，逆流しやすくなっている。そのため，子どもは，容易に嘔吐しやすい身体の構造の特徴があり，いわゆる咳を伴う感冒症状がみられ，咳をするときに空気を多く飲み込んで，お腹が張ることにより，「咳き込み嘔吐」がよくみられる。

（2）疾患や外的要素に起因して起こる嘔吐

生後まもない新生児の嘔吐は，消化管閉鎖，頭蓋内圧亢進，代謝異常症，重症感染症の可能性がある。乳児期には，呼吸器感染，尿路感染，中枢神経感染のほかに肥厚性幽門狭窄，ヒルシュスプルング（Hirschsprung）病などの手術が必要となる外科疾患も原因となる。乳幼児期には，ウイルスによる感染性胃腸炎が最も多いが，それ以外の髄膜炎や腸重積なども起こりやすい年代であり注意を要する。学童期も感染性胃腸炎が最も多いが，虫垂炎の頻度も高い。また繰り返し起こす嘔吐では心因性反応や周期性症候群も考慮すべきであり。丁寧な問診が必要である。

乗り物酔いや身体の回転運動による嘔吐は，前庭器官への刺激によって起こる。

3）嘔吐の病態

子どもの場合，嘔吐の多くが，感染性胃腸炎によるものである。しかし，嘔吐は，髄膜炎などの中枢神経感染症や腸重積や虫垂炎など見逃してはいけない緊急性がある疾患も多く含まれており，発達段階別に発症する疾患や特徴があることを理解しておくことが，重要なポイントである（表1）。原因がさまざまであるため，現在起こっている嘔吐が，いつから，どれくらい，吐物には何が含まれているか，嘔吐後の子どもの状態はどうか（（not doing well：何となく元気がない）ではないか），食事との関連はないか，誘発因子はあるか，外傷の既往はあるか，排尿はあるか，誤飲の可能性はあるかなどさまざまな範囲で聴取する必要がある。いずれの病態にせよ緊急性を判断する必要性があり，全身状態やバイタルサインを確認することが重要である。そして，表1に示した見逃してはいけない疾患を念頭に，アセスメントを進める。

下痢

1. 下痢の定義

下痢とは，排便回数が多く，便中の水分量が多い状態をいう[3)]。乳幼児の場合，便回数が多いこともあるため，この「便中の水分量が多い状態」がポイントである。

2. 下痢を引き起こす機序・要因・病態

1）下痢の機序

食物の水分の吸収は小腸や大腸で行われる。小腸や大腸の上皮細胞で，Na^{+}やCl^{-}などの電解質や栄養素の輸送や，水の吸収と分泌が行われている。通常は，腸管への吸収量が腸管内より多くなっているが，何らかの要因で，吸収量の減少や分泌量の増加により，バランスが崩れ下痢が起こる。

表1 嘔吐をみたときに鑑別すべき疾患（発達段階別）

	新生児〜乳児期	幼児期	学童期
よくある疾患	胃腸炎 胃食道逆流 溢乳 尿路感染 過量摂取 ミルクアレルギー 便秘	胃腸炎 咳き込み嘔吐 中耳炎・副鼻腔炎 食物アレルギー 薬物 食中毒 過量摂取 誤飲・誤食 便秘	感染性胃腸炎 片頭痛 周期性嘔吐 虫垂炎 薬物 便秘
鑑別すべき疾患	脳炎・脳症 髄膜炎 全身性感染症（中耳炎，尿路感染，肺炎など） 低血糖 先天性代謝異常 副腎不全 肥厚性幽門狭窄症 嵌頓ヘルニア 先天性消化管閉塞 ヒルシュスプルング病 低血糖 頭蓋内出血 心不全 虐待	腸重積 嵌頓ヘルニア 糖尿病性ケトアシドーシス 脳腫瘍 虐待	消化性潰瘍 心筋炎 精索捻転 糖尿病性ケトアシドーシス 脳腫瘍 虐待

2）下痢の要因

下痢の原因として，①水分・電解質バランスの異常，②感染症を含む炎症，③3大栄養素の消化・吸収障害，④消化管運動の異常などがあり，実際はこれらの機序が組み合わさっていると考えられている。

3）下痢の病態

下痢の病態とその主な疾患・病態については表2に，下痢をみたときに鑑別すべき疾患（発達段階別）を表3に示す。

下痢の病態は，その原因により大きくは次の4つに分類される。

（1）浸透圧性下痢

腸管内の多量の高浸透圧性物質が，水を腸管内に引き込むと，便中の還元糖（クリニテスト）が陽性になる。輸液治療と絶食により下痢が止まり，経口摂取を再開すると再び下痢になる。

（2）分泌性下痢

腸管粘膜の分泌物が亢進し，水溶性下痢となる。輸液治療や絶食にもかかわらず，下痢が持続する。

（3）炎症性下痢

腸の炎症により，腸管壁の透過性が亢進し，多量の滲出液が腸管内に排出されたり，大腸の再吸収の低下によって起こる。細菌性腸炎では，サルモネラ，カンピロバクター，腸管出血性大腸菌などがこの病態である。

（4）腸管運動異常（亢進・低下）

腸管の運動亢進により腸管通過時間の短縮や，腸管運動神経や筋の異常により，腸管の運動低下が下痢の原因となる。過敏性腸症候群や糖尿病などで起こる下痢の病態である。

脱水

1. 脱水の定義

脱水とは，細胞内外を問わず体内から水分が

表2 下痢の病態とその主な疾患・病態

病態		浸透圧性下痢	分泌性下痢	炎症性下痢	腸管運動異常
原因	急性	薬剤性（抗菌薬）	エンテロトキシンによる腸炎 （コレラ・毒素原性大腸菌）	感染性胃腸炎 （細菌性・ウイルス性・腸管出血性大腸菌）	仮性腸閉塞症
	慢性	乳糖不耐性 先天性異常	膵内分泌異常 セリアック病 短腸症候群	乳児消化管アレルギー 炎症性腸疾患（潰瘍性大腸炎，クローン病）	過敏性腸症候群

表3 下痢をみたときに鑑別すべき疾患（発達段階別）

	新生児～乳児期	幼児期	学童期
急性下痢	乳糖不耐症 消化管アレルギー 感染性胃腸炎 薬剤性（抗菌薬） 全身性の感染症 過量摂取	乳糖不耐症 感染性胃腸炎 薬剤性（抗菌薬） 全身性の感染症 溶血性尿毒症症候群 腸重積 過量摂取	乳糖不耐症 感染性胃腸炎 薬剤性（抗菌薬） 溶血性尿毒症症候群 急性虫垂炎 甲状腺機能亢進症 過量摂取
慢性下痢	消化管アレルギー セリアック病 膵内分泌異常 亜鉛欠乏	好酸球性胃腸炎 乳幼児非特異的下痢症 短腸症候群（基礎疾患がある場合，何らかの消化器系手術後） 亜鉛欠乏	過敏性腸症候群 アジソン病 長期的な下剤の使用（摂食障害） 心因性

急性に失われた状態である[4)]。

2. 脱水を引き起こす機序・要因・病態

1）脱水の機序

子どもでは体重あたりの体表面積が大きく，体表面積あたりの尿量，不感蒸泄，便中水分量が多いため，1日に必要とする水分量が多く脱水状態に陥りやすい。子どもが1日に必要とする水分量は，乳児で120～150mL/kg/日，幼児で80～120mL/kg/日，学童で60～80mL/kg/日である。

脱水の原因は，①水分喪失量の増加，②水分摂取量の減少，③その両方である。水分喪失量が増加するのは，嘔吐・下痢などの消化器疾患や，大量の発汗・発熱などによる皮膚からの水分喪失が原因となっていることが多い。発熱や重篤な感染症では，不感蒸泄や経口摂取不良により，水分摂取量が減少するが，ネグレクトでも水分摂取量が減少する。

2）脱水の要因

体液は細胞外液と細胞内液に分けられ，細胞外液の3/4は間質液，1/4は血漿で構成されている。循環動態の恒常性を維持しているのは細胞外液であり，体重減少度が同一であったとしても血清Na値により細胞外液量は異なるため，脱水症は①低張性脱水（血清Na値130mEq/L以下），②高張性脱水（血清Na値150mEq/L以上），③等張性脱水（血清Na値130～150mEq/L）に分類されている。喪失する水分には，さまざまな濃度の電解質を含んでいるため水分喪失はある程度の電解質異常を伴う。電解質喪失の程度は原因によって異なるが，喪失した水分に含まれるNa濃度は血漿よりも低いため，水分喪失量の増加があり，水分摂取量が低下すると高張性脱水となる。高張性脱水では細胞内から細胞外への水のシフトが起こるので血管内容量は保たれ，皮膚の緊張（ツルゴール）が低下しにくい。低張性脱水は，下痢などで比較的多くのNa，Kが喪失しているが，水・ミルクなどの非常に低張な液体を摂取している場合，抗利尿ホルモン（ADH）の分泌亢進や水中毒などが原因としてあげられる。等張性脱水は，水と電解質が均等に失われた状態であり，ほとんどの脱水がこれに相当する。

3）脱水の病態

（1）高張性脱水

口渇や皮膚，粘膜の乾燥がみられ，脱水の程度が高度になると，興奮，不安，意識障害，けいれんなどの神経症状を呈する。ツルゴールは正常である。

（2）低張性脱水

高張性脱水とは反対に細胞外液中のNa濃度が低いため，細胞外液から細胞内液への水のシフトが起こるため，循環障害，循環血流量減少性のショック（血圧低下，頻脈，四肢末梢の冷感）がみられる。ツルゴールは低下する。

（3）等張性脱水

低張性脱水の症状を呈するが，軽度である。下痢・嘔吐，熱傷や皮膚疾患（重度のアトピー性皮膚炎など）の皮膚からの水分喪失，アジソン病による副腎皮質機能不全によるものなどがあげられる。

脱水の評価基準は，ふだんの体重よりどの程度の体重減少があったかを目安に判断する（表4）。

嘔吐・下痢・脱水がみられる子どものアセスメントのポイント

嘔吐・下痢・脱水は，それぞれが成育歴や発達段階，生活状況を背景として，さまざまな原因により起こる症状であると同時に，この3つの症状が重なって現れることも多い。それぞれの症状だけに捉われず，総合的に身体症状のアセスメントを行い，一つひとつの症状も細かく観察，アセスメントしていくことが重要である。病歴聴取では，嘔吐，下痢の情報を得ながら，脱水の症状が現れていないかを予測し，脱水症状の有無を判断する情報も同時に得ていく。

1．病歴を聴取する

嘔吐や下痢の症状をみるときは，発達や生活状況などから原因を予測し，以下の情報について病歴聴取を行う。

1）嘔吐

- いつから
- どのような嘔吐か（吐き方：噴水様に吐くのか，口から溢れるように吐くのか，胃内で逆流するような音とともに吐くのかなど）
- 嘔吐物の量・色（食物残渣の量，透明，茶色，緑色：特にどれくらいの濃さかなど）
- 回数，嘔吐のタイミング，パターン（咳き込みや号泣に伴うものか，ミルクや水分を摂取した直後なのか，突然吐くのかなど）

表4 脱水の重症度評価

	軽症	中等症	重症
体重減少	体重の3％未満の減少	体重の3％以上9％未満の減少	体重の9％を超える減少
口腔粘膜	湿潤	乾燥	乾燥しきっている
大泉門	正常	陥没している	強く陥没している
ツルゴール	すぐに戻る	ゆっくり戻る	戻るまで2秒以上かかる
CRT（毛細血管再充満速度）	正常	延長	延長
呼吸	正常	正常または速い	深く，速い
尿量	正常～減少	減少	ほとんどなし

- 直近の元気なときの体重
- 周囲の感染症の有無
- 食事内容，アレルギーの有無

2）下痢
- いつから
- 回数，量，便の性状（色，粘液性，血液が混ざっていないか）
- 腹痛の有無
- 発熱
- 周囲の感染症の有無
- 食事内容
- 最終排尿
- 基礎疾患，内服している薬剤

COLUMN

母子健康手帳用便色カード

胆道閉鎖症のチェックのために，平成23（2011）年より母子健康手帳に便色カードを掲載することが義務づけられている（母子保健法施行規則の一部改正により）。このカードをうまく利用し，乳幼児の便の色を確認することも1つの方法である。

●ブリストルスケール（BSスコア）（図a）

便の硬さと形状の目安が示されている国際的に使用されているツールである。通常の便とされるのが，3～5のスコアであり，数字が大きくなるほど下痢，小さくなるほど便秘を示す。

このように，共通言語として利用できるスケールやツールがある場合は，できるだけ使用し，医療者の主観や感覚ではなく共通理解が得られる指標を示すことが重要である。

図a　ブリストルスケール

ブリストルスケール

コロコロ便（Type1）	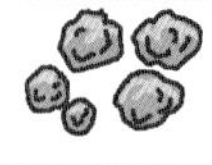	小さくコロコロの便（ウサギの糞のような便）
硬い便（Type2）	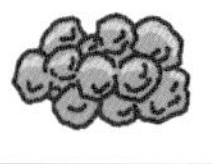	コロコロの便がつながった状態
やや硬い便（Type3）	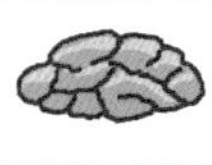	水分が少なくひびの入った便
普通便（Type4）	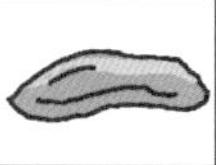	適度な軟らかさの便（バナナ，ねり歯磨き粉状）
やや軟らかい便（Type5）	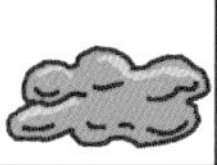	水分が多く非常に軟らかい便
泥状便（Type6）	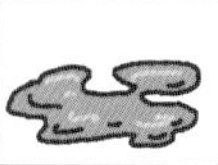	形のない泥のような便
水様便（Type7）	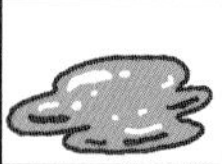	水ような便

母子手帳排便色カラー

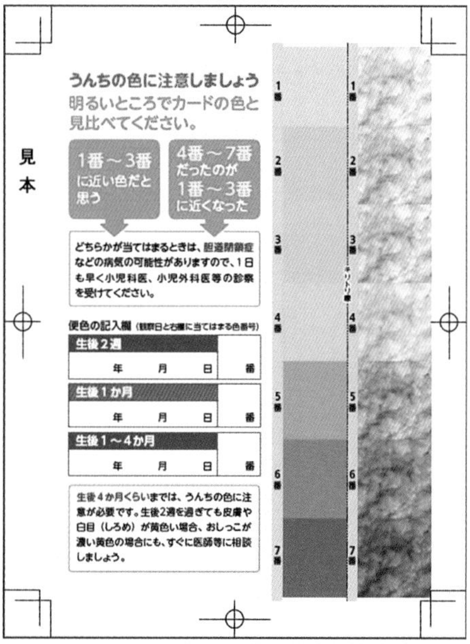

https://www.jagat.or.jp/past_archives/content/view/3382.html

- アレルギーの有無
- 体重の増減（ふだんの体重よりどの程度減っているかを確認し，脱水の重症度を判断するため，必ず確認する）

食事内容や，周囲の感染症の有無から，感染性胃腸炎や食中毒，その他の感染症などの予測を立てることができる。便の性状については，できる限り看護師が排便を自分自身の目で観察することが重要である。色や硬さの表現は，人によって異なるため，患者と医療者，または医療者間でも異なった認識をしている場合があるため，注意が必要である。便の色や臭いは，重要な情報であり，重篤な疾患を鑑別するためや，感染症の見当をつけるために役立つ。

2. 全身状態を観察する

嘔吐や下痢がみられる子どもをみるとき，全身状態が「良い」か「悪い」かの判断を第一印象で行う。嘔吐をしている子どもは，嘔吐をしているときはぐったりとしていることが多いが，吐いてしまった後は，意外と元気に遊んでいることがある。そのため，嘔吐をしていないときに，どのような表情か，顔色はどうか，ぐったりしているのか，活気があるのかを観察する。また，目にみえる症状が嘔吐・下痢など，いかなる場合であっても，症状にばかり注目するのではなく，全身の所見を必ずとることが大切である。第一印象により緊急度の判断を行い，症状が現れている，症状を訴えている子どもの身体に，どのようなことが起こっているのかをアセスメントしていく。子どもの場合，嘔吐・下痢のみが主訴であることは少なく，下痢に伴い嘔吐や発熱，腹痛を訴えていることがあるため，まずは全身状態から，緊急度の判断を行うことが重要である。

3. バイタルサインを観察する

呼吸，循環，神経症状の観察を行い，同時にバイタルサインを測定する。この際，呼吸の評価では，気道の評価を含め，嘔吐に伴う気道閉塞や誤嚥の有無，嘔吐の原因となる誤食や誤飲の有無を確認する。次に，呼吸状態を観察し，嘔吐の原因となるものが呼吸状態に現れていないかを観察する。呼吸回数，呼吸のパターン，咳嗽の有無を観察し，異常の有無を確認する。呼吸の評価では，呼吸のパターンから，脳炎・脳症や，糖尿病性ケトアシドーシス，咳嗽の有無からは，咳き込み，嘔吐などの可能性を考えていく。また，脱水による代謝性アシドーシスが進行している場合は，呼吸性に代償しようとするため，多呼吸がみられる。呼吸回数も正しく評価し，バイタルサインの正常値からどの程度逸脱しているかを考え，重症度，緊急度を判断する（「各論1-1-01バイタルサイン」参照）。

次に，循環動態の観察を行う。発熱がある場合は，感染症を考えながら，感染源がどこなのかをみつけるため，全身の所見を細かくとること。また，嘔吐に伴う全身状態の悪化の可能性も含めて，脱水やショックの評価を行うことが重要である。循環動態の評価では，毛細血管再充満速度CRT（capillary refilling time）の確認をする。CRTが2秒未満の場合は正常，2秒以上の場合は，ショックの徴候があると判断する。ただし，この所見は，体温や痩せすぎなどに影響されることもあるため，ショックの徴候がみられた場合は，血圧と脈拍を測定することが重要である。CRTの所見をとるときは，四肢末梢の冷感も確認し，ショックの病態が脱水による循環血流量減少性のものか，感染による敗血症性ショックかのアセスメントも行う。

循環血流量性ショックとは，脱水や出血により，循環血液量減少による心拍出量不足のために，酸素供給能力が低下した状態であり，代償性ショック期には，心拍の上昇，尿量の減少がみられる。ショックがさらに進行した非代償性ショック期には，低血圧，頻脈，CRTの著しい延長，意識障害などがみられる。また，敗血症性ショックとは，敗血症に伴う十分な輸液にもかかわらず存在する低血圧と乏尿，意識障害などを伴う循環障害である。敗血症性ショックの初期症状は，末梢血管拡張(温ショック)という状態で，四肢末梢が温かい状態がみられる。そして晩期には，循環血流量性ショックの代償期～非代償期と同様の症状がみられる。

次に，神経症状を観察する。意識状態，けいれんの有無(「03けいれん」参照)，傾眠，筋緊張を観察する。意識状態に変化があるときは，嘔吐の原因となる疾患(髄膜炎や脳炎脳症など)による全身状態の悪化や嘔吐による脱水の進行により，ショック状態に移行することが予測され，緊急度が高いため，医師への報告や急変を予測した対応を同時に行うことが必要である。

4. その他の身体に現れている所見をとる

嘔吐の場合，腹部の身体所見をしっかりとる。視診・聴診・触診を行い，腹部膨満の有無，腸蠕動音の亢進や減弱の有無，腹壁の硬さや圧痛の部位，便塊が触れるか否かを確認する。下痢の場合は，下痢とともに血便がみられたら，子ども特有の腸重積などの疾患を考慮しつつ，貧血の有無を確認するため，口腔内の観察や眼瞼の裏の色調を確認する。そして，肛門や臀部のおむつかぶれなど皮膚の状態も観察し，出血が消化管なのか，肛門付近の皮膚の障害によるものかなども確認する。脱水を疑う場合は，CRTの延長，目のくぼみや口唇のかさつき，口腔粘膜の乾燥，泣いているが涙が出ない，ツルゴールの低下の有無を確認し，体重の減少割合と合わせて，脱水の重症度を判断する。子どもの場合，ツルゴールは腹部で所見をとるとよい(表4)。

嘔吐・下痢・脱水時の看護介入と評価

1. 入院の場合の看護介入と評価

嘔吐・下痢の場合，それらを引き起こす原因となる疾患による治療が必要な場合や，脱水症状により，輸液治療が必要な場合に，入院管理となる。この場合の看護のポイントは，異常の早期発見，輸液の管理，二次感染予防，そして下痢の場合は，スキンケアである。嘔吐・下痢の看護で大切なことは，治療による改善の管理ではなく，症状の緩和や，症状に合わせた経口摂取への移行をいかに進めるかである。

1)異常の早期発見

嘔吐・下痢を誘発する原因を見極め，けいれんや意識障害などの神経症状の出現に注意すること。症状の増悪があった場合や，緊急疾患(イレウスや腸重積など)が疑われる場合は，早急に医師に報告を行うこと。また，輸液治療や抗生物質投与による症状の改善を評価するとともに，介入による異常(抗利尿ホルモン分泌異常症候群や薬剤性の下痢)の有無を確認する。便や吐物も，できる限り看護師が自分自身の目でみて，確認すること。

COLUMN

子どもの点滴確保と管理のコツ

子どもに点滴治療が必要な場合，①処置への看護(プレパレーションやディストラクション)，②点滴ルートの確保部位，③管理方法(固定方法)がポイントとなる。点滴は，どの部位に確保すると安全に管理ができるか，また，観察がしやすいかを考え，できるだけ，遊びや日常生活のなかで，抑制につながらない方法を検討することが重要である。例えば，利き手を確認することは大切である。指吸をする子どもの場合は，その指が固定されずに，指吸ができるように対処すること，両手を遊びに使えるよう，前腕部分に点滴を確保するなど，医師との協力が必要である。また，不必要なシーネ固定にならないようにすることも大切だが，点滴が漏れたり，事故抜去につながらないよう，確実に固定し，安全に管理するため，固定方法や使用するテープを工夫することが重要である。

2) 輸液の管理

水分出納バランスの確認と脱水症状の改善の評価をする。輸液治療を行う場合は，体重測定を行う。輸液治療の場合，子どものストレスがない点滴確保の部位の工夫やスキンケアが重要である。

3) 二次感染予防

付き添いする家族や担当する看護師それぞれの感染予防を徹底して行う。おむつの取扱いや手洗いの指導を行い，環境整備にも努める。食中毒の可能性がある場合は，感染経路や周囲の感染状況を把握するとともに，保健所への届け出を行う必要がある。

4) スキンケア

下痢の場合，おむつかぶれによる不快が，子どもへさらに苦痛を与えることとなる。そのためおむつを使用している年齢の子どもに下痢がみられたら，早期から皮膚保護用のクリームや軟膏を塗ること，排泄がみられたらすぐに交換するなど，おむつかぶれの予防に努める。おむつかぶれは，拭き取ることや洗浄による摩擦や酸性の排泄物による皮膚への刺激が原因となるため，皮膚への刺激が少なくなるよう心がける。紙おむつを吸水性のよいもの，排泄物の水分が逆戻りしにくい上質な紙おむつに変えるだけでも，症状がよくなる場合がある。

2. 自宅で療養する場合の看護介入と評価

自宅で療養する場合の看護のポイントは，家族へのホームケアの指導である。その内容は，経口補水療法（ORT：oral rehydration therapy）の進め方と食事の調整，感染予防，スキンケアである。近年，ORTは日常的に使われるようになり，知っている家族も多い。その反面，正しい知識や方法が十分に理解されていないことがあるため，注意が必要である。

1) ORTの進め方と食事の調整

嘔吐や下痢のときに脱水にならないよう，または軽度の脱水に対する対処方法がORTである。水分とともに，必要なNaとブドウ糖を補給する。用いる飲料水は，できるだけ体液の成分組成に近いもの（Na濃度が40mmol/L以上のものが望ましい）とし，軽度～中等度の脱水では，50～100mL/kgの量を3～4時間かけて，少しずつ摂取する。しかし，子どもの場合は，ふだん飲み慣れていないものやNa濃度が濃いと味を嫌がることがあるため，まずは飲めるものから少しずつ摂取する。ただし，意識障害がある場合や，体重が5kg未満，3か月未満の乳児，イレウスが疑われる場合は，禁忌とされているため，家族の判断だけで経口補水を行うには注意が必要である。また，母乳やミルクを飲んでいる乳児は，母乳やミルクを白湯で薄めることは不要であることも説明する。食事については，できるだけ絶食の期間が少ないことが望ましい。そのため，食事が摂取できるようになれば，うどんやおかゆなど消化がしやすく，食べやすいものを少しずつ摂取するように説明する。

2) 感染予防

感染性胃腸炎が疑われる場合は，家庭内の二次感染予防に努める。吐物の処理の仕方や衣類の洗濯の仕方について，保護者に説明する。

3) スキンケア

下痢の場合には，臀部のスキンケアについて説明する。摩擦や刺激を避け，臀部を1日1～2回程度，きれいに洗い，皮膚を軟膏で保護する。

なお，自宅で療養する場合は，症状が改善しない，ひどくなった場合に備え，再度医療機関を受診するタイミングについて，具体的に伝えることが必要である。例えば，ぐったりしている，嘔吐が1日以上続く，尿が半日以上でない，腹痛が強くなった，血便がみられたなど，いくつかの緊急性を見極めるキーワードを伝える。

引用文献

1） 中嶋英輔，熊谷優美：嘔吐を呈する疾患と鑑別のポイント．小児内科 35（7）：1113-1119，2003.
2） 菅野啓一，瀬尾雅美，衛藤義勝：生理的嘔吐．小児内科 35（7）：1120-1123，2003.
3） 位田忍：下痢の機序．小児内科 35（7）：1163-1168，2003.
4） 三浦健一郎，服部元史：脱水．小児科62（2）：136-140，2021.

参考文献

1） 井上智子，稲垣直彦：緊急度・重症度からみた症状別看護過程＋病態関連図，第2版第2刷．pp104-119，医学書院，2015.
2） 特集／嘔吐，下痢，脱水；症例から学ぶ．小児内科 35（7），2003.
3） 中田諭：小児クリティカルケア看護基本と実践，第3刷，南江堂，2016.
4） 笠井正志，児玉和彦，上村克徳：HAPPY！こどものみかた，第2版4刷．日本医事新報社，2015.
5） 児玉和彦：症状でひらめく　こどものコモンディジーズ，第1版第1刷．メディカ出版，2018.
6） 医療情報科学研究所編：薬がみえるvol 3，第1版第1刷．pp16-17，医療情報科学研究所，2016.
7） 梶原多恵：小児病棟での急変予測と急変対応．小児看護 37（6）：668-676，2014.
8） 十河明：小児と経口補水療法：小児科臨床 71（9）：1478-1495，2018.
9） 日本小児栄養消化器肝臓学会，日本小児消化管機能研究会：小児慢性機能性便秘症診療ガイドライン2013．診断と治療社，2013.

03 けいれん

けいれんの定義

けいれんとは，全身または限局した筋肉に急激に起こる不随意性かつコントロールできない収縮のことをいう。けいれんの原因は多岐にわたり，大脳，脊髄，末梢神経，筋肉など，どの部位に原因があるかは問わない[1]。

一方，臨床の現場で最も頻繁に遭遇する小児期のけいれんは熱性けいれんである。熱性けいれんはさまざまな定義があり，発生機序や病態も明らかになっていないことが多い。そのため，熱性けいれんの疾患概念としては，①発熱に伴って乳幼児期に起こるけいれんである，②てんかんの既往がない，③中枢神経感染症や代謝異常など明らかな原因がないもの，④急性期にただちに確定診断できる特異的な検査はなく，除外診断にて確定できる，とされている。

けいれんを引き起こす機序・要因・病態

1. けいれんの発生機序

けいれんは原因が多岐にわたるため，本項ではけいれんを「非てんかん性のけいれん」（いわゆるけいれん）と，「てんかん性のけいれん」（てんかん発作）に分けて考える。

てんかん発作とは脳の異常な電気活動により，運動，感覚，自律神経などを含む正常な神経機能が障害されることであり，必ずしもけいれんを引き起こすわけではない。そのため，「てんかん発作＝けいれん」がいつも成立するわけではない。てんかんとは脳の異常な電気活動により引き起こされるてんかん発作を繰り返す病態（病名）のことであり，神経のネットワーク異常，脳の構造の異常，神経伝達物質に関連する

表1 てんかんを引き起こす原因と代表的な疾患

脳機能障害の原因	代表的な疾患
神経ネットワーク異常	大脳形成異常，外傷による脳損傷，内側側頭葉硬化
神経伝達物質に関連する異常	ビタミンB6欠乏，アンジェルマン症候群，若年ミオクロニーてんかん，非ケトン性高グリシン血症
シナプス形成異常	新生児けいれん
イオンチャネルに関連する異常	良性家族性新生児けいれん，ドラベ症候群

異常，イオンチャネルの異常など脳機能に関連するさまざまな原因がある（表1）（「各論2-1-12 難治性てんかん」参照）。

非てんかん性のけいれんの発生機序は，原因となる疾患ごとに異なる。けいれんは症状の1つであるため，けいれんを起こす原因となる疾患を理解することで，観察，アセスメント，看護介入へとつながる。

以下，小児期に起こりやすい非てんかん性のけいれんを伴う疾患が考えられる子どもの看護について主に述べる。

2. けいれんの要因と病態

子どもは脳や神経などの中枢神経系が未成熟で成長発達過程にあるため，けいれんを起こしやすい特徴がある。代謝機能や腎機能が未熟であるため，脱水や電解質異常，低血糖になりやすく，けいれんを引き起こす要因となる。また，小児期の疾患にはけいれんの原因疾患となるものが多く（染色体異常や先天奇形などの先天性の要素も含む），発達年齢により原因の頻度が異なる。非てんかん性のけいれんは発熱の有無や好発年齢に分けて考えると鑑別しやすい（表2）。

熱性けいれんの好発年齢は，6か月～5歳と

表2 非てんかん性のけいれんの代表的な鑑別

		新生児期	乳幼児期	学童期・思春期
発熱を伴うもの		中枢神経感染症（髄膜炎，脳炎・脳症など）	熱性けいれん，急性散在性脳脊髄炎，熱中症，中枢神経感染症	急性散在性脳脊髄炎，熱中症
発熱を伴わないもの	失神・低酸素発作	先天性心疾患	憤怒けいれん	起立性調節障害，過呼吸，不整脈（QT延長症候群），原発性肺高血圧症
	心因性	―	―	ヒステリー，不安障害，パニック
	睡眠随伴症	―	睡眠時ミオクローヌス，夜驚症	夜驚症，ナルコレプシー
	不随意運動	Jitteriness（神経過敏）	チック，常同運動，点頭けいれん，身震い発作	チック，発作性ジスキネジア
	片頭痛関連	―	周期性嘔吐症，交代性片麻痺	片頭痛，周期性嘔吐症
	中毒・代謝異常	低血糖，電解質異常，ビタミンB6欠乏，先天代謝異常，母親に投与された薬物の離断症状	低血糖，副甲状腺機能異常，先天代謝異常	薬物中毒，副甲状腺機能異常
	頭蓋内異常	頭蓋内出血，脳梗塞，低酸素虚血性脳症，胎内感染症（TORCH），脳奇形，染色体異常，虐待	頭蓋内出血，脳梗塞，脳腫瘍，脳動静脈奇形，もやもや病，脳膿瘍，脳奇形，染色体異常，虐待	頭蓋内出血，脳梗塞，脳腫瘍，脳動静脈奇形，脳膿瘍，虐待
	その他疾患	―	溶血性尿毒素症症候群，多発性硬化症，Leigh脳症，肝性脳症，Reye症候群，Niemann-Pick病C型，胃食道逆流	溶血性尿毒素症症候群，Leigh脳症，肝性脳症，Reye症候群，Niemann-Pick病C型，胃食道逆流

いわれており，学童期になると熱によるけいれんを認める可能性は低くなる。

最も典型的な熱性けいれんの症状（タイプかパターンか）は，全身性の強直間代けいれんで，持続時間は数十秒～数分までであり，けいれん後は短時間で意識が回復し，麻痺がみられない。これらの特徴に合うものを「単純型熱性けいれん」といい，合わないものを「複雑型熱性けいれん」という。単純型熱性けいれんであればほとんどの検査を必要としないが，複雑型熱性けいれんは脳炎・脳症，髄膜炎などの中枢神経感染症を念頭において観察する必要がある。

表2に示すように，小児期特有のけいれんの原因には，憤怒けいれんや神経過敏など病的ではないものから，胃腸炎関連けいれんや薬物誘発性けいれん（テオフィリン製剤，抗ヒスタミン薬，セフェム系抗菌薬（低カルニチン血症）），銀杏中毒など疑って問診しなければわからないものまで多数ある。

COLUMN

細菌性髄膜炎とワクチンとの関係

けいれんを起こす子どもの代表的な疾患に，細菌性髄膜炎がある。しかし，2008年にHibワクチン，2009年に肺炎球菌ワクチンが導入されて以降，これらによる疾患は劇的に減少しているという報告がなされている[2]。そのため，細菌性髄膜炎を鑑別するにあたっては，予防接種歴を確認する。ただし，予防接種をしたから必ずしも細菌性髄膜炎にかからないというわけでなく，ワクチンでカバーされていないタイプの肺炎球菌の感染症もあることを理解しておく必要がある。

けいれんがみられる子どものアセスメントのポイント

けいれんがみられる子どものアセスメントのポイントで重要なことは，生命にかかわる状態であるか否かの，緊急度の判断をまず行うことである。子どもの全身状態をアセスメントし，看護介入を行う。その後，けいれんが止まった後に，けいれんの原因となる体の異常の有無をアセスメントし，その後看護介入と評価へつなげていく。

1. けいれんがみられる子どもへの初期対応

けいれんを主訴とする子どもをみるときは，今もけいれんが持続しているのか，止まっているのかを確認しつつ初期対応を行う。まず，第一印象による全身状態の評価を行う。呼吸抑制や意識障害などの異常がみられる場合は，酸素投与や気道確保などの看護介入を行うことが重要である。けいれんが持続しているか，止まっているかを判断する方法は，呼びかけに反応するか，手足を意図的に動かして泣いているか，会話ができるか，筋緊張が残っていないか，瞳孔が散大していないかを観察する。また，意識状態を確認するには，スケールを用いて評価する（AVPUスケール，JCS（ジャパン・コーマ・スケール，Japan Coma Scale），GCS（グラスゴー・コーマ・スケール，Glasgow Coma Scale）など。「各論1-1-01バイタルサイン」参照）。

2. けいれんがみられるときの観察ポイント

けいれんが持続している場合は，以下の点を観察する。

（1）けいれんの発作型

けいれんの四肢の動き，左右差の有無，強直・間代性けいれんなどのけいれんの型と，それぞれの動きの持続時間と経過時間を観察する（「各論2-1-12難治性てんかん」参照）。

（2）全身状態

バイタルサインの確認を行う。パルスオキシメーターを装着できる場合は，装着する。呼吸は，気道閉塞の有無（嘔吐の有無も確認する）・自発呼吸の有無・チアノーゼの有無を観察する。循環は，心拍数，循環，体温（冷感があり，体温の上がりはじめなのかどうか）を観察する。

(3)神経学的所見

意識状態，眼球運動，対光反射を確認する。

(4)抗けいれん薬の投与後

薬剤を使用している場合は，使用時間とその後のけいれんの動きの変化を観察し，意識状態，呼吸状態に注意する。薬剤使用による副作用や，その影響で呼吸抑制が起こることもあるため，十分に観察が必要である。

3. けいれんが止まった後の観察のポイント

1)全身状態

けいれんが止まったら，必ずパルスオキシメーターや心電図モニター装着を行い，経皮酸素飽和度，心拍数を確認する。また，体温，血圧測定を行う。四肢麻痺の有無，会話や発声の有無，呼吸状態，嘔気・嘔吐の有無，皮膚の状態，外傷の有無(虐待を見逃さない)を確認する。

2)神経学的所見

意識状態，けいれん後の入眠の有無，眼球運動，頭蓋内圧亢進徴候(嘔気・嘔吐，頭痛，うっ血乳頭)，髄膜刺激症状(大泉門が開存している乳児では大泉門の隆起，項部硬直)を確認する。

けいれん後は，比較的安定しているようにみえても，時間とともに異常を呈することがある。また，けいれん後に入眠しているだけなのか，名前の呼びかけや好きなおもちゃやキャラクターに反応を示すか，視線が合うか，意識障害があるか否かを見極め，意識が完全に回復するまでは，呼吸抑制や不規則な呼吸パターンの有無，脈拍数の異常な上昇がないかなど，バイタルサインを確認していくことが重要である。薬剤使用の効果と副作用も観察する必要がある。また，繰り返しけいれんが起こることがあることを常に意識し，けいれんの有無を確認することが肝要である。

4. けいれんがみられる子どもへの問診のポイント

けいれんを主訴に来院した子どもに対しては，問診が重要である。家族から，発症年齢，けいれんの既往歴，内服薬の有無，けいれんの状況，発熱・随伴症状の有無をまず聴き，その後追加で，家族歴，妊娠分娩歴，発達・発育歴，基礎疾患の有無，意識障害の程度・回復過程を確認する。ただし，家族は子どものけいれんに動揺しているため，家族の気持ちを察しながら対応する必要がある。けいれんが持続している場合は，必要な情報と後からゆっくり確認すべき情報の選択を行い，まずは，けいれんを止める処置が行われた後に，家族へけいれんが治まったことを伝え，家族が落ち着いてから問診をとるとよい。

けいれんの看護介入と評価

けいれんがみられる子どもの看護でポイントとなるのは，けいれんの原因を考えつつ，目の前で起こっているけいれんや，意識障害を正しく評価し，子どもの緊急度と重症度を見極めることである。今すぐ介入しないと，心肺停止に陥る可能性がある，短時間で致命的になる状況を，「緊急度が高い」と判断し，時間の経過にかかわらず，生命や身体機能予後に大きな変化をもたらすものを，「重症度が高い」と判断する。そのため，けいれんしている子どもをみる場合，けいれんが止まってから，疾患の鑑別を含め，今すぐに治療の必要性があるかなど，重症度判断を行う。

けいれん時は，外傷や誤嚥，窒息がないように子どもを保護する。周囲の安全を確保し，臥床させる。この際，ベッド柵なども外傷の要因になるので，注意する。衣服を緩め，嘔吐がみられる場合は，吸引の準備を行い，気道確保に努める。姿勢はできれば側臥位にする。

けいれん時の状況としては，時間，けいれんの様子(身体のどの部分がどのような動きをしているか，左右差や力の入り方，眼球の位置)，意識レベル，呼吸抑制の有無，チアノーゼの有無，瞳孔(瞳孔の大きさ，対光反射)を観察する。医師の診療や，治療介入も細かく記録をとる。

図1 バッグ・バルブ・マスク

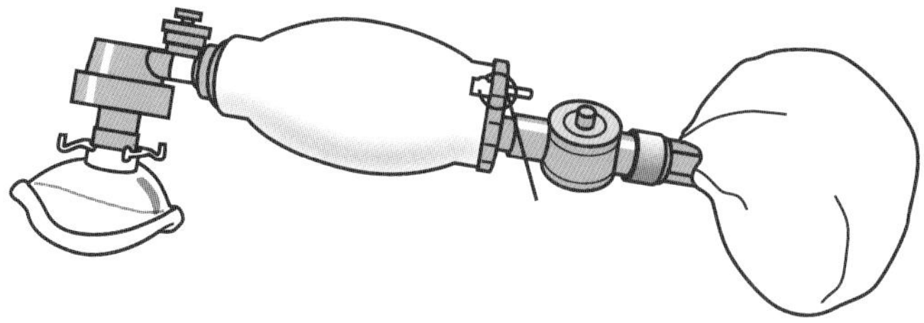

与薬が行われた場合は，薬剤の種類，量や時間，与薬後の子どもの変化，バイタルサイン(特に，意識障害の有無や呼吸数・パターン，脈拍数)を記録する。

けいれんが止まった後は，けいれんの要因と病態で示した鑑別疾患を念頭に，随伴症状の観察とアセスメントを行う。けいれんの原因検索のために行われる検査は，脳波，MRI，CT，採血，髄液検査などがあり，緊急で場所を移動する検査も必要である。その場合は，子どもの搬送を安全に行うための準備や観察も必要となる。搬送を安全に行うためには，けいれんが止まっている子どもでも，すべての子どもに急変・けいれんが再び起こる可能性があるものとして，観察を怠らないことが重要である。子どもに行われている治療(酸素投与や気道確保，薬剤投与)とそれに伴う子どもの変化の観察，搬送経路の確認，十分な人員確保と，急変時に対応できる物品の準備(バッグ・バルブ・マスクや投与薬剤，図1)を行う。けいれんが再び起こることを念頭に，全身の観察が十分にできるよう，身体を覆う毛布や布団を掛けることにも，配慮が必要である。

場による違い

けいれんしている子どもをみる場合，けいれんが止まっている，けいれんが持続しているにかかわらず，全身状態が悪く，救急救命処置が必要な場合がある。けいれんは，子どもの様子がふだんとは著しく変化し，動きが大きいため，目撃した周囲の大人がパニックになることがある。これは，医療者も同じである。けいれんがみられる子どもへの対応時に，慌てず対処できるために，準備性が重要である。

そのため，救急外来で受け入れる場合，待ち合室でけいれんが起こった場合，入院後の病棟でけいれんが起こった場合の，それぞれの看護介入について順に述べる。

1. 救急外来で受け入れる場合

1)準備を整える

けいれんの子どもを受け入れるにあたっては，あらゆることを想定して，準備を進める必要がある。けいれんを主訴として救急外来を受診する子どもや救急搬送される子どもの多くは，外来到着時には，けいれんが止まっている。しかし，なかにはけいれんが止まっていない場合やけいれん重積状態，意識障害がある状態で救急搬送されることがある。そのため，子どもが来院したら，慌てずすぐに処置にとりかかれるよう，人的体制を整え，緊急対応への準備が必要である。

●準備するもの

酸素(リザーバー付き酸素マスク，バッグ・バルブ・マスク)，モニター(心電図モニター，パルスオキシメーター)，救急カート(気道確保の準備，点滴の準備，薬剤の準備)

2）救急外来で受け入れる場合の問診のポイント

救急外来で受け入れる場合，家族からの直接の受診相談や，救急隊員から電話で様子を聞くこともある。そのときの問診のポイントと対応について以下に述べる。

【電話を受けた場合】

⑴家族から

相手が動揺し，慌てていることが多いため，医療者が落ち着いた態度で対応することが重要である。相手の名前，年齢，生年月日，受診歴を聞く。今けいれんが続いているのか，止まっているようにみえるのかを確認し，救急車を呼ぶように助言する。もし，確実にけいれんが止まっていることが確認できた場合（例えば，子どもが大きな声を出して泣いているなど）は，家族の要望を伺い，自家用車での受診を勧めてもよい。ただし，移動中に，子どもの様子を観察するポイントとして，顔色，けいれんの有無，意識確認を常に行うよう指導する。まだけいれんが続いているようなら救急車を呼び，応急処置の指示を行う。気道確保の方法や，嘔吐による窒息予防のために側臥位をとらせる，けいれん時に使用する薬剤を持っている場合は，使用するかどうかを指示する。

⑵救急隊員から

子どもの氏名，年齢，生年月日，受診歴，現在の状況，随伴症状の有無，けいれんが止まっているのか，止まっていないかを聞く。ただし，けいれんが止まっていると連絡を受けた場合でも，見た目にはわかりにくいけいれんが重積していたり，搬送中に再びけいれんが起こったりすることもあるので，受け入れ準備を怠らないことが大切である。

3）子どもが到着後の対応

子どもが到着後は，医師の指示に従い，診療の介助にあたる。医師とともに，上記のけいれんがみられる子どものアセスメントのポイントと同様に，子どもの評価を進めていく。また，救急外来では，家族への対応が重要となる。突然の子どものけいれん，初めてのけいれんを経験した家族は，不安が強く，混乱している。そのため，できれば，家族対応のみに当たれる看護師を配置することが望ましい。家族への対応，観察については，「総論2-2-03特別な状況にある子どもと保護者への具体的な観察技術」参照。

2. 待合室でけいれんが起こった場合

クリニックや診療所では，たびたび診察時の順番待ちをしている待合室で，けいれんを起こす子どもに遭遇することがある。その場合は，まず，子どもを診察室もしくは処置室に移動させ，気道確保，バイタルサインのチェックとモニタリングを開始する。けいれんが止まった後は，具体的な診断がついており，家族も自宅での対応に慣れている，または受診のタイミングを理解している場合は，帰宅と判断されることもある。その場合は，家族へ発熱がある場合なら経口補水（ORT）やホームケアの指導を行い，異常時や子どもの体調変化時の受診のタイミングを説明する。しかし，けいれん重積状態や，意識障害，頭蓋内圧亢進所見，髄膜刺激徴候がみられる場合，また，呼吸・循環のバイタルサインが異常な場合は，医師により転院搬送が必要と判断される。この場合は，家族の不安に寄り添い，具体的なこの先の予定や転院先の情報とともに，家族に行ってほしい行動や，家族ができる行動を具体的に指示することで，家族の不安を和らげることができることがある。

3. 入院後の病棟でけいれんが起こった場合

病棟では，様子観察や治療のため入院が必要と判断されたのち，子どもの対応にあたることとなる。そこでは，けいれんが止まってから，病棟に搬送されるため，外来や救急外来からの申し送りを受け，今後，再び起こるかもしれないけいれんに十分に備える必要がある。上記に示したように準備を整え，けいれんが再び起こった場合に備え，常時モニタリングを行う。けいれんが起こった場合の対処方法については主治医と話し合い，事前に指示を受けておくことが大切である。

いずれの場合も，けいれんが起こった場合，医療者であっても慌てることがあるため，あらゆる場面や状況を想定して，シミュレーションを繰り返し行うことが，落ち着いた対応と看護につなげるポイントとなるであろう。

引用文献

1) Swaiman KF, Ashwal S, Ferriero DM, et al.：Swaiman's Pediatric Neurology, 5th ed. Elsevier, 2012.
2) 庵原俊昭：厚生労働科学研究費補助金疾病・障害対策研究分野【補助金】新型インフルエンザ等新興・再興感染症研究「Hib，肺炎球菌，HPV及びロタワクチンの各ワクチンの有効性，安全性並びにその投与方法に関する基礎的・臨床的研究」. 2016.

参考文献

1) 井上智子，稲垣直彦：緊急度・重症度からみた症状別看護過程+病態関連図，第2版第2刷．pp104-119，医学書院，2015.
2) 特集／嘔吐，下痢，脱水；症例から学ぶ．小児内科 35（7），2003.
3) 児玉和彦：症状でひらめく　こどものコモンディジーズ，第1版第1刷．メディカ出版，2018.
4) 特集/けいれん・意識障害．小児内科 50（4），2018.
5) 有馬正高：小児神経学；けいれんの鑑別診断．pp308-313，診断と治療社，2008.
6) 浜野晋一郎：熱性けいれんとは．小児看護 39（6）：650-654，2016.
7) 三牧正和：熱性けいれんの病態と予後．小児看護 39（6）：655-658，2016.

04 痛み

痛みとは

1. 痛みの定義

国際疼痛学会（International Association for the Study of Pain）は2020年7月に「痛みの定義」を改定した。新定義は日本疼痛学会でも和訳され「実際の組織損傷もしくは組織損傷が起こりうる状態に付随する，あるいはそれに似た，感覚かつ情動の不快な体験」[1)]と記載，定義の主文中に記しきれない内容が付記として加えられている。

【付記】[1)]

- 痛みは常に個人的な経験であり，生物学的，心理的，社会的要因によって様々な程度で影響を受けます。
- 痛みと侵害受容は異なる現象です。感覚ニューロンの活動だけから痛みの存在を推測することはできません。
- 個人は人生での経験を通じて，痛みの概念を学びます。
- 痛みを経験しているという人の訴えは重んじられるべきです。
- 痛みは，通常，適応的な役割を果たしますが，その一方で，身体機能や社会的及び心理的な健康に悪影響を及ぼすこともあります。
- 言葉による表出は，痛みを表すいくつかの行動の一つにすぎません。コミュニケーションが不可能であることは，ヒトあるいはヒト以外の動物が痛みを経験している可能性を否定するものではありません。

付記されているように，痛みは個人が経験する主観であるため客観的評価が難しいものでもある。子どもは，その痛みを常に自分でどのように感じているかを表現することが難しい。特に乳幼児では言語・認知能力が発達途上にあり，痛みを言葉として表現できにくい。

また，痛みに対する体験によって，態度や言葉での表現には個人差が大きく，一人ひとりの本人なりの対処行動をとろうとする場合もある。痛みは障害や損傷を警告し，危険から身を守るための生体防御反応ではあるが，痛み自体の問題と，痛みにより引き起こされる他の症状などにより心身を消耗，疲弊させ，日常生活や成長発達への影響を及ぼす。看護師は個々の子どもの痛みの表現を把握し，できるだけ早く子どもの痛みを評価し，痛みを軽減するケアを

図1 痛みの伝達経路

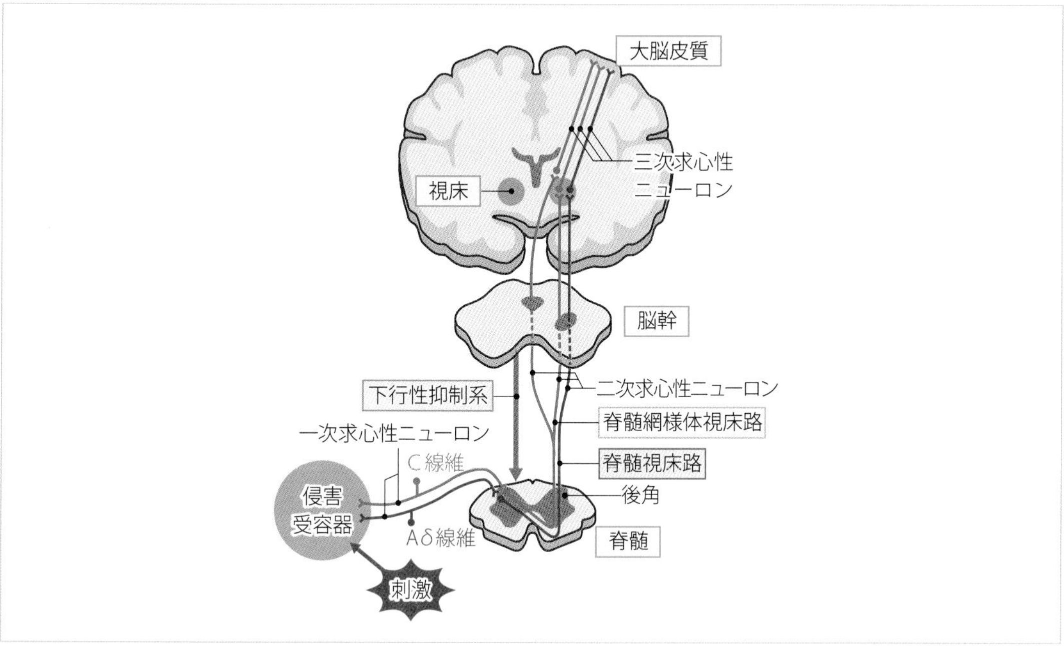

松井鋭，一二三亨：痛みと鎮痛のメカニズム．レジデント 6(6)：7，2013.

提供する必要がある。

2. 痛みの伝導路(図1)

皮膚は外界からの刺激を受ける臓器であり，触覚，圧覚，痛覚，温覚，冷覚の5つの受容器がある。痛覚には刺激の受容，伝達，調整，認知という基本的なパターンがあり，痛みは侵害受容器が侵害刺激を受けた後，脊髄後角から視床，視床から大脳皮質へと伝達される。痛みの伝導経路の発達と，痛み刺激の侵害受容器から皮質までの伝導経路は，在胎26週には発達しており，痛みの伝導路にかかわる神経軸索の髄鞘化は在胎30週頃だと考えられている[2]。

生体に侵害性刺激などが加えられると，その情報が感覚として知覚される。それは不快な情動体験でもある。また，血圧の上昇や損傷部位の血流が増加し自律神経系が反応する。刺激から防御しようと手や足を引っ込める等の運動神経系の反応がみられる。

3. 痛みの分類

1)痛みの性質による分類

(1)侵害受容性疼痛

①体性痛：体性組織(皮膚や骨，関節，筋肉，結合組織)への“切る”“刺す”などの機械的刺激が原因で発生する。

②内臓痛：食道・胃・小腸・大腸などの炎症や狭窄・閉塞による内圧の上昇，肝臓・腎臓・膵臓などの炎症や腫瘍による圧迫，臓器被膜の伸展が原因で発生する。

(2)神経障害性疼痛

痛覚を伝達する神経の直接的な損傷や神経の疾患により生じる。

2)痛みの持続期間による分類

(1)急性疼痛

組織や神経損傷に伴う「痛み」のほとんどは遷延せず，損傷部位の修復の経過に伴い消失する。

(2)慢性疼痛

痛みが持続・反復する。損傷部位が修復した後も痛みとして残る。慢性の痛みは身体活動，通学，睡眠，家族や社会との相互関係など日常生活に影響を及ぼす。

4. 痛みが生体に与える影響

痛みはホルモン内分泌系を変化させ，代謝変化を起こし，組織の酸素供給のバランスを変化させる。痛みが生じると，副腎皮質刺激ホルモン（ACTH）・コルチゾール，アドレナリン・ノルアドレナリン，抗利尿ホルモン（ADH），レニン・アンジオテンシン・アルドステロン系，成長ホルモン，グルカゴンの分泌が増加する。その結果，頻脈・高血圧，酸素消費量の増加，尿量の減少，凝固亢進，消化管機能の低下などが起こる。

子どもの痛みに対する表現と理解

新生児期は痛みやそれ以外の不快な感覚に対して，泣き，全身を動かすような反応を示す。生後6か月以降の子どもでは痛みが加わった手や足を引っ込め，その方向をみつめようとする。1歳頃では痛み刺激の部位に手を持っていこうとし，払いのけようとする。しかし，まだ言葉で痛みを表現することはできない。2歳では痛み刺激が加えられた部位を指でさし示すことができ，「痛い」と言葉で表現することができるようになる。徐々に痛みの強さを区別できるようになる。しかし，「痛い」という言葉が必ずしも疼痛を表しているとも限らない。子どもにとって「気持ちが悪い」「しんどい」「苦しい」等の不快を表現する言葉として「痛い」と言っている場合もある。また，注射や治療による苦痛の恐怖から「痛くない」と表現する場合もある。子どもは発達段階により痛みの捉え方や表現が変わるため，対象となる子どもの発達をアセスメントし痛みを捉える必要がある（表1）[3]。

保護者をはじめふだん子どもの世話をしている大人が，子どもの不快を察知し状況を判断する必要がある。また，言葉だけでなく子どもの表情，不自然な姿勢や身体を動かさない，イライラや怒り，気分が落ち込む，食欲低下や睡眠障害などさまざまな行動によって示される場合もある。

痛みの評価

痛みは個人的な体験であり，子ども自身の体験を尊重すべきである。しかし，発達段階，コミュニケーション能力によりその表現方法はさまざまであり，成長・発達に伴い変化する子どもの痛みの評価には，子ども自身の訴え，啼泣や機嫌，表情などの行動と生理学的変化等の観察項目と家族からの情報も重要な指標となる。

1. 問診

痛みの有無，部位と範囲，いつから痛みがあるのか，どのように痛みがはじまったのか，また，増悪や軽快・持続期間などの痛みの経過，頻度や痛みの強さ等の変化について，痛みが生じる状態をこまかく推測しながら確認する。そのほかに痛みによる日常生活への影響も確認する。これらの情報は保護者からだけでなく，子ども自身へ聞くことも重要である。痛みの評価のために必要な情報を把握するための方法として，1987年にウォン・ベーカー（Wong-Baker）は痛みをアセスメントするためのQUESTT[4]という方法を提唱した（表2）。そのほか，WHOがガイドラインで示した「医療担当者が痛みの臨床診断・評価に際して質問すべき項目のまとめ」（表3）[5]などがある。

また，痛みの自己申告のスケールの代表的なものには，痛みの強さを評価するNumeric Rating Scale（NRS，図2）やWong-Baker FACES® Pain Rating Scale（PRS）[6]がある。NRSは，痛みを0～10の11段階に分け，痛みがないものを0，考えられるなかで最悪の痛みを10とし，痛みの程度を確認するものである。PRSは「全く痛みなし」～「最大の痛み」までを表情で表しており，子どもにイラストを示し「現在感じていることを最も表している表情」を聞き選んでもらうもので，子ども自身がどう感じているか

表1 子どもの痛みの理解と表現

<table>
<tr><th></th><th>痛みの理解</th><th>言語による表現</th><th>表情・行動による表現</th></tr>
<tr><td>乳児期</td><td>・痛みを理解しているかは不明である
・痛みに対する反応は感覚レベルが中心である
・6か月頃から，痛みと関連する状況を恐れる</td><td>・痛みを予測される発声</td><td>眉間にしわを寄せる
顔を歪める
不機嫌でぐずる
激しく泣く，泣き続ける
いつもと違う泣き方をする
こぶしを握る
体を突っ張る，反る
体に触れると嫌がる
手足をばたつかせる
ミルクを飲まない
浅眠</td></tr>
<tr><td>幼児前期</td><td rowspan="2">・目に見えること，体験したことに結びつけた自己中心的な考えをもつ
・痛みを罰として捉える傾向がある
・状況の影響を受けやすい
・痛みの原因が自分の外にあると理解する</td><td>「いたい」「いや」
叫び声をあげる
（痛みの部位の特定は難しい）</td><td>眉間にしわを寄せる
顔を歪める
激しく泣く，泣き続ける
体に触れると嫌がる
うずくまる，動かない
自己安定を図る行動（指しゃぶりやタオルをかむ等）
暴れる，攻撃的行動をとる</td></tr>
<tr><td>幼児後期</td><td>「いたい」
（痛みの部位や強度を特定できはじめる）
「ずきずき」「ちくちく」等の擬態語を使う
「さすって」と要求する</td><td>（幼児前期の表情に加え）
硬い表情
元気がない
我慢する
しゃべらない</td></tr>
<tr><td>学童期</td><td>・痛みの原因を知ろうとする
・痛みと病気を関連づける
・痛みの対処法を考える</td><td rowspan="2">痛みの部位や強度，性質を正確に説明する
抽象的な表現が増加する</td><td rowspan="2">眉間にしわを寄せる
顔を歪める
しくしく泣く
うずくまる，動かない
我慢する
活動性の低下
意欲・集中力の低下
不眠
不安の増強</td></tr>
<tr><td>思春期</td><td>・痛みや病気の意味づけをする
・痛みの対処法を考える</td></tr>
</table>

濱田米紀：痛みのある子どもと家族への看護（中野綾美編：ナーシング・グラフィカ小児看護学①小児の発達と看護）．p359，メディカ出版，2019．

表2 QUESTT：子どもの痛みをアセスメントする方法

Question the Child	子どもに質問する
Use pain rating scales	痛みの測定スケールを用いる
Evaluate behavioural and physiological changes	行動や生理学的な変化を評価する
Secure the parent's involvement	両親が確実にかかわれるようにする
Take the cause of pain into account	痛みの原因を考える
Take action and evaluate the results	痛みに対応し，その結果を評価する

英国小児医学・保健学会編著，片田範子監訳：子どもの痛み；その予防とコントロール．p13，日本看護協会出版会，2000．

表3 医療担当者が痛みの臨床診断・評価に際して質問すべき項目のまとめ

- 小児とその家族は，痛みについてどのような言葉を使っているか？
- 小児が痛みについて，どのような言語的，行動的サインを表しているか？
- 小児が痛みに苦しんでいるとき，両親や介護担当者は何をし，何をしないでいるか？
- 痛みの緩和に，一番効果を示すのは何か？
- 痛みは，どこにあり，どのような特徴があるか？　痛みの部位，強さ，小児が伝える痛みの性状：例えば，鋭い（sharp），灼けるような（burning），うずくような（aching），突き刺すような（stabbing），ずきずきするような（shooting），ズキンズキンするような（throbbing）など
- 痛みは，どのようにはじまったのか？　突然だったのか，徐々にか？
- 痛みはどのくらい長い期間続いているのか？（発生からの期間の長さ）
- どこが痛いのか？　痛みの部位は1か所か，複数の部位か？
- 痛みは，小児の睡眠や情緒に障害を与えているか？
- 痛みは，小児のふだんの身体活動（座る，立つ，歩く，走る）の妨げになっているか？
- 痛みは，周囲の人々と触れ合う能力や，触れ合おうとする意思，遊ぶ能力を妨げているか？

世界保健機関編，武田文和監訳：WHOガイドライン　病態に起因した小児の持続性の痛みの薬による治療．p33，金原出版，2013．

図2 痛みの評価

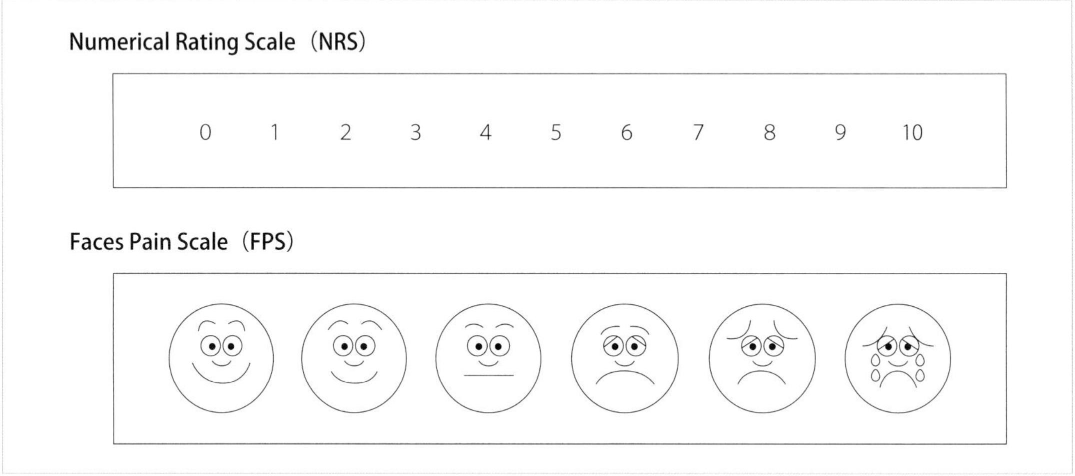

Whaley LF, Wong DL: Nursing Care of Infants and Children, 3rd ed. Mosby, 1987.

を示すものである。2002年に飯村らはWong-Baker FACES® PRSのわが国における信頼性・妥当性について研究しており，「日本におけるフェイススケールの併存的妥当性と再テスト信頼性は支持された」[7]と報告している。しかし，年少児においてはフェイススケールのみで痛みを査定することは困難であったことも付け加えており，スケールのみで痛みの評価を行うことの難しさも示している。

がん性疼痛のある子どもが今までに体験した痛みや，痛いときの表現方法やどのような行動をするかなどの情報をとるためのコミュニケーションツールとして「痛みの履歴書」（図3，4）[8]が作成された。痛みのアセスメントだけでなく，子どもと家族の意向や捉え方などを看護師と共有できるものとなっており，がんの子どもだけでなく痛みを経験している子どもに使用することができる。

2. 観察

子どもは，その痛みを常に自分でどのように感じているかを表現することが難しい年長児であっても，薬剤の影響や気管挿管など治療に伴う影響もある。言語による表現が困難な子どもの痛みを評価する方法として，行動観察スケールがある。代表的なものを下記に示す。

図3 「痛みの履歴書」記入のお願い

「痛みの履歴書」ってなんですか？

「痛みの履歴書」は，痛かったことについて，あなたにきくためのものです。前にどんなふうに痛かったのか，そのときどんなふうにしたらよくなったのか，痛いことをどんなふうに思っているのかを私たちに教えて下さい。

もしこれからあなたが痛いと思ったとき，あなたがどのくらい痛いのか，どうやったら痛くなくなるか，一番いい方法を私たちは考えたいと思っているのです。だから，ぜひ私たちに協力してくれませんか？

書き方

あなたが書けると思ったらあなたが書いて下さい。もちろん家族の人と相談しながら，あなたが言ったことを家族の人に書いてもらってもよいです。

そのとき，あなたが言ったことばをそのまま書いてもらうように家族の人に伝えて下さい。そして，あなたのことばであることがわかるように誰が言ったのかを書いてかっこしてください。

書き方が分からないときは，看護師にきいて下さい。

書いてくれたことについて，あとで看護師がお話をきくかもしれません。

どうぞよろしくおねがいいたします。

片田範子(研究代表者)：研究成果を実践に根付かせるための専門看護師を活用した臨床・研究連携システムの構築―小児における痛みのアセスメントツールを用いたケア導入と効果の検証を通して．平成17～19年度科学研究費補助金基盤研究(A)研究成果報告書，p18-20.

図4 痛みの履歴書

年　月　日

病室番号：　　　患者氏名：

性別：男　女　　　年齢

受け持ち看護師：　　　主治医：

1. あなたが今まで体験した痛みを2つ思い出してみてください

質問項目	痛み（その1）	痛み（その2）
①痛くなったのはどんなときでしたか？		
②どこがどのように痛かったですか？		
③それは何歳のときでしたか？		
④痛かったときにはどのように知らせましたか？ 痛かったことが伝わりましたか？		
⑤痛かったときに，薬は使いましたか？　それで痛みはなくなりましたか？		
⑥そのとき薬のほかに何かしましたか？　それで痛みはなくなりましたか？		

2. あなたは痛みをがまんする方ですか？　なぜですか？

3. 痛みについて思っていることを何でもよいので，自由に書いて下さい

4. どのくらい痛いかをつたえるために「痛みのスケール」を使ったことはありますか？

5. 痛みをとる薬には3つの形があります。どの方法がいいか順番を教えて下さい

①飲み薬　（　　）
②座薬（お尻から入れる薬）　（　　）
③点滴から入れる薬　（　　）
④その他の方法　（　　）

6. あなたは今まで飲み薬をどのようにして飲んでいましたか？　どの飲み方がいいか順番を教えて下さい

①粉の薬　（　　）飲み方（　　）
②粒の薬　（　　）飲み方（　　）
③シロップの薬　（　　）飲み方（　　）

7. 飲み薬について思っていることを何でもよいので，自由に書いて下さい

8. 座薬をつかったときのことを何でもよいので，自由に書いて下さい

受け取りサイン

片田範子(研究代表者)：研究成果を実践に根付かせるための専門看護師を活用した臨床・研究連携システムの構築―小児における痛みのアセスメントツールを用いたケア導入と効果の検証を通して．平成17～19年度科学研究費補助金基盤研究(A)研究成果報告書，p18-20.

表4 FLACC　行動スケール

カテゴリー	スコアリング		
	0	1	2
表情	無表情または笑顔	時折しかめつ面，眉を潜めている，うつむく，無関心	頻繁または持続的なしかめつ面，歯ぎしり，戦慄く
下肢	正常肢位またはリラックス	落ち着きがない，じっとしていられない，緊張	足を蹴る，突っ張る
活動性	おとなしく横になっている，正常位，容易に動く	じっとしていない，体位変換を繰り返す，緊張	反り返る，硬直する，ひきつけ
啼涙	泣いていない	うめく，めそめそ泣く，時折苦痛を訴える	泣き続ける，悲鳴をあげる，泣きじゃくる，不満を訴え続ける
安静度	満足している，リラックス	時々タッチングや抱っこ，声かけをすると落ち着く，注意散漫になることもある	慰めたり，安心させたりすることが困難

copyright ⓒ 2002, The Regents of the University of Michigan. Al l Rights Reserved
原作者のSandra Merkelの許可を得て逆翻訳法を使用し翻訳
翻訳：松石雄二朗*，星野晴彦*，下條信威*，榎本有希*，城戸崇裕*，井上貴昭*
*筑波大学　医学医療系　救急集中治療医学分野

1）行動観察スケール

（1）Face, Leg, Activity, Cry, and Consolability Scale（FLACC）[9]（表4，5）

術後疼痛の測定ツールとして開発され，対象年齢は生後2か月～7歳までを対象としている。5つの行動を指標とし，数値化することができ，痛みの変化をアセスメントすることができる。最大スコアは10点で，1～3点は軽度の不快感，4～6点は中等度の痛み，7～10点は重度の不快感・痛みの存在があるとされている。

（2）Children's hospital east Ontario pain scale（CHEOPS）（表6）[10]

もともとは手術後の痛みと針の穿刺による痛みに用いられた行動スケールである。啼泣，表情，子どもの言語，体幹，タッチ，下腿の6つの行動項目から評価するものである。13点満点で，4点以上で痛みありと評価する。

2）全身の観察

痛みの原因を確認するためにも全身状態の把握が重要である。心拍数，血圧，血中酸素飽和度，発汗，筋肉の緊張の程度などの変化を確認する。しかし，生理学的指標の変化は痛みに特異的ではなく，他の症状も合わせた鑑別が必要となる。問診時には子どもから聴取した「痛みを訴える部位」を確認するが，触診を行う場合には「痛みのなさそうな部位」から確認し，徐々に「痛みのある部位」に移動する。常に子どもの表情や反応を観察し「痛みのある部位」を特定していく。

痛みは日常生活へ影響も大きいため，食事や睡眠，活動性に関する変化や機嫌，家族や友人との人間関係の変化も確認する。

痛みの緩和または痛みのコントロール

痛みの治療には，鎮痛薬の使用による薬物療法と非薬物療法を組み合わせることで効果が上がるといわれている。

1．薬物療法

薬剤を用いる場合には，指示された薬剤の薬効や副作用，効果時間などを熟知し，継続した観察を行い，薬物の効果を評価する必要がある。

1）がん疼痛

がん疼痛のマネジメントの基本原則として，

表5 医療担当者が痛みの臨床診断・評価に際して質問すべき項目のまとめ

覚醒している患者：
体全体が見える状態にし，少なくとも1～2分間観察を行う。体の緊張の程度を評価するため，患者が体位を整える動きをするかどうかを観察し，必要ならなだめる。眠っている患者：身体全体が見える状態にし，少なくとも2分以上観察する。体の緊張の程度を評価するため，体に触れてみる。できるならば体位を変えてみる

表情：
患者が穏やかな表情をしており，目線が合い周囲に関心がある場合は0点
患者の眉毛が下がり，目が少し閉じ，頬が上がり，口をすぼめているような怯えた表情の場合は1点
額にしわが入り，目を閉じ，口を開けて，口と鼻の周りにしわが入るような表情の場合は2点

下肢：
患者の筋緊張と四肢の動きが正常であれば0点
患者の筋緊張が増加する，硬直または緊張する，間欠的に下肢を屈曲または進展する場合は1点
患者に強い筋緊張，下肢を強く曲げている，不自然に下肢を屈曲または進展させている，身震いしている場合は2点

活動性：
患者が容易に自由に動く，通常の動きを示す，あるいは，抑制されている場合は0点
患者は体位を変える，動くのをためらう，防御している，体幹を緊張させている，身体の一部をおさえている場合は1点
患者が強直した体勢でいる，硬直している，頭を左右に振る，体の一部を擦る場合は2点

啼泣：
患者が泣いていない，うめき声を上げ起きていない，眠っている場合は0点
患者が時々うめき声を上げる，泣く，めそめそする，ため息をつく場合は1点
患者が頻繁もしくは継続して，うめき声をあげる，泣く，不満を言う場合は2点

安静度：
患者が穏やかで，慰める必要がない場合は0点
患者が30秒～1分間のタッチングや話しかけで安心する場合は1点
患者が持続して安心させることが求められる場合や慰められない場合は2点

可能であれば，疼痛の行動測定は本人の訴えも考慮すべきである。本人が口頭で訴えることが不可能な時は，疼痛行動の解釈と疼痛治療に関する決定は，その観察された疼痛行動の背景について慎重に考察する必要がある

それぞれの分類は0～2点で点数化され，合計0～10点の行動スコア評価となる
0点＝リラックスし快適
1～3点＝軽度の不快感
4～6点＝中等度の痛み
7～10＝重度の不快感/痛み

copyright © 2002, The Regents of the Univercitv of Michigan. All Rights Reserved
原作者のSandra Merkelの許可を得て逆翻訳法を使用し翻訳
翻訳：松石雄二朗*，星野晴彦*，下條信成*，榎本有希*，城戸崇裕*，井上貴昭*
*筑波大字　医学医療系　救急集中治療医学分野

2018年に改訂されたWHOのガイドラインは7つの基本原則（表7）[11]と推奨で構成されている。推奨は「鎮痛薬」「鎮痛補助薬」「骨転移の痛み」が網羅されている。

WHO三段階除痛ラダーは，がん性疼痛に対する薬物療法の基本的な考え方で，痛みの強さによって段階的に進めていく方法である。2018年にWHOのガイドラインが改訂され，三段階除痛ラダーは概略的な指針にすぎないとされ，鎮痛薬は「経口的に」「時間を決めて」「患者ごとに」「細かい配慮をもって」投与するの「患者ごとに」の部分に，患者ごとの評価とそれに基づいた治療法を選択することが推奨されている。

WHOガイドライン（2013年）では，「小児において安全に使用できる鎮痛薬は限られているが，二段階除痛ラダーを用いれば適切な除痛をもたらすことが可能である。この二段階除痛ラ

表6 CHEOPS　行動スケール

項目	行動	スコア	判定
啼泣	泣いていない	1	子どもは泣いていない
	うめいている	2	子どもはうめいているかまたは小さな声を出している：声は出さずに泣いている
	啼泣している	2	子どもは泣いているが，泣き方は穏やかかまたはしくしく泣いている
	叫んでいる	3	子どもは激しく泣いている：しゃくり上げている泣いている：訴えがある場合もない場合も判定される
表情	落ち着いている	1	自然な顔の表情
	しかめ面をしている	2	機嫌の悪い表情のときのみこの得点とする
	笑っている	0	機嫌のよい表情のときのみこの得点とする
子どもの言語	言葉はない	1	子どもはしゃべっていない
	痛み以外の訴えがある	1	子どもは痛み以外のことについて訴える 例えば「痛い，ママに会いたい」または「のどがかわいた」など
	痛みを訴える	2	子どもは痛みに関して訴えている
	両方訴える	2	子どもは痛みとその他のことを両方訴える 例えば「痛い，ママに会いたい」など
	肯定的な言葉	0	子どもは訴えることはなく肯定的な言葉を言ったり話したりする
体幹	自然	1	体（四肢は含まない）は安楽。体幹が動いていない
	動いている	2	体を移動させるかまたは曲がりくねった状態でいる
	緊張している	2	体はアーチ状に曲げているか硬直している
	震えがある	2	体は身震いしているか，無意識にゆらしている
	まっすぐしている	2	子どもは垂直またはまっすぐな体位をとっている
	抑制されている	2	体は抑制されている
タッチ	触れない	1	子どもは傷に触れたり押さえたりしていない
	触れようとする	2	子どもは触れようとするが傷に触れない
	触れる	2	子どもは静かに傷または傷の周辺を触れている
	つかむ	2	子どもは傷を力強くつかんでいる
	抑制されている	2	子どもの腕が抑制されている
下腿	自然	1	足はどのような状態であってもリラックスしている 静かに泳ぐ姿勢やくねらせる姿勢
	身もだえする/蹴る	2	明らかに不穏であったり，足を落ち着きなく動かしているかまたは蹴るように足や下腿を動かしている
	引きつっている/突っ張っている	2	足は突っ張らせているか，きつく体に引き寄せて，その状態のままでいる
	立っている	2	立っている，しゃがんでいる，ひざまづいている
	抑制されている	2	子どもの足は抑制されている

McGrath PJ, et al. The CHEOPS：a behavioural scale to measure post operative pain in children, Fields HL, Dubner R, Cervero R, 編, Advances in pain research and therapy. New York：RavenPress, 1985.
英国小児医学・保健学会編著，片田範子監訳：子どもの痛み；その予防とコントロール．p127，日本看護協会出版会，2000.

ダーに従って，小児の痛みの強さ位に応じて鎮痛薬を選択する：小児の痛みが軽度であると診断・評価されれば，選択肢としてアセトアミノフェンとイブプロフェンが考慮されるべきであり，小児の痛みが中等度から高度であると診断・評価されれば，第2段階の強オピオイド鎮痛薬が選択されるべきである」[12)]と述べている。

2）その他の疼痛

（1）侵襲を伴う処置や治療

計画的な静脈路の確保時には表面麻酔，切開や縫合が必要な処置時には局所麻酔が有用である。

（2）手術

手術中は局所麻酔・腰椎麻酔・全身麻酔によ

表7 WHOがん疼痛ガイドライン：7つの基本原則

①疼痛治療の目標	患者にとって許容可能な生活の質を維持できるレベルまで痛みを軽減する
②包括的な評価	がん疼痛マネジメントの最初のステップは患者を評価すること。詳細な病歴，身体診察，心理的状況の評価，適切な疼痛測定ツールを用いた痛みの重症度の評価などが含まれる。安全かつ適切ながん疼痛治療を維持するためには，定期的に再評価を行う
③安全性の保障	がん医療におけるオピオイドの適切かつ効果的な管理は，患者の安全の確保と薬物の社会への転用リスクを減らすために不可欠である
④がん疼痛マネジメントは薬物療法が含まれるが，心理社会的および精神的ケアも含まれうる	薬物療法ががん疼痛マネジメントの主体である一方で，心理社会的ケアも包括的なケアプランの不可欠な要素である
⑤オピオイドを含む鎮痛薬はいずれの国でも使用できるべきである	
⑥鎮痛薬は「経口的に」「時間を決めて」「患者ごとに」「細かい配慮をもって」投与する	・経口的に：可能な限り，経口投与で行う ・時間を決めて：投与は適切な決まった時間に投与する。痛みがとれるまで段階的に増量する。薬の効果がなくなる前に次の投与を行う。患者にあった投与スケジュールを決めて規則正しく服用する ・患者ごとに：患者個々の痛みのマネジメントは，上記2つの事項とともに，痛みの種類，痛みの場所，最適な治療の決定について，注意深く評価する。適切な投与量とは，その患者が納得するレベルまで痛みがとれる量である ・そのうえで細かい配慮を：理想的には，患者とその家族が使用できるように，薬品の名前，使用理由，投与量，投与間隔を含め鎮痛薬のレジメンを書き出すべきである。それぞれの薬の副作用について，患者に注意するように指導する
⑦がん疼痛治療は，がん治療の一部として考えられる	終末期であるかどうかに関係なく，がん治療の計画に統合されるべきである。患者が痛みを感じている場合は，抗がん治療とがん疼痛マネジメントを同時に行う必要がある

日本緩和医療学会緩和医療ガイドライン作成委員会編：がん疼痛の薬物治療に関するガイドライン（2020年版），p 40，2020. をもとに作成

る管理が行われる。術後の痛みの管理として，硬膜外麻酔（patient controlled epidural analgesia：PCEA）や静脈内自己調節鎮痛（intravenous patient controlled analgesia：ivPCA）も可能である。鎮痛薬は痛みが出現する前に投与し予防的に管理する。

（3）救急・重症患者

必要な治療や処置を確実に行い，子どもの不安や疼痛を緩和するために鎮痛と鎮静の管理が必要である。

2. 非薬物療法

薬物療法に非薬物療法（表8）を加えることで痛みの緩和に相乗効果を期待できる。子どもの成長発達に合わせた，個別的で十分な説明を通じ，処置や鎮痛・鎮静について理解を得る必要がある。そのうえで，子どもの側にいることやケアへの家族参加，タッチングやマッサージ，体位の工夫，温罨法・冷罨法，ディストラクション，親への支援などが，非薬物療法としてあげられる。

小児期の痛みと部位別特徴

1. 腹痛

腹痛を訴える原因は多くあり，必ずしも腹部臓器の異常と限らない。腹痛を訴える子どもに対して全身を観察する必要がある。腹痛は内臓痛，体性痛，関連痛（放射痛・投射痛）に分けられる。

表8 非薬物療法の例

環境調整	子どもの好きな物（キャラクターやおもちゃ）などを持ち込むことを保障する 可能な限り家族とともに過ごせる環境を提供する
体位の工夫	痛みのある部位の安静を図る 子どもが好む体位（子どもと相談する）
注意転換法（ディストラクション）	痛み以外のことに注意を向け，集中することで痛みの対処に有効。絵本の読み聞かせ・TV・DVD・音楽など，子どもの好みに合わせて選択する（子どもと相談する）
プレパレーション	――
リラクゼーション	不安の除去と軽減，骨格筋の緊張緩和により身体的な苦痛を軽減する 深呼吸やゆっくりした呼吸の促し 子どもが安心できる大人が子どもの身体をリズミカルにさするなど 学童，思春期では，その子が望む気分転換を可能な限り提供する
マッサージ	身体の外部から皮膚を通し，軟部組織を優しく刺激し，血液やリンパ液の循環を促し筋肉をリラックスさせる
温罨法・冷罨法	痛みを感じている部分を温めたり，冷やすことで皮膚に温感を与え，痛みを伝える神経の緩衝作用を利用して痛みの軽減を図る
Skin-to-skin contact カンガルーケア	早産児〜正期産児まで幅広く効果が証明
ショ糖口腔内投与	早産児と正期産児において足底採血，静脈穿刺，筋肉内注射に有用
直接母乳や搾母乳の使用	痛みを伴う処置に対して有用

1）内臓痛

内臓が収縮・拡張・伸展するときの痛みで，周期的な仙痛が特徴的。自律神経系の求心性知覚線維を介し大脳皮質へと伝えられる。そのため悪心・嘔吐，発汗，顔面蒼白，血圧低下など自律神経症状を伴うことが多い。

2）体性痛

腹膜や横隔膜への刺激，炎症の波及により生じる痛み。持続性のある鋭い痛みで部位がはっきりしていることが多い。

3）関連痛（放射痛・投射痛）

胆石での背部痛など遠隔部位に痛みが波及したもの。内臓や体性痛の脊髄レベルでの知覚反射のために，同じ脊髄分節に属する体表へ投射して皮膚の痛みとして感じる。

4）年齢別

（1）乳児期

言葉を話せない乳児の腹痛を推測するのは難しい。「ミルクを飲まない」「火がついたように泣く」「泣き止まない」「泣いたり，ぐったりしたりを繰り返す」などの状態が続いたとき腹痛も疑う。乳児コリック（乳児の臍仙痛），腸重積などの頻度が高い。腸重積は緊急の処置を要する疾患であり，顔面蒼白となり間欠的な啼泣とケロッと平気な顔になることを繰り返す。イチゴゼリー様の粘血便が出る。

（2）幼児期

腹痛の部位や持続時間をある程度話すことができる。この時期の腹痛の原因として，急性胃腸炎，腸重積，虫垂炎，尿路感染症などがある。特に急性虫垂炎では，はじめに心窩部から出現し，周期的に繰り返す痛みが徐々に右下腹部への持続した痛みに変化していくことが特徴である。

（3）学童期・思春期

腹痛の原因として，虫垂炎の頻度がより高くなることや，アレルギー性紫斑病等によるものもある。胃・十二指腸潰瘍，胆石，尿路結石，便秘など成人と同様の疾患による腹痛も認められるようになる。中学生頃になると生殖器に関係する疾患が原因に加わる。女子では月経困難症，卵管炎，卵管嚢腫，妊娠などがある。男子では副睾丸炎，睾丸捻転などがある。慢性に繰り返される腹痛の場合，心因性のものもある。

2. 頭痛

頭痛を主訴で受診する子どもは多いが，頭痛を細かく表現することができず大人のように頭痛の性質から鑑別することは難しい。問診の際には，頭痛の起こり方が急性か・慢性か，反復しているか，頭痛が増強しているか，発熱があるか，髄膜刺激症状があるか，外傷の有無を確認する。原因疾患は多岐にわたる。最も頻度が高いのは発熱性疾患に伴う頭痛である。頭蓋内疾患では脳腫瘍や髄膜炎・脳炎，頭部外傷，てんかんなどがある。中耳炎や副鼻腔炎などの耳鼻科疾患などもある。

3. 胸痛

子どもの胸の痛みは重大な病気ではないかと保護者は捉えることが多いが，心疾患が原因となることは少なく，多くは病的や精神的な要因のない突発性胸痛が大半を占める。しかし，川崎病の既往がある場合には心筋梗塞の可能性も検討する。ほかには筋骨格疾患や運動誘発性気管支喘息や気胸などの呼吸器疾患，過換気症候群などの精神神経疾患のものがある。

4. 関節痛・四肢痛

関節痛は，関節骨膜由来，骨端部の骨・軟骨由来，関節周囲の筋・靭帯由来がある。関節局所の所見を表9に示す。関節痛や四肢痛をきたす代表的な疾患には，外傷，感染症，膠原病，悪性疾患等があり，そのため炎症所見をみることは重要なポイントになる。器質的病変がない成長期にみられる一過性の痛みは「成長痛」といわれる。

「足が痛くて歩けない」「膝が痛い」「足をひきずる」「膝が腫れている」などの訴えをもとに，急性か慢性か，進行性か不変か，痛みの部位が固定されているか移動するか，安静時の痛みか・運動時の痛みか，日内変動があるかなど，痛みの性状を確認する。さらに跛行や立ち上がらない，遊ばない，患側を動かさない，おむつ交換時に泣くなど行動の様子も確認する。その他，随伴症状として発熱や機嫌・食欲・活動性・体重減少などの全身状態と，皮疹や出血斑，リンパ節腫脹なども確認する。訴えのある部位以外も関節所見（表）を確認し，患側と健側と同じ肢位を比較する。

表9 関節局所の所見

- 関節の腫脹・熱感・発赤・圧痛
- 可動域制限・変形
- 肢位の異常（関節液貯留があると屈曲）
- 運動痛
- 叩打痛

子どもの痛みへの看護

「痛みの評価」の項で述べたQUESTT（表2）とさまざまな評価スケールを用いて子どもの痛みをアセスメントする。何よりも，痛みは主観的なものであるので，その子どもが感じている痛みについて本人が理解できるように質問し，その子どもなりの表現を引き出す。その後，痛みの測定スケールを用い観察した内容を可視化することで，他者との共通理解が可能となる。しかし，スケールはあくまでも全体像を捉えるための補助具であるため，スケールだけでなく痛みに対する子どもの行動と痛みに伴う生理学的変化を評価する必要がある。そして，子どものケアに関して必ず保護者がかかわれるようにする。子どもの痛みの評価を保護者とともに行い，清潔ケアやスキンシップなど直接ケアについても参加できるよう調整する。

常に痛みの原因を検討することも重要である。幼児期くらいになると子どもは痛みを言葉で伝えるようになる。しかし，痛みだけでなく身体的な不快を表していることも多いため，痛みの訴えが疾患や治療・処置などからくるものか，それとも身体的な苦痛ではないものなのかを言語的な訴えだけでなく，行動・表情や日常生活の変化などからも評価する必要がある。薬剤を使用した場合には，薬剤の効果を評価し，子どもに決して痛みを我慢させないよう予防的に痛みをコントロールする必要がある。また，薬剤を使用した際には副作用にも十分配慮する。薬剤を用いない方法は鎮痛薬の補助として使用されるべきである。痛みがコントロールできているときには，その子どもの発達段階を考慮し，遊びや学習などの日常生活が営める工夫を行う。

家族への支援

家族は痛がっている子どもをみて，疾患に対する不安や恐怖，治療はうまくいくのかという心配や動揺，子どもが病気になったことを「こんなふうに産んでしまった」「もっと早く気がつけば」等の自責や，直接何もできないという無力感，子どもの痛みやつらさをわかりたいというさまざまで複雑な感情に苦悩する。看護師は家族がもつこれらの感情を理解，共感するため家族の思いを聴き，家族がつらいと感じているときに言葉はなくとも場を共有することも必要である。その経過をともに過ごすことは家族との信頼関係を築く。子どもが感じているであろう気持ちを家族が代弁者として話す機会を設けること，痛みのコントロールについての情報提供を行い，体位の工夫や清潔の保持，食事の工夫，処置の際の同席など家族が取り組むことのできるケアの提示を行い支持する。

引用文献

1）新定義の改定の説明文V3FIN（日本疼痛学会ホームページ）
www.umin.ac.jp（accessed2021-03-06）

2）Van de Velde M, Janis J, De Buck F, et al.：Fetal pain perception and management. Semin Fetal Neonatal Med11（4）：232-236, 2006.

3）濱田米紀：痛みのある子どもと家族への看護（中野綾美編：ナーシング・グラフィカ小児看護学①小児の発達と看護）．p359，メディカ出版，2019.

4）英国小児医学・保健学会編著，片田範子監訳：子どもの痛み；その予防とコントロール．p13，日本看護協会出版会，2000.

5）世界保健機関編，武田文和監訳：WHOガイドライン　病態に起因した小児の持続性の痛みの薬による治療．p33，金原出版，2013.

6）前掲書5），pp36-37.

7）飯村直子，楢木野裕美，二宮啓子，他：Wong-Bakerのフェイススケールの日本における妥当性と信頼性，日小児看会誌11（2）：21-27，2002.

8）片田範子（研究代表者）：研究成果を実践に根付かせるための専門看護師を活用した臨床・研究連携システムの構築─小児における痛みのアセスメントツールを用いたケア導入と効果の検証を通して，平成17年～19年度科学研究費補助金基盤研究（A）研究成果報告書．報告書資料pp18-20.

9）筑波大学附属病院　救急・集中治療部FLACC
tsukuba.ac.jp（accessed2021-03-06）

10）前掲書4），p127.

11）日本緩和医療学会　緩和医療ガイドライン作成委員会編:がん疼痛の薬物療法に関するガイドライン2020年版．p40，金原出版，2020.

12）前掲書5），pp42-43.

参考文献

1）日本新生児看護学会編：NICUに入院している新生児の痛みのケアガイドライン2020年（改訂版）・実用版 | Mindsガイドラインライブラリ
jcqhc.or.jp（accessed2021-03-06）

2）及川郁子監，西海真理・伊藤龍子編：フィジカルアセスメントと救急対応（小児看護ベストプラクティス）．中山書店，2014.

3）中田諭：小児クリティカルケア看護；基本と実践．南江堂，2004.

4）江木盛時：集中治療患者の痛みの疫学；痛みの認知とコントロールに向けて．INTENSIVIST　6（1）：29-33，2014.

5）山田亨：重症な子どもの痛み．小児看護　42（11）：1351-1354，2019.

6）日本小児科学会，日本小児救急医学会監：小児救急医療の理論と実践．編集室なるにあ，2013.

7）Albert J Pomeranz, Svapna Sabnis, Sharon L. Busey , et al.（上村克徳，笠井正志監訳）：小児症候学89，原著第2版．東京医学社，2019.

各論 2-1

小児期の代表的な疾患

感染症

1 ロタウイルス感染性胃腸炎

アセスメントの概要：ロタウイルス感染性胃腸炎は，乳幼児に多い急性胃腸炎の主なものの1つで，水様性下痢が特徴的な疾患である。下痢・嘔吐が頻回に繰り返し起こることから，脱水状態を起こしやすい。また，けいれん，肝機能異常，脳症などを合併することもある。ロタウイルスの感染経路は主にヒトとヒトとの間で起こる糞口感染であり，感染力が非常に強く，5歳までにほぼすべての子どもがロタウイルスに感染するといわれている[1)]。また，ロタウイルスに感染した子どもと接触した大人のうち30〜50％が感染するともいわれている[1)]。そこで，感染予防および感染拡大を予防するための対策が重要となる。アセスメントの特徴は，胃腸炎の症状である下痢，嘔気・嘔吐，腹痛，発熱とともに脱水症状を観察することで，重症度や回復度を確認できる点である。

01 アセスメントに必要な基礎知識

疾患に関する基礎知識

病態

感染性胃腸炎（infectious gastroenteritis）という診断名は，多種多様の原因によるものを包含する症候群である。なかでも，ウイルス性下痢症は，急性下痢症の大部分を占め，代表的なものにロタウイルス・ノロウイルス・アデノウイルス感染によるものがある。

ロタウイルス感染性胃腸炎の主症状である下痢の発生機序としては，小腸粘膜にウイルスが浸潤して粘膜が損傷される結果，吸収面積が減少して，大腸の吸収能を上回る多量の水・電解質が大腸に流入することが考えられている。また，微絨毛の損傷により乳糖分解酵素活性などが低下し，ミルク中の乳糖が分解・吸収されず大腸へ多量に流入すること，大腸内細菌叢により産生された有機酸が浸透圧を増して腸管壁から腸管内へ水・電解質の移動を起こさせると考えられている[2)]。

感染経路と潜伏期間

ロタウイルスの主な感染経路はヒトとヒトとの間で起こる糞口感染である。ロタウイルスは感染力が極めて高く，ウイルス粒子10〜100個で感染が成立すると考えられている。また，ロタウイルスは環境中でも安定しているため，汚染された水や食物などを触った手からウイルスが口に入って感染が成立する可能性も指摘されている。ロタウイルスは通常2日間の潜伏期間をおいて発症し，主に乳幼児に急性胃腸炎を引き起こす[1)]。

感染予防

糞口感染が主な感染ルートと考えられているが，ロタウイルス感染によって下痢症状を有する患児の便からは1gあたり10^{10}個と多量のウイルスを排泄し，これが次の感染源となる。したがって，おむつの適切な処理，手洗いの徹底，汚染された衣類等の次亜塩素酸溶液による消毒処置などが感染拡大防止の基本となる。具体的な感染予防策については，「02アセスメント

ロタウイルス感染性胃腸炎の観察フローチャート

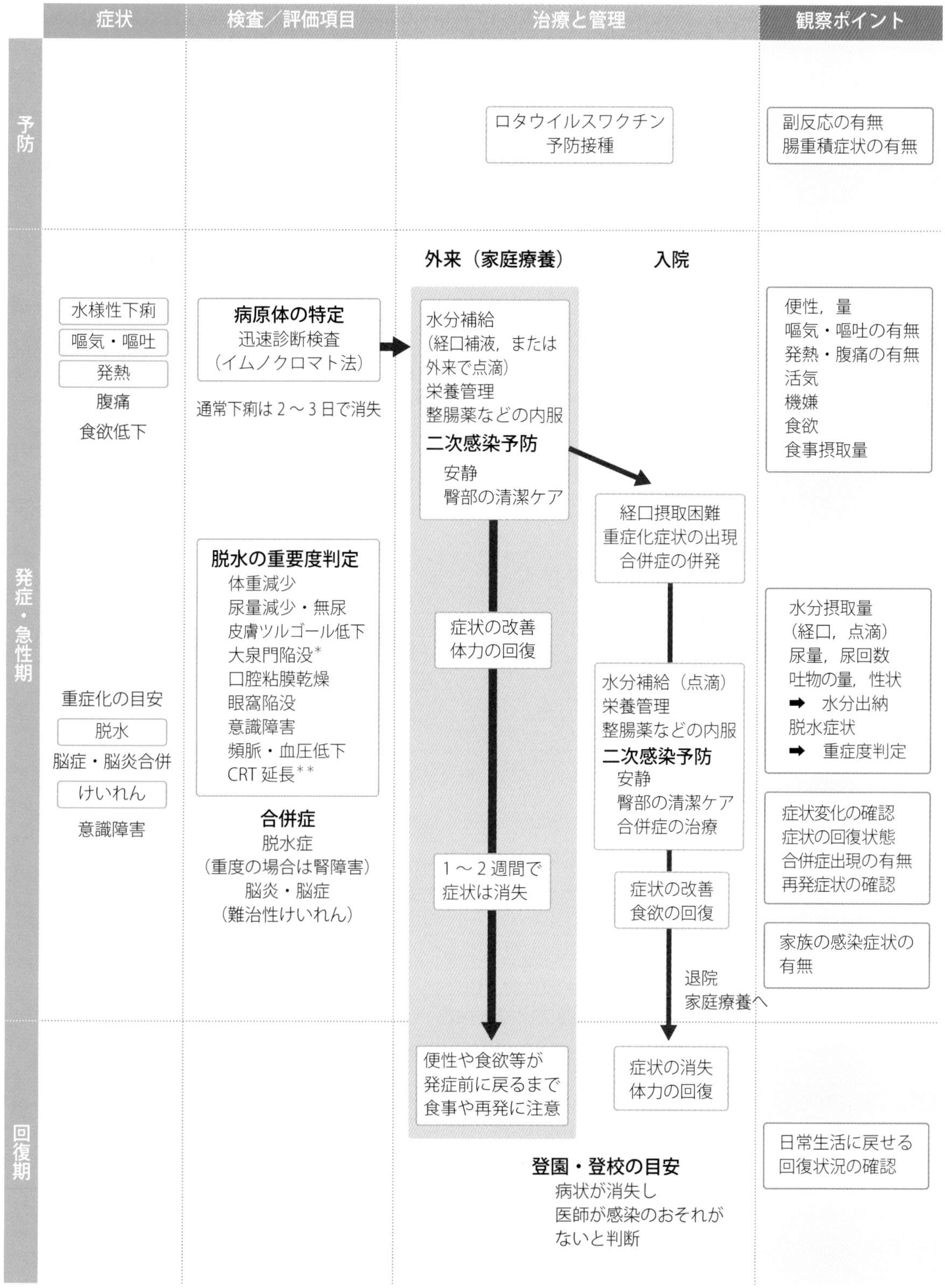

主な症状
主な検査・治療
治療と症状の経過

*：大泉門陥没は大泉門閉鎖前の乳幼児で観察できる
**：CRT（capillary refilling time）：爪床血流充満時間

の実際」で説明する。

ロタウイルスワクチンによるロタウイルス感染予防は，重症胃腸炎ならびに合併症の予防という両面から必要性が高い。

また，保健所への届け出については，「『感染性胃腸炎(病原体がロタウイルスであるものに限る)』は定点報告対象(5類感染症)であり，指定届出機関は週ごとに保健所に届け出なければならない(2013年10月14日より)」と決められている[1]。

ロタウイルスワクチンの予防接種

ロタウイルス感染性胃腸炎は初回感染時の症状が最も重く，2回目以降の感染は症状が軽くなるが，ロタウイルスワクチンはこの性質を応用し，ロタウイルス胃腸炎の重症化を予防することが目的のワクチンである。

ロタウイルスワクチンの予防接種は，2020(令和2)年10月1日から定期接種になった。ワクチンを接種することにより，ロタウイルス胃腸炎による入院患者を約70～90％減らすことができたと報告されている[3]。ワクチンは2種類あり，この2種類のワクチンは同様の効果がある。予防接種には，2回接種を受けるものと3回接種を受けるものがあり，同じワクチンで決められた回数の接種が必要となる(表1)。

初回の接種は，生後6週～生後14週6日までに行う。初回の接種を生後15週以降に受けることは推奨されていない。2回目以降の接種は27日以上の間隔をあけて行う(図1)[3]。

1. ロタウイルスワクチン接種禁忌者

- 明らかな発熱を呈している者
- 重篤な急性疾患にかかっていることが明らかな者
- 本剤成分によって過敏症を呈した，あるいは過敏症が疑われる症状を発現した者
- 腸重積症の既往のある者
- 腸重積症の発症を高める可能性のある未治療の先天性消化管障害を有する者
- 重症複合免疫不全症(severe combined immunodeficiency：SCID)を有する者
- その他予防接種を行うことが不適当な状態にある者

2. ロタウイルスワクチン接種要注意者

- 心臓血管系疾患，腎臓疾患，肝臓疾患，血液疾患，発育障害等の基礎疾患を有する者
- 予防接種で接種後2日以内に発熱のみられた者および全身性発疹等のアレルギーを疑う症状を呈したことがある者
- 過去にけいれんの既往のある者
- 免疫機能に異常がある疾患を有する者およびそのおそれがある者，免疫抑制をきたす治療

表1 ロタウイルスワクチンの特徴と接種スケジュール

	ロタリックス(RV1)	ロタテック(RV5)
弱毒化の原理	ヒトロタウイルスを継代培養	VP4あるいはVP7遺伝子以外はヒトに病原性のないウシロタウイルスである
ワクチンの構成	単価	5価
含有する血清型	G1P[8]	G1，G2，G3，G4，P[8]
接種回数	2回	3回
1回接種量	1ml(日本は1.5ml)	2ml
接種可能期間(国内)	生後6週から24週までの間	生後6週から32週までの間
最短接種間隔	前回の接種から中27日(4週間)	前回の接種から中27日(4週間)

国立感染症研究所：ロタウイルス感染性胃腸炎とは．2013.
https://www.niid.go.jp/niid/ja/kansennohanashi/3377-rota-intro.html (accessed2021-02-14)

図1 ロタウイルスワクチンの接種スケジュール

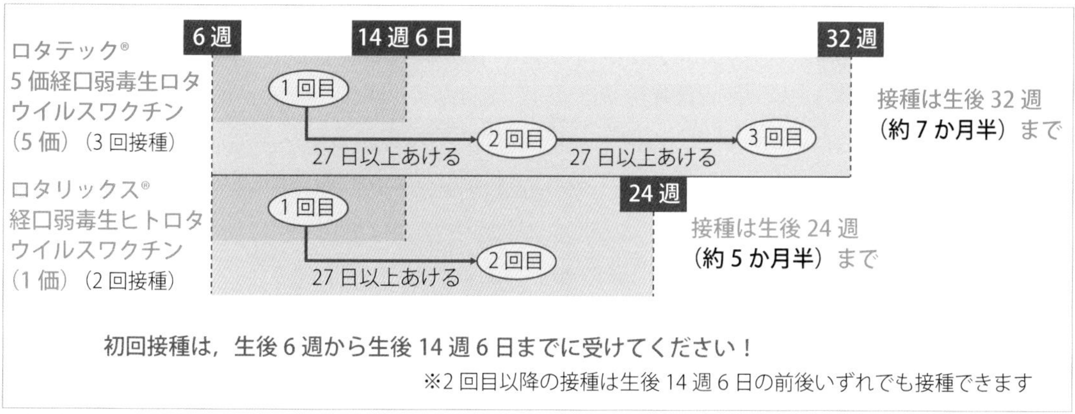

厚生労働省ホームページ：政策について　トピックス
https://www.mhlw.go.jp/stf/seisakunitsuite/bunya/kenkou_iryou/kenkou/kekkaku-kansenshou03/rota_index.html
(accessed2021-02-14)

を受けている者，近親者に先天性免疫不全症の者がいる者

- 胃腸障害（活動性胃腸疾患，慢性下痢）のある者

3. 予防接種後

ロタウイルスワクチン接種後1週間程度はワクチンウイルスが便中に排泄される。これにより周りの人が胃腸炎を発症する可能性は低いが，便を取り扱う際には手洗いを行うなどの注意が必要である。また，副反応としては易刺激性，下痢などが国内臨床試験で報告されているが，いずれも一過性で数日以内に回復し，重篤なものはまれとされている[4)]。

接種当日の重い副反応として，まれにアナフィラキシー症状（ワクチンへのアレルギーによる発疹，呼吸困難など）が起こる可能性があるため，十分な観察を行う。

また，ロタウイルスワクチンの接種を受けた後に腸重積症を発症する可能性もあることから，接種後1～2週間は「腸重積症」に注意する必要がある[4)]。子どもの体調をよく観察し，腸重積症の症状である「突然はげしく泣く」「機嫌がよかったり不機嫌になったりを繰り返す」「嘔吐する」「血便が出る」「ぐったりして顔色が悪い」などの徴候がないかを観察する。これらの症状が1つでもみられた場合や，いつもと様子が違う場合は速やかに医療機関を受診する。

主な症状と経過

主症状は下痢（血便，粘血便は伴わない），嘔気・嘔吐，発熱，腹痛で，通常1～2週間で自然に治癒するが，脱水がひどくなるとショック，電解質異常，時には死に至ることもある。通常は発熱（1/3の小児が39℃以上の発熱を認める）と嘔吐から症状がはじまり，24～48時間後に頻繁な水様便を認める。成人も感染，発病し，ピークは20～30歳代と50～60歳代に認められる。

一般的に新生児は不顕性感染に終わることが多く，おそらく母体由来の免疫によると考えられているが，乳幼児期以降ロタウイルスの感染を受け，年長児期以降の再感染では再び不顕性感染が多くなる。ロタウイルスに感染している子どもと接触した成人のうち30～50%が感染するといわれているが，ほとんどの場合，それ以前の感染の影響で不顕性感染に終わることが多いとされている[1)]。

検査と診断（病原診断）

急性胃腸炎の一般的な検査では，血液検査として白血球数，ヘモグロビン，ヘマトクリットなどの血算，電解質と血清尿素窒素（BUN），血液ガス分析，また検尿も行われる。

感染症が疑われる場合，赤沈，CRP，便中ロタウイルス抗原，便中白血球，便細菌性培養などの検査が行われる[2]。

簡便な方法で最も臨床現場で用いられるロタウイルスの診断法には，迅速診断検査（イムノクロマト法）を用いた診断法がある。便を用いてウイルス抗原を抗原抗体反応で検出する方法であり，15分程度で結果が判明する。ロタウイルスはVP6（内殻たんぱく質）の血清型に基づきA～Iの9群に分類される。ヒトに対して感染性が認められているのはA，B，Cの3種類であるが，最も大きな流行を引き起こすのはA群ロタウイルス（Rotavirus A：RVA）である[5]。イムノクロマト法を用いた検査法では，キットがA群ロタウイルス特異抗体を使用しているためC群のロタウイルスは検出できない[6]。検査の方法は，便検体を緩衝液に懸濁し，その懸濁液を測定器の定められた箇所に滴下し，バンドの有無を目視で判定する[7]。

COLUMN

検査キットを用いた迅速診断検査

便検体は自然排泄便・浣腸便の場合，キット付属の滅菌綿棒を用いて検体を採取する。直腸便を採取する場合は，患児を傷つけないように十分に注意を払いながら，付属の滅菌綿棒を軽く回しながら患児肛門にスポンジ部全体が隠れる程度まで挿入して糞便を採取する。

参考：ロタウイルスキット・アデノウイルスキット / クイック チェイサー Rota/Adeno株式会社 ミズホメディーHP https://www.mizuho-m.co.jp/product/product_details/000461.php（accessed2021-02-15）

治療

臨床的にロタウイルス胃腸炎に特異的な治療法はなく，下痢，嘔気・嘔吐，発熱，脱水などの症状に対する対症療法が行われる。重症度に応じて，家庭療養（外来を含む）または入院での治療が選択される。合併症が認められる場合は，その治療を併せて行う。

下痢症状に対しては，整腸剤である乳酸菌製剤（ビオスリー，ビオフェルミン，ラックBなど）が処方される。感染性の下痢の場合，止痢薬を積極的には使用しない場合もあるが，医師の判断により止痢薬（アドソルビン末，タンナルビン末，ロペミン小児用細粒など）が処方される場合もある。

悪心・嘔吐があるときは，制吐薬（ナウゼリンなど）のドライシロップや座薬が処方され，発熱に対して解熱薬が出される。また，二次性の乳糖不耐症が疑われる場合，乳糖分解酵素剤が処方される。

脱水に対しては，経口補液用には内服用電解質剤（ソリタ-T配合顆粒2号など）が処方される。また，経口補液が難しい場合は，点滴静脈内注射により輸液用電解質剤（開始液ソリターT1号など）が投与される。

●ロタウイルス感染性胃腸炎の下痢の特徴

下痢便は酸臭がある。以前は，コメのとぎ汁様の白色水様便が特徴とされていたが，最近は白色便になる事例が減少している。下痢の回数は，1日数回のこともあれば10数回に及ぶこともある。

合併症

合併症としては，脱水症とそれに伴う各種の病態が主である。脱水の程度や臨床的重症度は他のウイルス性胃腸炎より重いことが多く，主に4～23か月児に重度の脱水症を認める。このほか，重度脱水症から生じる腎前性腎不全や高尿酸血症とそれに続く尿酸結石，腎後性腎不全，加えて，胃腸炎以外の疾患，例えば中枢神経疾患との関連性を疑わせる症例報告やウイルスの全身感染を示唆する報告もなされている[8]。ロタウイルス脳炎・脳症の特徴としては，けいれんが難治性で，後遺症を残した症例が38％にのぼり予後不良であった。これらの患者の年齢は1歳児，2歳児が多く，急性胃腸炎の好発年齢に合致して報告患者が多くなっている。

02 アセスメントの実際

発症・急性期

発症からの経過

1. 潜伏期間

潜伏期間は48時間前後で，ウイルスの便中への排泄は，発症前2日〜発症後10日程度である。

2. 主要症状と経過

主要症状は嘔吐・下痢・発熱で，典型例では病初期は嘔吐と発熱がみられ，その後に白色〜黄白色の水様便が出現し，下痢は3〜9日間継続する。嘔吐は第1〜第3病日にみられ，発熱の持続は1日程度が多い。

症状が強いのは乳幼児で，年長児以降は不顕性であることが多い。

多くは軽症で回復するが，重症な下痢では容易に脱水を引き起こすことから，嘔気・嘔吐などの消化器症状，発熱，脱水症状の観察とともに，脱水の重症度のアセスメントが重要である。

通常は，経口補液剤などで水分補給をして食事療法，清潔ケアを行って家庭で様子をみることができる。

3. 水分補給

水様性下痢では，水分とともに電解質も喪失するため，水分補給は経口補液剤を使用するのが望ましい。吐いた後は，飲んだり食べたりするのを我慢して，その後1〜2時間してから，水分をスプーン1杯程度から開始し，15分くらい間隔をあけながら少量ずつを何度も摂取させる。

1日あたりの水分補給の目安量を表2に示す。

例えば，体重6kgの乳児の場合，水分補給の目安量は，

1日あたり6×100〜120mL＝600〜720mL

となる。

4. 薬剤の使用について

嘔吐や下痢に対しては，医師の処方した制吐薬や整腸薬を医師の指示に基づいて適宜用いる。鎮吐薬や解熱薬の服用には，乳幼児では一般的に座薬を用いることが多いが，下痢症状がある場合は座薬が使えないので，内服薬を使用する。内服時に飲ませる白湯や水の量を少なめにして，内服直後に薬を吐いてしまわないように調整する。万が一，内服後に嘔吐した場合は，内服してどのくらい時間が経過して吐いたか，吐物の中に薬がどのくらい出ていたかを医師に報告し，飲ませ直しをするか指示を確認する。

家庭療養の場合，家族には，解熱薬を内服させる際の注意と吐いたときの対処方法を指導する。

表2 1日あたりの水分補給の目安量

対象	体重1kgあたりの必要摂取量
新生児	60〜80mL
乳　児	100〜120mL
幼　児	80〜100mL
学　童	60〜80mL

5. 入院の必要性判断

経口摂取が進まない場合や，活気がない，尿回数の減少・排尿間隔が極端にあいた場合は中等または重症の脱水症を起こしている可能性があるので，経静脈的に補液する必要性を判断する。外来通院で経静脈補液を行いながら家庭療養を継続するか，入院して治療する必要があるかを，患児の脱水の重症度や全身の状態，保護者の看護力などによって判断する。

●入院の目安

- 年齢：3か月未満
- 嘔吐が持続し，経口的な水分補給が困難
- 身体所見：重症の脱水
- 合併症：脳炎・脳症との関連性を疑わせるけいれん等

6. けいれん出現時の対応

乳幼児では，発熱に伴う熱性けいれんのほか，脳炎・脳症を合併した場合にもけいれんを発症する可能性がある。けいれんが出現した場合，気道確保をしてけいれんが落ち着くまで様子をみるが，患児の分泌物や失禁した排泄物にもウイルスが含まれるため，感染予防に配慮しながら対応する。

家庭療養の場合，保護者には，けいれんが出現したときの対処方法を指導する。

観察とアセスメント

1. 消化器症状（嘔吐・下痢・腹痛）

乳幼児の場合，機嫌・活気，食欲，哺乳量などを観察し，ふだんの状態と比較して，子どもに嘔気・腹痛などの苦痛がないか，食欲低下は起こっていないかなどを判断する。

幼児・学童で言葉により訴えることができる子どもの場合は，腹痛や嘔気の有無を言葉で確認する。幼い子どもの場合，健康なときは話ができる子であっても，具合が悪かったり，環境変化などによって言葉でうまく伝えることができなかったりする場合もあるため，子どもからの訴えだけでなく，非言語的なサインを見逃すことがないように，観察による情報も併せて判断する。

腹部聴診では腸蠕動音の亢進，腹部触診により腹部膨満の有無などを確認し，消化管の機能障害の程度や回復状況を判断する。嘔吐や下痢の回数，吐物や便の性状および量なども観察する。

家庭療養の場合，家族には，機嫌・活気，食欲，哺乳量・摂取量および消化器症状について観察し，観察した情報を記録して受診時に伝えるように指導する。

2. 発熱

ウイルス感染により発熱することがあるため，随時，体温測定を行う。

家庭療養の場合，家族には，体熱感をみて，適宜，体温測定し，発熱がみられた場合は測定値を記録し，解熱薬を使用した場合は，薬剤名・投与量・投与時間も記録して，受診時に伝えるように指導する。

3. 脱水の観察

補液量，水分摂取量，食事量などに対して排尿量，排便の回数・量はどの程度であるか，水分出納のバランス（IN/OUTバランス）をみて，脱水の状態を判断する（脱水の重症度を判断する観察は，「各論1-2-02嘔吐・下痢・脱水」参照）。

家庭療養の場合，家族には，水分摂取量，食事量，尿回数，排便回数および便の量・性状などを記録して受診時に伝えるように指導する。

4. 合併症の観察

ロタウイルス感染症では，無熱性・有熱性のけいれんを合併することが多い。特徴として，けいれんが起こっていない間は意識清明で，1回の持続時間は数分と短く，群発傾向がある[8]。けいれんは，脳炎・脳症の徴候の場合もあることから，家族には受診を勧める（けいれんの観察は，「各論1-2-03けいれん」参照）。

腸重積を合併することもあるため，間欠的腹

痛(乳児の場合は不機嫌)の有無，イチゴゼリー状血便，嘔吐などの徴候に注意して観察する。特に，嘔吐消失後に再度嘔吐が出現しだした場合には注意が必要である。

5. 薬剤の副作用の観察

感染性胃腸炎では，一般的に整腸薬と制吐薬が処方される。薬剤の副作用に注意して観察を行う。

- 整腸剤による副作用はまれとされているが，ビフィズス菌製剤の一部は牛乳アレルギーには禁忌であるので，牛乳アレルギーの有無を確認する。
- 制吐薬(ナウゼリン)の主な副作用は，錐体外路症状(振戦・ジストニアなど)，QT延長などに注意する必要があるので，症状観察および検査データを確認する。
- 乳糖分解酵素剤では，過敏症に注意する必要があるので，アレルギー症状出現の有無を観察する。
- 止痢薬のうち，ロペミンは生後6か月未満には禁忌，2歳未満には原則禁忌であり，中枢神経系障害，麻痺性イレウス，呼吸抑制などの副作用があるため，神経症状・腹部症状・呼吸状態に注意して観察する。また，ショック・アナフィラキシーを起こす薬剤もあるため，注意して観察する。

ケアのポイントとそれに伴うアセスメント

1. 水分補給および栄養管理

発熱や嘔吐・下痢は水分・電解質や体力を消費するので，脱水予防に努め，水分を少量ずつ頻回に補給させるとともに，栄養管理も行い，全身状態の改善を図る。

嘔気・嘔吐がおさまったら，消化のよい，おかゆ，野菜スープ，煮込みうどん(短く刻む)等を少量ずつゆっくり食べさせる。満腹になると，嘔吐や下痢症状を悪化させる可能性があるので，食欲があってもセーブして与える。

下痢のときには，脂っこい料理，糖分を多く含む料理，お菓子，香辛料の多い料理，食物繊維を多く含む料理などは避ける。

●下痢のときに避けたほうがよい食品の例

ジュース，乳製品(アイスクリーム，牛乳，ヨーグルト等)，肉，脂肪分の多い魚，芋類，ごぼう，海草，豆類，乾物，カステラなど

2. 清潔ケア

頻回の下痢により，臀部の皮膚障害が生じる危険性が高いので，おむつ交換を頻回に行うとともに，臀部に下痢便が付着した状態を回避するため，臀部浴やシャワーで洗い流すなどにより臀部の清潔を保つように説明する。洗った後は，柔らかい布で軽く押さえて，水分を拭き取る。臀部のただれがひどい場合は，医師に塗り薬を処方してもらう。

3. 安静保持

発熱や下痢症状等によりエネルギーを消耗するので，無理に臥床させておく必要はないが，室内で安静に過ごせるようにする。

4. 二次感染の予防

家族成員に症状が出ていないかを確認し，家族内で二次感染が起こっていないかを判断する。

家庭療養の場合，保護者には，家族全員が手洗いを励行し，家の中で高頻度に接触する場所(高頻度接触面)やトイレなどの消毒を徹底するように指導する。家庭内で調理を担当する者に下痢がみられた場合は，調理は行わないように指導する。

保育所・幼稚園・学校に通うきょうだいがいる場合は，きょうだいを介した感染拡大にも注意する必要がある。保護者には，学校や保育所・幼稚園にはきょうだいがロタウイルス胃腸炎に感染したことを連絡し，登園・登校はきょうだいの症状がおさまり医師の許可が出るまで控えるように指導する。

保育所では，厚生労働省による「保育所にお

ける感染症対策ガイドライン(2018年改訂版)」[9)]に基づいて感染予防策を行う。

感染予防策

1. 家庭での感染予防策

家庭内感染を起こしやすいので，手洗いを励行し，嘔吐物・排泄物の取扱い・処理方法に注意し，接触感染を予防する必要がある。

きょうだいがいる場合には，排泄物に汚染された玩具やタオルなどのほかすべての物の共用を介して感染することがないように，手洗いや消毒の励行のほか，玩具やタオルなどを共用させないように指導する。また，衣服やリネン類は，基本は次亜塩素酸ナトリウム液による消毒後に，洗濯を行うこと(漂白効果があるため，色落ちを避けたい場合は85℃以上で1分以上加熱)，さらに，吐物の付着した食器や玩具などは次亜塩素酸ナトリウムで消毒後に十分に水洗いしてから使用することについても指導する。

●家庭で汚物処理をするときのポイント

- 汚物処理をする人は，使い捨ての手袋，マスクなどの個人防護具を着用する。
  ＊指輪や腕時計などは外して処理を行う。
- 処理をする人以外は，汚物に近づかない。
- 次亜塩素酸ナトリウム溶液(市販の塩素系漂白剤でもよい)を使ってすばやく消毒を行い，十分に換気をする。
- 吐物が広範囲に飛び散っている場合があるため，広範囲の壁や床を清掃する。
- 処理後は石けん・流水で手洗いをしっかり行い，うがいをする。
- 処理後はすぐに着替えを行い，着ていた衣服は洗濯する。

2. 病院内での感染予防策

病院・施設では，標準予防策に加えた接触感染予防策(袖付きガウン使用)を行う。患児は個室管理にして隔離する(個室隔離が困難な場合は，同じ病原体のみの集団隔離とする)。隔離期間は，症状が改善し24時間を経過するまでとする。その後も便の取扱いには注意する。

患児の診療・ケアにあたるスタッフは，手指衛生として流水と石けんによる手洗いを徹底する(擦式アルコール製剤による手洗いでは，ロタウイルスは除去できない)。体温計や聴診器など，使用する診療・ケア物品はその患児専用とする。

患児のケア時は，手袋・サージカルマスク・ガウンを着用し，清潔ケアで使用した物品は，0.02％次亜塩素酸ナトリウム液で消毒する。また，患児の使用したリネン類はビニール袋に入れて感染性リネンとして処理する。

排泄物・嘔吐物など汚物の処理に際しては，ガウン・マスク・手袋を装着し，排泄物や吐物で汚れた場所は，他児が触れたり乾燥したりしないうちに，0.1％次亜塩素酸ナトリウム液含有クロスや消毒薬を染み込ませたペーパータオルや布で10分程度覆ってから拭き取る(二度拭きが望ましい)。拭き取りに使用したクロスなどは，手袋とともにビニール袋に入れて，しっかり口を縛って感染廃棄物として廃棄する。便器は熱洗浄，または0.1％次亜塩素酸ナトリウム液に浸して消毒する。

食事の配膳・下膳は最後にして，哺乳瓶(栄養課調乳の場合)や食器類はビニール袋に入れて下膳する。

遊びは病室内とし，おもちゃは共有を避け，使用後は水洗い後に0.02％次亜塩素酸ナトリウム液で消毒し，再度，水でよく洗い流すか，85℃以上の熱湯に1分以上浸し，乾燥させて使用する。

患児・家族や看護師が高頻度に接触する場所(高頻度接触面)やトイレは，0.1％次亜塩素酸ナトリウム液含有クロスで拭いて，環境を整備する。

回復期

回復までの経過

下痢は数日で治まり，回復期には食欲や活気が回復する。

観察・アセスメントとケアのポイント

1. 軽快後の生活に関する家族への指導

下痢，嘔気・嘔吐，発熱などの症状は数日～1週間程度でおさまる。症状が回復しても，体力は落ちているので，治ったと思いすぐにふだんどおりの生活をするのではなく，食欲や体力をみながら元の生活に少しずつ戻していくように家族に指導する。

回復期には食欲がふだんより亢進する場合もあり，食べすぎると消化器症状をぶり返すこともあるので，ふだんよりも欲しがるときは，少しセーブして与えるように家族に伝える。

下痢症状が回復した後，反対に便秘傾向に傾く場合があるので，引き続き，便の性状を観察するように指導する。

登園・登校の目安

保育園では，厚生労働省が策定している「保育所における感染症対策ガイドライン2018年改訂版」[9]（以下「ガイドライン」）に基づいて対応が行われる。ガイドラインによると，保育園児が感染した場合，出席可能かどうかの判断基準は学校保健安全法に準ずるとしている。なお，ガイドラインでは，感染しやすい時期を「症状のある間と，症状消失後1週間（量は減少していくが数週間ウイルスを排出しているので注意が必要）」，登校の目安は「嘔吐，下痢等の症状が治まり，普段の食事がとれること」としている。

学校保健安全法施行規則第18条では第3種に分類され，出席停止期間を「病状により学校医その他の医師において感染のおそれがないと認めるまで」とし，明確な期間は定めていない。すなわち，必要に応じて出席停止の判断を下すことになっている。

登園や登校の時期については，かかりつけ医に相談して判断するように，家族に指導する。

引用文献

1） 国立感染症研究所：ロタウイルス感染性胃腸炎とは．pp1-4，2013.
https://www.niid.go.jp/niid/ja/kansennohanashi/3377-rota-intro.html（accessed2021-02-14）

2） 清水俊明：消化器疾患．臨床病態学小児編（鈴木葉子，本間哲編），p239，ヌーヴェルヒロカワ，2013.

3） 厚生労働省ホームページ：政策について　トピックス.
https://www.mhlw.go.jp/stf/seisakunitsuite/bunya/kenkou_iryou/kenkou/kekkaku-kansenshou03/rota_index.html（accessed2021-02-14）

4） 厚生労働省：ロタウイルスワクチンに関するQ&A.
https://www.mhlw.go.jp/stf/seisakunitsuite/bunya/kenkou_iryou/kenkou/index_00001.html#Q22（accessed2021-02-14）

5） 藤井克樹，染谷雄一：病原体検出マニュアルロタウイルス（第2版）．p3，国立感染症研究所，2019.
https://www.niid.go.jp/niid/images/lab-manual/Rotavirus20190619.pdf（accessed2021-02-14）

6） 前掲書5），p6.

7） 前掲書5），p7.

8） 浅野みどり，杉浦太一，山田知子編：発達段階からみた小児看護過程＋病態関連図，第3版．p98，医学書院，2017.

9） 厚生労働省：保育所における感染症対策ガイドライン（2018年改訂版）.
https://www.mhlw.go.jp/file/06-Seisakujouhou-11900000-Koyoukintoujidoukateikyoku/0000201596.pdf（accessed2021-02-14）

呼吸器疾患

2 マイコプラズマ肺炎

アセスメントの概要：病原体感染により，肺実質である肺胞に炎症が起こる肺炎である。多くの場合，気管支炎などの軽い症状で回復するが，重症化し肺炎を起こすこともある。アセスメントの特徴は，発熱，咳や肺音の変化を観察し，症状が軽快に向かっているかどうかによって確認できる点である。

01 アセスメントに必要な基礎知識

疾患に関する基礎知識

病態

肺炎は，主たる原因の病原体の種類によって，細菌性肺炎，ウイルス性肺炎，マイコプラズマ肺炎などに分けられる。マイコプラズマは，風邪，肺炎，気管支炎などを引き起こす細菌の1つであり，病原体は肺炎マイコプラズマ（*Mycoplasma pneumoniae*：*M. pneumoniae*）である。一般の細菌は細胞膜と細胞壁2つで体が囲まれているが，マイコプラズマは細胞壁を欠き，細胞膜のみで囲まれているので，他の細菌とは異なる。そのため他の肺炎でよく使われるペニシリン系の薬剤はマイコプラズマ肺炎には効果がない。

マイコプラズマの病原性は弱く，過剰な免疫反応によって生じる。代表的な病型である肺炎においては，マイコプラズマがさまざまなサイトカインの産生を促し肺の病変を形成している。マイコプラズマは肺炎だけではなく，全身いたるところに多彩な病変，つまり，肺外発症を起こす。この点，肺の炎症である肺炎は，一方でマイコプラズマが全身に広がることを防ぐ防火壁の役割をしているといえる。

病原体の侵入経路によって気管支，細気管支を含めた気管支肺炎のかたちをとり，肺の広範囲の部位の炎症（大肺葉性肺炎）もみられる。疾患年齢は，幼児・学童・青年期が中心で，好発年齢は10歳前後である。

感染経路と潜伏期間

感染経路は飛沫感染と接触感染である。潜伏期間は2～3週間で，症状はないが，感染させる可能性がある。感染予防は，手洗い・消毒や，周囲に感染者がいるときのマスク着用など一般的な感染対策が必要である。感染力は弱いので，インフルエンザのような学校・保育所などにおける集団感染は多くない。濃厚接触による家庭内感染が多い。

気道粘液への病原体の排出は初発症状発現前2～8日でみられ，症状発現時にピークとなり，1週間くらいは高い。減少しても4～6週間は菌の排出が続く。

マイコプラズマに予防接種はなく，繰り返し感染することはよくある。

主な症状

マイコプラズマ肺炎は咳と呼吸音に特徴がある。気道，呼吸，循環，意識の順に系統的に生理学的評価と必要な処置を行う。マイコプラズ

マイコプラズマ肺炎の観察フローチャート

	症状	検査／評価項目	治療と管理（入院）	治療と管理（外来）	観察ポイント
発症・急性期	発熱（38.0℃以上 頭痛 倦怠感，疲労 遅れて出る乾性の咳 その他の症状 喘鳴 息切れ 胸痛 咽頭痛 鼻水 ← 幼児に多い 嗄声 耳痛 吐気 下痢 皮疹 発疹 関節痛 血圧異常 呼吸困難 ↑ 重症化の目安	胸部X線検査 血液検査 ・白血球数と分類 ・赤血球沈降速度 ・CRP 確定診断 ・マイコプラズマ抗原検査 ・PA法 ・LAM法 **重症度の判定** 重症肺炎：呼吸不全 中等度：呼吸促拍，免疫不全，X線に多葉性の浸潤影・胸水 ・動脈血ガス分析 ・検尿（尿路感染確認） **多彩な合併症** 溶血性貧血 関節炎 中耳炎 末梢神経障害 髄膜炎・脳炎 胸膜炎症 心外膜炎 収縮性心膜炎 膵炎 肝炎 ギラン・バレー症候群	→ **マクロライド系薬剤内服** 通常2～3日で解熱 症状の継続 重症化症状の出現 → マクロライド系薬剤が無効 ⇒抗菌薬変更の検討 入院治療 → ・重症：呼吸困難や腹水，胸水貯留 ・人工呼吸器装着もある → ステロイドの併用 → 対症療法 ・解熱薬 ・去痰 ・鎮痛薬 ・酸素吸入 ・人工換気	**マクロライド系薬剤内服** → 解熱 → 症状の回復 ・胸部X線の陰影の改善 ・呼吸症状の軽減 ・炎症反応の消失 → 1週間程度で症状消失	発熱，咳嗽 呼吸音：乾性ラ音 肺音，気管支音 呼吸困難の有無 咳の変化 呼吸・肺胞音の変化 息切れ，チアノーゼの出現 食事量，水分の出納 咳込み，嘔吐の有無の確認，「有」の場合 内服➡注射 症状の変化 症状の変化の確認 症状の回復状態 合併症状の出現の有無 再発症状の確認
回復期	湿性の咳 長引く咳	**症状の回復** ・胸部X線の陰影の改善 ・呼吸症状の軽減 ・炎症反応の消失 ・随伴症状の改善	症状の改善 体力の回復	体力の回復のために安静	日常生活リズムに戻せる体力回復状況の確認
病後フォロー期	残る咳 （4～6週）		→ 退院後のフォロー 退院後1週間後程度に外来フォロー	**登校・通園の目安** ・解熱して激しい咳の消失 ・インフルエンザと同じ ・インフルエンザ＋数日	

凡例：
- 主な症状
- 主な検査・治療
- 治療と症状の経過

マ肺炎のような呼吸器感染症は主に気道，呼吸に異常が出現しているケースが多い。マイコプラズマ肺炎は他の細菌性肺炎に比べれば症状が軽度なことが多いが，さまざまな合併症を起こすこともあり，まれに重篤な臨床経過をみることもある。

潜伏期間の後に気管支炎を発症する。発熱，頭痛や倦怠感などの全身症状ではじまる。多くの人は肺炎に至る前に回復するが，一部の人は肺炎を起こし，症状が長引いたり，重症化したりすることがある。たとえ重症化しなくても，マイコプラズマ肺炎を起こした人は病歴がない人と比べて，その後の肺機能が低下すると考えられているので，発症後は早く治療を受けることが大切である。

検査と診断

肺炎は，胸部X線検査，白血球数および分類，赤血球沈降速度，CRPなどで診断できる。

マイコプラズマ肺炎かどうかの確定診断の検査方法には，PA法（血清抗体検査）やLAMP法（遺伝子増幅検査）などがあるが，結果が出るのに時間を要する。最近，イムノクロマト法による咽頭拭い液中（鼻咽頭拭い液を含む）のマイコプラズマ抗原を検出するマイコプラズマ抗原検査（定性）が普及してきたため，15分程度と迅速に診断できるようになった。

治療

治療期間は抗菌薬（抗生物質）の内服が中心に1～2週間が目安である。マイコプラズマ肺炎に対しては，マクロライド系薬剤のエリスロマイシンやクラリスロマイシンの内服薬が第一選択薬として使われる。マクロライド系薬の効果は，投与開始から2～3日以内の解熱でおおむね評価される。

マクロライド系薬剤が無効の肺炎には，トスフロキサシンあるいはテトラサイクリン系薬剤の投与が考慮される。しかし，テトラサイクリン系抗菌薬は8歳未満の子どもの場合，歯牙の着色やエナメル質形成不全，一過性の骨発育不全を起こす可能性があるので，原則禁忌である。また，酸性度が高く，点滴での投与の場合，血管痛が出ることが多い。

子どものマイコプラズマ肺炎は自然治癒する疾患でもあるので抗菌薬を必ずしも必要としない。有効な抗菌薬が投与されたにもかかわらず重篤な症状がある場合にはステロイドの全身投与が考慮される。

COLUMN

マイコプラズマ肺炎の咳の特徴

熱が出て3～5日経って咳が出る。咳はだんだん強くなる。解熱後も咳は4週間ほど続く。子どもの場合，咳が出ても痰は少ないが，年長児や青年では，回復期には湿性の咳となる。肺音は，熱が高く炎症が盛んで分泌物が多くても，初期にはみられないプチプチという水泡音が徐々に聴かれるようになる。治りかけでも長く咳は残る。

合併症

合併症としては，発疹，溶血性貧血，関節炎，中耳炎，無菌性髄膜炎，脳炎，胸膜炎，末梢神経障害，心外膜炎，収縮性心膜炎などがある。脳炎，胸膜炎を起こしている場合には，過剰な免疫反応を起こしている可能性があるので，ステロイドを併用することがある。手のしびれなど中枢神経系合併症を併発した場合は重症となることもある。ごくまれに，ギラン・バレー症候群（Guillain-Barré syndrome）が引き起こされる。万一，マイコプラズマ肺炎の後に身体に力が入らない，感覚がおかしいなどの症状が出た場合はギラン・バレー症候群が疑われる。また，回復期以降にアレルギー性紫斑病や血小板減少性紫斑病などもみられることがある。

02 アセスメントの実際

発症・急性期

発症からの経過

初発感染は軽症で進むことが多く，抗菌薬の服用で外来治療が行われることが多い。家庭内感染を起こしやすいので，幼いきょうだいがいる場合には，手洗いやうがい，飛沫に注意するように指導をする。

初発症状は，発熱(38℃以上の高熱)，頭痛，全身倦怠感などである。発症3～5日後から遅れて咳が出はじめることが多く，乾性の咳が経過に従って徐々に増強し，湿性の咳となり，解熱後も数週間続くのが典型的である。鼻炎症状は，本疾患での典型的ではないが，幼児ではより頻繁にみられる。喘息様気管支炎を呈することは比較的多い。喘息のような息(ヒューヒュー，ゼーゼー音)が出ることがある。

その他の症状として，息切れ，息苦しさ，呼吸困難，胸痛，咽頭・喉頭痛，嗄声，声が出ない，耳痛，嘔気，下痢，皮疹，発疹(皮膚にブツブツが出る)，関節痛，鼻水，痰などがある。

発熱や発作性の激しい咳などの急性症状の期間は8～10日間ほどである。抗菌薬を確実に内服すると治癒することも少なくなく，通常2～3日で解熱する。

内服後に解熱しないなど，内服薬の効果がない場合に点滴治療の目的で入院することが多い。とくに，咳が強いため咳き上げて食べられない場合や，高熱が続く場合，中等度以上と判定された時点で入院治療(表1)をすることがほとんどである。発熱が長引き，マクロライド系薬耐性細菌の場合には，抗菌薬をトスフロキサシンあるいはテトラサイクリン系薬剤への変更が検討される。

また，胸水が貯留した場合や，重篤な合併症がみられた場合には，治療薬の変更やステロイドの併用が考慮される。入院期間は重症度や全身の状態によって異なる。

表1 入院の目安

- 年齢：3か月未満
- 内服治療に反応しない(解熱しない)
- 内服ができない，嘔吐するなど
- 免疫不全がある
- 循環器・呼吸器の基礎疾患があり，重症化の可能性がある
- 身体所見：中等度以上の呼吸促迫

COLUMN

薬の内服について

- マクロライド系ドライシロップは，苦味があり服用を嫌がる子どもが多い。特に酸性飲料と同時に服用すると強い苦味が出る場合があるので，スポーツ飲料，リンゴジュース，ピーチジュースなど酸性のジュース，ヨーグルトなどに混ぜると，口の中でごまかしがきかないくらい味が悪くなる。服薬補助ゼリーを用いオブラートのように薬を包み込むと，ノドをつるりと通過するので，薬の苦味やにおいが口の中に広がらない。
- 抗菌薬の服用には，牛乳との飲み合わせに特に注意する。牛乳の成分に含まれるカルシウムと薬の成分が結合し，身体に吸収されにくい構造をつくってしまう。牛乳と飲み合わせが悪い抗菌薬の代表例では，テトラサイクリン系薬剤や，ニューキノロン系薬剤が該当する。内服後も牛乳の飲用から2時間以上あけるとよい。
- 内服には基本的には水，白湯を用いる。その他にも薬剤の添付説明書を確認する。

呼吸困難の出現は，低酸素状態を起こすこともあり循環にも影響を及ぼし，血圧の維持が困難なほど，全身性に炎症をきたす場合がある。また意識状態にまで異常をきたす場合もある。

循環が悪くなると出現する冷感やチアノーゼの有無，皮膚の性状，発汗の有無などの観察も行う。また，パルスオキシメーターによる動脈血酸素飽和度（SpO_2）の値も参考に，低酸素血症の可能性をみる。酸素投与を行っている場合は，確実に酸素を吸入できているかを確認する。

観察とアセスメント

1. 呼吸状態

聴診では肺音のラ音が病期の後半に，治りかけに水泡音，頑固な咳は最後まで残る。頻呼吸で低酸素血症を呼吸によって代償しようとしていないか，呼吸回数，呼吸副雑音の有無，努力呼吸の有無や，子どもの苦しそうな表情も観察し緊急性のある状態かどうかを判断する。「ヒューヒュー」という喘鳴の気道狭窄音はないかを観察し，気道の評価を行う。喘息などを伴う場合には気道が狭窄することが多い。症状出現の経過，息苦しさや食欲などを子どもが話せる年齢なら，質問しながら疲労感なども確認する。咳の変化（回数，咳のタイミング，頻度など）の観察も行う。

2. 循環状態

血圧，脈拍，チアノーゼの有無，皮膚の状態，発汗などを観察する。

3. 脱水の観察

補液量，食事量などに対して排尿はどの程度であるかを，水分の出納をみて，脱水の状態を判断する。

4. 合併症の観察

中耳炎，胸膜炎，心筋炎，髄膜炎

5. 副作用の観察

観察の主眼は，処方されている薬剤の副作用項目を確認する。マクロライド系薬剤のエリスロマイシンは，下痢，嘔気・嘔吐などの消化器症状が主な副作用としてみられやすい。

上記の観察を基に症状が軽快しているのか，重症化に向かっているのかをアセスメントする。

ケアのポイントとそれに伴うアセスメント

入院でも家庭でも，安静・加湿が必要である。発熱や咳は水分や体力を消費するので，脱水予防に努め，水分は多めに栄養管理も行い，全身状態の改善を図る。水分の出納チェックには嘔吐の有無も確認する。

乳児など幼い場合は家族が動揺し，病気の管理ができていない場合もあるので，症状に対する家族の把握を確認し，家庭で療養ができる指導を説明する。

回復期

回復までの経過

咳は徐々に強くなり，夜間，早朝に出やすい。回復期に咳は湿性に変わるなど，症状の変化がある。咳は解熱後も長引く場合も，また微熱が続く場合もある。

抗菌薬による治療後，症状は1週間程度で多くの場合軽快するが，子どもは症状が軽快するとすぐに元気に動きたがる。しかし，抵抗力の低下による二次感染を起こしやすい点に注意を促す。

観察・アセスメントとケアのポイント

1. 軽快後の生活の順応

解熱後も咳が3～4週間続くこともある。症状が回復しても，体力は落ちているので，治ったと思いすぐにふだんどおりの生活をするのではなく，食欲や体力をみながら元の生活への順応について，患児・家族と確認を行う。

咳が消失するには日数がかかり，咳はしつこく残るので，咳の消失前に退院することになる。

2. 登園・登校の目安

学校保健安全法施行規則第18条では第3種に分類され，必要に応じて出席停止の判断を下すことになっている。感染力は，潜伏期間からはじまり，発症して1週間くらいがピーク，減少しても4～6週間排菌が続くといわれているが，インフルエンザほど強くはない。

登園・登校の1つの基準としては解熱して激しい咳が消失し，本人の体調の回復すること，2つ目にはインフルエンザと同じか，もしくは，インフルエンザ＋数日程度が目安となる。

参考文献

1） 土畠智幸：肺炎の重症度判定．医学界新聞，2009. https://www.igaku-shoin.co.jp/paper/archive/y2009/PA02854_08 (accessed2020-12-01)

2） 日本マイコプラズマ学会：マイコプラズマ肺炎に対する治療指針．pp1-20，2014. http://plaza.umin.ac.jp/mycoplasma/wp-content/themes/theme_jsm/pdf/shisin.pdf (accessed2020-10-20)

3 循環器疾患
ファロー四徴症

アセスメントの概要：ファロー四徴症（tetralogy of Fallot：TOF）は右室流出路狭窄の程度と合併症により治療の時期と方法が異なる。いずれの場合も胎児診断または生後早期からの心雑音と酸素飽和度低下で発見され，乳幼児期に心内修復術を終えても，生涯にわたり経過観察が継続される。小児期は，心内修復術前の症状悪化の予防と安全安楽に治療が受けられるようにアセスメントと適切なケアが必要とされる。また成人移行期を見通したセルフケア行動への支援も重要である。

01 アセスメントに必要な基礎知識

疾患に関する基礎知識

病態

ファロー四徴症（TOF）は，先天性心疾患のうち3～6％と比較的頻度の高いチアノーゼ型心疾患である。その病態は，心室流出路中隔の前方・頭側への偏位という発生異常に起因し，①心室中隔欠損，②右室流出路（肺動脈弁下部）狭窄，③大動脈騎乗，④右室肥大の4つを特徴とする（図1）。心室中隔欠損の欠損孔は約80％が膜性周囲部にあり，大きいため自然閉鎖しない。全身から戻ってくる静脈血は右房から右室を通り肺に流れるが，右室の出口の右室流出路に狭窄があるので，肺血流量は減少する。心室中隔欠損と大動脈騎乗により，右室と左室は等圧となるため右室に負荷がかかり右室肥大となる。また，右室の静脈血の一部が大動脈に流れ，全身チアノーゼを呈する。肺血流が少ないため，左房に還流する血流も少なく左室の発育が悪くなる。

右室流出路狭窄の程度は病態により異なり，強い狭窄または肺動脈閉鎖を合併する病型では

図1 ファロー四徴症の心臓図

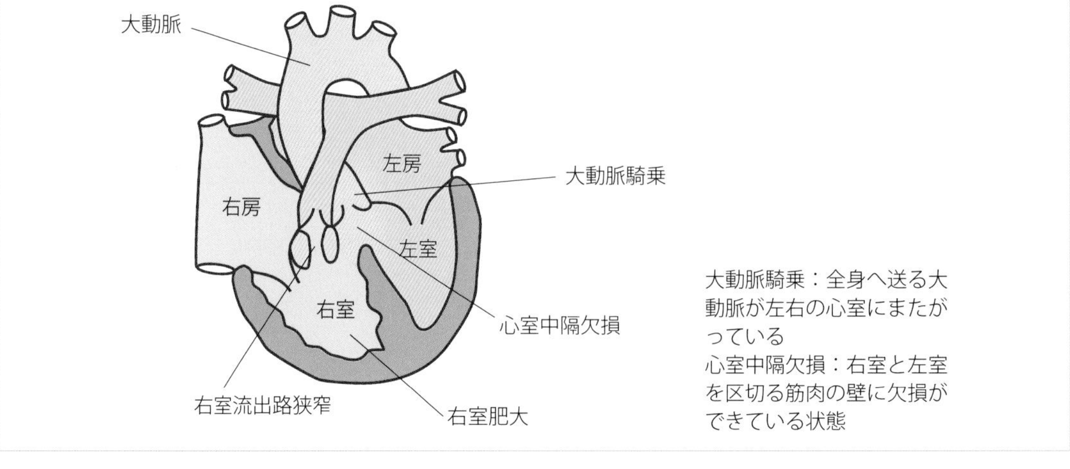

ファロー四徴症の観察フローチャート

	症状	検査／評価項目	治療と管理	観察ポイント
出生後・急性期	チアノーゼ 無(低)酸素発作	胸部X線／心胸比 肺血管陰影 心電図／V_1誘導のR波，T波 心臓超音波／診断，肺動脈弁・大動脈・冠動脈の形態等 血液検査／貧血（Ht，Hb，MCV） 染色体異常 CT検査／気管・気管支の形態 心臓カテーテル検査／心臓・弁の動き，心臓・血管内の圧やSpO_2	**入院** ↓ ↘ プロスタグランジンE_1投与 BTシャント術 ↓ **退院** 無（低）酸素発作予防内服 鉄剤内服	経皮的動脈血酸素飽和度の変化 無呼吸・発熱の有無 心不全症状 無（低）酸素発作の有無 家族の疾患受け止めと理解・愛着形成 便秘の有無 体重増加 栄養摂取状態 成長発達
心内修復術後から退院前まで	創痛，不機嫌 哺乳量・食事量低下，活気の低下	胸部X線／心胸比，うっ血 心電図／不整脈 心臓超音波／心臓・弁の動き 心室中隔閉鎖部のもれ 採血／血液ガス，肝機能，腎機能，貧血，炎症反応，電解質，BNP	**入院** 心内修復術	低心拍出量症候群 心不全 不整脈 疼痛の程度 イレウス・食欲低下 無気肺や肺炎等 合併症の有無 処置や疼痛 環境によるストレスの程度と反応 心身の回復 家族の反応と対処
退院後成人期まで	特になし	胸部X線／心胸比 心電図／不整脈 心臓超音波／心臓・弁の動き 心室中隔閉鎖部のもれ	**外来定期受診** 心内修復術後 約半年間 心不全予防内服 以降経過観察 日常生活の制限なし	本人の疾患と治療の理解 受診の継続

□ 主な症状
□ 主な検査・治療
□ 治療と症状の経過

出生直後からチアノーゼが強い。出生直後は動脈管が開存しており，肺への血流は，右室から心室中隔欠損を通って大動脈から動脈管，肺へと流れ維持される（図2）。動脈管は生後1～2日で自然閉鎖してしまうため，その前に動脈管拡張作用をもつプロスタグランジンE_1製剤の静脈内投与を開始し，動脈管開存を維持する。動脈管開存が維持されないと肺血流が維持されず，循環不全となりショック状態（ductal shock）に陥る。

右室流出路狭窄が弱い場合，チアノーゼは軽度でピンクファローと呼ばれる。この場合，左右短絡から肺血流増加により左心負荷が増強，心不全症状を呈し，乳児期に手術適応となることがある。また，手術を受けず経過観察とした場合，加齢とともに肺動脈弁下の筋性部が肥厚し，しだいにチアノーゼが強くなる例もある。

肺血流量が減少している場合，ファロー四徴症だけでなく他のチアノーゼ性心疾患においても，血流を補うために側副血管が発達するので，年長児や成人での手術治療では術中の出血に注意を要する。

主な症状

出生時よりチアノーゼを呈し慢性の低酸素血症が続くと，ばち状指（図3）を認める。このばち状指が生じる機序は十分明らかになっておらず，血管の成長を刺激するたんぱく質が関係するといわれている。右室流出路狭窄の程度によりチアノーゼの強さは異なり，経皮的動脈血酸素飽和度（SpO_2）は，狭窄が中等度の場合80～90％で，無（低）酸素発作や合併症がなければ，順調に成長発達する場合が多い。生まれつきSpO_2が低い患児は，動いてつらければ自ら休み，苦しいと自覚せずに生活する。狭窄が軽度であっても心室中隔欠損の欠損孔が大きいと，左室から右室へ流れる血流により肺血流が増加し，多呼吸，哺乳力低下，体重増加不良などの心不全症状を呈する場合もある。

肺動脈弁下部・肺動脈弁の狭窄による収縮期の心雑音は，胸骨左縁上・中部が最強点として聴診できる。前方に偏位した大動脈弁成分のためII音は亢進する。

無（低）酸素発作（anoxic spell）は，突然呼吸数が増えて息が荒くなり，不機嫌に泣き続け顔色が青紫になる発作をいう。原因は，交感神経作動による右室流出路狭窄の増強であり，朝や哺乳・排便後に起こることが多く，発熱や下痢，便秘などもきっかけになる。重症の場合けいれんを起こし生命にかかわることもある。

何らかの理由で心内修復術を受けていない幼児後期以降の患児は，動いて苦しくなった際，自ら蹲踞《そんきょ》の姿勢（屈みこんで膝を抱える姿勢，

図2 出生直後のファロー四徴兼肺動脈閉鎖血行動態

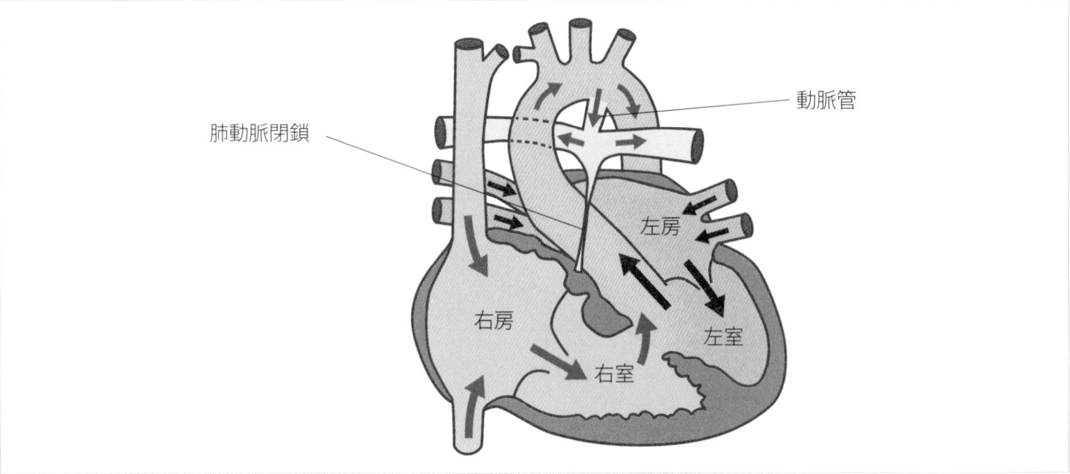

図3 ばち状指

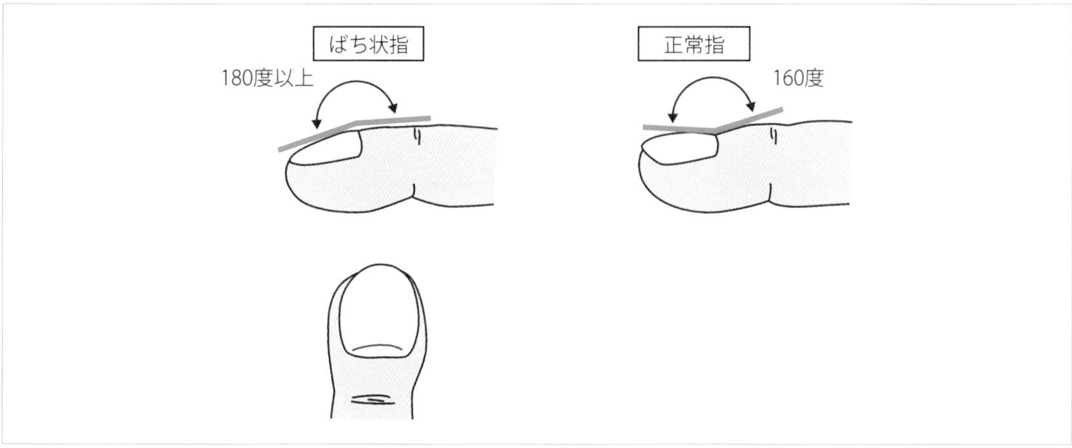

図4 蹲踞《そんきょ》の姿勢（学童）

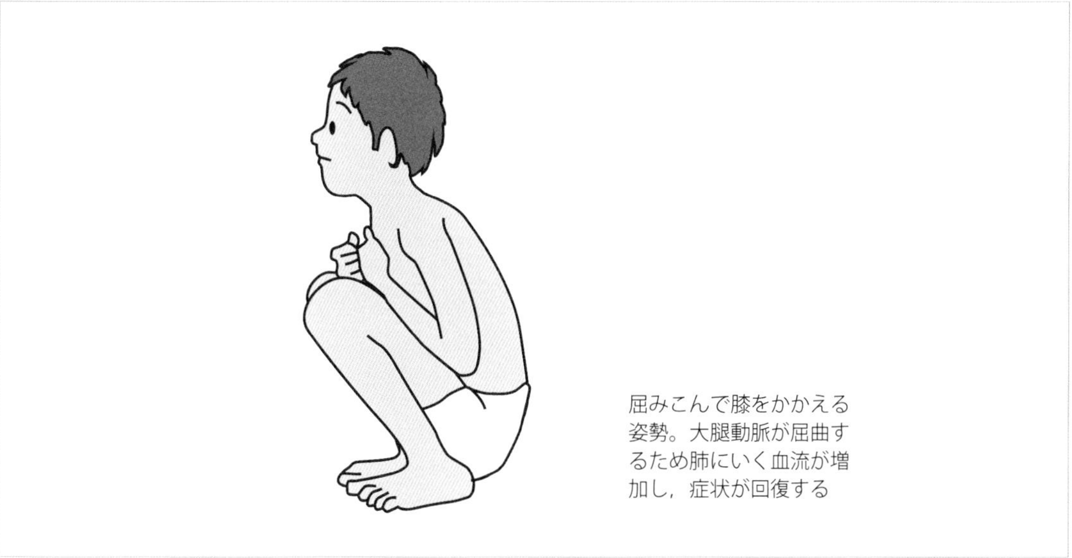

図4）をとることで大腿動脈が屈曲し，肺にいく血流量を増加させ回復する。また，低酸素状態が続くと生体は組織への酸素供給を増やすために赤血球を増加させ多血となる。ヘマトクリットが65％を超すと過粘稠となり，血栓症や凝固異常，腎障害などを続発する。

他に合併症として，他の心疾患および多臓器疾患がある。合併する他の心疾患には，肺動脈弁欠損，右大動脈弓，冠動脈異常，主要大動脈肺動脈側副動脈などがある。多臓器疾患の合併は，22q11.2欠失症候群およびダウン症候群（21トリソミー）に多い。

22q11.2欠失症候群とは

染色体22q11.2の微細欠失があり，約80％が先天性心疾患を合併，胸腺無形成による免疫低下，特徴的顔貌，口蓋裂・軟口蓋閉鎖不全，低カルシウム血症などを主徴とする疾患。4000～5000人に1人程度の頻度で発生する。

検査と診断

心電図は，右室肥大の所見(V_1誘導でのR波2.0mV以上の増高と陽性T波)がみられる。胸部X線検査では，肺動脈低形成による左2弓陥没と右室肥大による木靴型の心陰影が認められ，肺血管影は減少する。血液検査は，低酸素血症により組織への酸素供給を維持するために赤血球増加となるが，血清鉄は不足しやすい。乳児後期は離乳期であり鉄を含む食品摂取が少なく，特に鉄不足になりやすい。この場合の鉄欠乏性貧血は，ヘモグロビンが基準値域でも低酸素血症に必要な酸素運搬能まで補われない状態で「相対的貧血」といい，血液中の赤血球の平均的な大きさ(MCV)が低いことで認識される。相対性貧血は，無(低)酸素発作の発作誘発因子となるため，内服や食事指導で鉄分を補う必要がある。

心臓超音波検査では，ファロー四徴症の診断を行うと同時に，肺動脈弁の形態，肺動脈弁輪径の大きさとその相対値，肺動脈の太さと形態など，手術治療に必要な情報を得る。約5％に認める冠動脈異常，約25％に認める右側大動脈等の合併症の有無も診断する。

CT検査では，気管・気管支の合併奇形の有無を確認する。心臓カテーテル検査は，心臓の動きや弁の動き，心臓や血管内の圧や酸素飽和度等を調べ，手術方針を決定するために実施される。

治療

ファロー四徴症は，低酸素血症が年齢とともに増悪し，手術が行われない場合は10歳までに約70％が死亡するといわれている。治療は心内修復術(心室中隔欠損のパッチ閉鎖および右室流出路狭窄の解除)が中心となる。

安静時のSpO_2が70％以下の患児では，低酸素血症による合併症を予防するために，また無(低)酸素発作を併発している患児もできるだけ早期に，まず姑息的手術であるBlalock-Taussig手術(BTシャント術：鎖骨下動脈-肺動脈短絡術)を乳児期に行い，肺血流を確保する。また，体格が小さい，あるいは左室が小さく一期的に心内修復術が難しいと考えられる場合も，まずBTシャント術が行われる。その後，患児の成長を待ちながら，肺動脈の発育と左室の大きさを心臓カテーテル検査で評価し，1～2歳を目安に心内修復術を行う。右室流出路を横切る冠動脈異常や肺動脈閉鎖がある例では，右室と主肺動脈との間に人工血管を用いるRastelli手術を行う。

短絡術を行わず一期的に心内修復術が可能な場合は，生後6か月以降に心臓カテーテル検査を受け，心内修復術となる。

手術待機の期間中は，無(低)酸素発作の予防と適切な対処が重要である。無(低)酸素発作は，右室流出路狭窄の程度によらず約30％に出現するといわれており，家族に観察と予防と対処行動についての十分な説明が必要となる。予防としてβ遮断薬を毎日内服する。無(低)酸素発作が起こった場合は，①胸膝位(膝を胸につけるよう身体を丸める，図5)で抱き心臓の血流を増やす，②酸素投与，③静脈ライン確保と輸液，④鎮静(モルヒネまたはペチジンの皮下注)，⑤アシドーシス補正(血液ガスの結果を参考に炭酸水素ナトリウムを静脈内投与)，⑥β遮断薬静脈内投与，⑦α刺激薬静脈内投与の順で対処する。

心内修復術後半年程度は，右室流出路狭窄が解除されて肺からの血流が増えたことによる左室のはたらきを助けるために，内服による心不全治療が必要となる。しかし合併症がなければ，その後は運動制限や生活上の制限はなくなる。内服も不要となり，成人期に妊娠出産も可能である。しかし，成人期以降に再度狭窄した右室流出路の再手術，不整脈，大動脈拡張，心不全などの治療が必要になる場合があり，生涯，定期受診を要する。

図5 胸膝位(乳児)

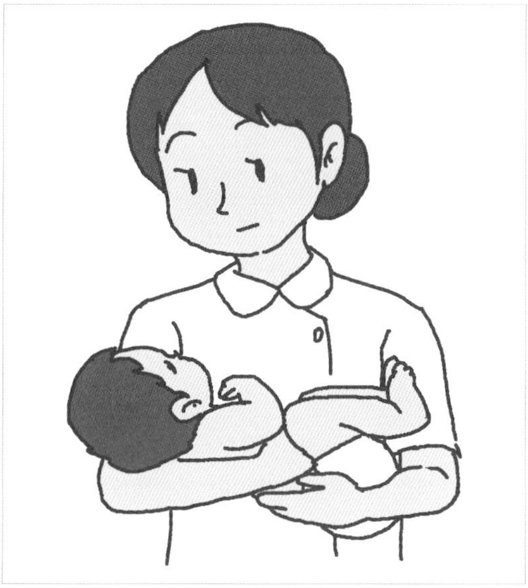

利用可能な公的制度

医療費公費負担制度

入院および手術治療には高額の医療費がかかるが，手術治療については自立支援医療(育成医療)，それ以外の治療については乳幼児医療費助成制度，小児慢性特定疾病医療費助成，難病医療費助成，重度心身障害者医療費助成などの制度により世帯収入に応じた公費負担がある。保護者が加入する医療保険と併せて利用を勧める。申請しないと制度の利用ができないうえに，制度により窓口が異なるため，情報提供が重要である。

社会福祉制度

知的障害や身体障害を合併した場合，成長発達のための療育や特別支援教育，生活のための社会福祉サービスの利用が必要である。家族が情報を得て，療育手帳または身体障害者手帳を取得し，本人と家族に合ったサービスを選択し利用できるよう相談窓口を紹介する。

幼少時には不要と考え身体障害者手帳の取得をしなかった場合でも，成人移行期に就業を考える時期や再手術や心不全など体調が変化した時期に，身体障害者手帳を取得し，障害者枠での就労を検討する場合もある。

成人期には所得保障として障害基礎年金制度がある。しかしその支給額は，寝たきりに近い病状で対象となる1級でも，単身で生活するには十分ではない。

02 アセスメントの実際

出生後・急性期

出生からの経過

胎児診断または出生後チアノーゼにより検査を経て診断される。右室流出路狭窄が強いまたは肺動脈閉鎖の場合，体循環を動脈管に依存しているためプロスタグランジンE_1製剤の静脈内投与が開始される。その後早期にBTシャント術が施行され，いったん退院となる。BTシャント後，または右室流出路狭窄が中等度以下の場合や無(低)酸素発作を起こさずに安定して経過した場合，1～2歳で心内修復術を受ける。チアノーゼが強いと体格がやや小さい場合もあるが，おおむね成長発達は標準と変わらない。感染症の予防に留意し，無(低)酸素発作を予防し手術まで自宅で過ごす。

家族，特に母親は，先天性心疾患と診断された際には手術を受けなければいけないことや疾患の予後，将来の生活などについて悲嘆し，疾患を「自分のせい」と自責の念を抱く。また，出産後すぐに母子分離となり，「子どもにできることが何もない」と，多くが無力感を感じる。

一方父親は，患児の病状および治療の説明を聞き，患児への面会などの対応を母親の退院前は1人で行うことになる。ダウン症候群，22q.11.2欠失症候群など染色体異常の合併が疑われる場合には，さらにそれを受容できるような支援が必要となる。

心内修復術前の乳児期は，通常の育児をしながら自宅で過ごす。チアノーゼがある患児の育児について，感染予防が必要なことから他の母親と十分交流ができず，孤独感や育児方法への不安を抱く場合がある。また，無（低）酸素発作が起こる可能性とその対処への不安ももつ。一方，発作の予防と適切な対処が必要なため家族への指導が欠かせない。

観察（出生～入院後）とアセスメント

1. 全身状態と治療の効果およびプロスタグランジンE_1製剤の副作用の観察

出生直後にチアノーゼが強い場合，集中治療室に入り，インファントウォーマー（開放型保育器）で体温を維持し，治療が開始される。人工呼吸が開始されていなければ，啼泣する強さ，四肢の動き，哺乳の量や吸啜力が，患児の活気を示す。心拍数，血圧，呼吸数，体温，SpO_2の測定値とともに，四肢冷感の有無，顔色，四肢の皮膚色，肝腫大の有無を観察し，循環が保たれているか，心不全徴候はないかアセスメントする。また，水分出納のバランスおよび体重の変化も循環状態のアセスメントに重要である。

また，動脈管開存維持のためプロスタグランジンE_1製剤を静脈内投与している場合は，副作用として①無呼吸発作，②発熱，③消化器症状（下痢），④低Na血症，⑤骨膜肥厚が認められる。無呼吸が頻回となる場合は人工呼吸管理を開始する場合もある。また発熱も多くみられるが，感染症との鑑別を要するため，他の症状の有無や熱型などを観察する。動脈管の開存により生命が維持されているが，点滴の血管外漏出などにより静脈内投与が中断すると急激に動脈管が閉鎖傾向となる可能性があるため，薬剤投与部位の観察と正確な投与が重要となる。

2. 患児の成長発達を促す環境

新生児期の患児について，体重，身長，頭位，胸囲およびその変化から身体発育の経過を評価する。心不全状態では体重増加不良となる。また，「先天性心疾患の遺伝的要因として染色体異常約8％，単一遺伝子病5％」[1)]といわれ，知的障害や発達障害を合併する場合もある。刺激への反応，表情，身体運動，栄養に関する行動などを観察し成長発達を評価する。また，機械的な音が多く母子分離となっている集中治療室の環境にいるため，睡眠と覚醒パターン，不機嫌の有無などの反応をアセスメントする。

3. 母親の疾病の受容と理解

先天性心疾患と合併症をもつ患児を母親が受容できているか，患児への愛着形成が進んでいるか，患児への声かけや表情，かかわり方，前向きな言動が聞かれるかなどの言動からアセスメントする。また，病態および治療内容の理解について，質問への回答や医師や他の医療者との会話内容を観察し評価する。

4. 家族機能と育児行動

父母，祖父母，同胞など家族間のコミュニケーション，意思決定のキーパーソン，家族役割についてアセスメントし，主たる育児者の育児方針，愛着形成，同胞との関係を把握する。

5. 家族の不安と対処行動

家族の表情，言動，医療者とのかかわり方，患児へのかかわり方，食事や睡眠，休息などの日常生活の様子などを観察し，手術治療や疾病に関する不安の程度と内容，対処行動の特徴をアセスメントする。

ケアのポイントとそれに伴うアセスメント

1. 循環動態の安定

検査やバイタルサインの測定など苦痛な処置は，手早くまとめて行い，啼泣する時間をできるだけ短くする。採血などの処置が長引いた場合は途中一度休憩し落ち着かせる場合もある。おむつ交換や哺乳など考えられる原因に対処しても不機嫌が続き，啼泣により末梢血管が収縮する，左右シャントの増加により肺血流が増し心負荷となる，無（低）酸素発作を起こす，などが考えられ，あやしても落ち着かない場合は薬剤により鎮静を行う。

2. 無（低）酸素発作の予防と発作時の対処

啼泣するような処置を行う場合，朝の内服前や覚醒直後の時間，入浴直後は避ける。発作の予防内服を確実に継続し，空腹時や排泄後の不快感による啼泣を長引かせないようにする。排便時のいきみも発作を誘発するため，便秘を予防する。また，下痢や発熱など脱水を予防するため感染症に罹患しないよう環境に配慮する。

処置の際は，酸素および鎮静薬等の薬剤をすぐに使用できるよう準備し実施する。発作時はすぐに胸膝位（図5）で抱き酸素投与を開始するとともに，静脈ラインを確保し対処する。特に手術当日の術前経口摂取を中止した後，脱水傾向となり不機嫌にもなり発作が起こりやすいので注意する。

3. 患児の成長発達の促し

点滴や人工呼吸器などラインが多い場合や循環動態を安定させるために薬剤による鎮静を必要とする場合など，抱っこや声かけなど心地よい刺激を控えざるを得ない場合もある。家族の面会時は可能な範囲でのスキンシップ，声かけなどを勧める。医療者も高いトーンの声かけやタッチング，音楽など患児の成長発達を促す刺激と環境を心がける。

4. 家族の治療に対する不安の軽減

患児と家族に対し丁寧に対応し訴えを傾聴，信頼関係の構築に努める。治療内容の理解を確認し，不十分であれば医師と協力し繰り返し説明する。処置や対応の予定を説明し，心的準備ができるよう支援する。

5. 感染症の予防

入院中の行動範囲や面会について家族と相談し，呼吸器疾患等の感染症罹患の機会とならないよう協力を求める。身体の清潔を保持し，哺乳や食事をいつもの量が摂れるよう食事形態や内容を確認する。

心内修復術からの回復期

回復までの経過

右室流出路狭窄が強いまたは肺動脈閉鎖の場合，新生児期に姑息的手術であるBTシャント術が施行され，いったん退院する。BTシャントは血栓形成の可能性があるため内服による抗凝固療法が必要となる。BTシャント後，または一期的に心内修復術を受けた術後は，低酸素血症は改善する。

1～2歳頃に行われる心内修復術直後は，術前左室が小さめの場合，肺うっ血や1回拍出量低下による低拍出量症候群（low cardiac output syndrome：LOS）をきたしやすく，集中治療室（intensive care unit：ICU）で管理される。また不整脈出現の頻度も多い。手術操作は右心系に多いためその影響による術後右心機能低下も生じやすい。しかし，子どもの心臓は順応性が高いため，集中管理により数日で回復する場合が多い。

心内修復術は侵襲が大きく心機能を一時的に低下させるが，通常1週間程度で回復する。しかし手術に伴い，創痛や処置の苦痛や倦怠感，家族と離れたICUの環境など強いストレスを与える経験となる。気管挿管による全身麻酔の影響，創感染，ライン等による皮膚障害などの合併症を生じる場合もあるが，順調であれば手術後2週間程度で退院し自宅療養となる。

術後半年程度は内服による心不全療法を行うが，その後は合併症がなければ内服治療は不要となり，日常生活上の制限はなく外来通院も年に1回程度になる。

観察・アセスメントとケアのポイント

1. 術後〜退院前まで

1）全身麻酔および手術侵襲による影響

気管挿管による全身麻酔により無気肺や肺炎などの呼吸器合併症，術後イレウス，嚥下痛による哺乳量や食事量の低下，手術侵襲による出血，低心拍出症候群，心不全，不整脈，感染症などの合併症が生じる可能性がある。心拍数と心電図波形，心音，リズム，血圧，酸素飽和度，中心静脈圧，体温，呼吸数，呼吸音，気道内分泌物の量と性状，末梢冷感の有無，皮膚色，水分出納バランスなど呼吸循環状態の指標を観察し，その変化を把握する。また，創部に留置されたドレーンからの排液の量と性状，創部滲出液および発赤腫脹の有無を観察し，創部が清潔な被覆材で覆われていることを確認する。腹鳴，腹部膨満の有無を観察し，経口摂取が開始された場合は摂取状態を把握する。留置されているラインの固定および皮膚発赤や掻痒感の有無を確認し，皮膚トラブルが生じる前に，皮膚保護材および低刺激のテープを使用し，定期的に貼用部位を移動させる。

2）創痛および処置による苦痛と環境によるストレス

乳児および幼児前期の患児は，言葉で疼痛を訴えることができない。そのため，表情および動き，疼痛が強いと思われる術後の日数などから予想し鎮痛薬の投与，体位の工夫や気分転換など疼痛緩和に努める。表情，活気，食欲，睡眠状態，医療者や家族への反応を観察する。創部の保護，ラインおよびドレーンの確実な固定を行い，不機嫌が続く場合や苦痛を伴う処置や動きがある前には，指示されている鎮痛薬を使用する。また，処置はまとめて家族の面会時間を避けて手早く行い，安心できる時間を長くとるなど，計画的に実施する。家族と離れて入室するICUの環境は，不慣れな物品や機械，モニター類の音など，患児を不安にさせる。お気に入りの音楽やビデオ，おもちゃなどを配置し，医療者は落ち着いた明るい調子で声をかける。家族が面会時に多くスキンシップが図れるよう，ラインの配置を考慮し家族に説明する。

ICUから病棟に移動し，創部のドレーンが抜去されると行動範囲を広げる許可が出る。乳幼児は自分から痛みのある動きはしないが，遊びの中や関心のあるものであれば動いていく。そして楽しい遊びをとおして抱えているストレスを発散させる。リハビリとストレス緩和のために，好きな遊びができる環境を家族と協力し整えていく。

術後正中切開の開心術後は，胸骨の安静のため，両腋下を支えての抱き上げを少なくとも1か月程度は禁止し，保護者にも説明する。

2. 術後〜退院後・成人期まで

1）退院後の療養行動

退院する頃には創痛は緩和し食欲や活気も出ており，厳しい水分管理も不要となるが，心不全悪化の徴候を観察する必要がある。哺乳量および食事量の変化，顔や四肢の浮腫の有無，尿回数と量，活気と機嫌，睡眠と覚醒パターンを観察し，悪化の症状が認められた場合の受診のタイミングを説明しておく。受診時には体重測定を実施する。内服方法を確認し，確実に内服が継続できるよう話しておく。感染症は心不全を悪化させるため，感染予防に留意し集団保育は状態が安定してからにするよう相談する。術後皮膚障害が生じた場合は回復状況を確認する。

2）セルフケア移行の準備

心内修復術後半年程度経過すると手術の侵襲

から回復し，順調であれば内服等の治療はなくなり，運動など日常生活上の制限は不要となる。しかし，前胸部に手術の跡は残り，学童期に，プールの際などに友人から傷跡について聞かれ，本人も疑問に思うことがある。患児が病気を肯定的に捉え，友人にも「心臓を治したあと」と話せるように，家族または医療者から患児に話しておくことが大切である。

成人期には右室流出路狭窄への再手術，不整脈，心不全，大動脈拡張や大動脈弁逆流などに対する治療が必要になる場合がある。適した時期に治療が受けられるよう定期受診を継続する必要があり，そのためには本人が疾患と行われた手術内容および将来の治療の可能性，歯科治療の際に抗生物質の予防内服をするなどの感染性心内膜炎の予防行動や心臓に負担をかけないよう生活習慣病の予防をするなど，必要な療養行動を理解することが重要である。

3）ピアサポート

「全国心臓病の子どもを守る会」は長い活動の歴史があり，各都道府県に支部をもつ当事者組織である。家族単位で参加するキャンプなどの楽しい活動，講演会や学習会および書籍の出版，ホームページでの情報提供，政策へのはたらきかけ，学術団体との協働など活発に活動しており，ファロー四徴症のみではないが同じ先天性心疾患の子どもをもつ家族と子ども同士のサポートの場となっている。また同じ組織に「心友会」として成人期の先天性心疾患患者の会があり，当事者同士の交流の場となっている。

また，医師や看護師が教育目的の患者教室や患者・家族の交流会を企画実施している医療施設もある。

4）成人移行支援

近年，小児期発症慢性疾患患者の成人移行支援が推進されている。ファロー四徴症は，同じ病名でも病態により治療内容や経過が異なる。内部疾患であり手術後は本人が疾患を自覚しにくいこともあり，ライフイベントが多い青年期に定期受診の中断が生じやすい。しかし，右室流出路の再狭窄が進み右心不全から不整脈が起こる，自覚症状はないが健診での心電図異常から受診を再開したら再手術が必要な状態だった，などの例があり，受診の自己中断が起こらないよう，本人が疾患と治療内容，今後起こり得る問題と対処を理解し，疾患とともに本人らしい生活が送れるように支援する必要がある。

引用文献

1）山岸敬幸，古道一樹：先天性心疾患．医学のあゆみ 268（9）：750-758，2019．

参考文献

1）大崎真樹：心疾患患児の急性期循環管理．日小児循環器会誌　35（3）：153-163，2019．

2）金本真也：先天性心疾患領域における移行支援．小児期発症慢性疾患患者のための移行支援ガイド，pp70-71，じほう，2018．

3）川名正敏：先天性心疾患．心臓病の病態生理，pp393-394，メディカル・サイエンス・インターナショナル，2009．

4）久保田勤也，浅野みどり：発達段階からみた小児看護過程，第3版．pp179-197，医学書院，2018．

5）郷清貴，森鼻栄治：プロスタグランジン製剤の使用方法と観察ポイント．Neonatal Care 31（10）：30-35，2018．

6）城尾邦隆：Fallot 四徴，先天性心疾患．pp207-220，メジカルビュー社，2005．

7）多賀直行：VSD・TOFの術後管理；根治術と姑息術では何が違うの？．日小児麻酔会誌　24：16-20，2018．

8）日本年金機構ホームページ https://www.nenkin.go.jp/service/jukyu/shougainenkin/jukyu-yoken/20150401-01.html（accessed2021-03-17）

9）檜垣高史：保険・社会保障，成人先天性心疾患．丹羽公一郎編，pp296-299，メジカルビュー社，2015．

10）藤原直：Fallot 四徴症．小児心臓血管外科手術；血行動態と術式の図説・解説，pp115-132，中外医学社，2011．

11）三浦大：Fallot 四徴症．小児科診療81（Suppl）：336-337，2018．

12）村山有利子，鈴木さと美：先天性心疾患の手術を受ける子どもと家族の周術期看護．小児看護　42（7）：834-839，2019．

13）森貞敦子：先天性心疾患患者の術後遠隔期における看護．小児看護　42（7）：840-845，2019．

消化器疾患

4 ヒルシュスプルング病

アセスメントの概要：ヒルシュスプルング病（Hirschsprung病）は，嘔吐，腹部膨満，胎便排泄遅滞などを主症状とした機能的通過障害を生じる先天性疾患である。確定診断後は，根治のための手術が必要となるが，手術の時期は病型や施設によって異なる。手術までの期間は，腸炎予防のための排便管理を行い，腹部症状の観察が重要となる。

01 アセスメントに必要な基礎知識

疾患に関する基礎知識

病態

腸管運動にかかわる，腸管壁内の神経節細胞（アウエルバッハ神経節細胞・マイスネル神経節細胞）は，胎生5～12週[1)]にかけて食道から発生し，直腸下端まで下に向かって分布していく。この過程が途中で停止すると，それより下の腸管では神経節細胞が欠如し，正常に蠕動しないため排便障害をきたす。この神経節細胞が欠如している腸管を「無神経節腸管」と呼ぶ。約5000出生に1例の割合でみられ，男児に多く，まれにダウン症候群や，心奇形，中枢性低換気症候群の合併がみられることもある。病変が全結腸にまで及ぶ症例では家族性の発症も報告され，遺伝子異常による発症も明らかになっているが，多くの場合は原因不明である。

主な症状

新生児期の胎便排泄遅滞や頻回の嘔吐，胆汁性嘔吐，腹部膨満（図1）などで発見されることが多い。しかし病型によっては，乳幼児期になってから重度の便秘を主訴に発見される場合もある。胎便排泄遅滞は腸炎を生じさせ，放置すると敗血症を引き起こすおそれがあるため，適切な排便管理が重要である。

図1 腹部膨満

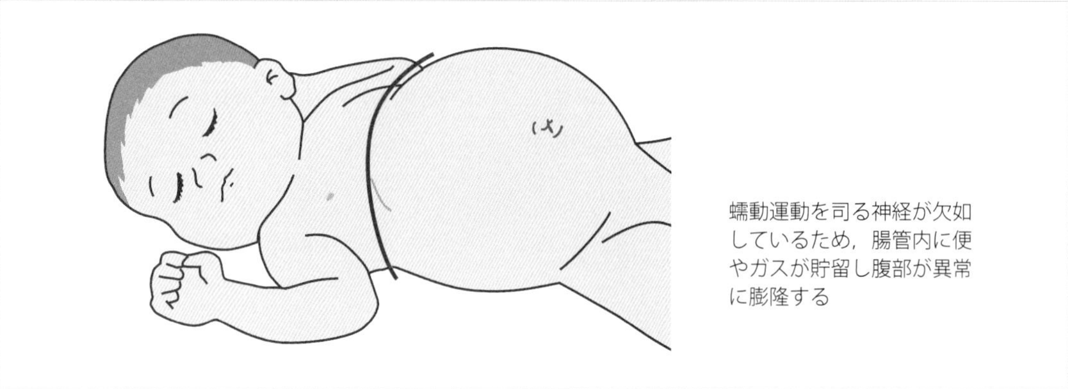

ヒルシュスプルング病の観察フローチャート

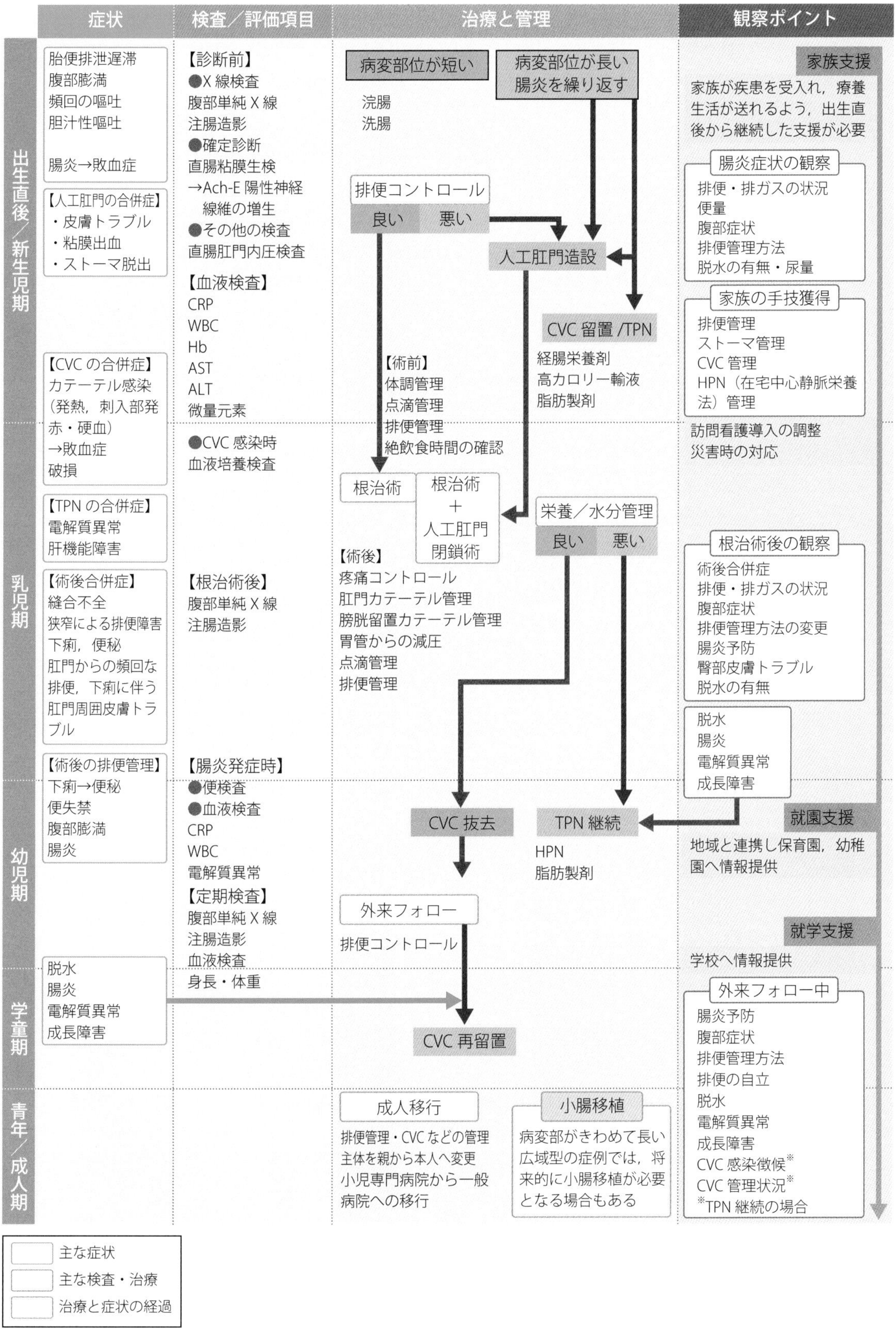

検査と診断

1. 腹部単純X線検査

無神経節腸管より口側の腸管は著明に拡張し，直腸内ではガスの欠如が認められる。無神経節腸管の範囲が広い症例では，小腸の拡張像もみられる（図2）。

2. 注腸造影検査

注腸造影検査では，無神経節腸管の狭小化と口側の正常腸管が拡張部として描出される。その腸管口径の変化はキャリバーチェンジ（caliber change）と呼ばれ（図3），本疾患に特徴的な所見である。

3. 直腸肛門内圧検査

直腸刺激用バルーンで直腸壁を拡張刺激し，肛門管圧の変動を確認する検査である。正常児では，直腸壁を刺激すると，直腸の神経節細胞の反射により肛門管圧が低下してまた元に戻る「直腸肛門反射」と呼ばれる生理的な反射がみられる。しかし，本症ではこの反射がみられず，直腸肛門反射は陰性となる。

図2 **腹部単純X線検査**

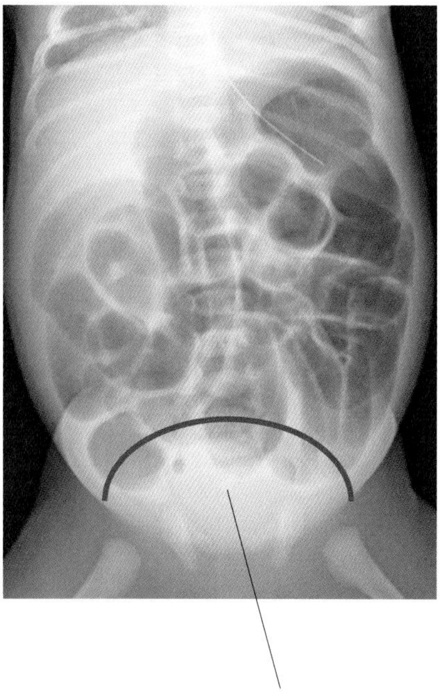

4. 直腸粘膜生検

直腸粘膜生検では，直腸粘膜を吸引採取し，アセチルコリンエステラーゼ（Ach-E）染色を行う。Ach-E染色は，ヒルシュスプルング病診断において必須とされており，粘膜筋板周囲から粘膜固有層にAch-E陽性の神経線維の増生が認められると確定診断となる。

病型分類

ヒルシュスプルング病における病型は無神経節腸管の範囲によって分類され（図4），無神経節腸管が長いほど重症度が高くなる。下部直腸型と直腸S状結腸型の病型が全症例のうち約80％を占めている[2]。

治療

無神経節腸管の範囲が広い長節型・全結腸型・広域型の病型や腸炎を繰り返す症例では，新生児期に人工肛門を造設する。術中病理組織診を行い，正常腸管の下端（末端）にループ式

図3 **注腸造影検査**

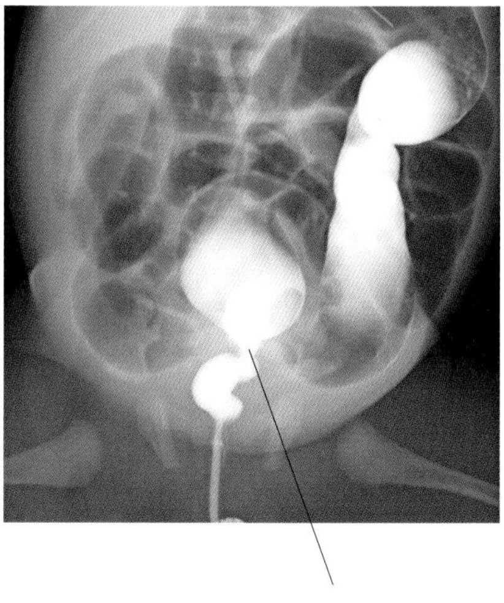

図4 病型分類

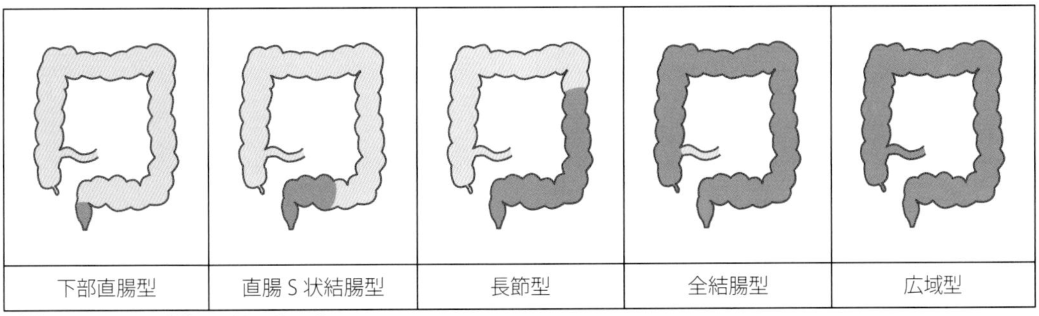

▒：正常腸管　■：無神経節腸管

無神経節腸管の長さにより，下部直腸型（肛門～直腸下部まで），直腸 S 状結腸型（直腸下部～ S 状結腸まで），長節型（下行結腸～盲腸まで），全結腸型（回盲部～口側 30cm の回腸まで），広域型（回盲部～口側 30cm の回腸を超える範囲）に分類される

図5 根治術の吻合方法

デュハメル（Duhamel）法　ソアベ（Soave）法　スヴェンソン（Swenson）法

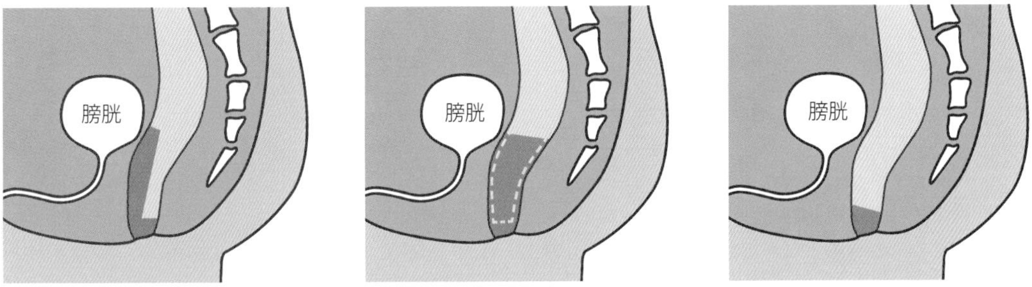

デュハメル（Duhamel）法：無神経節腸管の背面に正常腸管を縫い合わせる

ソアベ（Soave）法：無神経節腸管の粘膜を切除して筋層のみとした中に正常腸管を引き下ろす

スヴェンソン（Swenson）法：無神経節腸管をほぼ切除して正常腸管と吻合する

ストーマを造設するため，造設部位は病型によって異なる。下部直腸型，直腸S状結腸型では，浣腸や洗腸により便が出せるようになれば，まずは保存療法を行い，その後，根治術を行う。

根治術は無神経節腸管を切除し，正常腸管を肛門まで引き降ろし（プルスルー），肛門部に吻合する。吻合方法はデュハメル（Duhamel）法，ソアベ（Soave）法，スヴェンソン（Swenson）法およびそれぞれの変法が用いられる（図5）。肛門からの操作で行う経肛門的手術や，腹腔鏡下あるいは開腹手術に腹腔鏡を併用する方法などがある。根治術を行う時期は施設によって異なり，新生児期に行われることもあるが，生後数か月頃までに施行されることが多い。

02 アセスメントの実際

ヒルシュスプルング病は，病型により発症の時期や症状の程度に個人差が大きい疾患である。胎便排泄遅滞で出生後早期に本症と診断され，根治術までに一時的な人工肛門造設と中心静脈栄養を必要とする，無神経節腸管の範囲が全結腸に及ぶヒルシュスプルング病の患児を想定して，出生直後・新生児期の観察のポイントを述べる。乳児期以降は，その他の病型も含めて述べる。

出生直後・新生児期

腸炎症状の観察

出生直後より，「胎便がなかなか出ない」「おなかの張りが強い」「嘔吐を繰り返す」といった症状がみられる。これらの症状は，放置すると腸管のうっ滞から腸炎となり，敗血症・エンドトキシンショックを引き起こし，重篤な状態に陥る可能性もあるため，検査を進めながらも，腸炎予防のために，浣腸や洗腸などの排便管理が必要となる。発熱や血液検査データなどを確認し，腸炎や敗血症の徴候がないか，全身状態の観察を行う。

●観察ポイント

- 腸炎症状：排ガスの有無，排便の量・性状，便臭（腐敗臭），嘔吐，吐物の量・性状（胆汁性嘔吐では緑色），腹部膨満，イレウス症状
- 敗血症：発熱，CRP上昇，ショック症状

人工肛門造設後の観察

図4に示したように，無神経節腸管の範囲が広い長節型・全結腸型・広域型の症例や，腸炎を繰り返す症例では，根治術までに人工肛門（以下，ストーマ）を造設する場合がある。術中生検を行い，正常腸管の最も肛門側に造設する。

ストーマ造設後の観察ポイントは，排便状況，腸炎の有無，脱水症状の有無に加えて，ストーマ合併症の有無やストーマおよび周囲の皮膚状態の観察が必要となる。無神経節腸管の範囲が小腸にまで及ぶ病型では，小腸にストーマが造設される。小腸ストーマからはアルカリ性の強い水様便が多量に排出されるため，装具の便漏れや皮膚トラブルを生じやすい（図6）。また多量の水様便の排出は水分と電解質の喪失にもつながる。乳幼児は生理的に体内の水分含有量が多く，体液における細胞外液の割合が高いため容易に脱水を起こす。さらに子どもは成人と比べ，皮膚の組織が脆弱であるため，排泄物による皮膚炎などのストーマ合併症を生じやすい。子どもでは使用できるストーマ装具が限られるため，早めに皮膚・排泄ケア認定看護師に相談し，適切な装具選択やケア方法を確立することが望ましい。

排便の有無だけでなく，便性や便臭は腸炎を評価する指標となるため，いつもと異なる臭いではないか，腐敗臭はしないかなどを観察する。また，乳幼児期の子どもの成長は著しく，成長に伴い寝返りやハイハイなど活動が活発になると，ずれにより装具がはがれてしまうことがある。腹巻などを使用してストーマ部位を保護するなど，成長発達に応じて変化する管理方法に家族が適応できるよう，具体的な対応方法を提案する。

●観察ポイント

- 全身状態の観察：排便状況，腸炎の有無，尿量（脱水の指標）
- ストーマの観察：色調，大きさ（縦×横×高さ），浮腫の有無と程度，出血の有無
- ストーマ合併症：ストーマ壊死，ストーマ粘膜皮膚離開，ストーマ出血，ストーマ脱出，ストーマ周囲皮膚炎

中心静脈栄養を必要とする患児の観察

全結腸型や広域型の症例では，切除する腸管の範囲が広く，栄養吸収障害，脱水，電解質異常などをきたすため，長期的な中心静脈栄養（total parenteral nutrition：TPN）が必要となる場合が多い。長期のTPNには長期留置用のカフ付きブロビアックタイプカテーテル（ブロビアック）または完全皮下埋め込み型リザーバー付きカテーテル（ポート）などの中心静脈カテーテル（central venous catheter：CVC）が必要となるが，ポートは毎回の穿刺が必要となるため，小児ではブロビアックが選択されることが多い。ブロビアックはカテーテルの端が体外

図6 小児の空腸ストーマ

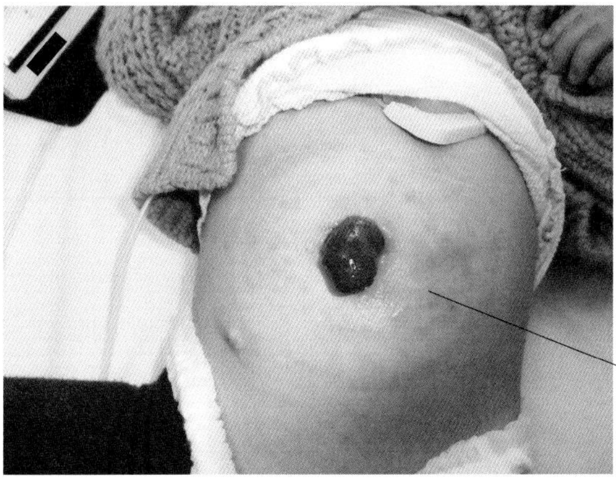

に出ているため，カテーテル感染から敗血症を生じるリスクがある。感染徴候の観察を行うとともに，感染を予防するため，カテーテルは清潔に取り扱わなければならない。幼児期になり活動が活発になると，突発的な動きによる引っ張りや，不慮の出来事で破損するリスクがあるため，固定や管理方法にも工夫が必要となる。

●観察ポイント

- カテーテル感染の観察：刺入部の発赤・腫脹・熱感・硬結・疼痛，排膿の有無，発熱，血液検査データ，血液培養検査
- カテーテル留置による合併症：皮下トンネル感染，敗血症，カテーテル閉塞，カテーテル破損，刺入部皮膚トラブル
- TPNによる合併症：高血糖・低血糖症状，血液検査データ（電解質異常，ビタミン・微量元素・必須脂肪酸などの欠乏や過剰，肝機能障害，血糖値の異常）

乳児期

家族の手技獲得状況の観察と支援

水分や栄養の調整と腸炎のコントロールができれば，根治術までの期間は退院し自宅で過ごすことができる。そのためには，家族がケアの手技を獲得する必要がある。家族の理解度に合わせて指導を行う。以下にストーマを造設しない場合の排便管理方法について述べる。

1. 洗腸

基本的に直腸S状結腸型までの症例では，毎日肛門からカテーテルを挿入して洗腸を行う。温めた生理食塩水をカテーテルから注入し，溜まっている便を回収するとともに，腸管内を繰り返し洗浄する。乳幼児では，処置を嫌がって暴れることも多いため，安全に行えるようしっかりと患児を固定する必要がある。腹部膨満が強い場合やミルクの飲みが悪い，嘔吐がある場合などは，1日複数回実施する。肛門からカテーテルを挿入し，生理食塩水での洗浄は行わず，腹部マッサージを行うことで腸管内に貯留したガスと便を排出させる方法もある。

2. 浣腸

無神経節腸管の範囲が短い場合は，グリセリン浣腸を行い，定期的に便を出す方法もある。

●観察ポイント

- 洗腸・浣腸時の観察：便の量や色，性状，排ガスの有無，腹部膨満感，腹壁の硬さ

根治術後の観察

術直後は減圧（腸管に圧力がかからないよう，ガスを抜く）目的で胃管を挿入し，肛門にはカテーテルやドレナージチューブを留置することが多い。また点滴も留置され，複数のルート類が患児を取り巻くことになるため，ルート類のトラブルに注意して管理を行う。患児は，術後の疼痛と，飲食ができないこと，自由に動けないことでストレスを感じ機嫌が悪くなり，その様子をみている家族も不安を感じる。安静制限の範囲内で，ルート類に注意し，保護者に抱っこをしてもらう，患児の好きなおもちゃで気を紛らわせる，休息時間を確保するといった配慮が必要である。

1. 術後の排便管理

術後早期は排便回数が多くなるが，しだいに排便回数は減り，術後数か月で便秘傾向となる症例もある。また，吻合部の狭窄により根治術後も浣腸や洗腸の処置が必要となる症例もまれにみられる。排便のうっ滞は腸炎のリスクとなるため，排便状況を確認し，必要な排便管理方法を検討する。術前の排便管理方法から変更になる場合には再度家族へ指導を行う。

2. 肛門周囲皮膚炎への対応

結腸をすべて切除し小腸と肛門を吻合する場合，術後はアルカリ性の強い水様便が排出される。さらに術後は，便貯留機能が低下しているため便回数が頻回になり，便による化学的刺激により肛門周囲皮膚炎を生じる。皮膚炎が生じることが予測される場合，術後早期から肛門周囲に皮膚被膜剤や撥水性クリーム，油性軟膏を予防的に塗布する。頻回な拭き取りや過度の洗浄は皮膚への刺激となるため愛護的なケアを行う。皮膚炎が生じると，疼痛により眠れない，機嫌が悪くなるといった影響が出るため，皮膚炎を生じさせない，悪化させないための予防的なケアが重要である。

●観察ポイント

- 全身状態の観察：疼痛の有無，腹部膨満，嘔吐の有無，排便，排ガス，出血，イレウス症状，肛門周囲の皮膚の状態
- 術後合併症：腸炎，縫合不全，ろう孔形成，狭窄に伴う排便障害，便失禁

幼児期以降

外来フォロー中の観察

根治術終了後も，腸炎や，脱水のリスクがなくなるわけではないため，継続した観察が必要

図7 洗腸の様子

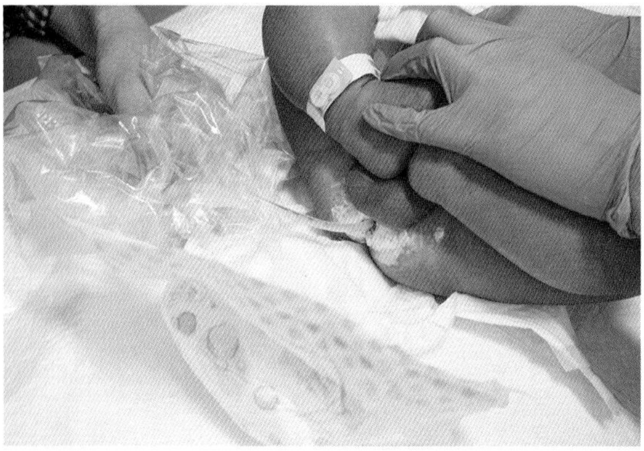

乳児の場合は，あぐらを組むように足を固定すると行いやすい

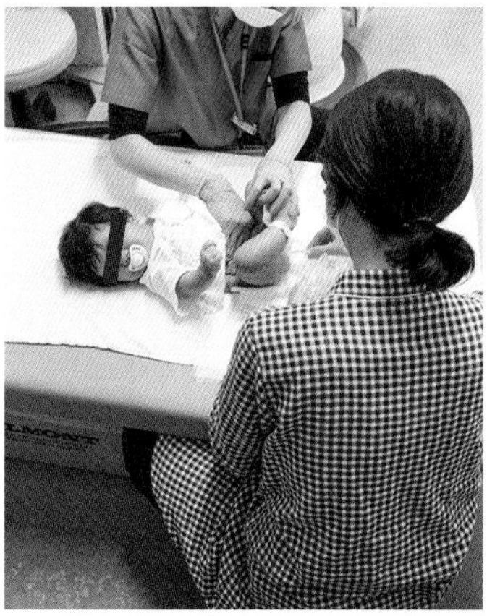

である。尿の量，便の量，便性や腹痛，食事摂取の状況，活気の有無などを観察する。

TPNの離脱後に成長障害が生じることもあるため，身長・体重の測定とともに，成長曲線に沿っているかの確認も重要である。また，退院後に子どもの健康状態を管理していくのは家族であるため，どのような状態になったら受診が必要なのか，緊急時の対応方法などをあらかじめ確認しておく必要がある。浣腸などの排便管理を必要とした患児でも，成長とともにおなかに力をいれて排便ができるようになったり自分自身で浣腸ができるようになる。本人の発達と理解の程度をアセスメントし，少しずつ管理を本人へ移行できるように介入していく。

家族支援

ヒルシュスプルング病は出生直後に症状を呈し，さまざまな検査や処置が必要となる症例が多い。ストーマを造設する症例では出生後早期に造設する場合が多く，家族は出産直後に子どもの疾患を告知され，さらにはストーマを造設する決断を迫られることになる。家族の受け入れ状況や，理解度を確認しながら丁寧な説明を心がけるなど，家族の身体的・心理的負担への配慮も必要である。

複数の医療的ケアを必要とする症例では，ケアの主体は家族となり，家族への医療ケア技術

COLUMN

広域型の患児について

無神経節腸管が小腸にまで及ぶ広域型のうち高位空腸にまで及ぶ症例では，高位空腸にストーマが造設される（図a）。栄養吸収は阻害され，脱水や電解質異常をきたしやすく，消化管内容物のうっ滞による腸炎を容易に引き起こす。CVCからのTPNは必須で，減圧目的での胃ろうや腸ろうなど複数のろう孔を造設し，長期的には小腸移植あるいは多臓器移植も視野にいれた治療の選択が必要となる症例もある。

図a

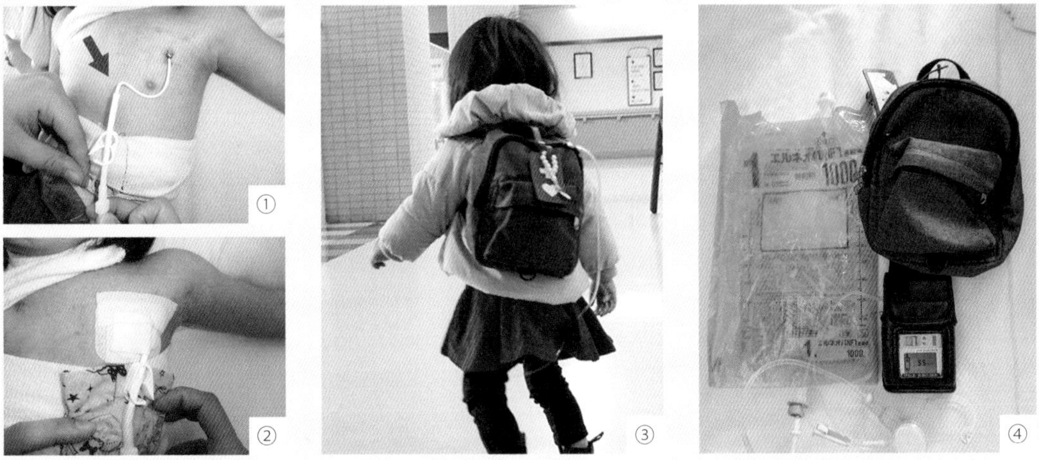

①：プロビアックカテーテル刺入部。太さが変わる部分（矢印）がねじれやすく，破損リスクが高い
②：患児の皮膚状態や活動状態に合わせて固定方法は検討する。ループをつくってしっかり固定する
③：長時間の TPN が必要な場合はリュックに入れて移動することで活動性を確保できる
④：リュックの中身。輸液本体と在宅用輸液ポンプが入っている

の指導が必要になるが，家族のケアレベルは，そのまま患児のQOLに直結するため適切なケア・管理が行えるよう指導し，継続したサポートが重要となる。保健師や医療ソーシャルワーカー（medical social worker：MSW），退院支援部門などと協働し，退院後の支援体制を調整する。家庭の状況に応じて訪問看護などの社会資源を導入し，地域の薬局との調整を行い，就園就学時には保育園・学校などへの情報提供を行うことも必要となる。医療ケア度が高い未就園児は，保育園等の受入れ先をみつけるのが困難な場合が多い。地域の保健師等と協力し，患児が適切な保育・教育が受けられるよう早期から調整する必要がある。災害時には受診困難や必要な医療品の不足も予測されるため，緊急時に受診できる自宅近隣の病院の調整や，予備の医療品の備蓄など，対応方法について家族と話し合い調整しておく。

引用文献

1）日本小児外科学会ホームページ
http://www.jsps.or.jp/archives/sick_type/hirschsprung（accessed2021-03-04）
2）ストーマリハビリテーション講習会実行委員会：ストーマリハビリテーション基礎と実際（第3版）．pp82-84，金原出版，2016.

参考文献

1）日本小児ストーマ・排泄・創傷管理研究会学術委員会編：小児創傷・オストミー・失禁（WOC）管理の実際改訂版．pp20-22，123-125，東京医学社，2019.

5

運動器疾患

骨折

アセスメントの概要：子どもの骨折は，成長・発達に伴い活動が活発になることや行動範囲が拡がることにより生じやすくなる。スポーツ練習など過度な負荷によっても生じる。男子における発生率が高く11～15歳が多い。上肢骨折では肘周辺，下肢では膝や足関節周辺の骨折が多い。一般的な症状として，骨折やその周辺のひどい痛み，熱感，発赤，腫脹，変形がみられる。変形は左右を比べることでわかることもある。骨折が関節に近い場合は関節を動かすことができなくなる。痛みを言葉で訴えることができない乳幼児では，骨折部位を動かさず，少し動かしただけでも泣き出すといった様子から骨折がわかることも多い。病的骨折では，骨形成不全症などの骨折の起因となる疾患や重症心身障害によって起こるが，このような骨折しやすい傾向のある子どもは，一般的な骨折の症状に加えて発熱，心拍数の増加などの徴候によって早期に発見し，適切な処置につなげる必要がある。骨折を起こさないケアと観察による早期発見が重要となる。骨折治療としては，骨の位置を戻す整復とその後の固定が行われる。固定の方法として，ギプス固定や手術療法がある。骨折は強い痛みを伴うので疼痛緩和を積極的に行うとともに，しびれ，冷感，感覚麻痺はないかなど，神経障害，循環障害の有無を観察する。骨折治癒には仮骨形成から骨化のプロセスが順調に進むことが重要である。治療が長期間にわたり運動制限を伴うことも多いので，子どもの成長・発達への影響をアセスメントしケアする必要がある。

01 アセスメントに必要な基礎知識

疾患に関する基礎知識

骨分類と構造

骨は，長骨，短骨，扁平骨などに分類される。

骨は，密で硬い緻密質でできた皮質骨（cortical bone）と，その内部の網目構造の海綿質で骨端部に多い海綿骨（cancellous bone）から成る。長骨では皮質骨と海綿骨で囲まれた骨髄腔が形成され，骨髄腔には骨髄がある（図1）。

骨代謝とリモデリング

骨は破骨細胞による骨吸収と骨芽細胞による骨形成が繰り返されることによって新陳代謝される。これを「骨リモデリング（骨造形）」という。

適度な運動は骨への負荷により骨代謝が促進され骨量が増加する。骨量は18～19歳頃に最大値になる。長期臥床等により運動が制限されると骨吸収が骨形成を上回るので骨量は低下し脆弱になる。

骨折の定義と治癒過程

骨折とは「外力などの何らかの原因によって骨組織の解剖学的な構造の連続性が絶たれた状態」のことであり，例えば，転倒により前腕を地面に強く打ちつけるような外力により，骨の切断や亀裂が生じた状態である。

骨折の治癒は以下の過程をたどる。

骨折の観察フローチャート

	症状	検査／評価項目	治療と管理	観察ポイント
発症直後	運動機能障害 変形 腫脹，熱感 局所疼痛・圧痛 出血／皮下出血 ショック 予測される病態 神経損傷による麻痺，知覚の低下 循環不全による壊死 局所の炎症，腫脹 出血 皮膚損傷からの感染 発熱 脂肪塞栓	発症転機の問診 視診 触診 画像診断 バイタルサイン 血液検査	**重要臓器周辺骨の骨折** 呼吸・循環の管理 全身麻酔下による骨折の修復，固定 **開放骨折** **転位の大きい骨折** 全身麻酔下による骨折の整復，固定 **閉鎖骨折（上肢や下腿）** 徒手整復 ギプス固定 **転位しやすい閉鎖骨折** （大腿部など） 徒手整復 牽引療法 直達牽引 介達牽引	子どもの認知特性 発達段階 運動機能 認知機能や認知特性 （知的障害，発達障害の有無） 環境要因 虐待の有無 家庭環境，親子関係 受傷要因，転機 病的骨折の可能性 骨折や治療に伴う苦痛 疼痛や苦痛 痛みや苦痛を訴える手段，能力 バイタルサイン 症状や合併症 5Pサイン 固定による不快
急性期	運動機能障害 腫脹，熱感によるギプスのない圧迫 疼痛 コンパートメント症候群 脂肪塞栓 再骨折	視診 触診 画像診断 バイタルサイン 血液検査 5Pサイン	骨折部の固定と安静，有害事象をおこさないことによる早期の仮骨形成を促す 筋力の維持，周辺関節の拘縮予防などのリハビリテーション	身体面 5Pサインの有無 骨折部の疼痛 固定による苦痛や合併症 運動機能障害 栄養，排泄，睡眠などへの影響
回復期・慢性期	安静による気力や体力の低下 生活リズムの崩れ 固定により生じる不快 活動制限による弊害（活動意欲の低下，苛立ち，不機嫌）		生活を整えることによる ・有害事象の防止 ・体調の安定化	生活面 年齢や発達段階にふさわしい生活を送っているか 日常生活動作の自立度 社会生活（教育や社会参加など）への影響 活動参加への意欲 周囲や家族との関係性
	固定解除後の 筋力低下 変形・拘縮 運動機能低下 運動機能障害 再骨折の有無	視診 触診 徒手筋力測定 画像診断 バイタルサイン 血液検査	運動機能障害や骨の成長障害等が残る場合には，リハビリテーションを継続し，医療・教育・福祉の連携・協働によりその子らしい生活を支援する	生活面 日常生活活動面で困っていることはないか 今後生じる可能性の有無 教育機関と連携する必要の有無 今後の生活上の注意点の有無と継続状況

主な症状
主な検査・治療
治療と症状の経過

図1 骨の構造(長骨)

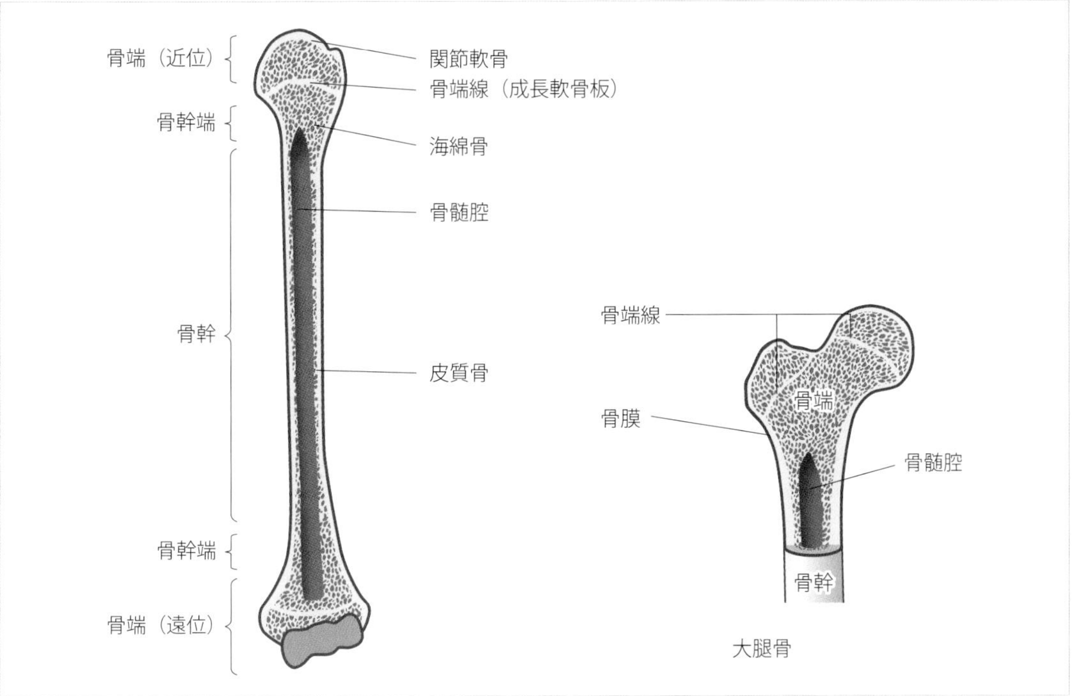

骨折により，骨折した部分(骨折端)の骨・軟部組織に壊死が生じると，好中球やマクロファージのはたらきで壊死組織が分解・吸収される。一方で，骨折の隙間に間葉系幹細胞が侵入すると，間葉系幹細胞はサイトカインのはたらきによって軟骨細胞や骨芽細胞に分化し「仮骨(callus)」となる。仮骨は徐々に硬性を高めて2～3か月で治癒する。

子どもの場合は，成人に比して比較的短期間で治癒のプロセスが進むので骨癒合が早く，転位(骨折端同士のズレ)が大きくても問題にならないことが多い。しかし，損傷部位が骨の成長を司る骨端線(成長軟骨板)の場合は，成長障害や二次的変形につながることがある。

骨折の原因

骨折は主な原因から，強い外力により生じる「外傷性骨折」，疾患等が原因の骨の弱さによる「病的骨折」，比較的弱い力が繰り返し同一部位にかかることによって生じる「疲労骨折」の3つに分類される(表1)。子どもの場合，子どもの外傷性骨折は，転倒や転落，スポーツや交通事故等による外傷によって生じやすい。病的骨折は，くる病や骨形成不全症などの疾患や重症心身障害による長期臥床や栄養障害などで骨が脆くなることによって生じやすい。

骨折の種類と転位，子どもの骨折の特徴

骨折の種類には，外力の作用方向や骨折部位による分類，骨折線の走り方による分類がある。骨組織の連続性が完全に絶たれていれば完全骨折(図2)，一部が連続しているものを不完全骨折(図3)という。皮膚から骨が突き出たものを開放骨折または複雑骨折(図4)という。皮膚損傷がない場合は閉鎖骨折または単純骨折，皮下骨折(図5)という。骨折端同士のズレを転位(図6)という。

子どもは骨に弾力性があるので，折れた部位が完全に離れていない若木骨折(図7)，外力で骨がめり込むことによって生じる隆起骨折(図8)，骨端線(成長軟骨板)損傷(図9)などがある

表1 骨折の原因による分類と特徴

原因による分類	特徴	原因例
外傷性骨折	・骨組織は正常であり，強い外力がかかり生じたもの ・直達外力：外力が直接かかった部位が骨折すること ・介達外力：外力がかかった部位から離れた部分に力が集まり骨折すること	・転倒 ・転落 ・スポーツによる外傷 ・交通事故
病的骨折	・骨に脆弱性をもたらすような原疾患等があり骨折を生じるもの ・軽微な外力で骨折が生じやすい	・骨代謝疾患 ・内分泌疾患 ・重症心身障害 ・長期臥床
疲労骨折	比較的弱い力が繰り返し同一部位にかかることによって生じる骨折	・スポーツクラブ ・部活動

図2 完全骨折

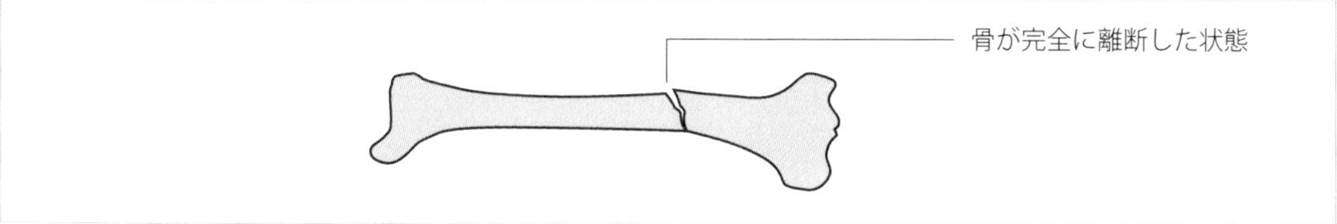

図3 不完全骨折

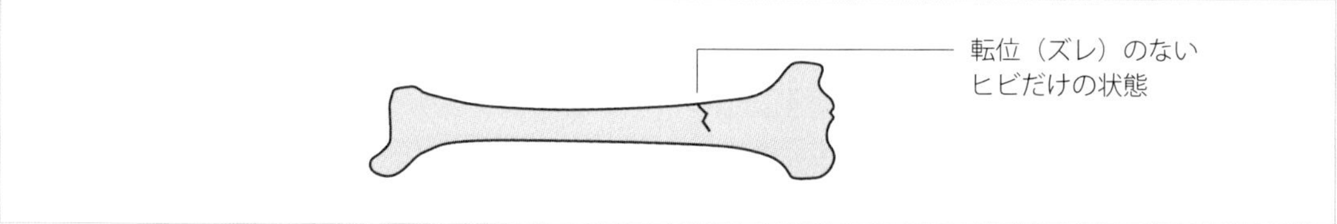

図4 開放骨折（複雑骨折ともいう）

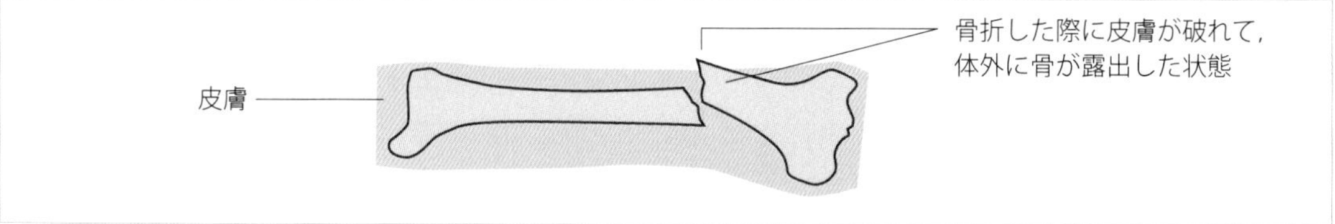

図5 閉鎖骨折（単純骨折，皮下骨折ともいう）

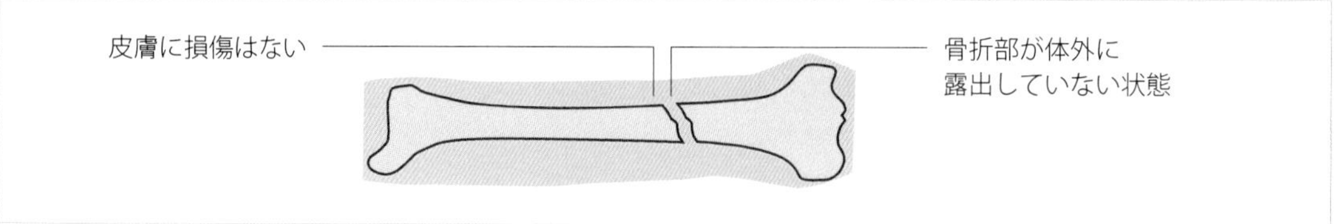

図6 転位

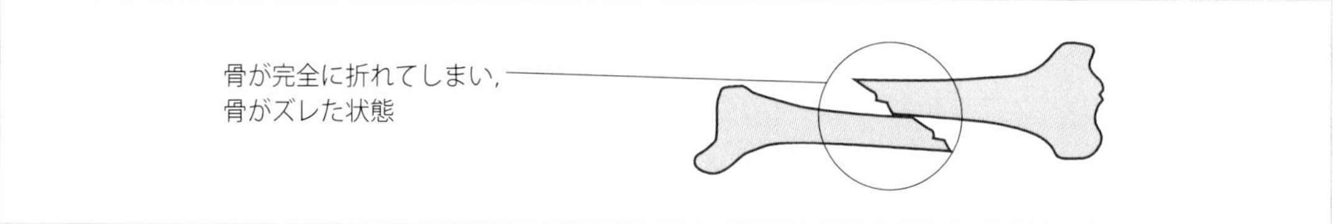

図7 若木骨折

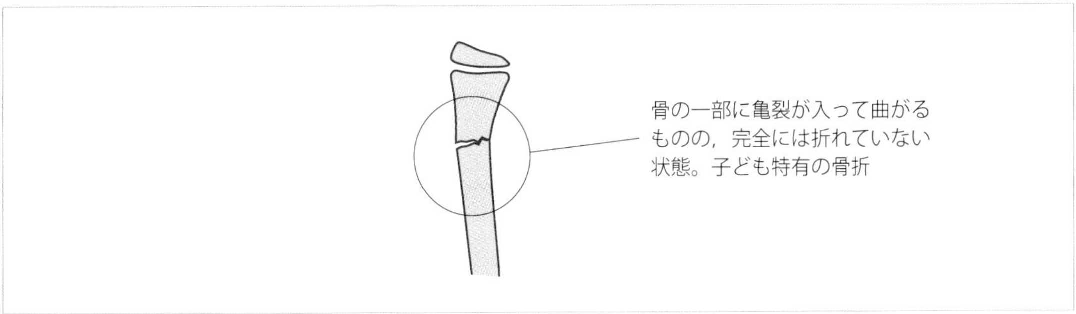

図8 隆起骨折

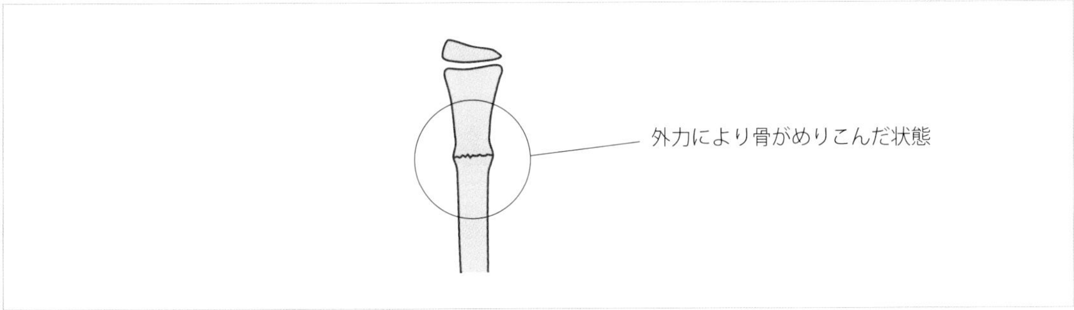

図9 骨端線（成長軟骨板）損傷

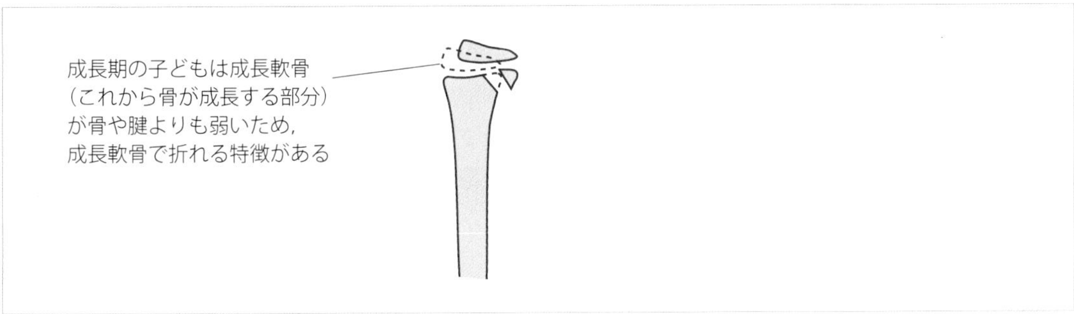

ことが特徴である。

児童虐待による骨折の特徴と察知

5歳までの子どもで不自然な外傷所見がある場合には児童虐待を疑い，全身X線撮影が励行される[1]。人為的な外力による骨折では骨幹端，肋骨，棘突起，胸骨の骨折が多いことが知られている。骨折治癒後にみられる修復線から時期が異なる骨折の存在を検知することができるので，年少児の骨折の場合は児童虐待を念頭においた問診や全身観察，X線撮影が必要となる。

主な症状

骨折の一般的な症状は運動機能障害，疼痛，腫脹，熱感，変形等である。また，骨折による血腫や損傷組織の分解・吸収のために38℃程度の発熱が生じることもある。合併症には，血流障害，神経損傷，脂肪塞栓，感染症などがある。子どもの訴えやよくある状況等を表2に示した。

表2 主な症状と特徴

主な症状	特徴	骨折を示す徴候や様子
運動機能障害	・骨折によって力が伝わらなくなるので運動障害が生じる ・動かすことで疼痛が生じるので普段行っている動作を行うことができない	・特定部位に力が入らない ・いつもを違う動作を行う
疼痛	・自発痛・圧痛が生じる。骨折線に一致した強い限局痛がある	・触ったり動かすと激しく痛がる
局所の腫脹・熱感	・骨折部の内出血および炎症による浮腫によって生じる ・熱感は受傷後2～3日後が最も強い	・四肢の周囲径の左右差 ・局所の緊満感
変形	・骨折端の転位によって，局所の屈曲・内外転・回旋・短縮などが生じる	・不自然な肢位の位置や向き
発熱	・血腫や損傷組織の分解・吸収による38℃程度の発熱	・発汗，顔面紅潮

歩行時や自転車走行中に車にはねられたなどの高エネルギー外傷の場合は，重要臓器損傷によるショック状態が生じる場合がある。

検査と診断

問診，視診，触診による臨床症状と画像診断との組み合わせで診断に至る。

開放骨折か閉鎖骨折か，整復が可能か，血管損傷や神経損傷など軟部組織損傷はあるかなどを診断する。

骨折は大きな外力がかかったことによって生じるので，骨折の部位や重症度予測のためにも問診によって受傷の状況を本人から確認することが必要である。しかし，乳幼児は自分で状況を説明できないので，保護者や周囲にいた大人から聞き取る。それにより児童虐待の早期発見につながることもある。

視診では腫脹や熱感，発赤，皮膚の色調，隣接関節の動きを観察し，血行障害や神経麻痺がないかなどを予測しながら確認を進めていく。

骨折の場合，触れるだけでひどい疼痛が生じる場合もあるので触診は最後に行う。骨折が最も疑われる部位は触診で圧痛が強く出るので，部位をある程度特定し画像診断を行う。

四肢など，左右の比較から骨折部位を特定できるので，画像診断では両側の単純X線撮影を行う。さらに詳細にみる場合にCTやMRIが有用なこともある。血管損傷が疑われる場合は，血管造影検査を行う場合もある。

治療

1. 保存療法(図10)

子どもの四肢の骨折は骨癒合が早く変形も起こりにくいので，徒手による整復および整復後のギプス固定，牽引療法など保存療法が主である。大腿骨骨折など転位が生じやすく部位では牽引療法が選択される。牽引療法には直達牽引と介達牽引がある。介達牽引は牽引力が弱いので，全身状態等で手術が困難な場合に選択されることがある。転位が高度な場合には全身麻酔下での整復が必要となる場合もある。

2. 手術療法(図11)

開放骨折の場合は緊急手術が必要となる。整復後の骨折部位が不安定な場合は，ワイヤー固定，髄内釘，プレート固定，創外固定が行われる。

合併症

骨折の合併症には神経障害，循環障害，深部静脈血栓症などがある。神経障害や循環障害は，骨折により神経や血管を傷つけたり，圧迫することによって生じる。深部静脈血栓症は，骨折による血管損傷や還流障害等により生じる可能性がある。

図10 保存療法

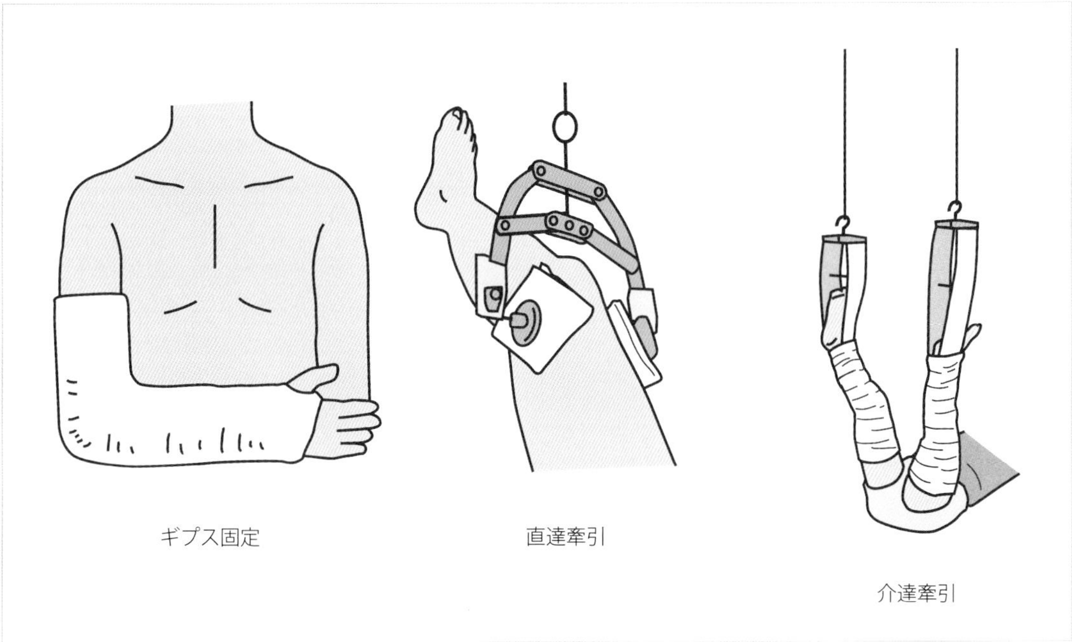

図11 手術療法

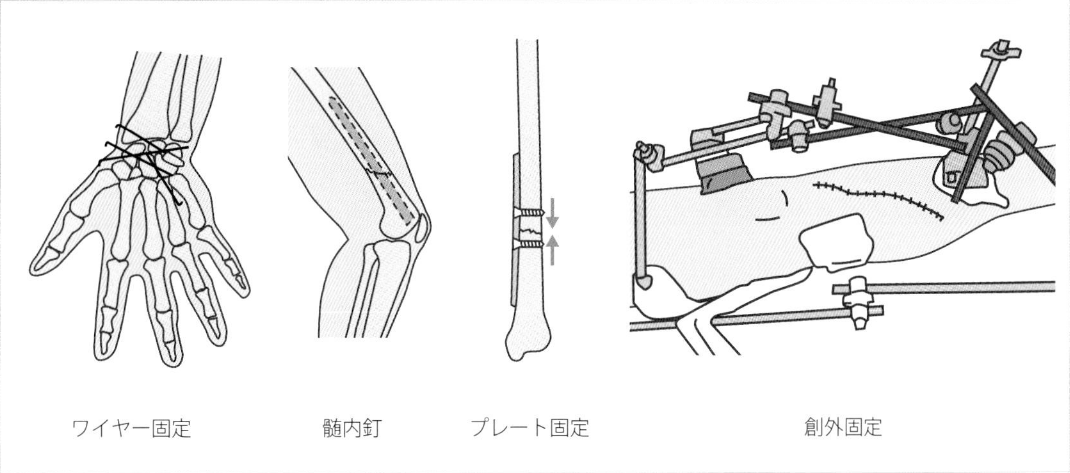

骨折治療による合併症には，ギプス固定後に骨折部周辺が腫脹することによって生じる循環障害が周辺組織の壊死や神経障害を起こすことがある。これを「コンパートメント症候群」という。そのなかでも子どもの上腕骨骨折によって生じる手指の屈曲位拘縮は「フォルクマン拘縮」(図12)といわれ，手の機能障害が生じる。ギプス固定で骨突出部に褥瘡が生じることもある。

ギプス内の疼痛，知覚障害，麻痺，脈拍消失，あるいは局部の痛みや違和感が認められる場合には，神経障害や循環障害，褥瘡発生が強く疑われる。したがって，本人の訴えや表情，行動を観察し苦痛が認められる場合，固定箇所の四肢末端の蒼白や冷感，動かすことができない，感覚がわからないなどがあった場合には，緊急にギプス抜去して患部を肉眼的に観察するなど適切な処置が必要となる。

図12 フォルクマン拘縮

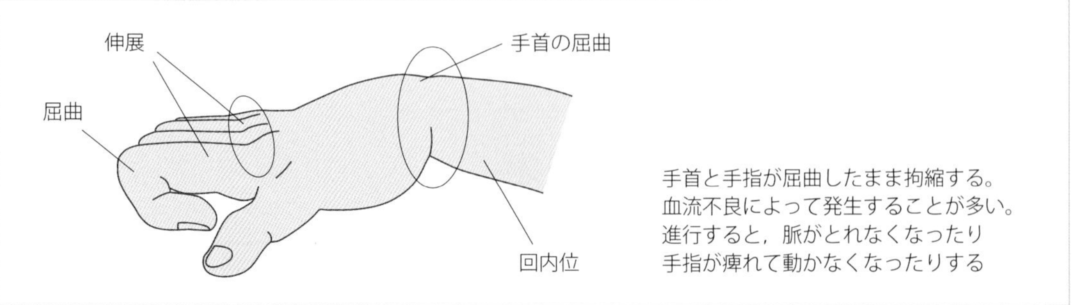

その他

骨端線損傷の場合，変形や成長障害をきたす可能性がある。変形や成長障害の可能性は初診時では予測が難しいことを保護者および本人と共有していくことが必要である。

その他に必要な知識

子どもの病的骨折

子どもに多い病的骨折の原因となる疾患には，くる病，骨形成不全症などがある。骨形成不全症は，骨折や骨変形などのさまざまな程度の結合組織症状を示す先天性疾患であるが，その臨床像は非常に多彩で，易骨折性，骨変形などの長管骨の骨脆弱性と脊椎骨の変形に加え，成長障害，青色強膜，象牙質形成不全，難聴，関節皮膚の過伸展などがある。そのため同疾患では成長急進期に四肢の長骨の骨折が多発しやすいので髄内釘やプレート固定等の手術療法が行われる。

重症心身障害のある子どもは，骨量の低下をもたらす条件が重複していることから骨脆弱性が高く骨折しやすい[2,3]。日常のケアによる外力が加わっただけでも，あるいは自分自身の身体の動きや体重による負荷によっても骨折が生じる場合がある。排泄ケアやトランスファー（移乗動作）などの際には細心の注意が必要である。

02 アセスメントの実際

発症・急性期

発症からの経過

スポーツ中の転倒や高いところからの飛び降りで着地に失敗して手をついたなど，子どもは活動中に骨折することが多い。

骨折すると，組織損傷による炎症や出血により疼痛や圧痛，腫脹，皮下出血が生じる。骨の転位よって歪みや変形が生じる。開放骨折の場合には皮膚が損傷し出血することがある。骨折するような外力がかかる状況では，同時に頭部，胸部，腰部などを強打していることもあるので，呼吸や循環に影響することもある。

骨折部周辺の炎症と腫脹は発症後2～3日が最も強くなり，疼痛，発熱，循環障害，神経障害などの症状が増悪することがある。発症から数日間は損傷した軟部組織の修復のために38℃程度の発熱がみられる場合も多い。

疲労骨折等で生じやすい亀裂や剝離，隆起などの不完全骨折では，はっきりとした症状が生じないこともある。動かすと痛い，局部に違和感がある，平熱よりも体温が高めである，心拍数が多い，ふだん汗をかかないような状況でも汗をかくというようなことからX線撮影し，骨折が判明することもある。

観察とアセスメント

1. 子どもの骨折の観察とアセスメント

幼児後期以降の子どもの転倒や，転落後に打撲部をひどく痛がる，腫れている，変形している，動かせない，力が入れられないという徴候がみられた場合は骨折を疑う。

2. 重症度の観察とアセスメント

大きな外力が生じるような場面に居合わせた場合や初期対応にあたる場合には重症度の観察と，適切な判断と対応が必要となる。

重症度の観察ではかかる外力の大きさを予測して重要臓器への影響，開放骨折があれば予想される出血量，転位の程度，変形などを観察し，適切な救急処置後，医療機関へ移送する。

3. 骨折や骨折治療に伴う痛みや苦痛の観察とアセスメント

骨折は触れたり動かしたりするだけでも激しい痛みが走るので，痛みを引き起こす肢位や動きの方向性を観察し，安静を保つようにする。

整復時はさらに強い痛みを伴うので，子どもの理解度と治療への協力が可能な状態かどうかをアセスメントする。整復後は，違和感や固定器具等が当たって痛むところがないか観察，確認する。

4. 固定による合併症

骨折治療では保存療法でも手術療法でも一定期間の固定が行われる。受傷後2～3日間は骨折部位周囲の炎症が最も強くなるので予想以上の腫脹が生じた場合には神経圧迫や循環障害による軟部組織の壊死など重大合併症が生じる可能性がある。動脈性血行障害の5Pサイン（pain：痛み，pallor：蒼白，paresthesia：知覚麻痺，paralysis：運動麻痺，pulselessness：末梢動脈の拍動の消失）を観察する。具体的には固定部の四肢の指を動かしてもらったり，爪や指先に触れて冷感や蒼白の有無を観察し，触ったときの感覚を尋ねる。

ギプス辺縁が皮膚に当たったり擦れたりすることによって皮膚損傷が生じることがあるので，ギプス辺縁を滑らかにするとともに，皮膚の観察を行う。

褥瘡もよく生じる合併症である。下肢先端までギプスがある場合には踵部に褥瘡が生じやすい。本人も気がつかないうちに褥瘡が生じていることもよくある。ギプス内の当たりや違和感がないか確認する。

ギプス内への水分の侵入や発汗により皮膚が湿潤し掻痒感や湿疹が起きることもある。うちわや扇風機，低温のドライヤーでギプス内に風を送り込むようにして乾燥を図る。入浴時は，ギプスを含めて患肢の先端までビニール袋で覆って袋の入り口をテープで止め，水分がギプス内に侵入しないようにする。

5. 子どもと家族の受け止め

子どもも家族も事故や外傷，その後の救急対応や処置，治療といった緊急的な状況に身をおいているので，恐怖や不安，緊張といった心理状態にあることを考慮する。

また，骨折による生活上の制限や合併症の可能性が生じるので，必要な治療や見通し，生活上の留意点，観察点を伝えたうえで，説明をどのように受け止めているか，不安や疑問が残っていないかどうかを確かめる必要がある。

6. 特に配慮が必要な子どもの骨折の早期発見

子どもの場合には，はっきりとした症状が出ない不完全骨折が起こりやすいことや，言語での訴えに限界がある子どももいることから，特に配慮が必要な子どもの骨折を早期発見するために，よくある原因や状況と観察ポイントを表3にまとめた。

乳幼児では，保護者がみていない状況で段差につまずく，家具の隙間に手指や足趾を挟むな

表3 特に配慮が必要な子どもの骨折の原因や状況と徴候

特に配慮が必要な子ども	よくある原因や状況	骨折を示す徴候や様子
乳幼児期の子ども	・段差でのつまづき ・家具の隙間への手指や足趾の挟み込み ・転倒，転落	・触ろうとすると嫌がる ・触ると顔をしかめる ・食欲不振，発熱，発汗 ・左右非対称の動きをする ・動きたがらない
骨脆弱性のある疾患，重症心身障害のある子ども	・転機不明の骨折が多い ・自重による骨折 ・ケアや介護中の外力 ・筋緊張亢進	・触ろうとすると嫌がる ・触ると顔をしかめる ・発熱，心拍数増加，異常な発汗 ・局部の腫脹，熱感 ・消化管機能の低下 ・左右非対称の動きをする ・動きたがらない
発達障害・知的障害のある子ども	・感覚鈍麻衝 ・動的な行動 ・危険の自己認知困難	・痛みに気づかず動き続ける ・注意が持続できず訴えが一定でない
被虐待の可能性のある子ども	・日常的な身体への暴力	・大人を怖がる ・対応しようとすると身体をすくめる ・不自然な転機説明，複数の皮下出血

どの原因で骨折することがある。触ろうとすると嫌がる，触ると顔をしかめるような様子がみられる場合は骨折を疑う。骨脆弱性のある疾患や重症心身障害のある子どもでは，いつ受傷したかわからない骨折も多く発生するので，徴候の観察から早期発見につなげることが大事である。発達障害や知的障害のある子どもの場合，感覚鈍麻から本人が痛みに気づかず動き続けてしまい，周りも動き続けていることから軽視してしまうこともあるので細やかな観察が必要である。言葉で痛みや苦痛を適切に表現できない子どもの場合は，ふだんの様子やバイタルサインを把握して徴候にいち早く気づくことが重要である。

児童虐待を受けた結果として骨折が生じることも多々あることを踏まえ，不自然な外傷や皮下出血などの徴候があれば児童虐待を念頭におき適切かつ慎重な対応をしなければならない。

ケアのポイントとそれに伴うアセスメント

ケアのポイントは，骨折の早期発見と適切な処置へつなぐこと，治療に伴う痛みや苦痛および炎症が強い時期の痛みの評価と積極的な緩和，患肢末端のしびれや冷感，運動麻痺等により神経障害や循環障害を早期発見すること，および固定により生じる二次障害の予防である。

子どもと家族は予期しない出来事に対して衝撃を受ける経験をしているため，緊張や恐怖，不安を和らげ，子どもと保護者が適切に対応できるようなケアと説明を心がける。骨折部の固定がされ，痛みや苦痛が和らいでいれば特別な日常生活上の制限は不必要である。

回復期・慢性期

回復までの経過

骨折後1週間を過ぎると仮骨が形成され8週間目頃より仮骨の硬化がはじまる。子どもは経過が早いので8週間目以降，仮骨形成を評価しながら固定解除時期が検討される。

固定解除直後は骨の強度が十分ではないので再骨折しないよう活動に留意する。また，筋力低下，関節拘縮など運動制限や機能低下の可能性を考慮し，日常生活や社会生活上の留意点を確認する。

観察・アセスメントとケアのポイント

1. 活動制限に対するケア

骨折治癒には数か月の期間がかかりその期間の運動機会や生活上の制限は子どもの健やかな成長・発達への影響は大きい。したがって，治療過程が円滑に進み活動制限が長期にならないように観察・アセスメントとケアを行う。運動制限があるなかでも可能な限り生活上の制限を最小限にするように，リハビリテーション専門職に車いすや歩行器，補助器具の活用を相談して学習活動や外出，余暇活動に参加できるように調整をするなど，多職種や保護者と連携・協働したケアを行う。

2. 生活範囲や活動範囲拡大時のケア

固定が解除された後も，骨折の回復状況によって，重いものを持ち上げない，体重をかけないなど，運動が制限される場合がある。看護師は子どもと家族が必要以上に日常生活動作（activities of daily living：ADL）への恐怖心を抱かないように，不安に感じることや動作を具体的に確認し方法を伝えていく。

筋力が低下していることもあるが，骨折前の生活をしていくことで取り戻すので大きな問題になることは少ない。しかし，関節拘縮，運動機能障害が残り，日常生活に支障が生じる場合もある。医師や理学療法士との協働，および長期的な視野をもって今後生じる可能性のある課題について，教育や福祉機関と連携や調整をしていく必要がある。

引用文献

1） 日本小児科学会子どもの生活環境改善委員会：虐待を受けた子どもの放射線所見．子ども虐待診療の手引き，第2版，pp30-31，日本小児科学会，2014.
2） 吉野邦夫，木村正彦，前岡幸憲，他：重症心身障害児（者）における骨脆弱性に関する研究．黒川徹他，厚生省精神・神経疾患研究委託費 重症心身障害児の病態・長期予後と機能改善に関する平成7年度研究報告書，pp152-165，1996.
3） 小川勝彦：重症心身障害児者における骨粗鬆症とその対策．重症心身障害の療育 9：177-190，2014.

参考文献

1） 日本小児整形外科学会監，日本小児整形外科学会教育研修委員会編：小児整形外科テキスト改訂第2版．メジカルビュー社，2019.
2） 稲葉裕監：THE 整形外科ナーステキスト；あらゆる疾患・治療・ケアを完全網羅！下肢．（整形外科看護2019年春季増刊）．メディカ出版，2019.
3） 岡田喜篤監，小西徹，井合瑞江，石井光子，他編：新版重症心身療育マニュアル．医歯薬出版，2015.

運動器疾患

6 発育性股関節形成不全（先天性股関節脱臼）

アセスメントの概要：本疾患は，乳幼児健診で異常が指摘され，病院を受診することが多い。また，家族歴に特徴があり，家族が本疾患の知識をもっている場合，早期に異常に気づくことがある。乳幼児健診に携わる保健師は，股関節の異常の有無をアセスメントし早期発見・予防に努め，臨床に携わる看護師は，治療過程における観察や異常の早期発見が主な役割となる。

01 アセスメントに必要な基礎知識

疾患に関する基礎知識

病態と要因

本疾患は，以前は先天性股関節脱臼と呼ばれていたが，出生時より出生後のおむつの当て方や抱っこの仕方により，発育過程で脱臼や亜脱臼に至る例が多く，近年では「発育性股関節形成不全（developmental dysplasia of the hip：DDH）」に名称が変更となっている。国内における発生頻度は，1970年頃までは約1％と高頻度であったが，乳幼児健診における早期発見や，先天性股関節脱臼予防活動が行われることにより，現在の発生頻度は約0.3％と減少している[1]。しかし，今日においても，全国的に本疾患の発症はみられ，近年では1歳以降の診断遅延例が多くなっている。

発育性股関節形成不全（以下，DDH）とは，臼蓋形成不全，亜脱臼，完全脱臼のすべての病態を含めた総称である。脱臼とは，関節を形成している2つの関節面が正常の解剖学的関係を失い持続的に転位（関節面のズレ）している状態をいう。股関節は，寛骨と大腿骨から形成される関節であり，寛骨は，腸骨・恥骨・坐骨が癒合したものである。また，寛骨は後方に仙骨と連携する関節があり，これらすべてを骨盤と呼ぶ。この骨盤に，大腿骨の骨頭がおさまる場所を寛骨臼（臼蓋）といい，骨頭の求心性（大腿の骨頭が臼蓋の中心に位置する状態）はよいが，臼蓋の形態異常がある場合を「臼蓋形成不全」といい，骨頭が臼蓋の側方に偏位した状態を「亜脱臼」，臼蓋から骨頭が離れた状態を「完全脱臼」という。病理学的には，転位があっても関節面同士の接触が少しでも残っていれば亜脱

COLUMN

乳幼児健診・早期発見の重要性

わが国では，3～4か月の乳幼児健診において，股関節脱臼の有無がチェックされている。股関節脱臼の場合，早期発見できることが，その後の治療成績や予後に大きく影響する。すべての股関節脱臼を健診のみで早期発見・予防することは困難だが，判断が困難な場合はスクリーニングし，専門の医療機関へつなぐことができる。看護師や保健師は，子どもの日常生活援場面（例えばおむつ交換や抱っこ）でかかわることが多く，開排制限や異常に気づくことができる機会をもっている。子育て経験が少ない親に代わり，子どもの成長発達をしっかりアセスメントできることが重要である。

発育性股関節形成不全の観察フローチャート

症状｜検査／評価項目｜治療と管理｜観察ポイント

診断期

症状

開排制限
（おむつの替えにくさ）
乳幼児検診における指摘
見かけ上の脚長差
歩行の遅れ
跛行

検査／評価項目

検査
問診
（性別，分娩位，出生時期，家族歴）
視診
（向き癖，下肢の肢位，跛行，Trendelenburg徴候，腰椎の前彎）
触診
（開排制限，クリック徴候，Allis徴候）
単純X線像
（脱臼の高位，山室a値，b値の測定，臼蓋角，シェントン線）
超音波断層法
（臼蓋と骨頭の位置確認，求心性の確認）
MRI検査（求心性の確認，整復状況）

↓

診断
脱臼の程度を判断
「脱臼予備軍」「亜脱臼」
「完全脱臼」

治療と管理

脱臼予備軍 → 脱臼予防指導
抱っこの仕方指導
おむつ交換時の足の持ち方指導
おむつの当て方の指導
衣類の選択

観察ポイント

股関節の脱臼やそのほかの骨系統疾患，代謝疾患が潜んでいないか，十分に全身状態をアセスメントすること

下肢の動き・左右差，股関節の開き具合・固さ
おむつの替えやすさ，下肢の循環・神経障害の有無，向き癖
家族の安全な抱っこの仕方
（未定頸の場合は特に）

療養期

治療と管理

脱臼予備軍・亜脱臼 → リーメンビューゲル
衣類の選択
保清（入浴介助，指導）
抱っこの仕方の指導
ベルト装着の指導
遊びや発達への援助

⇅ 整復できなければ

亜脱臼・完全脱臼 → 牽引療法（直達牽引・介達牽引）
牽引方法や年齢に適した牽引ベッドの作成と用具の準備（必要時，抑制ベストや骨盤帯を使用）
牽引の実施（包帯の巻き直し）
保清
鋼線挿入部位の感染予防
疼痛緩和
プレパレーション
遊びや発達への援助

生後6か月未満は，牽引終了後（→ リーメンビューゲル）

牽引治療後，月齢が6か月以上の場合（→ ギプス固定）

完全脱臼 → 手術療法
術前・術後の看護
疼痛緩和
保清
遊びや発達への援助

観察ポイント

（リーメンビューゲル）
機嫌や食欲
装具の正しい装着（肩や腹部のキツさ，緩み）
神経・循環・皮膚障害の有無
ベルトによる腹部の締め付けによる嘔吐がないか
下肢の自動運動

（牽引療法）
機嫌や食欲，睡眠
神経・循環・皮膚障害の有無
指示どおりの牽引が行えているか
効果的に牽引が行えているか
鋼線挿入時は，感染の有無や疼痛の有無
下肢の動き，自動運動の有無
ストレス

（手術療法）
バイタルサイン
機嫌や食欲，睡眠
全身麻酔後の循環動態の観察
疼痛の有無
ストレス

安定期

検査／評価項目

※キャスト症候群とは
体幹ギプス固定時に，消化器症状が出現することがある。主な症状は，嘔気・嘔吐，腹部膨満，イレウス症状であり，上腸間膜動脈の血行障害によって起こる
症状が重度の場合は，ギプスを除去する必要がある

治療と管理

ギプス固定
異常の早期発見
保清
遊びや発達への援助

↓

装具療法

観察ポイント

（ギプス固定）
ギプス固定に伴う神経・循環障害の有無（腓骨神経麻痺に注意）
ギプスの汚染や破損の有無
皮膚の汚染，発汗の程度
脱水症状の有無
キャスト症候群※の有無

（装具療法）
機嫌や食欲
装具の正しい装着
（腹部や下肢のベルトのキツさ，緩み）
神経・循環・皮膚障害の有無
皮膚トラブルの有無
下肢の自動運動
ストレス

□ 主な症状　□ 主な検査・治療　□ 治療と症状の経過

臼，両者の接触が全く絶たれていれば脱臼と定義されている[2]。

DDHは，病因として以下の5つが考えられている。

①子宮内の姿勢異常：骨盤位分娩児に脱臼が多く，単臀位（子宮内で膝を伸ばしている姿勢をとっているのが特徴）分娩児に多いことが明らかとなっている。また，帝王切開で生まれた場合でも，子宮内で単臀位の姿勢をしていた場合は，脱臼の発生率が極めて高いといわれており，注意が必要である。

②出生後の下肢の肢位：下肢の動きを妨げるような着衣や，おむつの当て方，抱っこの仕方に注意が必要である。

③遺伝因子：血縁関係にある女性に，股関節脱臼や股関節疾患の有病率が高いことが明らかになっている。そのため，診断において，問診で家族歴の確認を行うことは，重要なポイントである。

④性別と性ホルモン：女性に発生率が高いことが明らかになっている。男女比は，1：5～9とされている[1]。

⑤出生時期：服部らの全国調査[3]によると，寒い季節に生まれた子どもは，暖かい季節に生まれた子どもより脱臼の頻度が多いということがいわれている。

臨床症状

股関節は身体の中心部にあり，回りを大きな筋肉が取り囲んでいる。このため，脱臼による股関節の変形があってもそれを形態の変化として把握することは難しい。そのため，注意深い視診と触診が重要となる。視診では，すでに脱臼位にある患児の場合，股関節は軽度屈曲・外旋位の姿勢をとることが多い。さらに股関節の動きが少なく，顔は脱臼側と反対側を向いているのが特徴的である。健側と比較すると脱臼側は内転位にあるため，皮膚が緩んで大腿内側の皮膚の皺の数が多く，骨盤が傾くために短縮して見える。脱臼が高度であれば，見かけ上の脚長差が生じる。1歳を過ぎて，すでに歩行している患児の場合，跛行が著明であり，両股関節脱臼の場合では，跛行よりも腰椎の前彎が目立ってくる。

触診では，次の2つの症状を確認できる場合がある。1つは，オルトラーニテスト（Ortolani test）といい，新生児で，すでに脱臼がみられる場合，股関節を屈曲位から少しずつ開排位にしていくと，ある角度まで開いたときに，骨頭が臼蓋の中に瞬間的に入り込むのを触知できること。もう1つは，バローテスト（Barlow test）といい，脱臼はしていなくても股関節が不安定で脱臼しやすい場合に，開排位から股関節を閉じていくとある時点で，骨頭が臼蓋からはずれるのを触知できる場合の症状である。乳児の脱臼の場合はすでに股関節の拘縮が出現していることが多いので，開排制限が重要な所見となる。具体的な臨床症状を以下に示す。

1. 股関節の開排制限

股関節を90度屈曲した状態で外転していくときに，垂線から70度以上外転できない場合を開排制限陽性とすることが一般的（図1）。2～3か月の乳児の脱臼の場合，すでに股関節の拘縮が出現していることが多い。

2. 大腿皮膚溝の左右差，見た目の脚長差

両足を持ち上げて，大腿を観察した場合，脱臼側の股関節に一番近い部分にはっきりとした皺が見られたり，自然な足の動きを観察しているときでも，左右非対称の皺が見られる（図2）。また，下肢を伸展させると脚長差が見られる（ただし，脚長差は他の疾患でも現れるため，注意が必要である）。

3. アリス徴候（Allis sign）

両膝を立てると，膝の高さが異なる所見（図3）

4. 向き癖

顔は，脱臼側と反対に向いていることが多

図1 股関節の開排制限

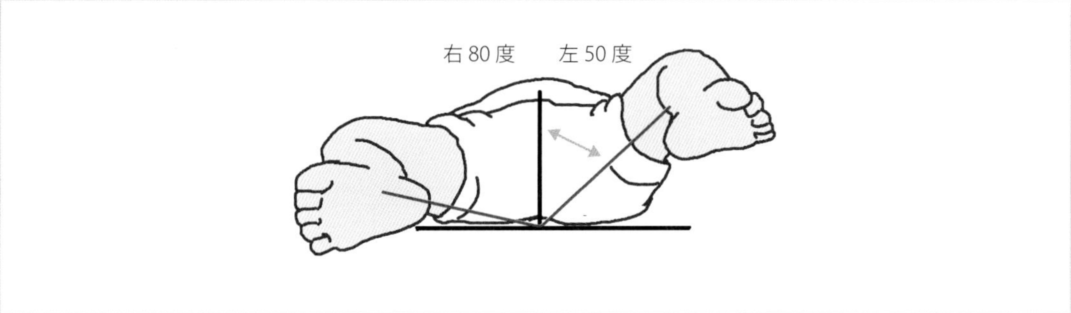

二見徹：子どもの代表的な疾患；発育性股関節形成不全(DDH)．整形外科看護　25(10)：1003，2020．より作成

図2 大腿皮膚溝の左右差，見た目の脚長差

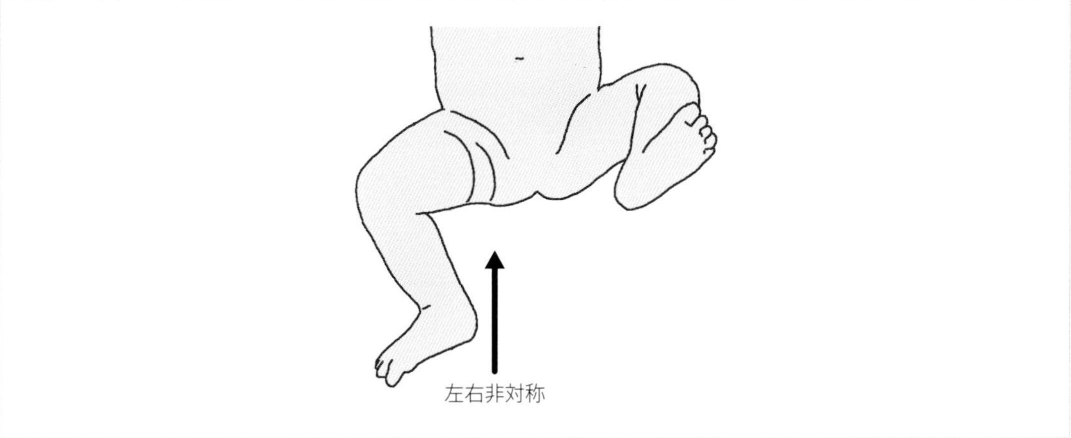

い。

5．クリック徴候(click sign)

前述したオルトラーニテストとバローテストを指し，一般的に双方ともに，クリックサインと表される。

6．歩行障害

乳幼児期以降の歩行開始の遅延，跛行，脱臼側の下肢の筋力低下に伴うトレンデレンブルグ(Trendelenburg)徴候を認め，両側脱臼では腰椎の前彎が増強する。

診断と検査

1．問診

DDHの要因に，分娩位・性別・出生時期・家族歴があり，これらの情報は診断において，重要である。

2．視診と触診

前項の臨床症状に示した，開排制限，アリス徴候，クリック徴候などを確認する。

3．単純X線検査

股関節の前後像の単純X線写真により，脱臼の重症度の判断と治療方針の決定，ある程度の治療期間の見通しをつけるため，脱臼の高位を判断する。大腿骨近位骨幹端の上縁中央からヒルゲンライナー(Hilgenreiner)線までの距離である山室a値と，坐骨外側縁までの距離である山室b値を計測し，山室a値が小さく山室b値が大きいほど脱臼の程度が強いとされる[1)] (図4)。

図3 アリス徴候(Allis sign)

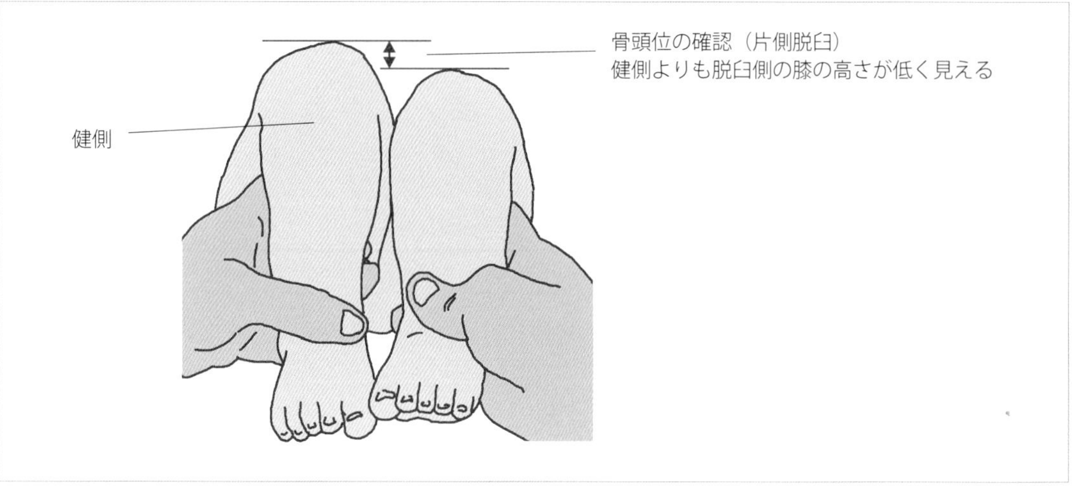

日本小児整形外科学会監，日本小児整形外科学会教育研修委員会編：小児整形外科テキスト改訂第2版．p134，メジカルビュー社，2018．より作成

図4 片側脱臼の単純X線像

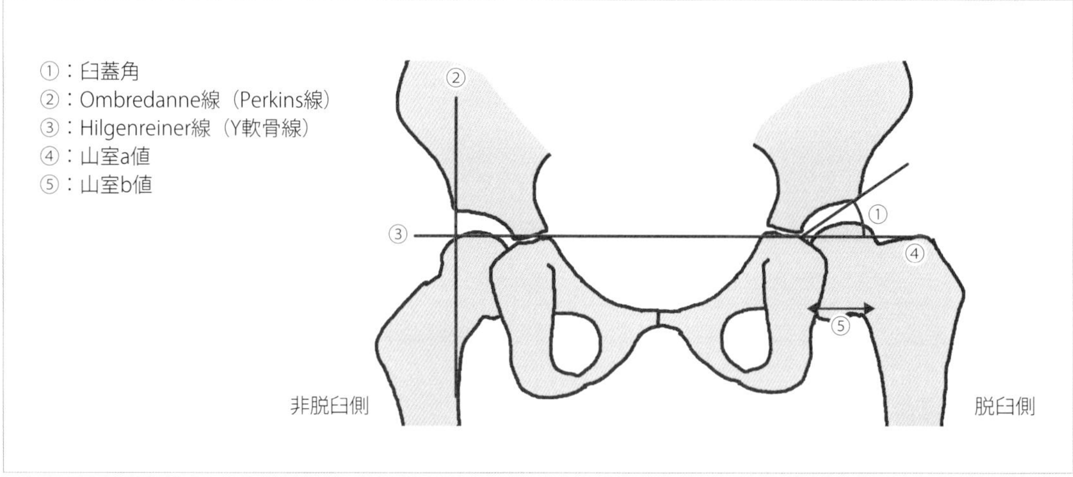

日本小児整形外科学会監，日本小児整形外科学会教育研修委員会編：小児整形外科テキスト改訂第2版．p135，メジカルビュー社，2018．より作成

4. 超音波断層法

超音波断層像により臼蓋の形態，骨頭の位置関係を診て，両側の比較を行い，脱臼の状態や脱臼整復後の求心性の確認を行う。

5. MRI

股関節脱臼において，脱臼した骨頭が臼蓋に対して立体的にどこに存在しているかを確認する。主に，整復後，治療後の確認の目的で行う。

治療

本疾患は，病態と要因で述べたように，脱臼のタイプ(亜脱臼か，完全脱臼か)や重症度の診断に応じて治療を決定し，治療の効果を見極め，経過観察しながら，場合によっては治療方法を変更していく。治療途中で，治療方針を変更する場合は，例えば，牽引途中で牽引の効果がみられないときや，リーメンビューゲル(図5)装着による改善がみられない場合である。また，治療で用いる装具や牽引の細かな方法は，医療

図5 リーメンビューゲル法

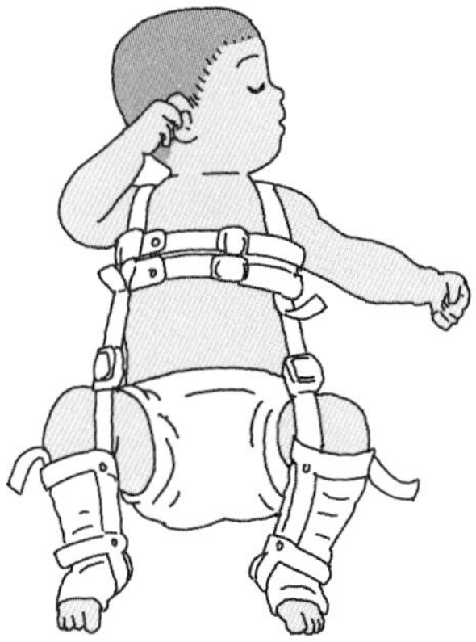

バンドで両下肢を屈曲外転位に吊り，
自然に脱臼の整復を図る方法

機関ごとに異なっているが，それぞれの治療の目的は同じである。

1. 保存療法

骨頭と臼蓋のズレがわずかで，両方の軟骨が接触を保っている，臼蓋の形成が良好な場合に行う治療法である。日常生活援助の指導，Rb法の装着などがある。

2. 徒手整復法

リーメンビューゲル（Rb）法で，整復されない場合に行われる。股関節安定性と求心性がよい場合に，この方法が選択される場合がある。数週間の牽引療法を行ったのちに，全身麻酔下で徒手で整復し，その後，ギブス固定，装具固定を行う。

3. 牽引療法

骨頭と臼蓋のズレが大きくなって，股関節を曲げたときには，両方の軟骨同士の接触がない場合の脱臼や，脱臼の程度が高度な場合であり，骨頭と臼蓋が完全に離れてしまっている場合に行う。さまざまな牽引治療法があるが，以下に水平牽引から開排位持続牽引法を含む，4段階の治療について説明をする。治療期間は，脱臼の程度や股関節の固さ，年齢により数週間から約2～3か月程度を要することが多い。水平牽引，開排位持続牽引法，ともに介達牽引と直達牽引，それぞれで行う場合がある。介達牽引とは，皮膚の上にトラックバンドを当て，包帯を巻き，牽引する方法であり，直達牽引とは，鋼線を骨に通して，直接牽引を行う方法である。脱臼の程度により，介達牽引では効果が不十分と判断された場合，1歳を目安に，直達牽引に切り替える場合がある。

1）第1段階：水平牽引

下肢を伸展位にし，軽度屈曲位で下方に牽引する。24時間，牽引を行い，固くなった股関節を柔くし，脱臼して上方に移動している大腿骨頭を十分に引き下げる（図6）。また，おおよそ1歳を過ぎてから牽引療法を行う場合には，長期の脱臼により大腿骨頭が頭側へ偏位しているため，なかなか骨頭を引き下げることができない。その場合，全身麻酔下で内転筋の延長を行い，骨折治療で用いられるような鋼線を大腿骨に刺入し，大腿骨の直接牽引を行う。牽引はほぼ24時間持続で行うが，1回30分程度の休憩を1日4～5回はさみながら，牽引を行う。この治療は，おおよそ2～4週間程度行う。

2）第2段階：開排牽引

膝と股関節を曲げた状態で，開排位の姿勢をとり，この状態で牽引を行う（図7）。臼蓋からはずれ，下に落ち込んでいる大腿骨頭を外方に牽引する。その後，超音波断層像を見ながら，

図6 水平牽引

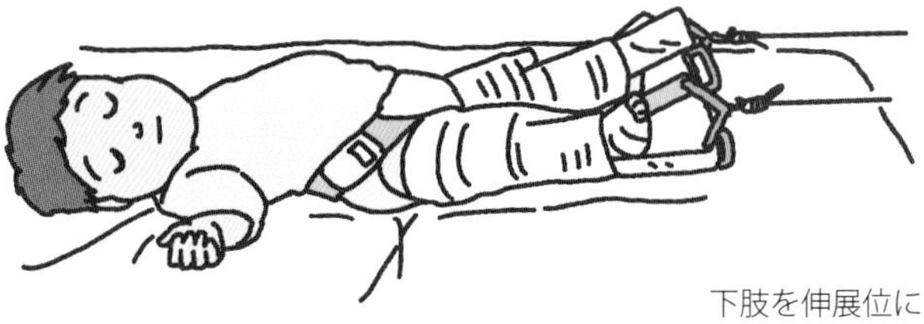

下肢を伸展位にし，軽度屈曲位で
下方に牽引する。
24時間牽引後，大腿骨頭を十分に
引き下げる

図7 開排牽引

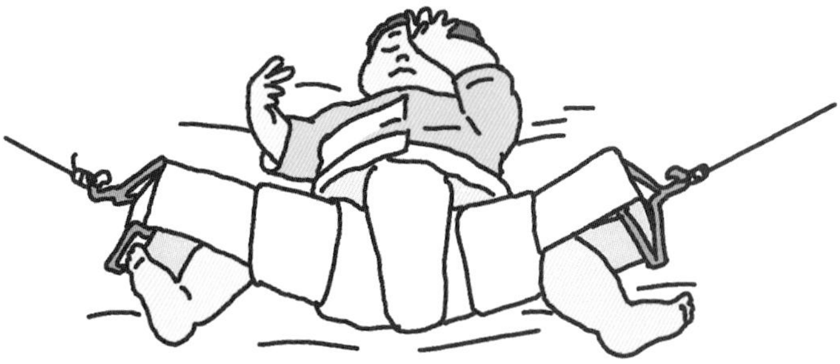

膝と股関節を曲げた状態で
開排位の姿勢をとり牽引する

骨頭を臼蓋の正面に位置するように整復していき，徐々に牽引の重錘を減らして，骨頭をゆっくり臼蓋底へ移動させる。この治療は，おおよそ2～4週間程度行う。

3) 第3段階：整復固定

牽引により，骨頭と臼蓋をよい位置に整復したのち，その位置を安定させるために，ギプスにて固定を行う（図8）。この治療は，おおよそ4～8週間程度行う。

4) 第4段階：安定化

ギプス固定により，骨頭と臼蓋の位置が安定したのち，Rb法や股関節開排装具を2～3か月装着し，下肢の自動運動を促して，股関節の発育を促す。ギプス治療が終了時の年齢が6か月以上の場合は，股関節開排装具を選択する（図9）。この治療は，おおよそ3～4か月程度行う。

4. 手術療法

保存療法を行っても整復されない場合や，治療後に再度脱臼を起こした場合，歩行開始後に発見された診断遅延例で高度な脱臼などは，手術適応となることがある。手術方法は，内側侵入法や，前方進入法，広範囲展開法があり，年齢や脱臼の程度に応じて，術式が選択される。また，もともとの股関節の発育に問題がある場合や，遺伝的要素が強い場合には，脱臼が整復されても，臼蓋の形成が不良な場合がある。このような場合にも，いったん上記のような脱臼の治療を行ったのちに，5～6歳で追加の手術

図8 整復固定

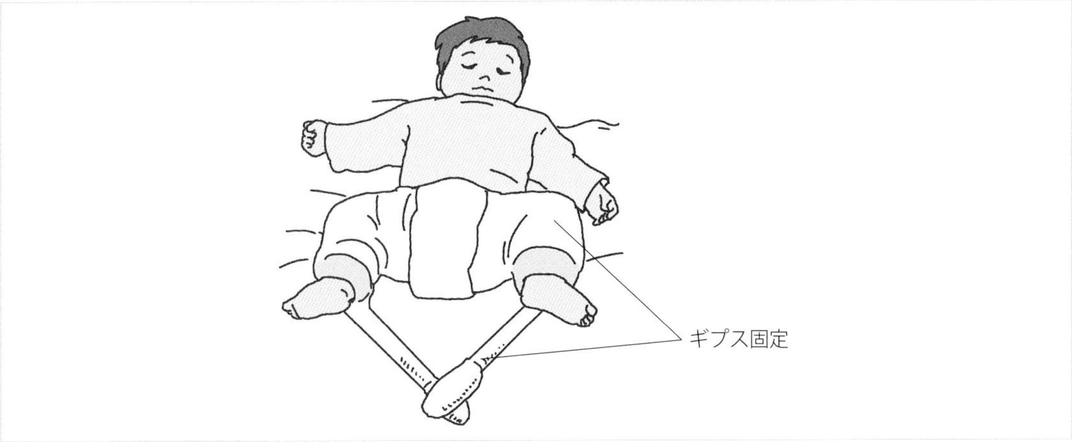

図9 安定化

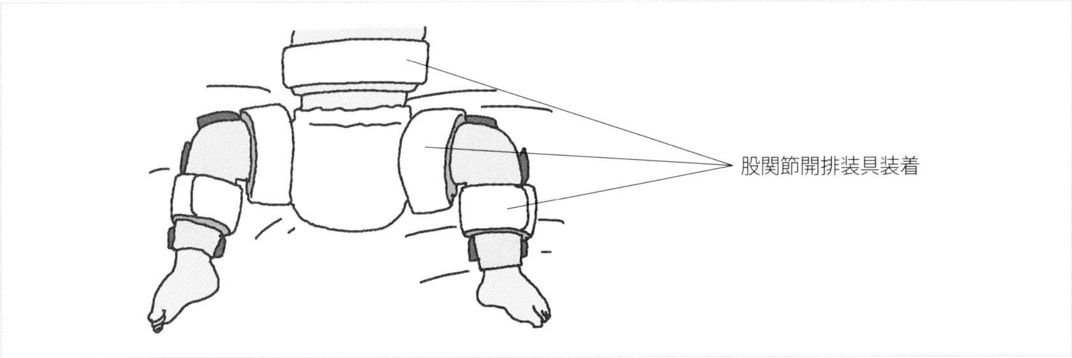

(臼蓋の被覆を改善させる骨盤骨切り術や，大腿骨減捻内反骨切り術)を行うことがある。

合併症

①臼蓋形成不全(臼蓋の発育が不十分であり，脱臼や股関節の開排制限を生じる病態を指す)
②繰り返し脱臼が起こる。
③医原性の大腿骨頭の壊死

02 アセスメントの実際

DDHの看護の原則

治療過程における異常の早期発見と予防

脱臼の程度により，治療法はさまざまである。そのため，各治療の特性を理解し，その内容に応じた観察やアセスメントを行い，異常の早期発見を行うことが重要である。

日常生活や在宅療養における家族指導

本疾患は，完治までに半年～1年近く要する場合がある。また，経過によっては，数年後に追加の手術が必要となるため，家族が疾患を正しく理解し，長期の治療に取り組めるよう支援が必要である。多くの場合，Rb法や装具，ギプスを装着したまま退院し（図10），在宅療養生活を行うことがほとんどであるため，医療者に代わって，日常生活における管理や異常の早期発見を家族が担うための指導が重要である。

●異常の早期発見のための観察ポイント

・ギプスの場合：神経・循環障害の有無，ギプス内の汚染，皮膚トラブル，ギプスの破損など
・装具の場合：神経・循環障害の有無，皮膚トラブル，装具の破損，成長に合わせた装具の適正サイズ

患児の成長発達への支援と患児・家族への精神的な支援

本疾患は，治療期間が長く，運動制限や治療による安静を強いられる。治療の成果は，X線検査や超音波検査，MRIで評価されるため，家族にとっては，日々，目に見えて感じにくく，常に「治療がうまくいっているのだろうか」「治療期間が長引くのではないだろうか」と不安を抱く。また，乳幼児期に本疾患が診断され，子育てに慣れていない両親が長期入院や治療を経験することによる精神的負担も大きい。そして，治療に伴う運動制限や安静度によっては，自然な発達を妨げ，感覚遮断に陥りやすく，成長発達への影響や子どもの動きたい気持ちを制限されるストレスの増強がみられる。子どもの反応としては，泣きや睡眠障害，食欲減退，医療者への過剰な反応などがある。そのため，患児への発達支援やストレス緩和と同時に，家族へ

図10 ギプス対応の改造バギー

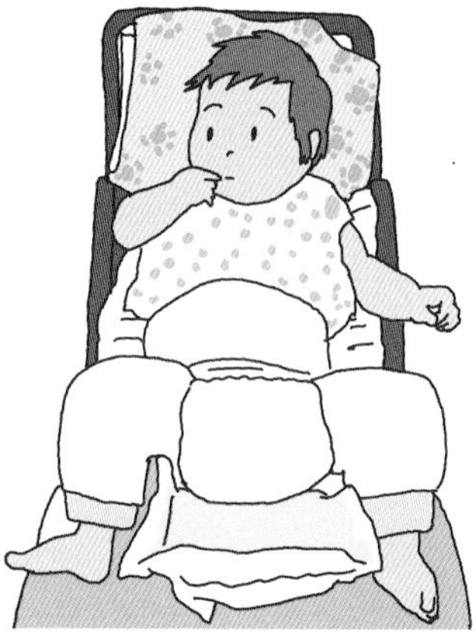

ベビーカーの座面に板などをはさみ，
下腿が安定するように改良する。
また，必ずシートベルトができるようにシートベルトの長さを調整する

の精神的な支援が重要である。牽引中にできる遊びの提供や，保育士によるかかわり，面会に合わせた牽引の休息計画や母子のスキンシップ（抱っこや授乳）の計画，牽引を行ったままベッドでの散歩の支援，牽引を開始するタイミングとして入眠中に行うなどの工夫，包帯を巻くときのディストラクションや，牽引治療計画や予定を患児自身に伝えるプレパレーションなど，患児一人ひとりのストレス反応や発達に合わせた介入を工夫する。

治療ごとの観察ポイントとアセスメント

ここでは，主に保存的療法と牽引療法について述べる。

保存的治療

1. 観察項目とアセスメント

下肢の動き・左右差，股関節の開き具合，固さ，おむつの替えやすさ，下肢の循環，向き癖について観察を行う。また，リーメンビューゲルを装着する場合は，装具のズレ，神経・循環障害，皮膚トラブルに注意する。神経・循環障害を観察するにあたっては，足趾の退色反応や冷感，左右差，下肢全体の動きに注意する。日常生活の中で，患児の機嫌や体調にも留意し，Rb法による腹部圧迫による嘔吐がみられることもあるが，その他の疾患が紛れていないか，全身状態のアセスメントも欠かさない。リーメンビューゲルを装着する年齢は，おおよそ5か月未満である。そのため，その頃によくみられる腸重積による嘔吐や不機嫌さ，または便秘など主に腹部症状を呈する疾患がないか注意し，装具装着によるものと判断しないよう，注意が必要である。

2. 看護の実際

1）脱臼予防指導

脱臼の程度が軽度，もしくは，脱臼はしていないが，股関節の固さがある場合などは，外来において，生活指導を行う。おむつの当て方は，薄めのおむつを当てる（漏れ予防のためにおむつを2枚当てることは避ける），おむつカバーや下肢の動きに制限を与えるようなサイズの小さい衣類やおむつの使用を避ける。抱っこの仕方では，縦抱きで，乳児と抱っこする人が正面を向き合う形をとる（図11）。未定頸の月齢の場合は，しっかり首をサポートした抱き方を行い，授乳やミルクを与えるときも，乳児が抱っこ者の膝に股がって座るようにし，できる限り，下肢の動きが自然になるような姿勢を心がける。また，向き癖がある児には，向き癖を治せるよう，臥床しているときのかかわり方やベッドの向きなどを考慮する。

2）リーメンビューゲル法（Rb法）時のケア

Rb法は，主に治療時期の月齢が6か月未満の患児に行う治療であり，装着に伴う皮膚トラブルへの対応が主なケアである。薄めの吸水性のよい肌着の選択やベルトが当たる部分に靴下やストッキネットなどを利用し，発汗やベルト装着に伴う皮膚の障害の予防に努め，薄手の肌着の選択，保清に努める。Rb法はいったん除去して入浴を行う場合や更衣を行う場合，正しく再装着ができることが治療の要となる。そのため，この治療では，家族指導が重要であり，観察ポイントや生じやすいトラブルとその対処について説明する。

●家族指導のポイント

- リーメンビューゲルの目的（＝整復された股関節を正しい位置で維持するため）を説明する。
- お尻を支えて，縦抱きにする抱っこの方法を指導する。
- 医師の指示に基づき，ベルトをはずすときやうつ伏せをしてもよいかの確認を行う。
- ベルトが皮膚に当たり，皮膚の炎症が生じていないか観察する。
- 指示どおりのベルトの装着（ベルト固定のズレや間違った位置に手足を通していないか）を確認する。

図11 抱っこの図解

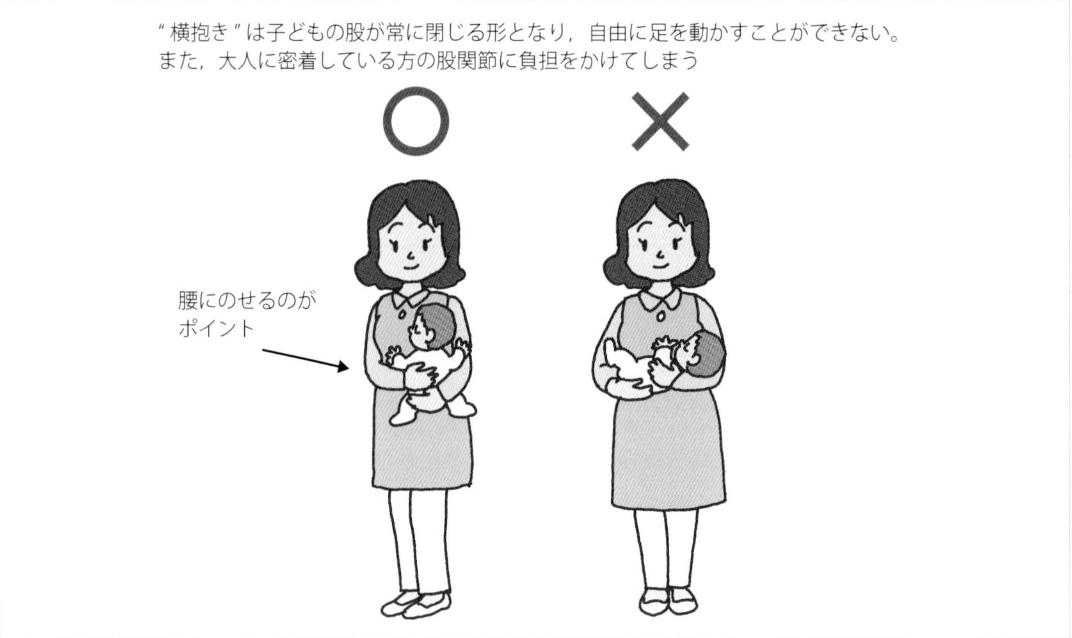

・機嫌やミルク飲みが悪くなっていないか観察し，様子がおかしいときは，早めに病院を受診するよう説明する。

牽引治療

1. 観察項目とアセスメント

牽引治療では，牽引のために巻く包帯により，神経・皮膚・循環障害などの異常をきたす場合が多く，主な観察ポイントとなる。牽引を行う看護技術や観察，アセスメント力が重要である。牽引中にみられる症状（観察ポイント）についての原因と対処方法について，表1にまとめている。それぞれ，包帯を巻いたことによる障害なのか，牽引を開始したことによるものかを判断する。ごくまれに，開排牽引の治療後期に，就寝中やリラックスしているときの牽引により，突然整復位（関節面のズレがなくなり，正常な位置関係になる状態）になることがある。その場合，患児の急な激しい啼泣や，脱臼側の下肢を全く動かさなくなる，下肢の循環障害が出現するなどの症状がみられることがあるので，その場合は，すぐに医師へ報告する。

2. 看護の実際

1）介達牽引（スピードトラック牽引）

子どもの発達年齢に応じた牽引治療の説明をプレパレーション（図12）して理解を促す。家族にも，一緒にプレパレーションに参加してもらうと家族の理解も進むと同時に，治療の目処やトラブル時の対処方法，子どもとのかかわり方，子どものストレスの対処法なども説明し，不安の軽減に努める。

水平牽引の場合，トラックバンドのゴム素材の側を皮膚に当て，足先にループをつくり，包帯（弾力包帯）を末梢から中枢に向けて巻く。このときの包帯の巻き方のポイントは，足関節から大腿まで均一に巻き上げるが，ズレ防止のために，大転子に引っ掛けるイメージで巻く。大転子部から鼠径部までは，循環障害に注意しながらも，少しきつめに巻く。牽引は，ズレが頻回に起こり，何度も巻き直したり，牽引が中断すると効果が得られない。そのため，皮膚トラブルや，神経・循環障害が起こらないよう，かつ効果的に牽引ができる状態を保つための包帯が巻ける技術を高める必要がある。包帯を巻いて，重錘をかけるときは，衝撃がないように

表1 牽引治療中にみられる症状(観察ポイント)とその原因と対処方法

症状 (観察ポイント)	原因	対処方法
発赤	局所への過負荷(弾力包帯がずれて，足関節に集まるなど)や摩擦(トラックバンドのズレなど)	・負荷を与えず様子観察 ・ガーゼなどで除圧をして巻き直す ・発赤部分を避けて巻き直す
水泡	トラックバンドと皮膚の摩擦	・水疱がやぶれないよう，ガーゼやフイルムで保護をして水疱を避けて巻き直す ・医師へ報告
皮膚剥離，びらん	強度の摩擦や水疱の破れ	・医師へ報告し，褥瘡としてケアにあたる ・皮膚剥離やびらん部分を避けて巻き直す
腫脹	下肢全体や局所の弾力包帯による強い締めつけによって，静脈血の還流が阻害されて起こる	・負荷を与えず様子観察 ・自動運動の有無を確認する ・他の病的要因(心疾患や腎機能の障害)を考える ・医師へ報告
下肢の自動運動の消失	整復時に，股関節の違和感があるとき 局所の弾力包帯の強い締めつけによって，神経伝達が阻害されて起こる	・水平牽引時は，負荷を取り除き，医師に報告。開排牽引時は，速やかに医師の診察が受けられるよう手配する ・患児の機嫌を観察し，ふだんとの違いを比べる。整復時の股関節に違和感がある場合は，脱臼側の足を蹴り上げ，脱臼位に戻そうとする動きがみられる ・場合によっては，治療を中断することがある
啼泣	下肢への違和感や痛み，環境の変化など	・牽引に慣れるまでは，入眠後に牽引を開始することや，重錘を0.5kgずつ徐々に増やすなどして，慣らしていく ・付き添う家族が落ち着いて子どもとかかわれるよう，環境面の配慮や精神的ケアを行う
臀部の皮膚トラブル	特に水平牽引時は，常時股関節を閉じているので，排泄によって，発赤やびらんなど皮膚トラブルが生じやすい	・おむつ交換時に，臀部の保清を行う ・便の性状によって，ミルク量や食事内容の調整を行う ・胃腸炎や感染症をはじめ，その他の疾患の可能性を検討するなど，スキンケアに努める
鋼線刺入部周囲の発赤，熱感，腫脹，疼痛(介達牽引の場合)	鋼線刺入部周囲の感染により起こる	・毎日のシャワー浴に加え，感染部位の洗浄を行う ・医師の指示に基づき，抗生物質の内服を行う ・滲出液が多い場合は，褥瘡ケア用品を活用する

ゆっくりかけ，牽引を開始する。牽引の重錘や紐がベッド柵や周囲の物に引っ掛かっていないかを確認する。

開排牽引の場合は，大腿にトラックバンドを当て，大腿部のみ包帯で巻く。包帯を巻くときに，膝が伸展していると循環障害を起こしやすく，屈曲しているとズレやすいため，肢位の工夫が必要である。

2) 直達牽引

全身麻酔下で，脱臼側の肢位の大腿骨遠位部に鋼線を挿入する。そのため，術後の疼痛緩和や，感染予防が重要である。毎日のシャワー浴を行い，ピン感染の予防を行い，出血や滲出液を認めた場合は，日常的にこまめに，拭き取りや洗浄を行う。その他は，介達牽引と同様の看護を行う。

図12 牽引の看護の図解プレパレーションの例

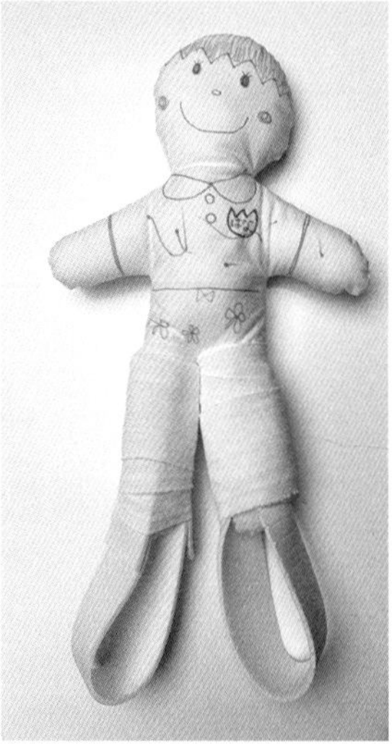

子どもとお母さんが絵を描いたキワニスドールに，牽引の包帯を巻いて説明する

退院指導

外来における保存的治療や牽引治療，手術治療においても，退院後は，約6～12か月程度，Rbや装具による治療や，運動制限が継続されることとなる。そのため，前項の観察項目や看護の実際で述べたような内容を，家族に指導する必要がある。重要なことの1つは，チャイルドシートやベビーカーが使用できないことである。その対応を医師や家族とともに検討する必要がある。安全面を考慮し，チャイルドシートが使用できない場合の乗車は，できるだけ行わない。乗車する場合は，同乗者の抱っこではなく，シートベルトへの固定ができる工夫が必要である。また，交通安全ルールに従い，医師の診断書をもとに，居住地域の警察署への届け出なども1つの方法である。

ベビーカーは，タイプによっては，下肢の動きを制限することなく使用できる場合があり，市販のベルトを利用できることもある。この場合は，ベビーカーに乗車時の重心が本来の使用時より前方に移動するため，転倒しやすいので注意が必要である。また，日常生活での工夫として，ベビーチェアの利用，入眠時の姿勢や体位など，家族へ日常生活の具体的な方法を提示し，説明が必要である（図13）。

また，DDHの最終的な治療目的は，変形性股関節症にならないことであり，整復後も股関節の発育の追跡を行う。そのため，定期的な受診を欠かさないように家族への説明が重要である。

図13 家族指導の資料

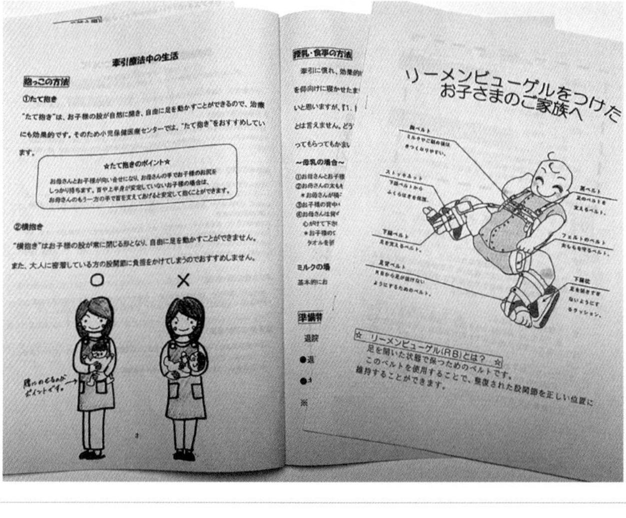

治療中の成長発達への支援

本疾患による治療を受ける場合，治療方法によっては，長期間にわたり自由な動きが制限され，成長に伴う運動発達への影響が大きい。寝返りや四つ這いができない，またそれらの習得が遅れる課題があり，遊びや日常生活の中での工夫が必要となる。前項の退院指導でも述べたように，リーメンビューゲルやギプス，装具装着期間であっても，座位の姿勢がとれる工夫や安全な腹臥位，遊びへの支援も，看護師の役割といえる。

引用文献

1) 日本小児整形外科学会監，日本小児整形外科学会教育研修委員会編：小児整形外科テキスト改訂第2版. pp132-139，メジカルビュー社，2018.

2) 小俣純一：股関節の解剖. 整形外科看護 25(10)：972-974，2020.

3) 服部義：先天性股関節脱臼(発育性股関節形成不全). 日本義士装具学会誌 34(3)：186-191，2018.

参考文献

1) 滋賀県立小児保健医療センター整形外科ホームページ：股関節脱臼
http://www.pref.shiga.lg.jp/mccs/shinryo/sekegeka/shikkan/107436.html (accessed2021-02-01)

2) 二見徹：子どもの代表的な疾患；発育性股関節形成不全(DDH). 整形外科看護 25(10)：1003-1004，2020.

3) 日本小児整形外科学会公開資料
www.jpoa.org (accessed2021-02-01)

4) 品田良之，飯田哲，河本泰成，他：松戸市の乳幼児先天性股関節脱臼検診の現状と今後. 整形外科 65(10)：1017-1022，2014.

7

耳鼻咽喉疾患

中耳炎・扁桃炎

アセスメントの概要：中耳炎・扁桃炎は，小児領域で遭遇する機会の多い耳鼻咽喉系の疾患であり，細菌やウイルスによる感染症である。また，子どもの特徴的な解剖生理からも中耳炎と扁桃炎は関連性がある。母体からの移行抗体が生後6か月で概ね消失し，免疫能が発達してくる2歳までは風邪を契機に罹患しやすい。好発年齢は乳幼児期～学童期である。抗菌薬による治療で軽快することが多いが，なかには長期間の治療を要する場合や頻回の症状出現等により，外科的治療を要することもある。アセスメントでは，発熱・疼痛・聞こえの状況，発熱時の倦怠感・咽頭痛や術後の創部痛により食欲が減少するため食事の摂取状況等の観察が必要となる。また外科的治療を行った際には術後の管理と退院後の過ごし方についての指導が必要となる。

01 アセスメントに必要な基礎知識

疾患に関する基礎知識

病態

中耳炎には，急性中耳炎，滲出性中耳炎，反復性中耳炎，真珠腫性中耳炎がある。ここでは，小児領域で多くみられる急性中耳炎と滲出性中耳炎について述べる。

1. 急性中耳炎

「急性に発症した中耳の感染症で，耳痛，発熱，耳漏を伴うことがある」[1]と定義されている。ウイルス性上気道炎が先行して発症し，感染により正常な免疫機構が破綻した結果，鼻咽腔で起因菌（三大起因菌は肺炎球菌，インフルエンザ菌，モクセラ・カタラーリス菌）が増殖する。その後，耳管を経由して起因菌が鼓室内に到達し，細菌やウイルスによる感染が生じることによって，急性中耳炎が生じる。子どもの耳管は成人の耳管に比べて太くて短く，角度が水平であるため，咽頭の細菌が耳管を経由しやすいことが中耳炎の発症要因の1つとなっている（図1）。

2. 滲出性中耳炎

「鼓膜に穿孔がなく，中耳腔に貯留液をもたらし難聴の原因となるが，急性炎症症状すなわち耳痛や発熱のない中耳炎」[2]と定義されている。約半数が急性中耳炎を契機に発症するといわれ，急性中耳炎の反復によるものや不完全治癒によるものがこれにあたる。上気道感染やアデノイド等の周囲組織による圧迫，耳管の炎症により耳管の通気性が悪くなり，鼓室内が陰圧となることで鼓膜が内陥し，滲出液が鼓室内に貯留し難聴が生じる。

3. 扁桃炎

口蓋扁桃への細菌やウイルスによる感染症である。主な原因菌は，A群β溶血性連鎖球菌，肺炎球菌等である。また原因となるウイルスはアデノウイルス等である。特にA群β溶血性連鎖球菌咽頭炎（Group A Streptococcal pharyngitis：GAS咽頭炎）では特徴的な症状を呈する。

中耳炎・扁桃炎の観察フローチャート

	症状	検査／評価項目	治療と管理	観察ポイント
急性中耳炎				
発症・急性期	耳痛 発熱 耳漏 不機嫌	・鼓膜所見 ・耳漏や鼻咽腔の細菌検査 ・小児急性中耳炎診療ガイドラインに沿った重症度分類	軽症　中等症　重症	耳痛の程度 発熱 耳漏の性状 活気の程度
内科的治療	耳痛 発熱 耳漏 不機嫌 抗菌薬投与による下痢		重症度に応じて 「小児急性中耳炎診療ガイドライン」のアルゴリズムに沿った治療の開始	耳痛の程度 発熱 耳漏の性状 活気の程度 抗菌薬の内服状況と下痢の有無 臀部のスキンケア
外科的治療	耳痛 発熱 耳漏 不機嫌	・外科的治療に向けた検査 ・胸部X線検査 ・採血 ・心電図	退院指導・日常生活指導 服薬指導 上気道感染予防 登園・登校の可否 外耳道の保清 入浴・水泳の可否　等	全身状態 プレパレーションの実施とその反応 耳漏の性状
滲出性中耳炎				
発症・急性期	目立った症状はない 難聴	・問診 ・鼓膜所見 ・ティンパノメトリー検査 ・単純X線検査	・3か月以内は経過観察 ・鼻副鼻腔炎やアレルギー性鼻炎等の周辺器官の病変治療	
内科的治療			「小児滲出性中耳炎診療ガイドライン」のアルゴリズムに沿った治療の開始	難聴の程度 鼻副鼻腔炎の有無 アレルギー性鼻炎の有無
外科的治療	3か月以上の遷延 アデノイド肥大	・外科的治療に向けた検査 ・胸部X線検査 ・採血 ・心電図	退院指導・日常生活指導 登園・登校の可否 入浴・水泳の可否 定期受診の必要性 定期外の受診のタイミング	全身状態 プレパレーションの実施とその反応 耳漏の性状
扁桃炎				
発症・急性期	・発熱 ・咽頭痛 ・口蓋扁桃の発赤・腫脹 ・不機嫌 ・活動量の低下 ・咽頭痛による食事量の低下	・A群β溶血性連鎖球菌抗原迅速検査 ・培養検査 ・ウイルス検査	抗原迅速検査陽性 → ペニシリン10日間投与 抗原迅速検査陰性 → 細菌培養検査 → 抗菌薬の投与 迅速検査ウイルス陽性 → 対象療法 抗ウイルス薬投与	発熱 咽頭痛 口蓋扁桃 機嫌 活動量 食事摂取状況 点滴管理 内服状況 抗菌薬・抗ウイルス薬の副症状
内科的治療			口蓋扁桃摘出術	全身状態 プレパレーションの実施とその反応
外科的治療	・繰り返す扁桃炎 ・扁桃炎による幼稚園・学校等の欠席	・外科的治療に向けた検査 ・胸部X線検査 ・採血 ・心電図	退院指導 出血予防 疼痛緩和 登園・登校の可否 感染予防行動	出血 疼痛 食事摂取状況 点滴管理 感染予防行動

主な症状　主な検査・治療　治療と症状の経過

図1 成人と子どもの耳管の違い

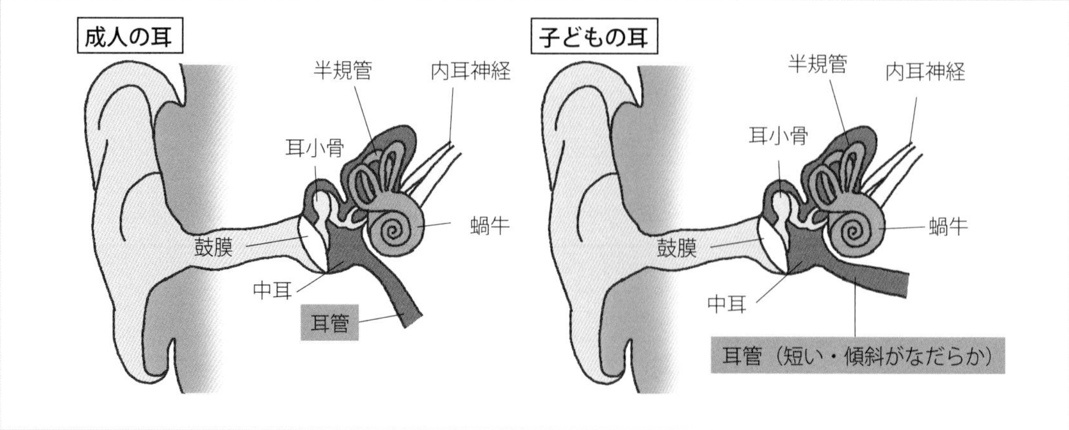

主な症状

1. 急性中耳炎

耳痛，発熱，耳漏，不機嫌等がみられる。鼓膜は発赤・腫脹がみられる。耳漏は鼓室内に貯留した膿が鼓膜を介して外耳道に流出したものである。

2. 滲出性中耳炎

急性中耳炎のような目立った症状はみられない。しかし，難聴が生じることによりテレビに近づいて見る，声をかけても振り向かない，耳を触るなどの普段と異なる生活行動がみられる。鼓膜は陥没がみられ，鼓膜の先には鼓室内に貯留した滲出液が確認される。

3. 扁桃炎

発熱，咽頭痛，口蓋扁桃の発赤・腫脹，不機嫌，活動量の低下，咽頭痛による食事摂取量の低下等がある。

検査と診断

1. 急性中耳炎

鼓膜所見が不可欠となる。鼓膜切開時に採取した鼓室内の貯留液や耳漏，鼻咽腔の細菌検査によって，起因菌の確認をする。「小児急性中耳炎診療ガイドライン」[3]では月齢・症状・所見を基にしたスコアシートで重症度を分類している。

2. 滲出性中耳炎

問診，鼓膜所見，ティンパノメトリー検査，単純X線検査を行い，滲出性中耳炎の程度を客観的に評価する。

ティンパノメトリー検査は，外耳道に圧力をかけたときの鼓膜の可動性を調べる検査であり，検査により得られたティンパノグラムで滲出性中耳炎の診断を行う。

3. 扁桃炎

GAS抗原迅速検査や培養検査を行い，細菌性かウイルス性かを判定し，投薬や対症療法を行う。

治療

1. 急性中耳炎

「小児急性中耳炎診療ガイドライン」[3]に提示されている治療アルゴリズムに沿って治療が行われる（図2～4）。軽症であれば経過観察を行うが，中等症・重症であれば抗菌薬が投与される。また耳痛を伴う場合には，アセトアミノフェンが投与される。中等症・重症で経過が長期にわたる場合には外科的治療として鼓膜切開が行われる。鼓室内に貯留した膿や滲出液

図2 急性中耳炎治療アルゴリズム：軽症

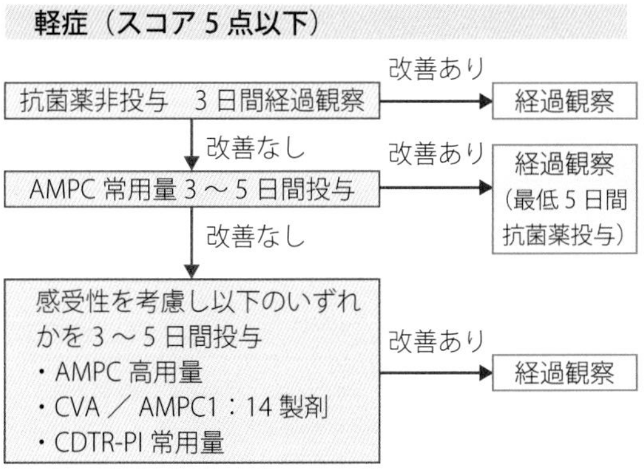

（注）
- 抗菌薬投与 3 ～ 4 日目の観察が望ましい。
- 耳痛，発熱（38.5℃以上）に対して acetaminophen 10 ～ 15mg/kg（頓用）が選択肢となる。
- 鼻所見がある場合には鼻処置も併用する。
- 上咽頭（鼻咽腔）あるいは，中耳貯留液か耳漏の細菌検査を行う。
  細菌検査や肺炎球菌迅速診断の結果も参考の上，適切な抗菌薬を選択する。
- 抗菌薬投与時の下痢の予防として，耐性乳酸菌や酪酸菌製剤の併用を選択する。
- 抗菌薬投与後に臨床症状が悪化する場合，抗菌薬の変更を考慮する。
- ピボキシル基を有する抗菌薬については，二次性低カルニチン血症の発症に十分注意する。
- 抗菌薬投与量は下記の用量を超えない。
  AMPC ：1 回 45mg/kg，1 日 90mg/kg
  CDTR-PI ：1 日 200mg，1 日 600mg
- 経過観察は初診時より 3 週までとする。

日本耳科学会，日本小児耳鼻咽喉科学会，日本耳鼻咽喉科感染症・エアロゾル学会：小児急性中耳炎診療ガイドライン 2018 年版. p80，金原出版，2018.

図3 急性中耳炎治療アルゴリズム：中等症

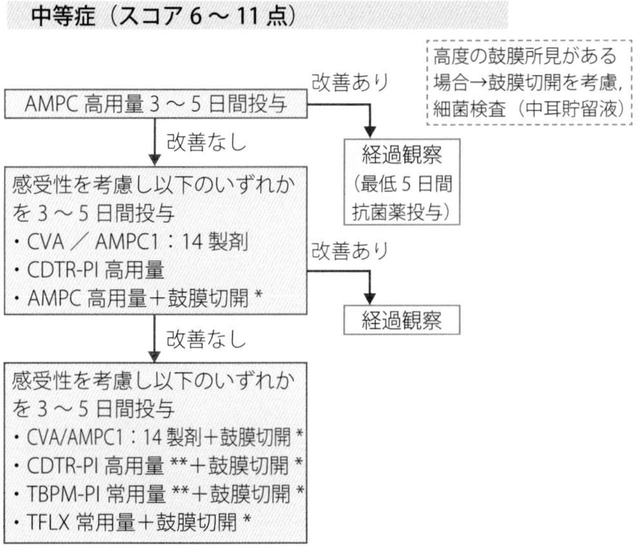

（注）
- 抗菌薬投与 3 ～ 4 日目の観察が望ましい。
- 耳痛，発熱（38.5℃以上）に対して acetaminophen 10 ～ 15mg/kg（頓用）が選択肢となる。
- 鼻所見がある場合には鼻処置も併用する。
- 上咽頭（鼻咽腔）あるいは，中耳貯留液か耳漏の細菌検査を行う。
  細菌検査や肺炎球菌迅速診断の結果も参考の上，適切な抗菌薬を選択する。
- 抗菌薬投与時の下痢の予防として，耐性乳酸菌や酪酸菌製剤の併用を選択する。
- 抗菌薬投与後に臨床症状が悪化する場合，抗菌薬の変更を考慮する。
- ピボキシル基を有する抗菌薬については，二次性低カルニチン血症の発症に十分注意する。
- ＊鼓膜切開が可能な環境では実施を考慮する。
- ＊＊TBPM-PI の投与期間は 7 日間以内を目安とする。
- 抗菌薬投与量は下記の用量を超えない。
  AMPC ：1 回 45mg/kg，1 日 90mg/kg
  CDTR-PI ：1 回 200mg，1 日 600mg
  TBPM-PI ：1 回 300mg，1 日 600mg
  TFLX ：1 回 180mg，1 日 360mg
- 経遠観察は初診時より 3 週までとする。

日本耳科学会，日本小児耳鼻咽喉科学会，日本耳鼻咽喉科感染症・エアロゾル学会：小児急性中耳炎診療ガイドライン 2018 年版. p81，金原出版，2018.

図4 急性中耳炎治療アルゴリズム：重症

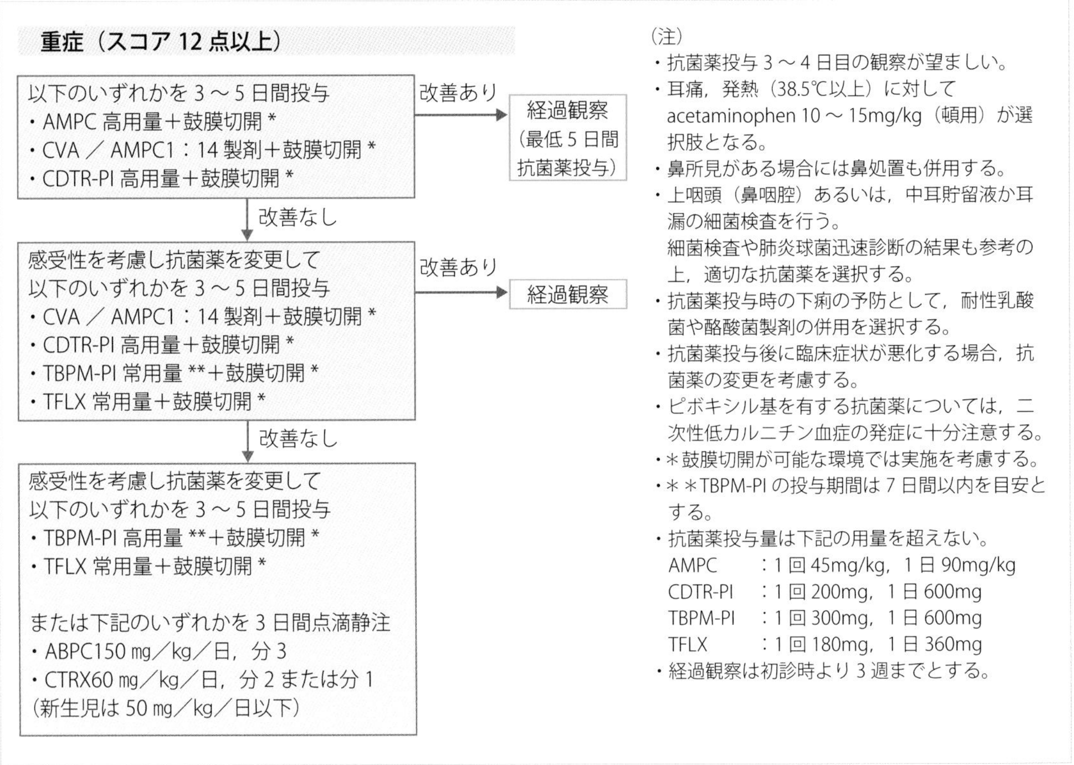

日本耳科学会，日本小児耳鼻咽喉科学会，日本耳鼻咽喉科感染症・エアロゾル学会：小児急性中耳炎診療ガイドライン2018年版. p82，金原出版，2018.

を，鼓膜の一部を切開し排出する。利点としては速やかな解熱や耳痛の改善等があげられる反面，切開により鼓膜の穿孔が生じる欠点があることを保護者に説明をすることが必要である。

2. 滲出性中耳炎

「小児滲出性中耳炎診療ガイドライン」[2]に提示されている治療アルゴリズムに沿って治療が行われる（図5）。同ガイドラインでは3か月以内は経過観察を推奨している。この間に滲出性中耳炎に併発することの多い周辺器官の病変（鼻副鼻腔炎やアレルギー性鼻炎）の治療を行っていく。

発症後3か月以上遷延する場合は，外科的治療の対象となる。外科的治療としては鼓膜換気チューブ留置術が行われる。滲出性中耳炎を繰り返し，アデノイド肥大が伴う場合はアデノイド切除術も併せて行うことも検討される。留置したチューブは自然脱落することが多いが，なかには残存することもある。チューブを長期間留置することにより鼓膜穿孔が生じる可能性があるため，1人で診察台に座ることが可能となる小学生以降にチューブ抜去の処置が行われる。

3. 扁桃炎

GAS抗原迅速検査で陽性の場合は，ペニシリンが10日間投与される。そのほかの細菌によるものであれば抗菌薬の投与が行われ，ウイルス性の場合は抗ウイルス薬の投与や対症療法が行われる。扁桃炎を繰り返す場合は，口蓋扁桃摘出術を行うが，その目安となる具体的な共通の指標はない[2,3]。

図5 滲出性中耳炎治療アルゴリズム

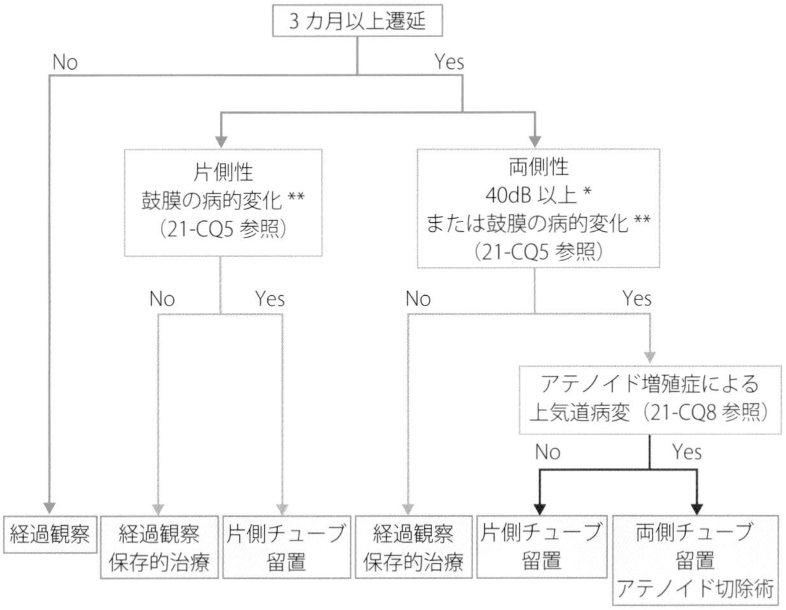

註：保存的治療については，以下を参照のこと。21-CQ2 抗菌薬，21-CQ3 その他の薬物療法，21-CQ4 薬物以外の保存的治療。
経過観察は，鼓室か含気化して，鼓膜所見と聴力が正常化するまで，最低3カ月に一度行うべきである。
＊：25～39dBでは，チューブ留置を行ってもよいが，適応をより慎重に検討すべきである。
＊＊：チューブ留置が有効な鼓膜の病的変化とは，鼓膜緊張部もしくは弛緩部の高度な内陥，耳小骨の破壊，癒着性の鼓膜内陥を指す。

日本耳科学会，日本小児耳鼻咽喉科学会：小児滲出性中耳炎診療ガイドライン2015年版．p70，金原出版，2018．

02 アセスメントの実際

耳鼻咽喉科で診察を受ける子どもと保護者へのかかわり：適切な観察のために

子どもは，病院やクリニックという日常と異なる環境のなかで，さらには今までの怖かった受診経験により，少なからずの不安や恐怖を生じていたり，耳鼻咽喉科での診察を嫌がることが少なくない。特に乳幼児期の子どもは，拒否による激しい体動により十分な診察ができないことがあるが，耳内の処置では体動により危険を伴うことがあるため，より慎重な対応が必要となる。子どもが納得して治療や処置を受けることができるように成長発達に合わせたプレパレーションを行う。また，安全に診察を受けることができるように保護者の協力を得ながら子どもの身体を固定する必要がある（図6）。幼児期後期の子どもの場合，診察を行いやすいように向いてほしいところに子どもが好むキャラクターやおもちゃを設置することや，ディストラクションを行うことも必要である。また，診察終了時には，次回の診察への影響も考慮して，頑張ったことを褒めていくことも重要である。

図6 固定方法

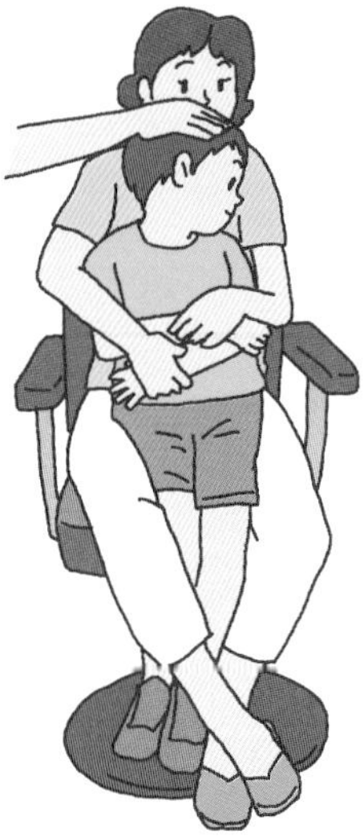

①保護者はいすに深く腰かけてもらい，子どもを前向きで抱っこをしてもらう
②子どもの上肢が動かないように，右手で左上肢，左手で右上肢を抑える
③子どもの下肢が動かないように，両足で組んで下肢を抑える

急性中耳炎

1. 内科的治療時の観察ポイントとアセスメントの実際

軽症であれば経過観察となり，中等症・重症であれば抗菌薬が投与される。

1)主な症状の観察

(1)耳痛

耳痛の有無については，その程度を観察する。乳幼児期の子どもは自ら耳痛を訴えることは難しいため，機嫌が悪くぐずる，耳をよく触るなどの行動がみられる。また幼児後期以降の子どもの場合は，「耳が痛い」や「耳が変」などと伝えてくることもある。

(2)その他の症状

発熱の有無，耳漏の有無とその性状，活気の程度などを観察する。

2)内服治療に関する観察とケア

耳痛が強い場合には，アセトアミノフェンを投与するが，内服状況や副作用の観察を行う。保護者のなかには内服薬を飲ませた経験がなく，飲ませ方に不安をもつことがあるため，内服方法についての説明を行う必要がある。乳児の場合は，内服薬を少量の水で溶き，乳首やスポイトを使用して内服をさせる。幼児では内服薬を少量の水で溶いたり，少量のアイスクリームやゼリーに混ぜて内服をさせる。いずれの場合も，少量で溶いたり混ぜることがポイントとなる。保護者が，子どもが上手に内服できるようにかかわれているかどうかを確認する。

抗菌薬の投与に伴い副症状として下痢が生じることがある。そのため耐性乳酸菌製剤や酪酸菌製剤の併用，こまめな水分摂取を勧めていく。また下痢によるスキントラブル予防のため，こまめなおむつ交換と臀部洗浄の必要性と方法を指導していく。

症状が改善しても再燃の可能性があるため，処方された抗菌薬の投与や診察を保護者の自己判断で中断しないように説明を行う。

3)感染予防対策への行動と認識の観察

日頃の予防策として，手洗いやうがいなどの上気道感染予防について説明を行い，子どもや保護者の反応を観察する。なかには予防策が先行してしまい保護者の精神的負担が増加してしまう可能性があるため，基本的生活習慣の確立の一環としてかかわることを提案していく。

2. 外科的治療時の観察ポイントとアセスメントの実際

抗菌薬の投与をしても改善がみられない場合は鼓膜切開が行われる。

1）鼓膜切開前後の観察

（1）切開時の観察

子どもの全身状態の観察を行う。処置中に迷走神経反射が出現する可能性があるため，定期的なバイタルサインの測定が必要となる。

（2）切開時の援助

切開時は子どもが動かないように体幹や頭部の固定を確実に行う。成長発達を評価し子どもに応じたプレパレーションを行い，不安や恐怖心の緩和に努めていく。

（3）施術後の観察

切開直後は，出血や膿，滲出液が排出されるため性状について観察する。出血が持続する場合や発熱がある場合は，速やかに受診を進める。

耳漏が2～3日程度持続するため，外耳道にみられる耳漏をぬるま湯で湿らせたガーゼ等で清拭して清潔保持ができるように指導する。施術翌日から登園や登校は可能であるが，耳漏がある場合は登園や登校は控えるよう説明を行う。また入浴や水泳は，幼児の場合，潜水することが少ないため行ってもよい。

滲出性中耳炎

1. 内科的治療時の観察ポイントとアセスメントの実際

「小児滲出性中耳炎診療ガイドライン」[2]では3か月以内は経過観察を推奨している。

1）主な症状の観察

観察項目として難聴の程度，副鼻腔炎やアレルギー性鼻炎の有無があげられる。難聴の程度は具体的な症状としての評価は難しく，子どもの行動で評価されることが多い。テレビの音が大きい，子どもを呼んでも振り返らない，耳をよく触るなどの行動が主にあげられる。

2）その他の観察

滲出性中耳炎に併発することの多い周辺器官の病変（鼻副鼻腔炎やアレルギー性鼻炎）の治療が行われているかも確認していく。鼻副鼻腔炎やアレルギー性鼻炎の観察項目として，鼻症状・口呼吸の程度，夜間のいびきの有無，鼻炎症状等があげられる。発症後3か月以上遷延する場合は，外科的治療の対象となる。

2. 外科的治療時の観察ポイントとアセスメントの実際

発症後3か月以上遷延する場合に鼓膜換気チューブ留置術行われる。顕微鏡下での処置のため，子どもの場合は安全に治療を行うことができるように，入院して全身麻酔下で行われる。

1）手術前の状態観察と援助

全身麻酔下で行うため，手術前の一般状態に異常がないことを確認する。特に感染予防には注意が必要なため，入院前の外来受診時には，発熱や上気道感染の予防行動の必要性を保護者と子どもに説明し，その理解度についてもアセスメントする。

入院後は子どもと保護者の心理的状態について観察し，発達段階にあわせたプレパレーションを行い，不安軽減に努めていく。

2）手術後の観察と援助

（1）手術直後

全身麻酔下で行われるため，麻酔からの覚醒状態や全身状態の観察を行う。また，処置に関連して，耳漏や出血の有無，疼痛の有無の観察を行う。子どもに対しては，全覚醒時には手術にがんばって臨んだことを褒めていく。

（2）退院時

留置したチューブ管理のために定期的な受診

が必要であることを説明する。耳垢や耳漏と一緒にチューブが脱落する可能性があることも説明する。また，チューブの脱落時や耳漏の増加，粘稠な耳漏，耳からの悪臭など，ふだんと異なる性状のとき等の定期外の受診タイミングについて伝えていく。

退院後は翌日から登園や登校は可能であるが，プールや入浴，洗髪時には水が流入しないように指導し，状況に応じて耳栓を使用することを勧める場合もある。

アデノイド肥大が併発している場合には，鼓膜換気チューブ留置術と一緒にアデノイド切除術が行われる。アデノイド切除術を行った場合は，出血の有無や疼痛の有無，出血予防のために食事の摂取内容や方法の指導が行われる。

COLUMN

手術前のプレパレーションの内容

プレパレーションの主な内容には，モニター等の医療機器や手術着の着用等の手術室への入室に関することや，術後の疼痛，疼痛緩和の方法，点滴や食事制限の必要性等の生活行動についてあげられる（図a）。

図a プレパレーションで使用するものの1例

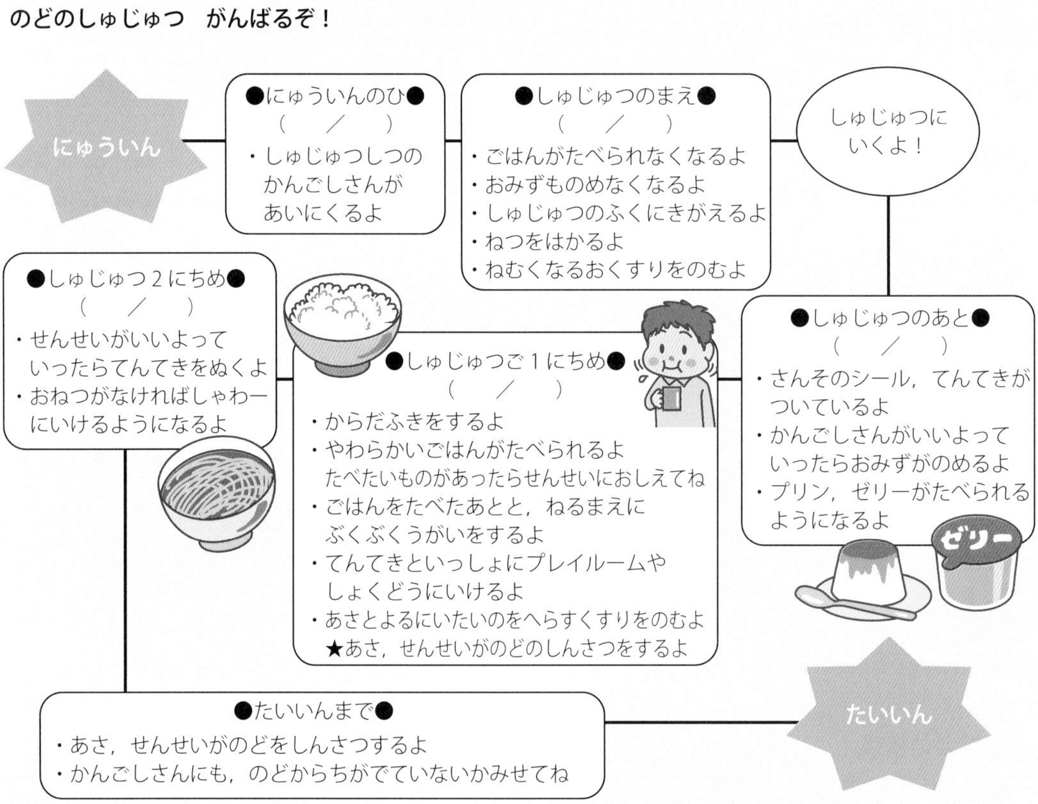

扁桃炎

1. 内科的治療時の観察ポイントとアセスメントの実際

抗菌薬の投与や抗ウイルス薬の投与，対症療法が行われる。なお内服薬の内服方法の指導については，「急性中耳炎」を参照。

1)主な症状の観察

観察項目として発熱，咽頭痛，口蓋扁桃の発赤・腫脹等があげられる。発熱に伴い，不機嫌，活動量の低下がみられる。また，幼児期後期以降の子どもは，咽頭痛の有無を家族に伝えることが可能となるが，幼児期前期以前では困難である。そのため，食事摂取量の低下などで咽頭痛の有無を評価することもある。

2)急性期の援助

発熱がみられるときはこまめな水分摂取を促す。咽頭痛による食事摂取量の低下がみられるときには，プリンやゼリー，ヨーグルトなど子どもが摂取しやすいものをすすめていく。抗菌薬が投与されているときには下痢が出現する可能性があるため，スキンケアやおむつ交換の必要性について説明をしていく。

2. 外科的治療時の観察ポイントとアセスメントの実際

扁桃炎の罹患を繰り返す，扁桃炎により保育園・幼稚園・学校を休むことが多い場合は，口蓋扁桃摘出術が検討される。

1)術前の状態観察と援助

手術は全身麻酔で行われるため，入院前の全身状態を観察する。入院前には，発熱や上気道感染の予防行動の必要性を保護者と子どもに説明する。入院後は子どもの成長発達に合わせたプレパレーションを行い，不安軽減に努めていく。

2)術後の観察と援助

(1)手術直後

全身麻酔下で行われるため，麻酔からの覚醒状態や全身状態の観察を行う。また，術創については出血の有無や疼痛の有無と疼痛緩和，感染予防等の看護が必要となる。

(2)出血の観察と予防

創部は縫合していないことから術後24時間と創部の白苔が剝がれる術後7日目以降に出血の危険性が高まる。そのため手術直後は止血薬入りの持続点滴を行い，点滴刺入部の観察と点滴固定によるストレスの緩和を図る必要がある。

また食事の摂取により出血を誘発する可能性があることから，固いものや創部に付着しやすいものの摂取は避けるように子どもと保護者に説明をする。歯磨きは創部を突くおそれがあるため注意して行うように指導するが，感染予防のためには，食事摂取後に“ブクブクうがい”をすすめるとよい(“ガラガラうがい”は出血の誘因になる)。また血液を嚥下していることで嘔吐を誘発しやすいことや嘔吐により出血を誘発しやすいため，術後間もないときは注意深く観察をしていく。入浴は出血を誘発するため，入院中は清拭や短時間のシャワーを行う。

(3)疼痛の観察と援助

創部の疼痛は術後数日に強くみられるが個人差があるため，子どもの言動を観察していく。学童期の子どもにはフェイススケール等を使用して疼痛の程度を客観的に確認することも1つの方法である。疼痛緩和は食事摂取前にタイミングよく鎮痛薬を内服することやクーリングを行う。乾燥により朝方に疼痛が強くなることがあるため，マスクの着用も有効である。また食事摂取時にも疼痛が伴うため，固いものは避け，プリンやゼリー，ヨーグルトなど子どもが好むものや摂取しやすいものをすすめていく。幼児期や学童前期の子どもには「食事摂取がんばり表」(図7)を使用して食事摂取量の観察を行うこともある。感染予防のためには水分摂取も大切であるため，摂取状況を確認し，

図7 がんばり表の一例

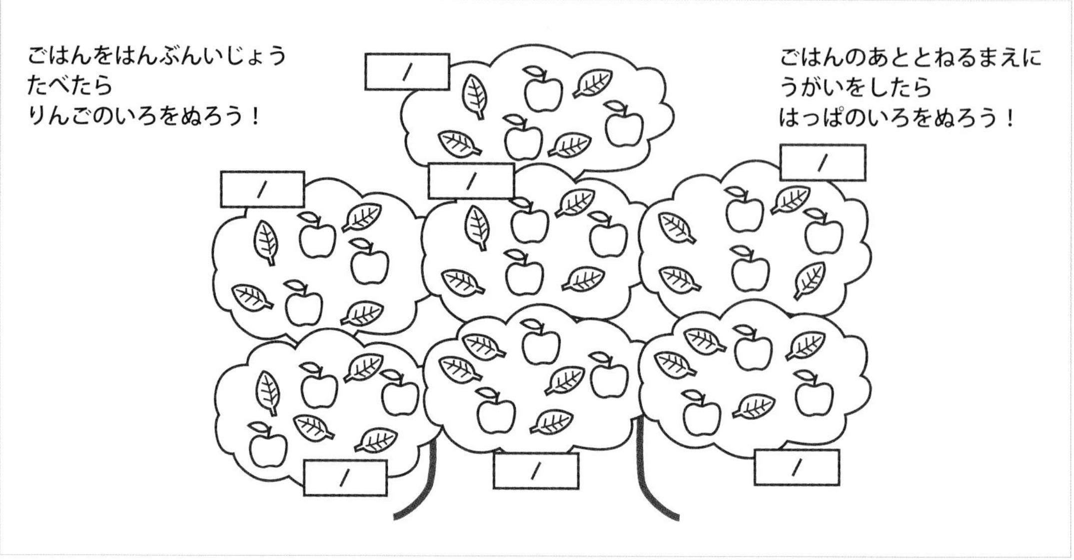

疼痛がある場合は鎮痛薬を積極的に使用して頑張って飲めるようにすすめる。

3）退院時の観察と援助

退院時には，創部からの出血がないこと，食事摂取ができることを確認する。

疼痛は個人差があるため退院後にも継続することがある。また術後1週間や退院後に放散痛が生じることもあり，嚥下時に耳痛がみられることも併せて子どもと保護者に説明をする。

子どもと保護者に，出血予防，疼痛緩和を中心に指導を行う。退院後の登園や登校は可能であるが激しい運動は出血を誘発するため体育は休むように指導する。登園により活動制限が難しい場合はお休みすることを提案する。食事については，退院後の初回受診時までは，入院時に摂取していたものに準じるように説明する。出血がみられたときには病院にすぐに連絡をするとともに，冷水による“ブクブクうがい”を行うように指導をする。

COLUMN

口蓋扁桃摘出術の適応

口蓋扁桃摘出術の適応は，頻回の扁桃炎の罹患以外に下記の事例もある。

・口蓋扁桃肥大

扁桃の肥大により睡眠時無呼吸症候群の併発や炎症の遷延化等の臨床症状がある場合は口蓋扁桃摘出術の適応となる。肥大の程度はマッケンジーの分類等で評価される（図b）。

・睡眠時無呼吸症候群

睡眠時の簡易検査において，アデノイドや口蓋扁桃肥大による上気道閉塞が原因となる無呼吸が認められると，口蓋扁桃摘出術の対象となる。

・扁桃病巣疾患

扁桃そのものには症状はないが，扁桃が原因となって遠隔臓器に障害を起こすことがある。小児の場合IgA腎症等が該当し，口蓋扁桃摘出術の有効性が高いとされている。

図b マッケンジーの分類

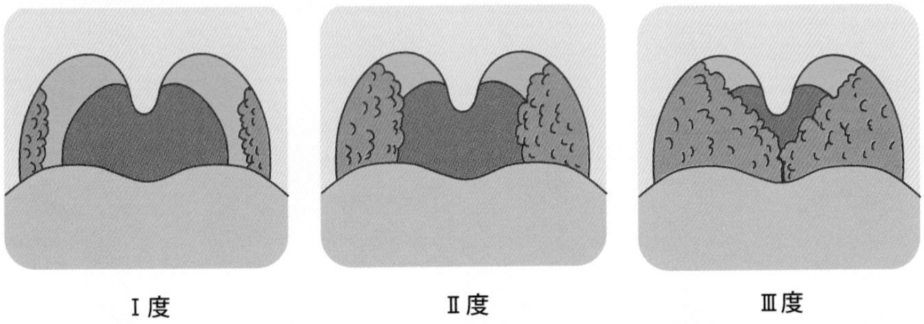

口蓋扁桃肥大の評価法で，I度とは扁桃が前後の口蓋弓を含む面よりわずかに突出するもの，Ⅲ度は左右の扁桃が正中で接する，あるいは接しそうなもの。Ⅱ度はその中間のものである

峯田周幸：耳鼻咽喉疾患と看護　おもな疾患．系統看護学講座 専門分野Ⅱ 小児看護学〔2〕 小児臨床看護各論 第14版（奈良間美保編）．p476，医学書院，2020.

引用文献

1）日本耳鼻学会，日本小児耳鼻咽喉科学会，日本耳鼻咽喉科感染症・エアロゾル学会：小児急性中耳炎診療ガイドライン2018年版，第4版．p8，金原出版，2018.

2）日本耳鼻学会，日本小児耳鼻咽喉科学会：小児滲出性中耳炎診療ガイドライン 2015年版．p13，金原出版，2018.

3）日本耳鼻学会，日本小児耳鼻咽喉科学会，日本耳鼻咽喉科感染症・エアロゾル学会：小児急性中耳炎診療ガイドライン2018年版，第4版．金原出版，2018.

参考文献

1）日本耳鼻学会，日本小児耳鼻咽喉科学会：小児滲出性中耳炎診療ガイドライン2015年版．金原出版，2018.

2）日本小児耳鼻咽喉科学会：小児耳鼻咽喉科，第2版．pp115-124，220-229，金原出版，2017.

3）浦野正美：ENT臨床フロンティア　耳鼻咽喉科の外来処置・外来小手術．pp66-85，中山書店，2012.

8 代謝性疾患

1型糖尿病

アセスメントの概要：膵ランゲルハンス島β細胞の破壊によりインスリンの絶対的不足によって発症する疾患である。わが国での年間発症率は10万人に1.4～2.2人[1)]であり，発症率のピークは男児が13歳，女児が10歳であり，男児より女児の発症が多い。完治は困難であり，発症時からのインスリン補充療法は必須である。また血糖コントロールが不良の場合は成人期以降に合併症を発症する可能性があるため，血糖コントロールのための療養指導が重要となる。

01 アセスメントに必要な基礎知識

疾患に関する基礎知識

病態

糖尿病とは，インスリン分泌の作用不足によって血糖値（血液中の糖濃度）が慢性的に高い状態を呈する代謝異常疾患であり，「1型糖尿病」と「2型糖尿病」に大別される（表1）。

本来，体内に取り込まれた糖質やでんぷんは小腸でブドウ糖（グルコース）に分解され，インスリンのはたらきにより血液中から細胞やさまざまな臓器（インスリン依存臓器）にグリコーゲンとして蓄えられる（図1）。同時に血液中のグルコースが多い場合は糖新生[＊1]を抑制し，血糖値を一定に保つはたらきがある。

本項で示す1型糖尿病は，膵β細胞の破壊による内因インスリン不足により持続的な高血糖状態を呈する疾患である。原因により，自己免疫性（1A型）と自己免疫の関与が明らかでない特発性（1B型）に分類される。子どもでは1A型が80％を占める。

主な症状

特徴的な症状として，多尿，口渇，多飲，体重減少がみられる。特に年少児では，症状の読み取りが難しく，口渇を訴えて異常に水分を摂

表1 糖尿病の分類と特徴

	1型糖尿病	2型糖尿病
空腹時血糖	≧126mg/dL	
HbA1c値	≧6.5％	
発症成因	主に自己免疫に何らかの異常をきたした膵β細胞の破壊 肥満との関係性は低い	複数の遺伝子因子に過食による高脂血症，肥満や運動不足等の環境因子が加わりインスリン分泌の低下や抵抗性を生じて発症する
家族性	少ない	家系内血縁関係にしばしばあり
発症年齢	思春期に多い 中高年でも認める	壮年期以降に多いが，近年若年発症も増加している

＊1 糖新生　肝臓で蓄えたグリコーゲンをグルコースに合成する化学反応過程。

1型糖尿病の観察フローチャート

	症状	検査／評価項目	治療と管理	観察ポイント
発症・急性期	口渇 多飲 多尿 体重減少 倦怠感 （活気低下） 腹痛 過呼吸 アセトン臭 意識障害 昏睡 低血糖	・著しい高血糖 ・尿ケトン・尿糖 ・血液ガス ・電解質 ・腎機能 ・肝機能 ・HbA1c 値 ・炎症反応 ・IA-2 抗体，GAD65 抗体，インスリン自己抗体（IAA）の陽性	入院／外来 ↓ 水分補給のための補液と電解質補充 十分な補液後インスリン注射（静脈投与）の開始 ↓ 経口摂取可能となればインスリン強化療法と自己血糖測定開始 ↓ 自己管理指導を開始する（自己血糖測定とインスリン自己注射） 食事・運動療法教育後，試験外出外泊 ↓ 退院	機嫌や意識障害の程度 口渇や尿量の変化 低血糖を含む血糖値の変化状況 食事摂取量 血糖値の変化状況 低血糖の有無 指導に対する本人と家族の反応 自己血糖測定や自己注射の手技 学校や幼稚園・保育所との調整
慢性期		・低血糖や高血糖 ・HbA1c ・肝機能 ・腎機能 ・コレステロール ・インスリンボールの有無 ・眼底検査（1 回 / 年）	・退院後まもなくは定期受診の間隔は短くする ・管理状況が安定すれば 1 回 / 月の定期受診 ・日々の血糖値の変動とインスリン量の評価 ・血糖コントロール不良や DKA，重症低血糖発症では入院を考慮 ↓ ・子ども自身への病気の説明や管理の必要性の説明（繰り返し） ・学童期以降ではシックデイの説明 ・合併症予防と早期発見 ・親から子どもへ管理移譲する必要性の指導 ・思春期前半から成人移行期支援※	家や学校，幼稚園・保育所での管理についての困りごと 食事内容と摂取量 血糖値の変動と活動の関係性 低血糖の出現の頻度と対処や予防方法 親が子どもに指導している管理の必要性や方法子どもができるようになった血糖管理の内容 発達段階に応じた子どもと親の管理能力 学童後期から子どもの病気に対する思い

（凡例）主な症状／主な検査・治療／治療と症状の経過

※成人移行期支援とは：慢性疾患をもつ子どもが自己の行動に責任をもてる大人になるために，医療者が子どもの年齢に応じて疾患の概要，自己の疾患管理能力，社会参加に必要なコミュニケーション能力向上へのかかわり

図1 食事摂取時とインスリンのはたらき

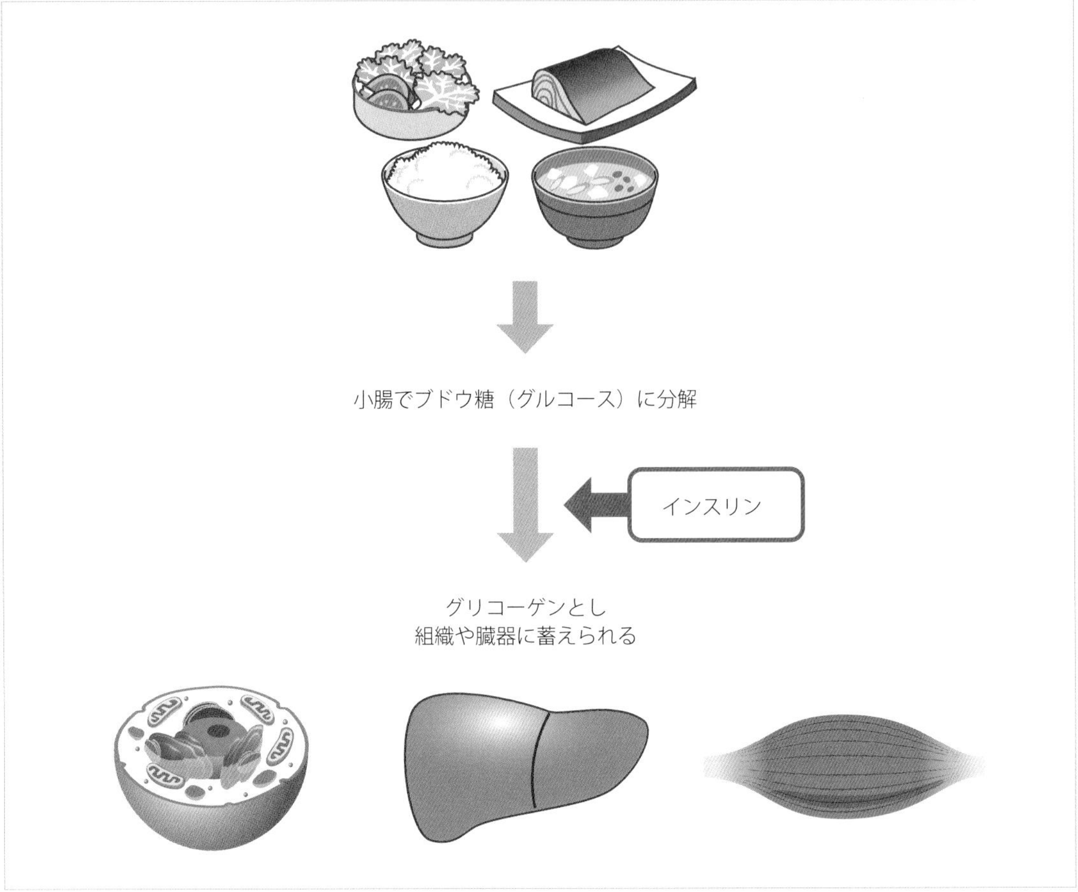

りたがったり，排尿習慣のついた幼児に夜尿（お漏らし）が頻回になるといった，一見異常とはとらえにくい症状を呈することから気づくこともある。また，インスリン分泌低下の速度が緩やかであれば，無症状で経過することもあり，幼稚園や学校の定期健診時に体重減少に気づいたり，尿検査での尿糖陽性から受診に至る場合もある。一方で，急激にインスリン分泌低下をきたすと，数日前まで元気に生活していた子どもが糖尿病性ケトアシドーシス（diabetic keto-acidosis：DKA）まで進行するなど，子どもの進行速度は個人差が大きい。

発症要因としては，感冒，麻疹，風疹，流行性耳下腺炎といった感染症に罹患した身体的ストレスから，急激なインスリン分泌低下が影響する。しかしその場合，脱水や電解質異常からケトン体が産生されて血液が酸性になり，活気の低下，発熱や腹痛，嘔吐から短期間で糖尿病性ケトアシドーシスに至ることが多い。子どもの症状はわかりづらいうえに身体的余力が低いため容易に状態が悪化しやすく，意識障害や昏睡をきたす可能性が高いことから，症状が軽微な段階で，一般的な感冒との鑑別が必要となる。

検査と診断

1型糖尿病の診断では，インスリン分泌の低下あるいは欠乏と自己抗体の検出が指標となる。自己抗体の保有率については発症年齢によって違いがあるが，主に膵島関連自己抗体であるIA-2抗体，GAD65抗体，インスリン自己抗体（IAA）が陽性となる。

急性期の注目すべき検査項目としては，血糖値（空腹時126mg/dL以上，随時200mg/dL以上），ケトン体の出現，血液ガスでのアシドーシスの有無，電解質，腎機能，肝機能異常，HbA1c値（6.5％以上），炎症反応の確認と同時に，自己抗体検査によって診断を行う。検査項目における基準値は成人の糖尿病の診断基準と同じである。なかでもHbA1c値（基準値：4.6～6.2％）は，赤血球内のブドウ糖濃度に依存して生成され，過去1～2か月にわたる血糖値の状態を反映している。高血糖が長期にわたり持続していた場合は診断時に10％以上を呈することもあるが，急激な発症または早期の診断では基準値の場合もある。

また，ケトン体は，糖の代わりにエネルギーとして使用される物質である。インスリンの作用不足をきたすと糖新生ができないことによりエネルギー不足となるため，筋肉や脂肪組織の中性脂肪を分解した脂肪酸が血中に放出される。脂肪酸はそのままではエネルギーとして使用できないため肝臓からケトン体に変換される。糖尿病の急性期や高血糖が持続した場合には，尿中や血中にケトン体がみられる。健康な子どもでも，飢餓や下痢，嘔吐で食事が摂取できなかったときには尿中・血中にケトン体をみることがあるが，インスリンの不足による高血糖はみとめないためブドウ糖の補液により症状は改善する。一方，1型糖尿病の子どもにケトン体を認める場合は，インスリンの持続点滴が必須である。ブドウ糖の補液は状態を悪化させるため前者との鑑別が重要となる。

その他の検査としては，成人の診断基準に基づいて行うが，糖負荷検査は発症時にすでに随時血糖値が200mg/dL以上であるため行わないことが多い。また明らかな高血糖時は，糖負荷検査によってケトアシドーシスを助長させる危険もあり禁忌である。

治療

1．急性期の治療

特にDKAに陥っている場合は，補液，インスリン補充，電解質管理を行う。脱水が補正されるまでは，生理食塩液による輸液と同時に静脈内にインスリンを少量ずつ持続投与する。脱水のため血中のカリウム値は高値を示すが，細胞内のカリウムは不足している。インスリン投与を開始すると，血中のカリウムは細胞内に移行し血中カリウム値は低下する。急激な低カリウム血症は意識障害を遷延させ不整脈を併発させるため，電解質管理は重要となる。意識障害が改善されて経口摂取が可能となれば，インスリンの皮下注射を開始する。

2．維持期の治療

1型糖尿病の治療の基本は，薬物（インスリン）療法，食事療法，運動療法である。

1）インスリン療法

発症直後の状態が安定した時点で直ちにインスリン皮下注射を開始する。子どもの1型糖尿病では年齢を問わず基礎インスリンと追加インスリンを併用した「インスリン強化療法」が第一選択である（図2）。基礎インスリンとしては持効型インスリン製剤を使用し，基礎代謝に必要なブドウ糖を細胞や臓器から放出させるはたらきがある。追加インスリンとしては超速攻型インスリン製剤を使用し，食事や間食によって摂取された糖質を細胞に吸収させるはたらきがある。基礎インスリンと追加インスリンの組み合わせによって，より正常なインスリン分泌に近づけることができる。

子どもの1型糖尿病では，年少児ほど皮下でのインスリン吸収が早く，インスリン効果が早く現れ・早く消失する傾向がある。

また，思春期になるとインスリン拮抗作用のある性ホルモンの分泌がみられるようになり，インスリン抵抗性が高まるため，思春期以前のインスリン量では血糖コントロールできにくくなる。成長過程の特徴に合わせてインスリン量を増量するなどが必要となる。

インスリン療法時には必ず自己血糖測定を行い，食事や活動，投与したインスリンの単位と

図2 強化インスリン療法におけるインスリン変動

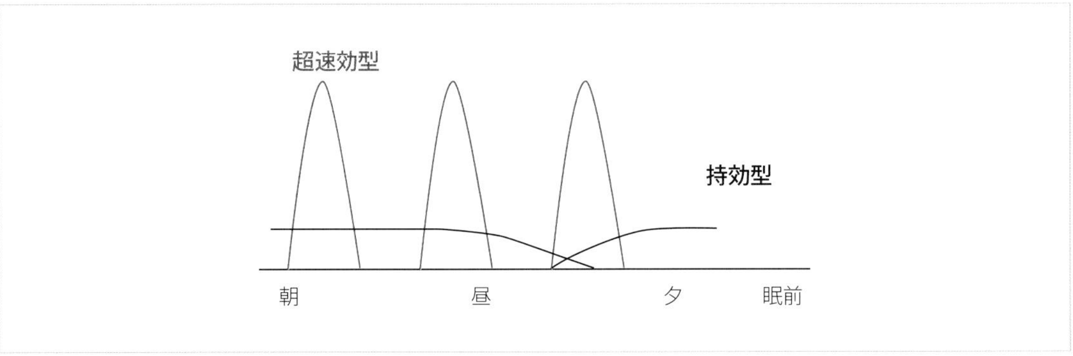

血糖変動の状況を確認する。自己管理ノートなどの利用で血糖変動と活動の関係をモニタリングし，血糖をマネジメントする力をつける必要がある。

2) 食事療法

1型糖尿病の子どもにおける食事管理では，良好な血糖コントロールを維持し，低血糖，脂質異常，高血圧を予防し，正常な成長発達を目指さなければならない。

炭水化物量の計算に炭水化物10gを1カーボとしたカーボカウントを用いる方法が普及している。1カーボを糖新生するためのインスリン量は子どもそれぞれで異なるため，個々のインスリンカーボ比※2とインスリン効果値※3を算出しておく必要がある。

栄養素のバランスについては，炭水化物：たんぱく質：脂質を5：2：3の割合で摂取する。また，果物等の単純糖質を多く含む食品は血糖値を急上昇させ，たんぱく質や脂質を含む食品は血糖値の上昇を遅延させるといった食品と血糖上昇の関係も含めた指導が必要となる。

不必要な食事制限は，思春期以降の人格障害や摂食障害につながるおそれがあるため，指導においては，食べることに罪悪感をもたないよう心がけることが重要である。

COLUMN

CSIIとSAPの効果

近年では持続皮下インスリン注入療法（continuous subcutaneous insulin imfusion：CSII）やリアルタイム持続皮下グルコース測定器のついたSAP療法（sensor augmented pmp：SAP）を使用することで，頻回のインスリン注射を行わなくても生理的インスリン分泌に近いかたちの治療が可能となった。思春期や妊娠期のコントロールが難しい時期に多く活用されている。

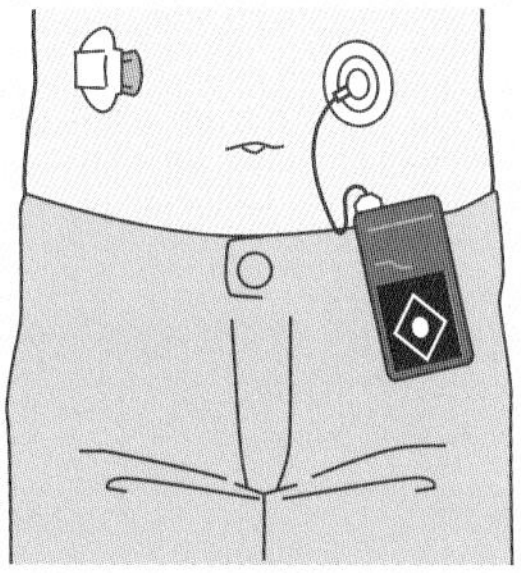

SAP

3) 運動療法

運動はインスリンの感受性を高めて血糖をコントロールしやすくし，内臓脂肪の蓄積や高血

※2 インスリンカーボ比　超速攻型インスリン1単位に対応する炭水化物量(g)。食事インスリン算出時に使用する。例)食べる糖質量÷インスリンカーボ比＝インスリン量

※3 インスリン効果値　超速攻型インスリン1単位で血糖値がどの程度低下するかの数値。補正インスリンの算出時に使用する。例)食前血糖値－目標血糖値＝下げたい血糖値。下げたい血糖値÷インスリン高価値＝インスリン量

圧といった動脈硬化の原因を予防するはたらきがある。1型糖尿病であっても激しい運動も可能であるが，次に示す合併症がある場合は禁止または制限が必要となる。

合併症

1. シックデイ

シックデイとは，糖尿病の患者が，感染症による発熱，下痢，嘔吐や食欲不振のため食事摂取ができない状態をいう。身体はさまざまな症状やストレスに対してインスリン拮抗ホルモン※4を分泌し高血糖になることが多い。そのため食事摂取ができなくても自己判断でインスリンを中断せず医師に相談し，高血糖やケトアシドーシスを回避することが重要である。

2. 低血糖

インスリン投与量と炭水化物摂取量や運動量が見合っていない場合に発生し，低血糖の程度によって出現する症状はさまざまである（表2）。低血糖の程度によっては，意識低下やけいれんといった状態となる場合もある。子どもは筋肉量も少なく代謝や活動性が高いため低血糖リスクが高い。また学童期以降の子どもでは，血糖コントロール不良または高血糖の持続が将来の認知機能障害に関連するが，低年齢での繰り返す重症低血糖は将来の認知機能障害リスクを高めるため，目標血糖値（表3）は高めに設定されている。

●子どもの1型糖尿病での血糖コントロールの難しさ

- 暁現象：夜間に分泌される成長ホルモンによって早朝の高血糖が出現する現象
- ソモジー効果：低血糖を起こすことでインスリン拮抗ホルモンが過剰に働き高血糖になる現象

表2 低血糖で出現する症状

血糖値（mg/dL）	症状
60	空腹感，あくび，気分不良
50	倦怠感，無気力，思考停滞
40	冷や汗，頻脈，腹痛，ふるえ 顔色の変調（蒼白や紅潮）
30	意識消失，異常行動，人格変化
20	けいれん，昏睡

表3 年代別の目標血糖値

指標	基準値（mg/dL）	目標血糖値（mg/dL）
食前	＜110	思春期：80～140 学童期：80～150 幼児期：80～160
食後	＜126	思春期：～180 学童期：～200 幼児期：～250
夜間	——	思春期：60～126 学童期：70～140 幼児期：70～170

その他

1型糖尿病は小児慢性特定疾患研究事業の1つに数えられており，18歳未満（医師が必要と認める場合は満20歳まで）の治療費負担は医療費給付の対象となっている。

※4 インスリン拮抗ホルモン　アドレナリン，グルカゴン，コルチゾール，成長ホルモンといった血糖値を上昇させインスリンの作用と拮抗するホルモンである。

02 アセスメントの実際

発症・急性期

発症からの経過(初発入院)

1型糖尿病の初発症状にはDKAを多く認めるため，入院治療により静脈点滴でのインスリン投与を開始する。食事摂取が可能となればインスリンの皮下注射と自己血糖測定(SMBG)器による血糖測定を開始する。初期のインスリン大量投与は脳浮腫のリスクの可能性があることや，インスリン投与開始後にはカリウムが低下するなど，発症時は血液データにおける電解質バランスの確認が重要となる。

急性期の状態が安定し経口で食事摂取ができるようになれば，インスリン皮下注射を開始する。入院期間は発症から2週間程度であるが，自己血糖測定，インスリン自己注射，栄養指導，低血糖への対処など，子どもと保護者への教育が重要となる。

観察とアセスメント

1. 意識状態の観察

不機嫌(不穏)，けいれん，傾眠の有無，易刺激性，視線に変化がないかを観察する。

2. バイタサイン

心拍数，呼吸数，呼吸のかたち(クスマウル呼吸[※5]の有無)，血圧の観察

3. 検査所見のモニタリング

血液データでは，血糖，ナトリウム，カリウム，カルシウム，リン，血中尿素窒素(blood urea nitrogen：BUN)，クレアチニン，静脈血(重症では動脈血)pH，PCO_2，HbA1cの観察と，尿ケトンなどを2～4時間ごと(重症の場合はより頻回)に観察する。

4. 子どもと家族の反応

急性期を脱した時期から子どもと保護者に対する血糖コントロールに関する教育がはじまる。子どもや保護者は日々の血糖コントロールに追われることから，悩みや不安を医療者に表出できない場合もある。入院中に数回の外出や外泊の機会をもち，生活の中で血糖コントロールについてうまくいったこと難しかったことを医療者と整理しておくことが重要である。

維持期

1型糖尿病の子どもの治療目標は，糖尿病をもたない子どもと同様な成長発達と生活を送ることである。小児期の子どもの保護者に必要な基本姿勢としては，①血糖コントロールに囚われすぎて過保護や過干渉にならないよう，他のきょうだいと同様にかかわる，②子どもが1型糖尿病になったことを自分のせいにしない，③子どもの問題(血糖測定やインスリン注射を嫌がる。隠れ食いするなど)があったときはむやみに注意せず，理由を聞き対策を一緒に考える。④成人期を見据えて子どもが自主的に管理できるようにかかわる(表4)ことが重要であることを伝え，支援することが必要である。

また，子どもの認知や発達の特徴に合わせた治療や管理も必要であり，各発達段階におけるかかわりを次に示す。

1. 乳幼児期

治療や管理は保護者が中心となるが，年少児ほど食事摂取にむらがあったり，睡眠や活動の生活パターンが確立していないため，血糖値が

※5 クスマウル呼吸　呼吸性アルカローシスによってケトアシドーシスを補正しようとする深くて大きな過呼吸の状態。

表4 発達段階別にみた１型糖尿病の管理目標

	乳幼児期	学童期	思春期	成人期
保護者	すべての管理	子どもと一緒に行う 後期：見守りと確認	見守りと相談役	相談役
子ども	できることの手伝い 後期：血糖測定を実施する 低血糖時に他者に伝えることができる	低血糖時の補食ができる インスリンを自分で打つことができる 後期：食事にみあったインスリン量がわかる	活動に合わせたインスリン量の調整やシックデイの対応ができる 管理で困ったことを保護者や医療者と相談できる	すべての管理，合併症予防，将来のライフプランに合わせた管理ができる

変動しやすい。また低血糖症状を自覚できにくいうえに言語で他者に伝えにくい特徴がある。そのため下記に列記したような看護師からの保護者への指導や支援により，保護者が血糖値の変化で起こる症状の学習とともに低血糖予防ができるようにする。

- 食べむらや食事に時間がかかる場合はインスリン注射を食後に実施する。
- 発達段階より目標血糖値を高く設定する。
- 夜間の低血糖予防では必要に応じてインスリン単位の減量や眠前の補食を指導する。
- 子どものふだんの顔色や活気，機嫌を血糖値と関連づけてモニタリングする。
- 子どもの能力に応じて血糖自己測定（SMBG），インスリン自己注射の手伝いをさせる。
- 保護者から幼稚園・保育所での低血糖の予防や対処法と正しい糖尿病の説明を行う。

2. 学童期

微細運動の発達や認知機能の高まりから，子ども自身で行える管理が増える時期である。生活の中心が家庭から小学校に移るため，乳幼児期に比べ活動量が増え低血糖のリスクも高い。そのため，子ども自身で行う管理を増やすことや，保護者以外の他者との協力が必要となる。そのため看護師から保護者に対して下記に列記したような支援を行うと子ども自身の自律が進みやすい。

- 給食前のインスリン注射では子どもの性格に合わせた環境を確保する（例：羞恥心が強い場合は，別室やパーテーションを使用するなど）。
- 学校の担任教員および養護教諭の協力を得て，1型糖尿病についての正しい知識の確認を行い，子どもとともに低血糖の予防や対処の方法を決めておく。
- 特別な事情がない限り運動会や校外学習に参加してよい。
- クラスメイトから低血糖時の協力を得やすくし，誤った理解からのいじめを予防するためにも糖尿病やインスリン注射，補食についてわかりやすい説明を行う。
- 1型糖尿病患者会やサマーキャンプへの参加の機会をもつことで，同じ病気の子どもが行う管理の工夫を見て療養管理のバリエーションを増やしたり，悩みを共有できる仲間をつくることで孤独感や疎外感を軽減させる。

3. 思春期と思春期以降

第二次性徴期を迎える頃から，性ホルモンの影響によりインスリンの効果が得にくくなり，今までうまくいっていた管理の方法では良好な血糖値の維持が難しい時期となる。そのうえ，思春期の特徴であるアイデンティティの獲得の時期であり，病気である自分と健康な他者の比較から自我の葛藤を起こし，親や病気の管理に反抗的・拒否的になりコントロール不良となるケースも多い。そのため下記に列記する看護師から子ども本人への支援により1型糖尿病とともに自由に生きる将来を計画しやすくなる。

・年少発症の1型糖尿病児では，療養管理を習慣的に行っていることも多いため，成人期以降に良好な血糖維持のための療養管理を意図的に行えるように病気を捉え直す機会をもつ。
・高血糖や血糖値が不安定なときは，食事や活動と関連づけた振返りを行い，セルフマネジメントを高める。
・高校生の時期からは，進学・就職・結婚について教育の機会をもつ。就職に関しては，低血糖を起こした場合の命の危険性や責任を考慮して高所作業や水中作業，職業運転等，不敵な職業は選択しない。
・妊娠については，避妊や計画的妊娠の必要性についての教育機会をもつ。

小児期発症の1型糖尿病の管理では，子どもが成人期を迎えるまでに主体的に病気を管理できるようになることが最大の目標である。保護者や医療者は子どもが病気や管理を肯定的に捉えられるようにかかわるとともに，子どもの将来を見据えて，保護者の行う管理を子どもの理解に合わせて表4を参考に段階的に移行させていくことが重要である。

引用文献

1) 日本糖尿病学会，日本小児内分泌学会：小児・思春期糖尿病コンセンサスガイドライン．p41，南江堂，2015.

参考文献

1) 日本糖尿病学会，日本小児内分泌学会：小児・思春期糖尿病コンセンサスガイドライン．南江堂，2015.
2) 日本糖尿病学会：糖尿病診療ガイドライン2019. 南江堂，2019.
3) 日本小児内分泌学会糖尿病委員会：こどもの1型糖尿病ガイドブック．文光堂，2007.
4) 今川彰久：1型糖尿病診療ノート41のヒント．南江堂，2016.

9

血液・造血器疾患

急性リンパ性白血病

アセスメントの概要：急性リンパ性白血病は，子ども（好発年齢は2～5歳の幼児期）によくみられる発熱・倦怠感・ふらつきなど一般的な症状からはじまり，貧血・出血傾向など重篤な症状へと悪化するため，早期診断と治療が重要である。抗がん薬などによるつらい治療から退院後の生活においても長期的な支援が不可欠である。年齢や発達段階に応じた，患児や保護者に合わせた支援が提供できるためのアセスメント能力が求められる。

01 アセスメントに必要な基礎知識

疾患に関する基礎知識

病態

血液の中にある血球には赤血球・白血球（顆粒球・単球・リンパ球）・血小板がある。すべての血球のもととなる造血細胞は骨髄でつくられ，造血因子によって造血前駆細胞から成熟血球へと分化して末梢血に流れる。造血細胞は自分自身で複製することができる能力（自己複製能力）とさまざまな血球へと分化することができる能力（多分化能力）をもっている。成熟した血球は，酸素を運搬する赤血球，出血を止めるはたらきをする血小板，外部から体内に侵入した細菌やウイルスなどを排除するなどの役割をもつ白血球からなる（図1）。

白血病は，血液が産生される過程において，他の悪性腫瘍と同様に血液細胞の中にある遺伝子の変異が原因で細胞の増殖力が異常に高まり，がん化した細胞（以下，白血病細胞）が増殖することで発症する。白血病には，急性骨髄性白血病（acute myeloid leukemia：AML），急性リンパ性白血病（acute lymphoblastic leukemia：ALL），慢性骨髄性白血病（chronic myeloid leukemia：CML）などの種類がある。白血病は小児悪性腫瘍の中でも最も多い疾患であり，そのうちの急性リンパ性白血病は小児急性白血病の約75％を占め，年間約600例が発症しており，好発年齢は幼児期である[1)]。

急性リンパ性白血病は，骨髄内で白血球がリンパ球に分化していく過程において異常が起こり，白血病細胞が無制限に増殖することで発症する。急性リンパ性白血病は，白血病細胞の表面マーカーの発現によってB前駆細胞型・T細胞型・成熟B細胞型に分類される（表1）。

急性リンパ性白血病は，医療の進歩により長期生存率が80％以上となっているが，年齢や初診時の白血球数・分子学的異常の種類・治療反応性や再発の有無などにより治療成績は異なる。

主な症状

急性リンパ性白血病は，白血病細胞が骨髄内で増殖するため正常な造血細胞の産生を抑制してしまう。その結果，正常な白血球・赤血球や血小板などが減少する。急性リンパ性白血病にみられる症状は，造血障害に伴うものと，増殖した白血病細胞が臓器へと浸潤して引き起こされるものがみられる（表2）。

急性リンパ性白血病の観察フローチャート（小児B前駆細胞性急性リンパ性白血病）

症状｜検査／評価項目｜治療と管理｜観察ポイント

発病期

症状

【白血病細胞増殖に伴う症状】
発熱
出血傾向
（鼻出血・点状出血）
貧血
倦怠感（元気がない）
頭痛，嘔吐
リンパ節の腫脹
肝脾腫・**歯肉腫脹**
骨通（圧迫骨折）

【ステロイド投与に伴う症状】
満月様顔貌，中心性肥満，筋力低下，骨粗しょう症，にきび，易感染性，消化性潰瘍，**不機嫌**　など

検査／評価項目

【診断のための検査】
採血
白血球，赤血球，血小板の数
芽球（白血病細胞の有無）
尿酸，電解質，LDH，クレアチニン，BUN などの生化学
骨髄検査
芽球の種類，染色体分析，表面マーカー，遺伝子検査　など

【治療方針を決定するための検査】
髄液検査
白血病細胞の浸潤の有無
その他検査
X線検査
MRI，CT，超音波検査
など

治療と管理

外来

入院

↓

小児B前駆細胞性急性リンパ性白血病
（プロトコール一部抜粋）
中心静脈カテーテル挿入

先行治療
中枢神経予防療法
（メトトレキサートの髄注）

＋

ステロイド単独投与
（1週間連続投与）
＊ステロイドの反応や中枢神経の湿潤の有無によっては治療が変更される
＊診断時の年齢・白血球数によっても異なる
標準治療（SR治療：standard riskの場合）
＊wk= 週　治療開始の目安
（入院療養）
wk3～寛解導入療法
wk6～早期強化療法

観察ポイント

【発症時】
身体症状
全身状態の観察，感染の有無
白血病細胞増殖に伴う症状
苦痛の有無
検査結果
心理的側面
言動・表情・機嫌・食欲など
家族の心理的側面
病状の理解，言動，表情，食欲，家族背景，健康状態，きょうだいの存在，学校，仕事，金銭面など
薬剤投与に対する副作用
社会資源に関する情報

寛解導入療法から退院

症状

【抗がん薬投与に対する副作用】
骨髄抑制
貧血・出血傾向（鼻出血）
感染症（発熱など）
消化管粘膜
口内炎，嘔気・嘔吐，食欲不振，下痢
脱毛
肝機能障害
腎機能障害　など

↘ 抗がん薬の副作用に対する治療
支持療法

検査／評価項目

【治療効果の評価】
＊プロトコールに沿って行われる
末梢採血
骨髄検査
髄液検査
X線検査
など

治療と管理

↓

（入退院にて療養可）
wk12～強化療法

↓

（再入院）
wk22～再寛解導入療法

↓

（一時退院可）
中間維持療法

↓

再入院
再寛解導入療法

↓

中心静脈カテーテル抜去
退院
維持療法
～wk104まで

↘ 再発時
プロトコール変更や造血細胞移植 ↗

観察ポイント

【入院療養時】
抗がん薬に対する副作用と支持療法の効果
検査結果
＊骨髄抑制などの副作用の有無を確認
感染予防・内服の状況
ボディーイメージの変化・苦痛
脱毛・ムーンフェイス　など
患児の治療に伴う心理的側面
治療に対する理解，食事制限
学習・遊び，保護者のかかわり，心理職の介入　など
家族の心理的側面
治療の理解，きょうだいや保護者の様子　仕事，金銭面，心理士の介入　など

長期フォローアップ

症状

【晩期合併症】
身体的合併症
（内分泌障害）
低身長，
性腺機能障害
甲状腺障害
（神経障害）
学習障害，
認知能力低下，
運動・知的障害　など
（心機能障害）
不整脈，心筋症　など
（腎機能障害）
たんぱく尿，
高血圧，血尿
二次がん

検査／評価項目

再発の有無
晩期合併症の有無
社会的な問題

治療と管理

定期健診
長期フォローアップ外来

観察ポイント

【自宅療養時】
感染予防・内服状況
患児の心理的側面
ボディーイメージに対する苦痛
食事制限　活動制限，復学状況
保護者の心理的側面
子どもの体調管理
きょうだいへの配慮
仕事や日常の調整
（外来通院や再入院など）
周囲の反応（説明の程度）
社会的問題
復学・学習・就職状況
周囲の理解・金銭面
心理的問題
疾患・晩期合併症の理解
学習の遅れ，友人関係
ボディイメージに対する苦痛

主な症状
主な検査・治療
治療と症状の経過

図1 急性白血病の病態

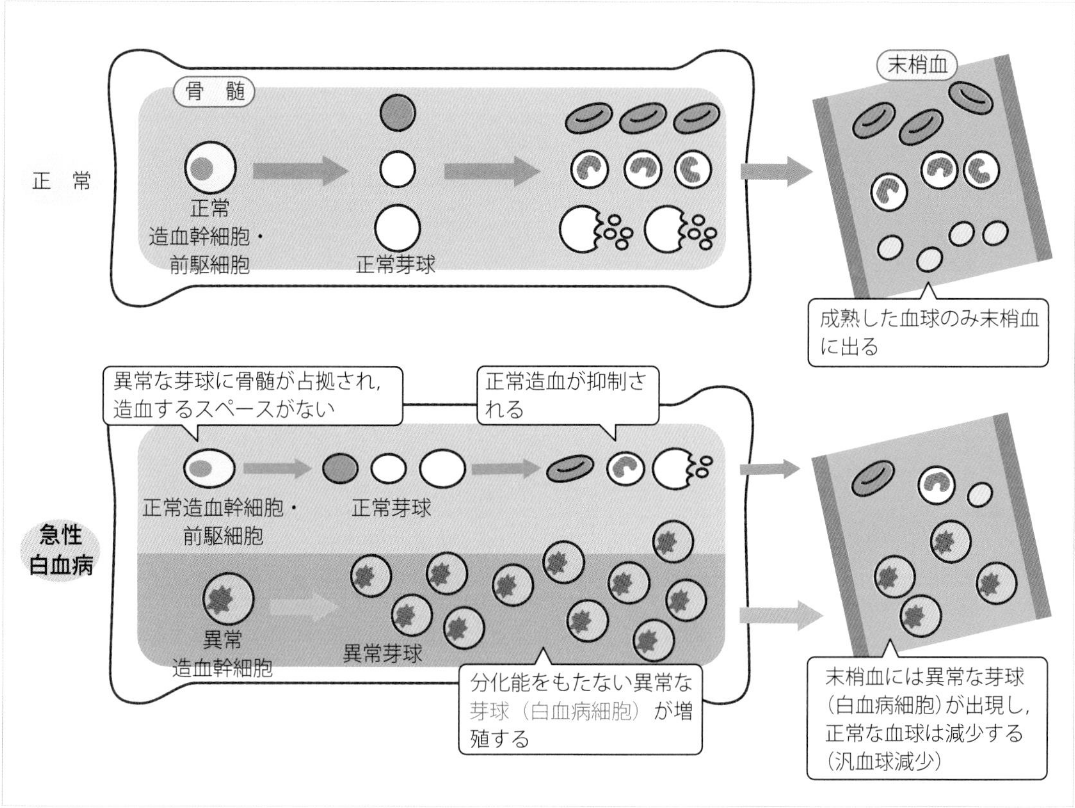

表1 急性リンパ性白血病の分類と特徴

分類	臨床的特徴
B前駆細胞型	急性白血病のなかで一番多く，好発年齢は1～6歳
T細胞性型	初診時の白血球数が多く，胸腺腫大が多い
成熟B細胞型	細胞増殖が速く腫瘍崩壊症候群*の合併が多い

＊1歳未満での発症は再発のリスクが高く，治療が異なるため，乳児急性リンパ性白血病として区分する

表2 急性リンパ性白血病にみられる症状（下線は特によくみられる症状）

造血障害	臓器浸潤
正常な血球減少に伴う ・貧血（赤血球減少に伴う） 全身の倦怠感 顔色不良 息切れなど ・易感染（白血球減少に伴う） 発熱 感冒症状 ・出血傾向（血小板減少に伴う） 鼻出血 点状出血 紫斑　　　　など	全身の臓器に起こり得る ・中枢神経症状 頭痛 嘔吐など ・リンパ節腫脹 ・肝脾腫 ・骨痛 ＊骨に浸潤することで骨がもろくなり圧迫骨折を起こすことがある ・歯肉腫脹 など

検査と診断

急性リンパ性白血病の診断・治療方針を決定するために各検査が行われる。また，病状の経過や治療効果を評価するためにも実施される。

1. 血液検査

末梢血中の血算（白血球・赤血球・血小板），炎症反応，生化学（LDH・尿酸・電解質・クレアチニン，BUNなど），凝固系などを調べる。特に血算では，貧血の程度や出血傾向の程度が確認できる。また，白血球数においては数値および分画（好中球数・リンパ球数・白血病細胞数）が確認されるため，診断・病状の経過などを把握するためにも重要な検査である。白血病細胞は血液の中にみられず骨髄の中のみにみられる場合もある。LDHや尿酸など生化学検査などにより病勢を確認することができる。また，電解質や尿酸・BUNなどは腫瘍崩壊症候群を早期発見するために随時確認が必要である。

2. 骨髄検査

骨髄検査は骨髄を穿刺し骨髄の白血病細胞の有無を調べるための検査であり，病型分類や病状の経過などを確認し，確定診断をするためにも重要な検査である。骨髄液を採取し，骨髄中の血球の種類を調べ，染色体分析・表面マーカー解析・遺伝子検査などを行い，診断および治療効果を評価する。子どもの場合は，後腸骨稜が穿刺部位として選択されることが多いが，強い痛みを伴うため，子どもでは静脈麻酔などを使用して鎮静下で検査を実施することが多い

腫瘍崩壊症候群とは

抗がん薬治療によって，腫瘍細胞が急に壊れることで，腫瘍細胞の成分が血中に流れ，高K血症・高尿酸血症などを呈し，不整脈を呈すことや腎不全に至ることがある。必要時，高尿酸血症治療薬を点滴または内服で使用する。また，定期的に腎機能や電解質などの血液データのモニタリングを行うと同時に輸液を行い，尿量を増やすことが必要である。

図2 骨髄穿刺

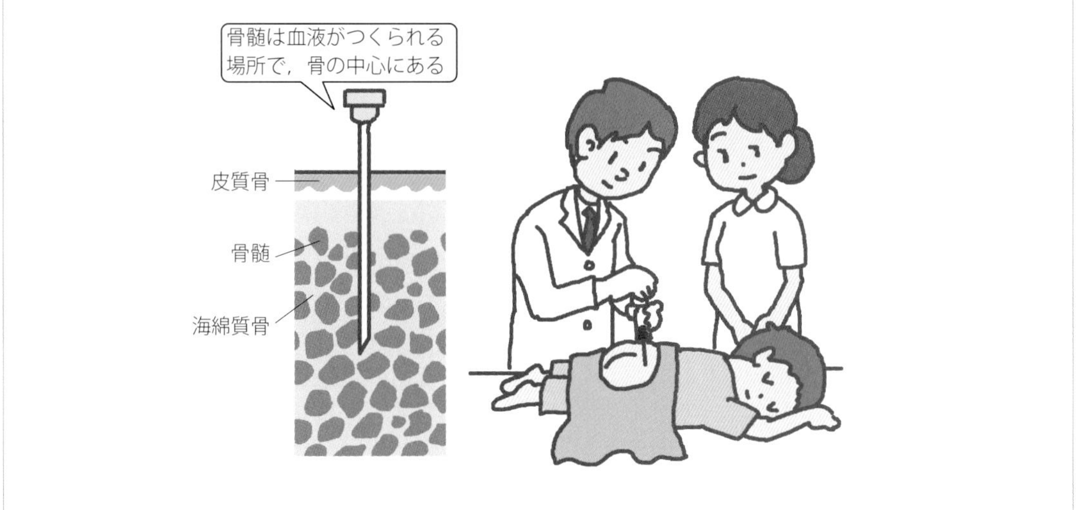

図3 腰椎穿刺

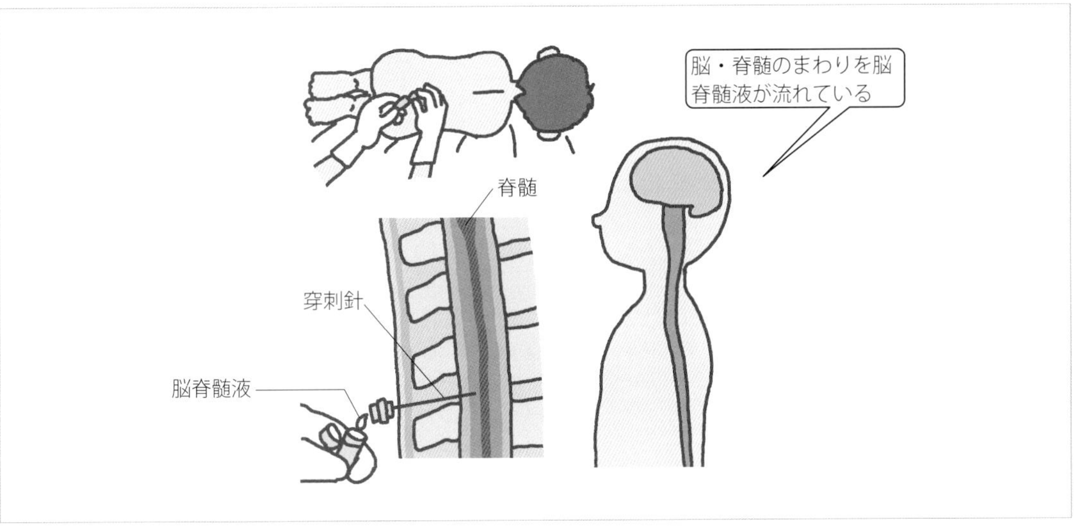

(図2)。

3. 髄液検査

急性リンパ性白血病は中枢神経に浸潤しやすいことが特徴であるため，髄液中の白血病細胞の有無を確認するために実施する。また，治療開始後の経過中にも浸潤することがあり，定期的に経過を観察していく必要がある(図3)。

4. その他の検査

髄外病変や臓器浸潤の有無を検査するためにX線検査やMRI・CT検査・超音波検査などが実施される。

治療

急性リンパ性白血病の治療は，抗がん薬投与が基本である。急性リンパ性白血病は，診断時の年齢や白血球数などによって治療内容が異なる場合があるが，化学療法が基本である。急性白血病の治療理念はTotal cell killに基づいている。Total cell killとはすべての白血病細胞を根絶させることであり，治療は段階的に行う。また，使用する抗がん薬(表3)は，複数の抗がん薬を組み合わせて(＝多剤併用化学療法)実施する。化学療法は約2年間かけプロトコール[※1]に従って，段階的に実施される。

1. 多剤併用による化学療法

1)先行治療

約1週間ステロイドの単独投与と中枢神経予防療法を行う。中枢神経予防療法は，脳や脊髄など薬剤が届きにくい部分の白血病細胞に対して行われ，通常メトトレキサートを髄腔内注射(髄注)する。髄注のための腰椎穿刺には痛みを伴うため，子どもにおいては静脈麻酔を用いて鎮静下で実施することが多い。ステロイドへの反応性や中枢神経系への浸潤の有無によってプロトコールが決まり，治療が行われる。

2)寛解導入療法

約1か月間抗がん薬を組み合わせて投与される。この治療では骨髄中の白血病細胞が5％未満となる完全寛解(血液学的完全寛解)を目指す。通常，ビンクリスチン・ダウノルビシン・L-アスパラギナーゼ・ステロイドなどの薬剤が

※1 プロトコール　治療全体の計画書であり，臨床実験にて定められた標準治療法である。薬剤の投与方法や時期，手順などが詳細に決められている(フローチャートの治療を参照)。

表3 急性リンパ性白血病で使用される主な抗がん薬

<table>
<tr><th colspan="2"></th><th>一般名</th><th>商品名</th><th>投与方法</th><th>主な副作用</th></tr>
<tr><td colspan="2" rowspan="2">アルキル化剤</td><td>シクロホスファミド
（CPA）</td><td>エンドキサン</td><td>点滴投与</td><td>骨髄抑制，嘔気・嘔吐，脱毛，
出血性膀胱炎，肝障害　など</td></tr>
<tr><td>イホスファミド
（IFM）</td><td>イホマイド</td><td>点滴投与</td><td>骨髄抑制，嘔気・嘔吐，脱毛，
出血性膀胱炎，意識障害　など</td></tr>
<tr><td rowspan="3">代謝拮抗薬</td><td>葉酸</td><td>メトトレキサート
（MTX）</td><td>メソトレキセート</td><td>経口
静注
髄注
点滴投与</td><td>骨髄抑制，粘膜障害，
中枢神経毒性，日光過敏　など</td></tr>
<tr><td>ピリミジン</td><td>シタラビン
（CA）</td><td>キロサイド</td><td>静注
点滴投与
髄注</td><td>骨髄抑制，粘膜障害，肝機能障害，シタラビン症候群（発疹，発熱）　など</td></tr>
<tr><td>プリン</td><td>6メルカプトプリン
（6MP）</td><td>ロイケリン</td><td>経口</td><td>骨髄抑制，口内炎，
肝機能障害，消化器症状</td></tr>
<tr><td rowspan="4">抗腫瘍抗生物質</td><td rowspan="4">アントラサイクリン系</td><td>ダウノルビシン
（DNR）</td><td>ダウノマイシン</td><td>点滴投与</td><td>骨髄抑制，心筋障害，脱毛，
発熱，嘔吐　など</td></tr>
<tr><td>ピラルビシン
（THP）</td><td>ピノルビン</td><td>点滴投与</td><td rowspan="2">骨髄抑制，脱毛，食欲不振，
心筋障害，嘔気・嘔吐，
全身倦怠感　など</td></tr>
<tr><td>ミトキサントロン
（MIT）</td><td>ノバントロン</td><td>点滴投与</td></tr>
<tr><td>ドキソルビシン
（DXR）</td><td>ドキソルビシン</td><td>点滴投与</td><td>骨髄抑制，心筋障害，脱毛，
発熱，嘔吐　など</td></tr>
<tr><td colspan="2">微小管阻害薬</td><td>ビンクリスチン
（VCR）</td><td>オンコビン</td><td>静注</td><td>末梢神経障害，便秘，麻痺性イレウス，腹痛，脱毛，
筋力低下　など</td></tr>
<tr><td colspan="2">トポイソメラーゼⅡ阻害剤</td><td>エトポシド
（VP16）</td><td>ラステットエトポシド</td><td>経口
点滴投与</td><td>骨髄抑制，脱毛，嘔気・嘔吐，
肝障害・二次がんの発生　など</td></tr>
<tr><td colspan="2" rowspan="2">副腎皮質ステロイド</td><td>プレドニゾロン
（PSL）</td><td>プレドニン</td><td rowspan="2">経口
静注
点滴投与</td><td rowspan="2">満月様顔貌，中心性肥満，筋力低下，骨粗しょう症，にきび，
易感染件，消化性潰瘍，
精神障害　など</td></tr>
<tr><td>デキサメタゾン
（DEX）</td><td>デカドロン</td></tr>
<tr><td colspan="2">酵素薬</td><td>Lアスパラギナーゼ</td><td>ロイナーゼ</td><td>静注
筋注
点滴投与</td><td>アレルギー反応，膵炎，
凝固機能異常，
高アンモニア血漿　など</td></tr>
<tr><td colspan="2" rowspan="2">分子標的薬</td><td>イマチニブ</td><td>グリベック</td><td>経口</td><td>骨髄抑制，嘔気・嘔吐，下痢，食欲不振，浮腫，貧血，発熱　など</td></tr>
<tr><td>ダサチニブ</td><td>スプリセル</td><td>経口</td><td>骨髄抑制・消化管出血，胸水貯留・腹水貯留・浮腫　など</td></tr>
</table>

使用される。

3）強化療法

完全寛解の状態になると，寛解導入療法で使用していない組み合わせの抗がん薬を使用し，強化療法が実施される。この治療では，わずかに残る白血病細胞の根絶（分子生物学的完全寛解）を目指すために早期強化療法，強化療法を実施する（フローチャート参照）。

4）再寛解導入療法

寛解導入療法に使用した薬剤を用いて治療を実施する。

5）維持療法

外来通院にて，主に内服で抗がん薬治療が実

表4 造血細胞移植の採取部位と種類

	採取部位(種類)	利点	欠点
自家移植	末梢血 (末梢血幹細胞移植)	・移植後の造血機能の回復が早い	・GVHD(graft versus host disease：移植片対宿主病)の頻度が高い
同種移植	骨髄 (骨髄移植)	・実績が多い	・採取時，ドナーに全身麻酔が必要
	臍帯血(臍帯血移植)	・HLA(human leukocyte antigen：ヒト白血球抗原)いわゆる白血球の型が完全一致しない場合でも使用ができる ・臍帯バンクに保存があるためいつでも使用できる ・ドナーへの負担が少ない	・生着が遅い ・生着不全が多い ・移植後の感染症が多い

施される。通常，6メルカプトプリン，メトトレキサート等の薬剤を使用する。元の学校に復学することが可能である。

2. 造血細胞移植

急性リンパ性白血病の「再発」「再発の可能性が高い染色体異常」や「初期治療に対する反応が悪い」「1歳未満での発症」などの場合は造血細胞移植が検討される。

造血細胞移植とは，正常な造血細胞を移植することで正常な血球をつくりだすことができる治療である。造血細胞移植には自分自身の正常な造血細胞を移植する「自家移植」と他の人(ドナー)から提供された造血細胞を移植する「同種移植」がある。急性リンパ性白血病では同種移植が用いられる。また，造血細胞を採取する場所によって種類が分類される(表4)。

造血細胞移植の前処置として，白血病細胞を抑制させ移植された造血細胞を受け入れやすくするために強力な抗がん薬の投与や全身放射線照射を実施する。その後，ドナーから採取した造血細胞を静脈内に投与する。前処置で強力な抗がん薬の投与や全身放射線照射をすることで骨髄抑制[※2]や免疫機能が低下する。そのために細菌・真菌やウイルスなどに感染しやすい状態になるため無菌室で過ごし，抗ウイルス薬や抗菌薬などを使用し感染症を予防する。また，移植直後はアレルギー反応などの副作用がみられることがあり，抗アレルギー薬やステロイドを予防的に使用することがある。前処置の抗がん薬や放射線照射のため粘膜も障害を受ける。口内炎や下痢などの症状がみられるため，鎮痛薬の投与や補液が必要となる。血液中の好中球数が500/μL以上になった時点を「生着」と呼び，造血細胞が骨髄の中で造血を行うことができるようになったと判断する。

副作用と合併症

プロトコールの各段階で行われる抗がん薬の投与や放射線照射によりさまざまな副作用と合併症が起こる。特に，細胞の入れ替わりが早い場所(骨髄・消化管粘膜・毛包など)に副作用[※3]と合併症[※4]がみられる。これらの副作用への対応と合併症の予防や治療をすることを支持療法という(表5)。

※2 骨髄抑制　抗がん薬や放射線照射によって，骨髄で正常な血球(白血球・赤血球・血小板)をつくることが抑制された状態である。そのため，白血球が減少することで感染しやすい状況になり，赤血球が減少することで貧血になる。また，血小板が減少することで出血傾向がみられる。

※3 副作用　薬には必ず副作用が伴う。抗がん薬は，がん細胞を抑える作用以外の症状がすべて副作用となる。

※4 合併症　疾患や疾患に対する治療や検査の結果，新たに引き起こされた疾患である。

抗がん薬投与中から起こる副作用と急性期の合併症以外に，治療が終了して数年〜数十年経ってから起こる副作用と合併症（晩期合併症と呼ぶ）もある。晩期合併症には，成長障害・内分泌障害・神経障害・心機能障害・骨などの異常・二次がんなどがみられる。

造血細胞移植を実施した場合は，GVHD（graft-versus host disease：移植片対宿主病）をはじめとして生着症候群，肝中心静脈閉塞症などの合併症が起こり得る（表6）。移植からの時期によって起こりやすい感染症や生命にかかわる副作用と合併症も少なくはないため，早期発見と迅速な対応が必要である。

表5 抗がん薬の代表的な副作用と支持療法

	副作用症状を起こす部位			
	アレルギー症状	**消化管粘膜**	**骨髄（骨髄抑制）**	**毛包**
副作用の症状	発疹 発熱 蕁麻疹 血圧低下 など	口内炎 嘔気・嘔吐 下痢 など	貧血 出血が止まらない （鼻出血など） 感染症 （炎症反応が高い）	脱毛
症状の出現時期	投与直後〜当日	当日〜1週間ほど	1週間〜2週間	2週間〜1か月
支持療法	抗アレルギー薬投与 など	制吐薬・補液 整腸薬等の投与 止痢薬の投与 など	輸血（赤血球・血小板） 抗菌薬・抗ウイルス薬 など	＊医療用かつら など

表6 造血細胞移植後に起こりやすい合併症

合併症		主な症状	予防・治療	時期
移植片対宿主病（GVHD）	**急性GVHD**	皮疹・黄疸・下痢 など	ステロイド投与 免疫抑制薬投与	移植後6日〜 100日ほど
	慢性GVHD	皮膚の硬化病変 関節可動域の制限 口内炎・ドライアイ など	ステロイド投与 免疫抑制薬投与 局所療法 （点眼・軟膏など）	100日以降
肝中心静脈閉塞症（VOD）		体重増加・腹水貯留 有痛性肝腫大・黄疸 など	ウルソデオキシコール酸・低分子ヘパリン・デフィブロタイド投与など	移植後21日以内
生着症候群		発熱・浮腫・胸水 腹水・皮疹・肺浸潤影肝障害・下痢　など	ステロイド投与	生着前後 （移植後3週間前後）
移植関連微小血管障害		血小板の低下 全身の臓器障害	免疫抑制薬の減量・中止など	移植日以降
閉塞性細気管支炎		咳嗽・呼吸困難 労作時の息切れなど	ステロイド投与 など	移植後2年以内が多い
晩期合併症		臓器障害・内分泌障害 不妊・二次がん 心理面への影響	長期フォローアップ	数年〜 数十年以降

02 アセスメントの実際

入院直後は急性リンパ性白血病に伴う症状の緩和とともに，確定診断のための検査，病名の告知などさまざまなことが短時間で行われる。看護師は，プロトコールを活用し，治療や副作用など出現する症状を予測して，保護者の訴えに耳を傾け，患児の“ふだんと違う”身体的・心理的な変化を十分にアセスメントする。

発病期

身体症状に対するアセスメントとケア

患児は，白血病細胞の増殖に伴いさまざまな症状が現れる（表2参照）。

1. ふだんと違う子どもの様子

言葉が未熟な幼児期は，自分からは訴えないが，「何となく元気がない，ごろごろしている，遊ばない，食欲がない」などの子どもの様子が，倦怠感や微熱などを現していることがある。また，「顔色が悪い」などは貧血症状，「機嫌が悪い，なかなか寝つけないなど」などは疼痛など，“ふだんと違う”様子を身体的訴えとして表出することがある。保護者が患児の“ふだんと違う”ことを気づけるように“ふだんと違う”様子を細かく観察聴取することが初期症状を見逃さないことにつながる。

2. 全身の状態の細やかな観察

さまざまな部位の痛みやリンパ節の腫脹，肝脾腫などは，白血病細胞が浸潤し出現している可能性がある。発達年齢によって「どこが痛いかな？」と声かけをしながら，痛みの出現しやすい頭部や腹部などをさすりながら痛みの部位を特定していく。また，患児の全身状態をきめ細かく観察し，貧血の程度・出血傾向・感染の有無と併せて採血や検査結果を照らし合わせ，患児の状態をアセスメントしていく。感染徴候がみられる場合は，発熱の症状に合わせて解熱薬や氷枕，保温など症状に合わせたケアを実施する。貧血がみられるときは輸血を実施する。輸血をする場合は，アレルギー症状がみられる場合があるため全身の観察が必要である。

心理的側面に対するアセスメントとケア

入院時は，確定診断のためにさまざまな検査を受ける。患児は知らない場所でつらい検査を経験する。患児の様子をよく観察し，発達段階に合わせて検査の説明や声がけをする（「COLUMN　子どもに対するプレパレーション」参照）。保護者も同様に突然の入院に検査と，不安は大きいなか，急な意思決定を求められる状況に陥ることもある。その都度，保護者が考えられるように声をかける。年齢によっては保護者と一緒に本人も含めて検査結果，病名の告知，今後の治療について医師から説明を受けることになる。一度の説明では，情報が多く理解できないこともある。

また，「急性リンパ性白血病」「血液のがん」と聞き，死をイメージすることも少なくない。保護者や本人にとっては病名の告知と長期入院は大きな精神的ダメージを与える。本人は治療や検査に加えてや学習などの日常生活に対する不安をもつ。保護者は入院する患児の病気を含めてきょうだいや家族の生活に対する日常生活や自身の仕事など，役割に対する不安をもつ。入院時の上記のような心理的特徴や経過を理解し，患児の様子を観察しながら患児と保護者の話を丁寧に聞き，情報収集とアセスメントを繰り返すことが大切である。そのうえで，患児や保護者に対して，医師や看護師とともに心理職など多職種を含めて継続的に支援をしていく。

社会的側面に対するアセスメントとケア

急性リンパ性白血病は，長期間において治療が必要となる。また，治療が終了してからも定期受診が必要となる。子どもの成長・ライフステージや保護者の心理的な状況を理解して支援が受けられるように相談窓口を明確に提示する必要がある。

急性リンパ性白血病は，小児慢性特定疾病に該当する。医療費助成をはじめ，相談支援事業，長期的なファローアップ支援や就業支援事業などさまざまな支援が受けられる。院内のがん相談室にいる看護師や医療ソーシャルワーカーが治療や生活などの相談窓口になっていることが多い。医師・看護師が医療ソーシャルワーカーとともに連携を図り，患児・保護者を支えていく。加えて，心理職や学校などとの連携を図り，患児や保護者の心理面を支える。

連携には患児・保護者も必要となってくる。治療はすべて医療者にお任せではなく，保護者が納得し治療に参加できるような関係づくりが必要である。また，保護者は治療に対して担当医以外の医師に意見を聞くことができる(セカンドオピニオン)権利をもっている。セカンドオピニオンに対して保護者が気兼ねなく相談できるように支援を行う。

寛解導入期～退院まで

寛解導入期～早期強化療法期

寛解導入期～早期強化療法期は，入院での治療が必要である。患児にとっては，抗がん薬投与による副作用，検査や感染予防による行動制限など，さまざまな侵襲や制約を受けるため，身体的にも精神的にもつらい期間である。また，付き添う保護者も同様に患児を支えるだけではなく，慣れない病院での生活や残された家族やきょうだいのことを思い，つらい時期である。患児の身体的症状だけではなく，家族も含め，心理的・社会的なサポートに対するアセスメントが必要である。

1. 抗がん薬投与時のアセスメントとケア

抗がん薬を投与することで起こるさまざまな副作用は，抗がん薬が白血病細胞のみに作用するわけではなく，正常な細胞にも作用するために引き起こされてしまう症状である。主な副作用は，骨髄抑制，口内炎，嘔気，嘔吐，下痢，脱毛等がある。抗がん薬の種類によって出現する副作用や時期は違うため，抗がん薬一つひとつの特徴を理解しておくと，患児に現れる症状を予測することができ，患児の全身状態をアセスメントするポイントとなる。また，症状を予測することで早期に対処(支持療法)に対するアセスメントにつながる(表5を参照)。

治療はプロトコールに基づいて実施されるが，感染症合併や骨髄抑制からの回復状況などで遅れることもある。子どもの全身状態の観察，検査結果などと合わせてアセスメントを行う。

プロトコールに基づいて予定どおりに治療を実施するためには，感染予防行動を徹底することや合併症予防のために確実に内服をすることが1つの対策である。そのためには患児の発達段階に応じて感染予防や内服について説明する必要がある。保護者が付き添いをしていることが多いが，看護師も感染予防や内服を一緒に見守ることで信頼関係の構築につながる。

骨髄抑制の時期には血小板が減少することで出血傾向や，赤血球が減少することで貧血となる。点状出血や鼻血などの有無，活気や顔色不良など患児の全身状態の観察が必要である。貧血のときは特にふらつきなどから転倒転落など事故につながることがある。ベッドサイドを訪室する際には必ず環境を整えることで転倒転落を予防する必要がある。また，適切に薬剤投与をするためには点滴ルートの管理が必要となる。訪室するつど，ベッド柵の高さやベッドの周囲など子どもがおかれている環境を整えてくることが大切である。また，保護者の協力を得

図4 中心静脈カテーテルの種類

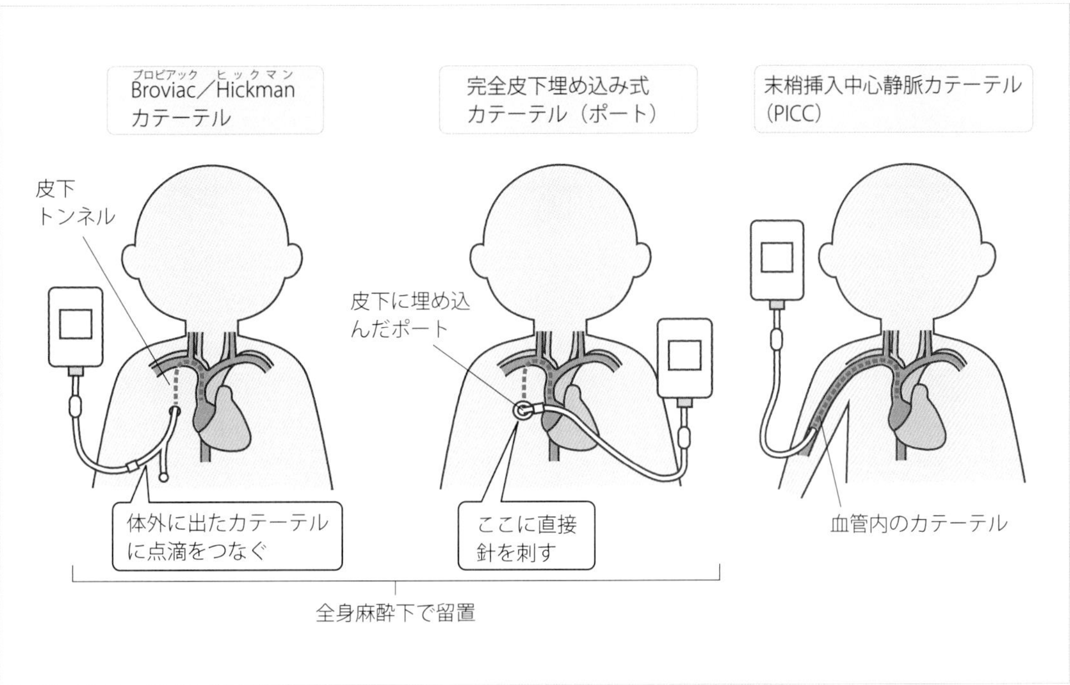

るように指導することもケアの1つである。

急性リンパ性白血病は，長期間にわたり抗がん薬投与が必要となる。子どもにおいては身体の中心に近い太い血管にカテーテル（中心静脈カテーテル）を留置する（図4）。採血が可能な中心静脈カテーテルもあり，採血のたびに針を何度か刺す苦痛は少ないが，中心静脈カテーテルが感染源になることもあるため，刺入部の観察や管理，患児や保護者への指導が必要である。

2. 保護者のアセスメントとケア

保護者は患児が急性リンパ性白血病である事実を受け入れるまでには時間がかかる。しかしながら，検査・治療は休みなく行われる。また保護者は，患児の病状を受け入れると同時に患児がつらい検査や治療を乗り越えることができるように，支えになることが求められる。しかしながら保護者は状況や精神面を整理する時間がないまま過ぎてしまうため，すぐには不安な言葉を表出することができないこともある。治療が進んでいくと口内炎や下痢・便秘，嘔気・嘔吐など身体的な苦痛，脱毛・顔面浮腫・体重減少などボディイメージの変化に伴う心理的な苦痛など，抗がん薬の副作用を目の当たりにすることになる。看護師は患児や保護者と日常的にかかわるなかで，保護者の表情や言動に注目し保護者の変化を見逃さないことが大切である。治療や疾患の理解度などを適宜確認し，保護者の精神的な側面が治療においていかれないように支援する。必要時は医師から説明を受けられるように調整を行う。また，支持療法をタイミングよく使用することは患児の苦痛の緩和とともに保護者の精神的な支援につながる。脱毛など予測できるボディイメージの変化については，一過性であることや，バンダナや帽子等の準備を薬の投与前から伝えることで，ボディイメージの変化をイメージできるように支援する。

保護者が不安を表出したときには傾聴できる時間を可能な限りつくり，必要なときには医師や心理職などコメディカルチームと情報を共有していく。治療は数か月続き，保護者の心理面も患児の症状とともに浮き沈みが激しいため，保護者の言動・表情など変化を観察していく。保護者は入院している患児への関心が強く，きょうだいは寂しい思いをすることがある。また，突然いなくなったきょうだいについて状況がわからず不安な気持ちにもなっている。医療者は，保護者に対してきょうだいの様子を適宜確認しながら，保護者に対してきょうだいに関心が向くように声をかける。患児の様子や病名についてきょうだいの年齢や発達段階に合わせて説明できるように，保護者と相談していくことが必要である。また，きょうだい同様協力を得る必要がある祖父母に対しても患児についての説明が必要である。祖父母が正しい情報を得ることで，保護者が抱える役割を分担できることもあり，保護者の負担軽減や精神的な支援にもつながる。医療者は家族が話し合える時間を確保できるように配慮する。

●小児がんの患者と家族を支援する団体

・がんの子どもを守る会
 http://www.ccaj-found.or.jp/
・小児がん患者会ネットワーク
 http://ssj-gan.net/

3. 日常生活に対するアセスメントとケア

疾患を抱えながらも子どもは成長発達をするが，入院生活は活動が制限されるため刺激が減少する。抗がん薬使用時は食べ物が制限されることや，治療の副作用によっては食欲不振や体重減少など成長にも影響を及ぼすため，管理栄養士との連携が必要不可欠である。また，入院前の生活習慣や学習を可能な限り継続できるように，入院前の患児の成長発達を把握し，日常生活のなかで患児自身ができるように支援することが大切である。さらに，患児の発達やストレス発散のためにも理学療法士や保育士とともに遊びの援助について支援していく。学童期においては治療中も訪問授業や院内学級で学習を受けることができる。退院後は再び元の学校に戻るため，治療の経過や復学の見込みなどを適宜元の担任と連絡をとるように保護者に伝える。医療者は院内学級の先生と学習時間を相談し，治療や検査の予定を調整する。

強化療法期～維持療法期

強化療法期に入ると入退院しながら治療を受けることになる。また，維持療法は副作用が少ない抗がん薬を使用するため，退院して外来通院が可能となる。患児や保護者は長期入院から開放されるうれしさと同時に今後の日常生活や継続となる治療に不安を抱える。そのため入院中から患児・保護者が感染予防・内服の管理が行えるように指導をする必要がある。また，患児や保護者が脱毛やボディイメージの変化に対する受け止め方など疾患や抗がん薬の副作用に対する受け止め方を理解したうえで，安心して日常生活がおくれるように患児・保護者・学校などと話し合う必要がある。

1. 感染予防に対してのアセスメントとケア

外来では定期的に検査で血球数（白血球・赤血球など）を確認しながら投薬を継続する。内服の副作用のため血球減少や免疫機能が低下し感染症にかかりやすく，重症化しやすい。患児・保護者は常に手洗い，うがい，マスクの着用など感染予防や規則正しい生活をおくれるように努める必要がある。また，体調に変化があった場合は外来・主治医に連絡することを伝える。学校や幼稚園などには通えるが，感染症などが発生した場合はすぐに保護者と学校などが連絡をとれるように調整をしておく。退院後患児が自ら感染予防行動がとれるように入院中から発達段階に応じた指導を実施する。

2. 復学支援に対するアセスメントとケア

維持療法を受けながら復学・復園することが可能となる。治療の影響のため，脱毛やボディイメージの変化, 学習の遅れや体力の低下など，患児や保護者は不安を抱えている。退院前に復学・復園支援として主治医・担当看護師・ソーシャルワーカー・心理職・院内学級などの先生・元の学校の先生と保護者や患児を含め生活上必要なこと，学習状況などを話し合う。また，ボディイメージの変化やほかの子どもたちにどのように説明していくかも話し合っていく。治療が継続しているため主治医と相談しながら学校や園に戻れるように支援する。

3. 外来通院時のアセスメントとケア

この時期は，定期的に受診し採血で経過を評価する。外来受診時は身体所見・内服状況・生活の様子・成長発達等の評価も実施する。保護者は入院中よりも感染の危険・内服管理・日常生活に気を遣い精神的な疲労感を抱えていることも多い。退院後も検査などで入退院を繰り返すこともあるため，外来と病棟間の連携や，必要時は社会資源などを検討していく。また，保護者の不安が強く過剰に子どもにかかわりすぎることもある。保護者が子どもの成長をみとめられるよう，子どもの成長に応じて，病気の自己管理を子ども自身に委譲していくように，看護師が子どもにできていることを尋ねたり，促したりと，子どものセルフケア能力を伸ばすはたらきかけを行う。

再発時

再発は，寛解導入，強化療法，維持療法，治療後のどの段階においても起こり得る。初診断時には，起こり得る再発についても十分に患児・保護者には説明がされている。しかし，再発すると抗がん薬だけではなく造血細胞移植が実施されることが多い。そのため，患児・保護者にとって身体的・心理的負担は大きい。

1. 精神面に対するアセスメントとケア

再発と診断されたときの保護者や患児の気持ちは想像できないものである。つらい時期を乗り越えたのに「何で？」「何か悪いことをした？」と戸惑いながらも入院・検査・治療と過ぎていく。初発診断時よりも子どもが成長発達をしていることもあり患児自身の戸惑いも大きい。主治医・外来看護師や保護者から患児がどのように受け止めているのか，病気のことをどのくらい理解しているのかなど情報を得る。また，初回診断時はなかなか思いを話せなかった保護者もつらい時期を知っている看護師の顔をみることで少し緊張がほぐれ，気持ちを話してくれることが多い。保護者に寄り添い気持ちを受け止めていく時間をつくることが大切となる。心理職や保育士などと情報を共有し，患児や保護者に対して支援をしていく。

2. 造血細胞移植に対するアセスメントとケア

1）前処置

造血細胞移植の前処置として，強力な化学療法や放射線の全身照射(total body irradiation：TBI)を行い，白血病細胞を根絶させる。同時に移植された造血細胞が定着しやすくなるように患児の免疫システムを破壊する。患児は抗がん薬や放射線照射による副作用と同時に免疫機能が低下し，細菌・真菌やウイルスに感染しやすい状態になる。前処置がはじまる前に無菌室(クリーンルーム)に入室し，あらゆる細菌・真菌やウイルスなどの感染症に対する予防策を実施するが，発熱・機嫌・食欲・採血データ(炎症反応・白血球数など)から感染徴候

放射線全身照射(total body irradiation：TBI)

全身に放射線を当てることで，骨髄に作用し白血病細胞を死滅させるとともに高い免疫抑制効果がある。放射線照射中は静止した状態で，1人で過ごさなければならない。主治医や放射線医師などと相談し，適切に治療が受けられるように連携を図る。必要時は鎮静薬などを利用することもある。放射線照射の副作用としては嘔気・嘔吐，唾液腺炎，発熱などがみられる。

図5 無菌室と前処置のイメージ図

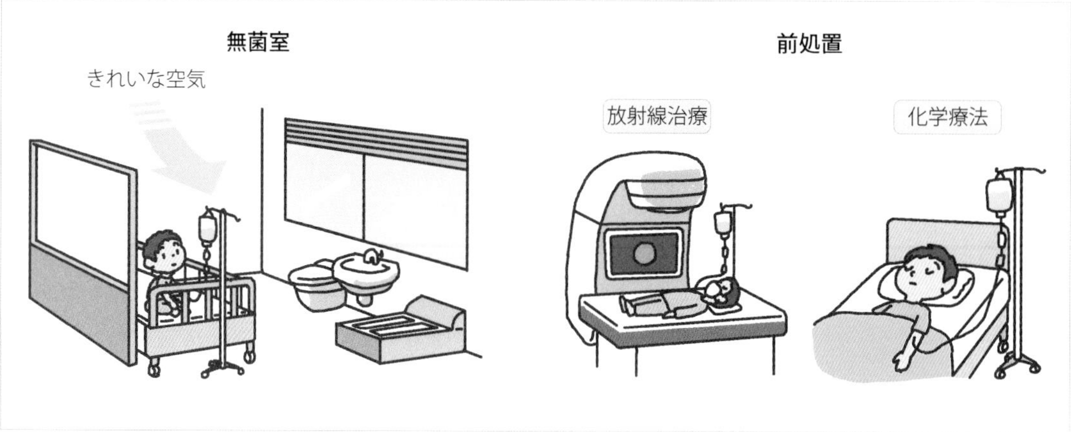

に十分注意して観察する。また，副作用として粘膜に強い障害を与えるため，口内炎や下痢などを引き起こすため食欲や腹痛・便性状などの観察を行う。患児にとっては痛みや苦痛を伴うため，うがいや皮膚ケアなど保清を徹底し，感染症を予防する。食事にも十分に配慮する必要があり，栄養士と相談しながら進めていく（図5）。

2）造血細胞移植

ドナーから採取した造血幹細胞は患児の静脈内に投与する。投与直後は，アレルギー反応・溶血・心不全などの副作用に注意する（表6参照）。緊急対応ができるように部屋の中を準備しておく。また，バイタルサインやモニタリングの変動や患児の“苦しい”“痛い”などの言動や苦痛様の表情から，自覚症状を観察する。体重増加や採血などの検査データを把握することは合併症の早期発見につながる。溶血の有無を確認するために尿・便潜血を確認する。

3）心理面

造血細胞移植は，再発や再発のリスクが高い染色体異常がある急性リンパ性白血病などに適用される。治療を乗り越えたはずの家族が再び離れ離れとなり，さらにつらく長い治療を選択することになる。本人は以前の入院の記憶があるうえに，明らかに以前より成長をし，周囲の状況を少しずつ理解できるようになっているため，造血細胞移植後の合併症への患児の反応や受け止め，保護者の気持ちや方針を把握し，支援方法を検討する。患児にはパンフレットを用いたプレパレーションを行ったり，無菌室の見学など，発達段階に応じて，治療・病状などについての説明を行う。患児に対する説明の方法については看護師だけではなく保護者や心理士などを含めて話し合う。患児同様保護者の戸惑いや負担は大きい。保護者の言動・表情など日常生活のなかで観察を十分に行い，保護者の理解が不十分なときや不安が強いときは，主治医・看護師から再度説明を行う。

造血細胞移植は，きょうだいなど血縁者がドナーになることが多い。造血細胞移植後，患児の状態が悪いと，ドナーになったことについての後悔や罪悪感などの気持ちをもつ。保護者は患児の状態が悪いと患児のことに目がいきがちであり，きょうだいの心の変化に気づくことができない場合もある。医療者は患児だけでなく，きょうだいも含めて家族の様子を気にかけ，適宜，家族の様子を確認する必要がある。また，きょうだいの世話など家族間で役割調整ができるように，祖父母の協力の有無などきょうだいがおかれている環境を確認し，必要があれば医療者から祖父母へ患児の状況を説明するなど，家族の役割調整を支援する。家族間だけでの調整が難しい場合は，保育園やファミリー

表7 晩期合併症

身体症状	内分泌障害 　低身長，甲状腺機能低下・機能亢進，性腺機能障害（不妊）など 神経障害 　けいれん，白質脳症，学習障害，認知機能の低下など 心機能障害 　心筋症，不整脈，心筋虚血，心膜炎など 腎障害 糸球体・尿細管障害 二次がん
心理的症状	再発へのおそれ，治療に対するトラウマなど
社会的な問題	復学，進学，就職，結婚，出産（不妊）など

サポートといった地域サポートの紹介を行うなど，家族内外の資源を活用しながら支援する。

長期フォローアップ

長期フォローアップとは，発症時から開始され，長期的・継続的で包括的かつ生活に焦点を当てた家族を含めたケアである。患児・保護者が疾患について正しく理解し，医療者が患児・保護者のニーズに合わせて合併症の予防・治療・支援をしていくことである。

急性リンパ性白血病の治療は進歩し，治療終了後の5年寛解生存率は上昇している。しかしながら，先に述べたように治療の合併症が，治療後，数十年以降にも身体所見として現れることがあるため，急性リンパ性白血病に罹患した患児に対しては成人後も長期的にフォローアップが必要である。

長期フォローアップに対するアセスメントとケア

成長発達に伴って，原疾患や治療などの影響で生じる合併症を「晩期合併症」という。晩期合併症は身体的側面や心理社会的側面など，治療や原疾患によって現れる症状が多岐にわたる（表7）。

患児は成人期以降も自身の疾患とともに日常生活を送ることになる。進学・就職・結婚・妊娠などさまざまなライフステージごとに自身の疾患と向き合うことになる。そのためには本人が疾患を理解し，治療に参加できるようになることが第一歩と考えられる。幼児期から発達段階に応じて，患児・保護者に継続的に疾患・治療・副作用や合併症などの教育や支援を実施する。医療者は患児・保護者が，患児のライフステージに合わせて支援できるように，患児に日常的にかかわる保育・教育等の他職種と協働し長期にフォローアップをする。

引用文献

1） 全国骨髄バンク推進連絡協議会：ハンドブック「白血病と言われたら」
https://www.marrow.or.jp/patient/handbook.html（accessed2021-01-20）

参考文献

1） 河野文夫監，日高道弘・高尾珠江編：造血間細胞移植の看護，改訂第2版．pp19-31，南江堂，2014．

2） 永井正：図解でわかる白血病・悪性リンパ腫・多発性骨髄腫．pp86-95，法研，2016．

3） 細野亜子編著：こどものがんと治療；患者説明にそのまま使える　不安なパパ・ママにイラストでやさしく解説．pp16-31，39-46，47-53，メディカ出版，2017．

4） 日本小児血液・がん学会編：小児白血病・リンパ腫診療ガイドライン2016年版．pp8-21，金原出版，2016．

5） 日本小児がん看護学会:小児がん看護ケアガイドライン2018
http://jspon.sakura.ne.jp/download/jspon_guideline（accessed2021-01-19）

6） 小児白血病研究会：ご家族のためのハンドブック
http://www.jacls.jp/handbook.html（accessed2021-02-16）

免疫疾患

10 若年性特発性関節炎

アセスメントの概要：若年性特発性関節炎（juveniline idiopathic arthritis：JIA）とは，16歳未満に発症した，6週間以上持続する原因不明の慢性関節炎である。病型別発症年齢の中央値は，全身型が1歳，関節型は少関節炎が3歳[1]」で，その他の病型では学童期にもみられるものもある。全身性の炎症による発熱，関節炎，皮膚症状が主徴である。初期は症状が強いなか，診断のための検査等が多いため，患児の苦痛の軽減や患児へのプレパレーション（子どもの心理的準備を促す援助）が必要である。また，治療中は，感染予防と，副作用の早期発見と対応が重要である。患児に関節炎の症状があるときは，健常関節の可動域を維持するリハビリテーションを継続し，炎症関節は保護しつつ，全身および関節の炎症鎮静のための治療を行う。倦怠感，慢性疼痛や，外観の変化（関節の拘縮・変形や，治療の副作用として満月様顔貌など）は，患児のストレスにつながることも多く，精神的なかかわりも重要である。

01 アセスメントに必要な知識

疾患に関する基礎知識

JIAは，ILAR/WHO分類表では7つに分類される（表1の国際リウマチ学会〈International League against Rheumatism：ILAR〉および世界保健機関〈World Health Organization：WHO〉のリウマチ専門委員会の分類案が用いられている）。ILAR/WHOの病型分類では，JIAを経過や治療法の違いから大きく

- 関節型JIA（②～⑦，少関節型：pauciarticular JIA，多関節型：polyarticular JIAなど）
- 全身型JIA（①，systemic juvenile idiopathic arthritis：s-JIA）

の2型に分けている。

以下，病態と症状については，関節型JIAと全身型JIAに分けて述べる。JIAの臨床所見を図1に示す。

表1 若年性特発性関節炎の「分類」（ILAR2001）

分類	特徴
①全身型	2週間以上続く弛張熱，間欠熱を伴う関節炎
②少関節型	1～4か所に限局する関節炎
③多関節型（RF陰性）	5か所以上の関節炎
④多関節型（RF陽性）	5か所以上の関節炎
⑤乾癬関連関節炎	乾癬を伴った関節炎
⑥付着部炎関連関節炎	関節炎に腱付着部炎を伴う
⑦未分類関節炎	上記の基準を満たさない，もしくは複数の基準に重複

川田潤一，他：若年性特発性関節炎.発達段階からみた小児看護過程＋病態関連図（第3版）（浅野みどり，杉浦太一，山田知子編）．p543，医学書院，2017．を改変

若年性特発性関節炎の観察フローチャート

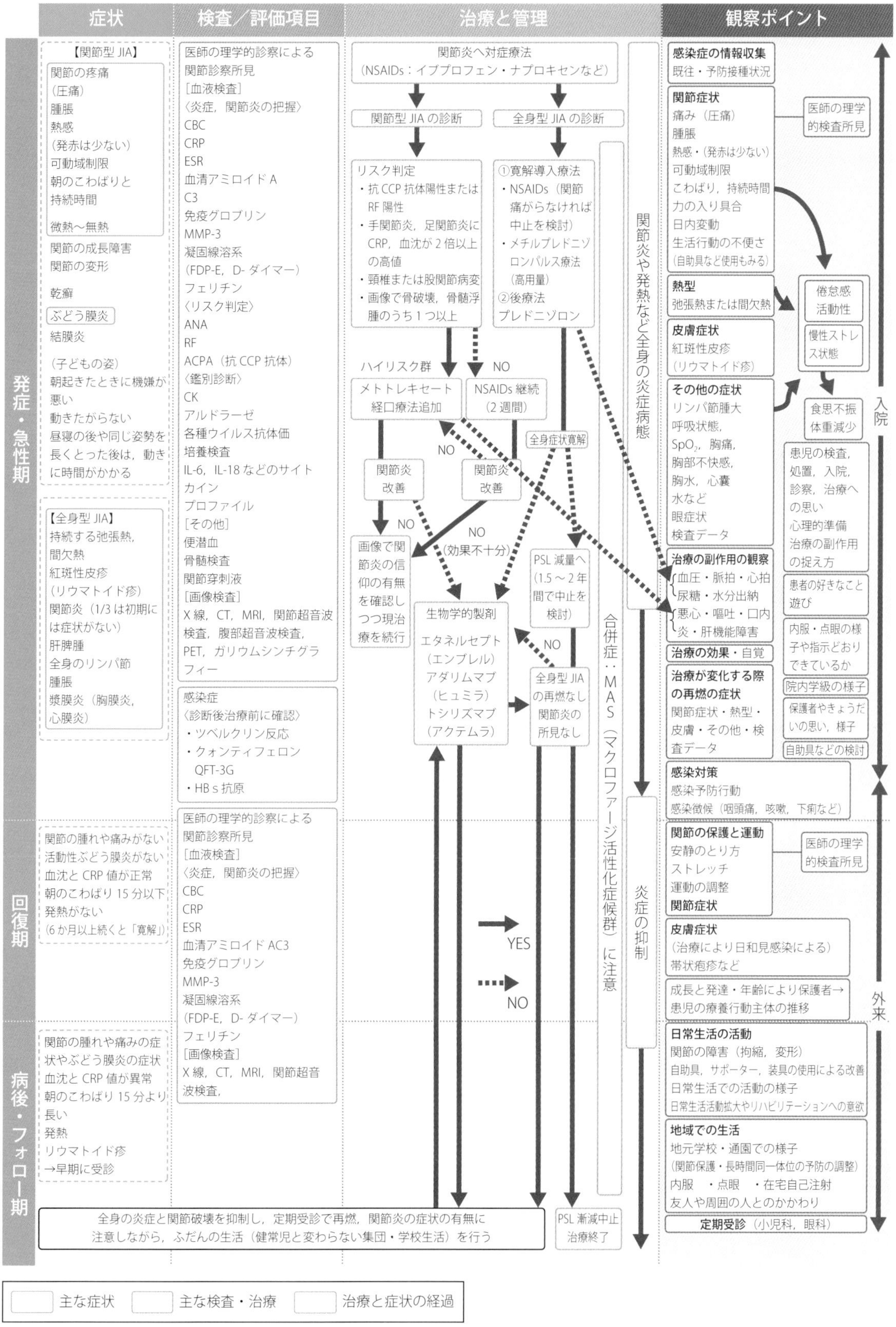

図1 関節型JIA，全身型JIAの臨床所見

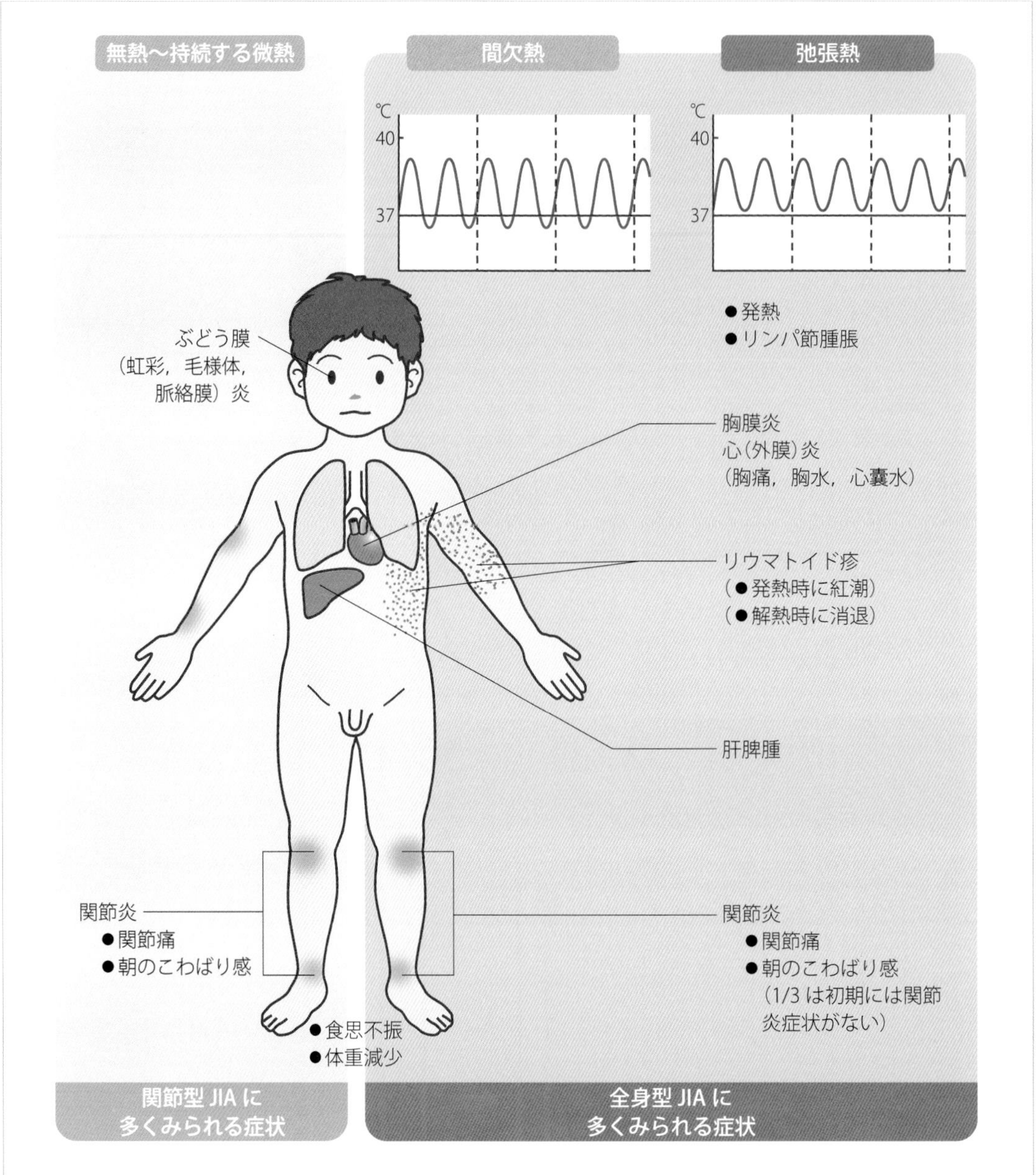

山口桂子，柴邦代，服部淳子：エビデンスに基づく小児看護ケア関連図．p176，中央法規出版，2016，を参考に作成

病態

1. 関節型JIA

病因は不明[※1]で，「遺伝的要素（遺伝する疾患ではない）や獲得免疫の異常を背景とした免疫反応」に，環境曝露（感染症の原因菌，ウイルスなど）がきっかけとなる，自己免疫疾患である。関節局所の炎症反応に，炎症性サイトカイン[※2]

※1 病因は不明　特発性とは原因不明のことである。

※2 サイトカイン　細胞から分泌されるたんぱく質であり，目的とする細胞（標的細胞）表面に存在する特異的受容体を介して，細胞の増殖，分化，細胞死，機能発現または抑制など，多様な細胞応答を引き起こす生理活性物質の総称である。

(TNF-α, IL-1β, IL-6など)の過剰産生が関与している。一部自然免疫の関与も考えられている。

2. 全身型JIA

病因は不明で,「自然免疫の異常を背景とした全身性の炎症を繰り返す自己炎症性疾患である[2)]」。炎症性サイトカイン(IL-1, IL-6, IL-18)の過剰産生が関与する。

主な症状(図1)

1. 関節型JIA

滑膜(関節包の内面の膜)の炎症が中心で,発赤は少なく,熱感,腫脹,関節局所や関節周囲の疼痛(圧痛),可動域制限がある。こわばり感は起床から午前中に強く,幼児期では昼寝の後,学童期では同じ姿勢を長くとった後に症状が悪化する。病型により,乾癬,ぶどう膜炎などがある。熱型は,微熱〜無熱である。

2. 全身型JIA

2週間以上続く弛張熱[※3],間欠熱[※4]がある。関節炎(約3割は初期には症状がない),リウマトイド疹(発熱時に紅潮,サーモンピンク色の紅斑性皮疹),しばしば,肝脾腫,漿膜[※5]炎,全身のリンパ節腫脹がみられる。

検査と診断

鑑別診断[※6]により他の疾患の可能性を除外したうえで診断する。理学的検査所見による関節炎症の臨床的把握(四肢・顎関節計70関節+頸椎関節の診察)が重要である。特異的な血液検査の所見はないが,表2に示す血液検査や画像検査により,全身の炎症や関節炎,滑膜炎の状況を確認する。また家族歴,現病歴などの情報も分析して診断する。なかには,発症時に一部の症状は出現しないものもあり,確定診断に時間がかかる場合もある。

表2 JIAにおける主な検査項目とその目的

目的	全身型JIA	関節型JIA
炎症の把握	CBC, CRP, ESR, 血清アミロイドA, 凝固線溶系(FDP-E, D-ダイマー), 免疫グロブリン, フェリチン	CBC, CRP, ESR, 血清アミロイドA,, C3, 免疫グロブリン
関節炎の把握	MMP-3	MMP-3, 凝固線溶系(FDP-E, D-ダイマー), 関節穿刺液, 画像検査(X線, MRI, 関節超音波検査)
自己免疫と病型	—	ANA, RF, ACPA(抗CCP抗体)
鑑別診断の検査	CBC, 血清補体価, 自己抗体, IL-6, IL-18などのサイトカインプロファイル, 各種ウイルス抗体価, 培養検査, 便潜血, 骨髄検査, 各種穿刺液, 胸腹部CT, 超音波検査, PET(陽電子放射断層撮影法), ガリウムシンチグラフィー	CBC(全血球計算), (白血病が疑われれば)骨髄検査, 便潜血, CK(クレアチンキナーゼ), アルドラーゼ, 各種ウイルス抗体価, 関節穿刺液, 腹部超音波検査

CBC:全血球計算, CRP:C反応性蛋白, ESR:赤血球沈降速度, FDP-E:フィブリン/フィブリノゲン分解産物-E分画, MMP-3:マトリックスメタロプロテアーゼ-3, IL:インターロイキン, C3:補体第3成分, ANA:抗核抗体, RF:リウマトイド因子, ACPA:抗シトルリンタンパク抗体, 抗CCP抗体:環状シトルリン化ペプチド抗体

日本リウマチ学会小児リウマチ調査検討小委員会編:若年性特発性関節炎診療ハンドブック2017版. p32, 129, メディカルレビュー社, 2017. より一部改変し作成

※3 弛張熱　体温の日内変動が1℃以上あり,かつ最低体温が37.0℃を下回らない熱型。

※4 間欠熱　体温の日内変動が1℃以上あり,高熱期と無熱期が交代で現れる熱型。

※5 漿膜　体内の臓器や空間を包んでいる膜で,胸膜,心膜,腹膜など。

※6 鑑別診断　その症状や検査の結果から可能性がある複数の病気を比較し合理的に特定する診断。

治療

①治療前のスクリーニング：小児期はさまざまな感染症に罹患する時期であり，JIA発症時にはまだ予防接種が完了していない患児も多い。病気の治療中にさまざまな感染症に自然曝露する可能性があり，予防接種状況の確認と抗体の有無の検査が行われる。

②治療：図2の関節型JIA治療アルゴリズム，図3の全身型JIA治療アルゴリズムを参照。

③JIAの重症度分類：表3に示す。

④JIAの治療反応性の評価：表4に示す。治療前，治療中，治療後に適切に活用する。

その他

早期治療により，急性期の全身性炎症を速やかに抑制し，危険な合併症を防ぎ，最終的には，無治療寛解[※7]（コラム参照）を目指すことが重要である。

COLUMN

JIAの臨床寛解

JIAの臨床寛解とは，①活動性関節炎，②活動性ぶどう膜炎，③ESR（赤血球沈降速度）およびCRP（C反応性蛋白）値の異常，④発熱・皮疹・漿膜炎・脾腫・リンパ節腫脹の4所見がなく，さらに⑤医師による疾患活動性評価が最小値で，かつ⑥朝のこわばりが5分以下の状態と定義されている。

また，この臨床寛解が6か月以上連続した状態は「治療寛解」で，治療終了後1年以上臨床寛解を維持した状態は「無治療寛解」と定義されている。

武井修治：若年性特発性関節炎（JIA）の診断と治療．日本臨牀 74（6）：1031，2016.

その他に必要な知識

予防接種

治療中でも不活化ワクチンは接種可能な場合が多い。生ワクチンは，薬剤の種類により使用できない場合があり医師の指示に従う。

JIA治療により，予防接種の機会を逸した場合は，「接種不適当要因が解消した日から2年間，定期接種の機会を確保」[3]することが可能になった。予防接種の種類により年齢の制限があるものもある。

JIAの完治

全身型では約80％が完治し，関節型では病型により異なるが20～70％が完治している。ただJIAの合併症であるマクロファージ活性化症候群（macrophage activation syndrome：MAS）は生命の危機をもたらし，ぶどう膜炎は失明を引き起こすことがある。また，拘縮や変形した関節は元どおりにはならない。早期発見，早期治療，治療の進化により，患児の生活の質の向上を目指すことが重要である。特に乳幼児は動かすと痛い関節を（自分にとっての）ふだんの状態と認識している可能性もあり，治療により，痛くない関節の状態を乳幼児からすべての患児が実感できることも重要である。

生物学的製剤（表5）

全身型JIAではプレドニゾロンの減量が困難な場合や関節炎症状が持続する場合，関節型JIAでは初期治療に反応を示さない難治症例の場合に，生物学的製剤を導入する検討が必要である。生物学的製剤の導入により，関節破壊の進行がより抑制できるようになり，患児の生活の質の向上に寄与した。

※7 寛解　病気の症状が一時的に軽くなったり消えたりした状態。

図2 関節型JIA治療アルゴリズム

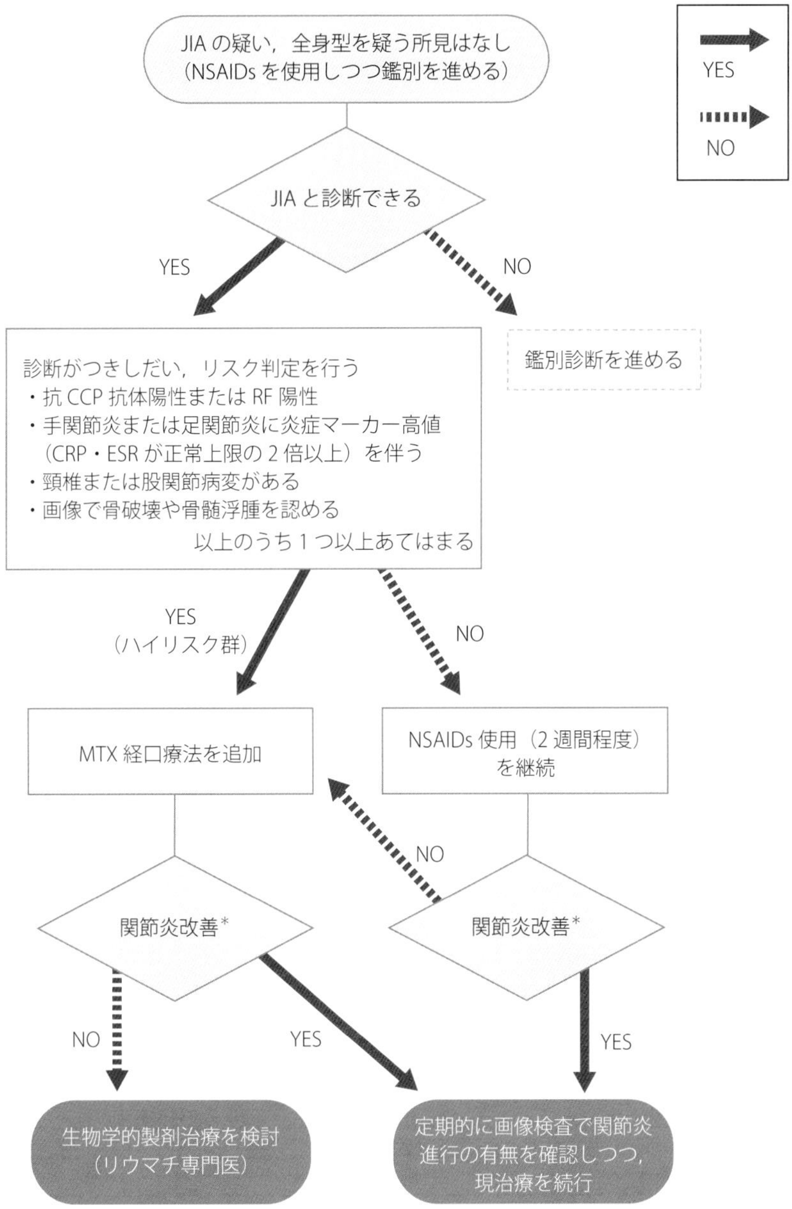

＊関節炎改善の目安：腫脹・疼痛・可動域制限のある関節がない
画像検査で活動性のある関節炎や骨炎がない
MTX開始後については3か月（ハイリスク群では2か月）時に判定

日本リウマチ学会小児リウマチ調査検討小委員会編：若年性特発性関節炎初期診療の手引き2015．p63，メディカルレビュー社，2015．より一部改変し作成

図3 全身型JIA治療アルゴリズム

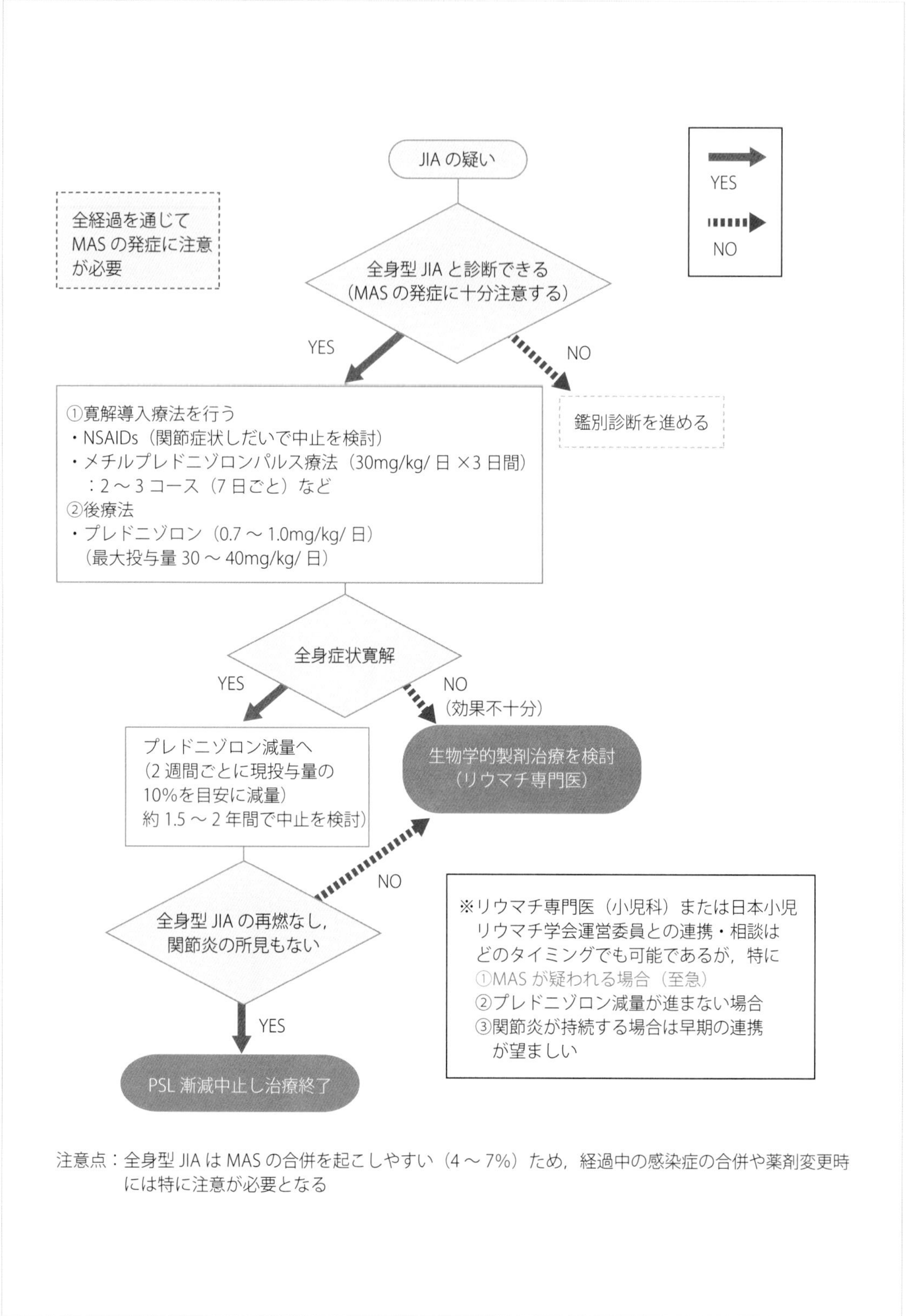

日本リウマチ学会小児リウマチ調査検討小委員会編：若年性特発性関節炎初期診療の手引き2015．p57，メディカルレビュー社，2015．より一部改変し作成

表3 JIAの重症度分類

【関節型JIAの重症度分類】
〈重症〉寛解基準を満たさず，下記のいずれかを満たす場合
1　高度な疾患活動性［Juvenile Arthritis Disease Activity Score-27（JADAS-27）＞4.2］
2　高度な関節破壊
3　中等度の疾患活動性を維持するために，免疫抑制薬や生物学的製剤の使用が必要
〈中等症〉寛解基準を満たさず，下記のいずれかを満たす場合
1　中等度の疾患活動性（JADAS-27 2.1 ～ 4.2）
2　活動性の股関節炎または頸椎病変があり，かつ小児用日常生活評価表［Childhood Health Assessment Questionnaire（CHAQ）≧0.6］
3　ぶどう膜炎が治療抵抗性のもの
4　低疾患活動性（JADAS-27 ≦ 2）を維持するために免疫抑制薬や生物学的製剤の使用が必要
〈軽症〉上記以外

【全身型JIAの重症度分類】
〈重症〉寛解基準を満たさず，下記のいずれかを満たす場合
1　プレドニゾロンの減量・中止が困難で，免疫抑制薬，生物学的製剤の使用が必要
2　経過中にマクロファージ活性化症候群（MAS）を繰り返す
3　全身性炎症病態が寛解しても難治性・進行性の関節炎を合併する

日本リウマチ学会小児リウマチ調査検討小委員会編：若年性特発性関節炎診療ハンドブック2017版．p30，37，メディカルレビュー社，2017．より引用し一部改変

表4 JIAの治療反応性の評価

【関節型JIA】
DAS28（Disease Activity Score 28 joints）
SDAI（Simplified Disease Activity Index）
CDAI（Clinical Disease Activity Index）
JADAS（Juvenile Arthritis Disease Activity Score）
医師の関節診察所見
視覚的評価スケール［VAS（Visual Analog Scale），フェイススケール］
小児用日常生活評価表［CHAQ（Childhood Health Assessment Questionnaire）］
JIAコアセット

【全身型JIA】
（コンセンサスを得られた疾患活動性の指標はない）
臨床症状（関節腫脹・疼痛・可動域制限，全身炎症性所見など）
炎症マーカー，滑膜炎マーカーの推移
画像上の炎症所見
などすべてを総合的に鑑みて判定

日本リウマチ学会小児リウマチ調査検討小委員会編：若年性特発性関節炎初期診療の手引き2015．p69，71，メディカルレビュー社，2015．より一部改変し作成

表5 JIAに適応のある生物学的製剤

	エタネルセプト(エンブレル)	アダリムマブ(ヒュミラ)	トシリズマブ(アクテムラ)
標的分子	TNF-α，β	TNF-α	IL-6
投与方法	皮下注射	皮下注射	点滴静注
投与間隔	週2回	2週間ごと	全身型JIA：2週間ごと 多関節に活動性を有するJIA：4週間ごと
有効性のある疾患	多関節に活動性を有するJIA	多関節に活動性を有するJIA	多関節に活動性を有するJIA，全身型JIA
安全性(副作用)	感染症が最も多い，注射部位反応，発疹など	感染症が最も多い，注射部位反応，発熱など	感染症が最も多い，全身型JIAでは，MASの合併に注意が必要

日本リウマチ学会小児リウマチ調査検討小委員会編：若年性特発性関節炎初期診療の手引き2015. p58，メディカルレビュー社，2015. より一部改変し作成

02 アセスメントの実際

発症・急性期

発症からの経過

病型により違いはあるが，持続する発熱，皮疹，関節炎による疼痛，関節の拘縮や変形，可動域制限などがあり，日常生活への影響が大きい。関節炎への対症療法から開始し，確定診断を行う。入院時，検査や処置も多く，患児へのプレパレーション(子どもの心理的準備を促す，説明や配慮)も重要である。入院初期は症状が強く，患児の苦痛の軽減が必要である。

前述(疾患に関する基礎知識)したように，JIAには，関節型JIA，全身型JIAがあり，図2，3で示した病型別の治療を行う。看護師は，生活のなかで，患児にわかる効果や頑張りについて共有し，病気に対する患児の思いを把握する。また副作用の観察のほか日常生活行動上の感染予防策を，患児が実施できるように援助する。

早期発見・治療により，全身の炎症や関節破壊を抑え，日常生活でJIAが患児に及ぼす影響を軽減する看護を行いつつ，患児が他の同年代の子どもと集団・学校生活が送れるよう支援を行う。

また，家族も確定診断されるまでの時間が長い場合は，受診を繰り返したり，症状をうまく受け止められなかったりする体験を経ての思い，自責の念や後悔，子どもと変わってあげたい気持ちなどを抱えている。家族や家族員の思いにも配慮し，患児がJIAとともに過ごしていくことを支えていく。

観察とアセスメント

1. 入院中に行う観察

1)関節症状

関節部位ごとに症状(痛み，腫脹，熱感，可動域制限，こわばり，力の入り具合，日内変動，症状の持続時間)と程度の観察を行う。また医師の理学的所見，血液データ，画像所見から炎症関節を把握する。自助具などを使用している場合，その状況を確認する。

患児が診察をおそれないようにやさしく声かけし，時には気を紛らわす援助などで，診察が患児にとっても円滑に行えるようにする。

患児の日常生活の中の観察(表6)からも症状を推察し，関節の所見以外に，自覚症状(VAS：visual analog scaleやフェイス・スケールなど)

表6 CHAQ：健康状態についてのアンケートの抜粋

①更衣，整容（歯磨き，整髪，手を洗って拭く，顔を洗って拭くなど	
ボタンかけも含め，肌着及び上着の着脱ができますか？	
自分で洗髪できますか？	
靴下を脱ぐことができますか？	
爪を切ることができますか？	
靴下を履くことができますか？	
靴紐のない靴を履くことができますか？	
セーター，Tシャツなどのかぶりものの上着を頭からかぶることができますか？	
②起床動作	
いすから立ち上がれますか？	
床から立ち上がれますか？	
就寝，起床の動作ができますか？　またはベビーベッドの中で立ち上がれますか？	
③食事（摂食）（食器を用いて食事を口に運び，食事を咀嚼し，飲みこむまでの動作）	
フォーク，スプーンを使って食事ができますか？	
箸を使って食事ができますか？	
茶碗やコップを口元まで運べますか？	
新しいお菓子の袋が開けられますか？	
④歩行	
平坦なところを歩けますか？	
階段（15cm以上）を5段上がれますか？	
⑤衛生	
身体全体を洗い，タオルで拭くことができますか？	
入浴時，浴槽（45cm以下）の出入りができますか？	
トイレまたは幼児用便器に座ったり立ったりできますか？	
歯を磨けますか？	
髪をとくことができますか？	
⑥リーチ	
自分の背より高いところにある多いものに手を伸ばし，下におろせますか？	
腰を曲げ，床にある衣類または紙切れを拾い上げられますか？	
首をまわし，肩越しに後ろをみることができますか？	
背中に手が届きますか？	

⑦把持	
漢字や絵を書いたり，落書きをしたりできますか？	
すでに封の切ってある広口の瓶のふたを開けられますか？	
すでに封の切ってあるペットボトルの蓋を開けられますか？	
ひねって開閉するタイプの蛇口の開閉ができますか？	
はさみを使って紙を切ることができますか？ドアのノブを回してドアを開けることができますか？	
⑧活動	
おつかいに行って，または保護者と一緒に買い物ができますか？	
自動車，またはバスの乗り降りができますか？	
自転車，または三輪車をこげますか？	
家事（皿洗い，ゴミ出し，掃除機かけ，庭仕事，ベッドメイク，部屋の掃除など）ができますか？	
走ったり遊んだりできますか？	

☆各設問の回答に以下のように点数をつける（この表では点数の項目欄は除外している）
　何の困難もない・・・・0点
　いくらか困難である・・1点
　かなり困難である・・・2点
　できない・・・・・・・3点
　該当しない・・・・・・点数をつけない
☆①～⑧の各項目の中の最高点をその項目の点数とする
☆8項目の平均を算出し，CHAQの点数とする
☆視覚的評価スケール（VAS）の評価も実施して合わせて評価する
☆CHAQとは？
　JIAの病勢ないし治療効果を評価するうえで，医師による関節などの診察所見や血液・X線検査所見だけではなく，患者の日常生活を評価することも重要である
　このCHAQは，英語版CHAQを日本での生活に合わせて修正したものである。患者の年齢ではできないと思われる項目は，「該当しない」と記載することで評価を除外する。設問は低年齢でも項目内に1問以上の回答可能な質問が設定されており，低年齢でも評価が可能である

日本リウマチ学会小児リウマチ調査検討小委員会編：若年性特発性関節炎初期診療の手引き2015．pp72-73，メディカルレビュー社，2015．の表を一部改変し作成

も聴取し，援助内容および時期（午前はできないけれど午後はできるなど）を検討する。幼児は自分の症状や苦痛について伝えることが十分にできないため，特に観察が重要である。

朝の「こわばり症状」は，朝起きてからしばらく手や足が動かしにくい症状である。よって，朝起きて次の動作までの時間が長くなる。幼児期では昼寝から起きたときに機嫌が悪く，動こうとしない様子がある。学童期では同じ姿勢を長くとった後に，より動きづらくなる様子がある。「こわばり」の持続時間は，病気の活動性の強さに反映するので重要な観察項目である。

家族から，自宅での患児の歩容や姿勢，気になることについての情報を得ることも重要であるが，ほかに患児の好きな遊び，好きなことなどの情報を収集し，看護援助に活用する。

持続する発熱や慢性疼痛による患児の慢性的なストレス状態も捉え，アセスメントする。

長期的に関節の滑膜の炎症が継続すると，関節の拘縮や変形が生じる。外観の変化は，患児にストレスを与え，年齢が上がるほど影響が大きい。早期治療と看護により，患児の日常生活への影響を少なくすることが患児の精神的援助にもつながる。

2）熱型

2週間以上継続する発熱（弛張熱，間欠熱）を示す。定時的な体温測定（4時間ごと）に加え，症状（体熱感，皮疹など）出現時にも測定し，日内変動や発熱のピークの時間帯を把握する。ピークの時間帯の把握により，与薬時間を考える場合がある。正確な測定値と症状を記録する。

熱型の把握のため，解熱薬の使用を控えることがある。患児や家族に説明し，発熱時の看護（クーリング，水分摂取など）で苦痛の軽減を図る。

3）皮膚症状

高熱の際に，皮膚に紅斑性皮疹（リウマトイド疹）があらわれるが，解熱とともに，消退する。掻痒感（かゆみ）はない。皮疹は，観察して把握するが，患児や家族が先に気づくこともあり，皮疹に気づいたら必ず看護師に連絡をするように患児と家族に依頼しておく。また，リンパ節腫大や皮下結節，日和見感染※8の皮膚症状（例：帯状疱疹など）の観察も行い，熱型や，全身の炎症や炎症抑制状態との関連も含めアセスメントしていく。

4）その他の症状

心拍，脈拍，血圧は，循環動態の指標である。症状と薬剤の副作用も含めてアセスメントする。

呼吸，経皮的酸素飽和度（SpO_2），胸痛，胸部不快感，胸水，心嚢水は酸素化，呼吸状態の指標であり，症状を子どもの発達段階に合わせて観察し，評価する。間質性肺炎や，漿膜炎（胸膜炎，心膜炎など）の合併症もあり，動作との関連も合わせ，アセスメントする。

特に治療の副作用として，高用量の副腎皮質ステロイドでは「高血圧，易感染，高血糖，消化性潰瘍，血栓症，けいれん，眼圧上昇など」，免疫抑制薬では「易感染，高血圧，消化性潰瘍，けいれんなど」，生物学的製剤では「易感染，感染症のマスキング（感染症を罹患しても症状が顕著に表れないこと）など」があり，副作用の早期発見とアセスメントが重要である。

5）感染症，感染症予防

母子手帳と家族への問診で，入院までの感染症の既往，予防接種歴を確認する。治療前の感染予防対策に必要である。

患児の感染予防行動について観察し，追加で必要な感染予防行動があれば，身につけることができるように援助する。幼児や低学年の場合も，具体的な感染徴候を患児にわかるように

※8 日和見感染　免疫力が低下し，健康時には問題とならないような病原体に感染すること。

説明し，患児が気になったら家族や看護師に相談できるようにする。

咽頭痛，咽頭違和感，咳嗽，下痢などは感染症の徴候として重要である。生物学的製剤は，感染症のマスキングもあり，軽微な感染症状の場合も医師の診察が必要である。

6）眼症状

自覚症状（羞明，眼痛，充血，視力低下など），眼科受診の所見に注意する。ぶどう膜炎は無症状で経過することもあり，放置すると視力障害が生じるので，定期受診と点眼の継続が重要である。

7）診断までの心理的支援

入院初期の患児や家族のJIAの症状に対しての思いや受け止めを傾聴して，アセスメントし，自責の念や後悔などの気持ちがあれば，まず気持ちを受け止めて，今後について考えらえるようにかかわっていく。

2. 生活との関連・環境の確認

1）炎症関節の保護と健常関節の機能維持

日常生活行動や動作時の関節の動きを観察し，関節の保護，自助具や装具などの使用も含め安全な生活を送れるように指導する（表6）。

関節を保護する動作は，生活に合わせて考える。“いつまで”かなどを具体的に示すと患児の理解が得やすいので，医師と協力し，患児が納得できる説明をする。また，家族や周囲の人にも，自発痛がなくても，関節に負荷をかけてはいけない時期があることを具体的に伝えておく。

炎症関節部のリハビリテーションは，自覚症状（自発痛）の消失だけでなく，医師の理学的検査所見による寛解病態の確認が必要である。健常関節の機能維持のためにもリハビリテーションが重要である。

入院中，幼児期，学童期の患児は，特に他の同年齢児とのかかわりにより元気になり，活動量も増えていく。よいことではあるが，気持ちの高揚が，関節への過負担をまねかないように観察し，適切な保護ができるようにかかわる。

2）学童期の患児への援助

学童期以上の患児は，病態が安定したら，自助具や車いすなども使用し，早期に院内学級への通学を調整する。また，学習時間の確保も含めてケア時間を調整し，その日の予定を患児とともに考えていくかかわりも必要である。

3）療養行動の主体

成長に応じて，家族（入院中は看護師）から本人に徐々に移行できるように，患児のできること，症状によりできないこと，病状が回復したらできることなどをアセスメントし，患児や家族にもわかるように説明し，援助する。

3. 家庭・学校・地域における観察：どのように誰が

1）患児への精神的援助

入院中は，患児は家族から離れ，学校や地域での活動に参加できないなど，孤独感を抱きやすい。家族以外にも学校や地域の人からの「退

自助具とは

機能障害が進行して，日常生活動作（activities of daily living：ADL）が不自由になったとき，動作や作業を助けるために工夫された道具。人に頼まず「自分でできる」ようになったとき「自立」への自信となるので患児に合ったものを工夫する。

自助具を使用することで関節保護や破壊・変形を防ぐこともできる。医師や理学療法士（PT）・作業療法士（OT）に使い方の相談・指導を受けることが大切である。

院して戻ってくるのを，待ってるよ」などの気持ちを伝えてもらうようなかかわりは患児を元気づける。患児の様子を観察し，適切なタイミングや方法等について家庭や学校・地域と連携する。

2)復学支援

学校(園)と連携をとり，病態が安定したら支援が開始できるようにする。学業のみならず，生活において関節に過度の負担がかからない運動の検討や，患児が簡単に行える関節運動(長時間同じ姿勢をとらずに，時々，伸展運動や歩行などを行うなど)の習慣など関節機能を維持，保護するためのかかわりや，自助具などの活用をする。同時に，復学(園)への思いや心配事を患児の会話や非言語的な表現から捉える。

3)退院支援

病状が安定したら早期に開始する。退院後の生活について患児や家族の抱える心配など，傾聴や非言語的な表現から把握し，治療の経過に合わせてアセスメントする。

ケアのポイントとそれに伴うアセスメント

1. 苦痛の軽減

発熱，倦怠感，関節痛などの苦痛を軽減するケア(クーリング，薬剤の使用，湿布，水分摂取，栄養補給，症状によっては，冷罨法でなく温罨法が適している場合もある)や，自助具や車いす，装具などの使用により関節の可動域保持をして関節の負担を軽減するケアがある。

評価：患児の言語的および非言語的な様子，体温，脈拍，呼吸，自覚症状，生活行動や時間を観察し，ケアが効果を示しているか評価する。

2. 病気の受け止めの把握

患児や家族のJIAという病気，入院生活に対する思い，治療に対する思いを受け止め，その思いに寄り添う意識で援助を行う。

評価：患児と家族の言語的および非言語的表現，治療に取り組む様子を観察，評価する。

3. プレパレーションなど

処置や検査，治療などについて患児の心理的準備を促す。年少児の場合は，家族からも情報を得て実施の時期や方法を決定し，患児の納得を得る方法や配慮を模索する。遊びも活用し，患児自身にJIAや身体への関心を育むかかわりを行う。

評価：患児の言語・非言語的表現，患児の家族への対応の様子を観察，評価する。

4. セルフケア不足への援助

関節可動域制限も踏まえ，負担の少ないケア方法を考える。外観からはわからない症状(痛み，倦怠感)もあり，患児が自分の症状に関心をもち，表現できるようにかかわっていく。また，ケア時は，患児の様子や会話のなかで，思いや心配事を捉えたりできる機会でもある。そして日常生活行動の関節の動きや自覚症状なども把握することができる。患児なりの療養生活の工夫がわかる場合もある。工夫を褒めることで，患児も自分の病気への関心を高めていくきっかけになる。

評価：日常生活が苦痛なく行われているか観察する。患児の言語・非言語的表現，関節の保護への関心の様子，年少児の場合は，家族も関節の保護方法に関心をもっているか，また家族は患児の甘えたい気持ちなども受け止めてかかわれているかなどから評価する。

5. 感染予防

遊びも含めて行い，患児が前向きに捉えることができるように支援する。患児が理解できる言葉で，目的(治療の副作用としての易感染，また感染をきっかけに再燃する可能性)を説明し，納得を得ることと，退院後にも実施できることが重要である。

評価：感染徴候の観察を行う。予防策は退院後も継続できそうかについて評価する。

6. 内服や点眼の援助

後療法として，副腎皮質ステロイドホルモンの内服があり，薬剤の苦味から内服しづらい患児も多い。飲みやすくするために他のものと混ぜたり，オブラートを使用したり，「頑張り表」で応援したり，個々の患児に合わせた工夫が必要である。混ぜるものと薬剤との反応については薬剤師に確認する。ステロイド点眼については，清潔な点眼方法を指導する。患児の内服や点眼に対する家族の思いが影響する場合もあるので情報収集し，家族とともに患児に合った方法を検討していく。

評価：内服や点眼の様子や継続できそうかについて観察評価する。患児や家族の思いについても情報収集し，援助方法を評価する。

7. 家族支援

家族は「どうして，うちの子なんだ」「子どもと代わってあげたい」などの気持ちをもち過ごしている。気持ちを受け止め寄り添い，時には病気とは関係なく，家族自身について会話をしたり，入院生活のなかでの楽しみについて共有したりする援助も家族の心理的支援につながる。また自宅にいるきょうだいの様子や，入院により役割が変化したための困難はないかなども聞き，家族が自分自身も支えながら患児とともに過ごせるようにアセスメントする。

評価：入院や診断，治療による家族への心理的影響や，子どもとかかわる様子を観察し，入院で変化した自宅の状況などを情報収集し，評価する。

回復期

回復までの経過

全身の炎症病態・関節破壊を抑制し，関節炎に関しては，寛解後も定期的に画像で炎症の有無を確認して医師の許可が出るまで，保護する。退院後の生活習慣，運動習慣（年長児では部活動なども）に合わせて，内服や点眼の継続，関節の保護や運動について患児が納得できる説明が必要である。運動習慣は，患児が楽しみながら行うことも重要である。

患児がJIAを自分の疾患と考えていけるようにかかわりつづける。また，患児が他の園児・児童のように集団・学校生活ができるという視点をもち，患児自身が何に困難を感じているのかも傾聴して，アセスメントし，適切なケアを工夫し，日常生活を整える。

観察・アセスメントとケアのポイント

1. 退院から外来における観察

1）生活との関連・環境の確認

（1）寛解期

寛解期には，日常生活を送る行動自体が，リハビリテーションとなる。プレドニゾロンの減量時など，治療が変化する場合は，患児の症状の変化を十分に観察し，関節炎の悪化や，再燃の症状が出現しないことを観察する。

（2）学校生活

内服の回数や点眼回数，自助具や装具・車いすの使用などについて，退院後の学校（通園）生活が円滑に進むように患児や家族，学校（園）関係者と話し合い，医師や理学療法士とともに調整する。

（3）生物学的製剤の在宅自己注射療法

インフォームドコンセント（インフォームドアセントも含む）を経て決定する。病状安定後，患児と家族へ指導する。患児の状況に合わせて入院してもらい指導する場合もある。年少児で家族に対して主に指導する場合でも，患者は患児自身であることが伝わるように指導内容を考える（必要物品を運んだり，アルコール綿を開封したり，できる準備を行うなど）。

疾患への直接的な効果以外のメリットは，受診のための学校（園）の欠席の減少である。またデメリットとして在宅注射における薬剤管理や，心理的な負担が，患児や家族に生じる。負担が大きい場合は，通院して注射する方法も提案できる。注射時の疼痛や，注射部位の硬結や発赤への不安，易感染および感染症のマスキングに対する不安など，定期受診時に自宅での様子を患児や家族から傾聴し，丁寧に観察し，困りごとがあれば，一緒に対処方法を考える。

(4) どこまで援助するか，を家族が知る

健常関節を動かすことは，機能維持に必要であり，患児が自分でできることは，なるべく自分で行えるように計画する。退院後についても，過保護にならず，自助具なども活用して必要な部分だけ手伝う，といった具体的内容を家族が理解できるようにかかわる。

2. 家庭・学校・地域における観察：どのように誰が

1) 学校との連携

関節の保護を考えるが，教室内での通常授業には，制限はない。授業中に同じ姿勢を取り続けることによって関節のこわばりが出る場合もあり，ストレッチや歩行などが有効である(例：プリント配布係，10分ごとに手・指のストレッチ，授業の休み時間を長く設定してもらう，太い鉛筆やフェルトペンなどでノートをとるなど)。体育制限や過剰な運動制限はないが，炎症関節や機能障害がある関節に衝撃的な力が加わる運動は禁忌である。なお，個別に相談が必要である。「学校生活管理表」[※9]を用いた連携も具体的な運動が示せてよい。

2) 生物学的製剤の在宅自己注射療法

自己注射物品の廃棄方法について，針類は病院で回収するが，それまでの期間の在宅での保管方法を指導する。その他の物品は，地域の廃棄方法を踏まえ，家族の意向(医療関係物品を地域で廃棄したくない気持ちなど)も併せて決定していく。きょうだいやペットの様子など家庭環境について情報収集をし，患児(家族)が安全に自己注射の実施をできるようにする。

3) ピアサポート，家族支援

他の患児，(家族が) JIA 患児の家族と交流し，新しく情報を得ることが，患児や家族によい影響を与えることがある。例えば，家族同士のかかわりで，それまでの様子を聞く体験などから「うちだけじゃないんだって」や「全く同じ気持ちの方ばかりでした」(家族へのグループインタビュー研究より)[4]などの気持ちをもち，療養への意欲を維持する場合もみられている。

患者会(例：あすなろ会)の紹介なども支援となる。またその情報が患児の状況に合っているかどうかの判断が必要な場合もある。看護師には，コミュニケーションをとりながら患児の交流や情報について知り，必要な正しい情報を提供できる能力も求められる。

ケアのポイントとそれに伴うアセスメント

1. 感染予防

手洗い，うがい，歯磨き，人込みを避ける，マスクの着用，栄養と十分な睡眠をとる，自分が楽しいと思える活動や時間をもつ，などがあげられる。

評価：感染徴候の観察をする。患児の感染予防行動を観察評価する。

2. 退院後の運動管理

部活動や運動習慣を把握し，患児が医師から具体的な説明を受けて，(納得して)炎症関節を保護できるよう支援する。健常関節の機能を維持するための運動管理も重要である。

評価：自覚症状を傾聴し，評価する。日常生活のなかでの炎症関節の保護，健常関節の機能維持の様子を観察，患児や家族の理解度も含め

※9 学校生活管理表　公益財団法人日本学校保健会により作成。小学生用，中学・高校生用，アレルギー疾患用，糖尿病患児の治療・緊急連絡表がある。JIAの場合は，小学生用，中学高校用を使用する。

評価する。医師の理学的検査所見や画像所見も把握して評価する。CHAQの健康状態についてのアンケートやVAS（視覚的評価スケール）なども併せて総合的に評価する。

3. 他の療養行動（内服，点眼）

副腎皮質ステロイドの副反応の自覚から，内服薬に関し陰性感情をもつ場合がある。JIAの受容や将来への不安なども関連している場合もある。患児の思いの傾聴し，また内服により症状の改善に納得できる場合には，療養行動を受け入れやすい。

退院後も内服や点眼は継続し，内服量を漸減したり，副作用の抑制のため追加したりする薬剤もある。外来受診のつど，家族や患児の理解を確認して自宅で実施できるようにする。

評価：内服，点眼への思いを観察や傾聴により評価する。内服や点眼の継続できているかを評価する。

4. 成人移行期支援

疾患療養の自己管理が徐々に自分でできるような視点でアセスメントする。成長に応じて，保護者が管理していた部分をしだいに患児が自己管理できるように援助方法を工夫する。成長とともに自分から医療者に発信して必要な情報を得る能力を育成することも重要である。また，同病者や先輩患者の意見を聞く機会として，患者会や医療講演会などを紹介する。

評価：JIAを自分の病気として捉えようとしているか，退院後の生活や思いを傾聴し，評価する。療養行動や治療の意思決定および実施について，親から患児へ徐々に移行しているかについて評価する。成長に応じ，一人での受診の機会があるかについて評価する。患児が自分の知りたいことを自分の言葉で，医療者に聞くことができるか，他人に自分のJIAについて話すことができるかについても評価する。

5. 家族支援

看護師は，家族が過保護にならず，患児の成長に応じて，徐々に子離れができるように，かかわる。具体的には，患児の自律した行動を家族に伝えるケアなどで，患児の成長を，家族が実感でき，子離れのきっかけに気づくようにかかわり，また，家族の療養や子育てに関する困りごとを傾聴し，一緒に対策を考える。

評価：成長に応じた親子関係であるかについて，情報収集し，観察評価する。

引用文献

1） 岡本奈美：若年性特発性関節炎について知っておくべきことは？　分子リウマチ治療 12（3）：116，2019.
2） 日本リウマチ学会小児リウマチ調査検討小委員会編：若年性特発性関節炎診療ハンドブック2017. p24，メディカルレビュー社，2017.
3） 前掲書2），pp67-68.
4） 汲田明美，田﨑あゆみ，山口桂子：JIAで在宅自己注射を行う子どもの家族へのグループインタビュー形式の話し合いの効果．日小児看会誌19（2）：5，2010.

参考文献

1） Petty RE, Laxer R, Lindsley C, et al: Chaptor15：Juvenile idiopathic arthritis. In：Text Book of Pediatr Rheumatology, 7th ed. pp188-204, Elsevier, 2015.
2） 岡本奈美：若年性特発性関節炎（JIA）の診療ガイドライン作成に関する研究．厚生労働科学研究費補助金（難治性疾患政策研究事業）分担研究報告書. pp102-113，2008.
3） 若年性特発性関節炎（指定難病107）．難病情報センター，公益財団法人難病医学研究財団. https://www.nanbyou.or.jp/entry/3946（accessed2021-03-15）
4） 予防接種ガイドライン等検討委員会監：第4定期接種の実施の18長期にわたり療養を必要とする疾病にかかったもの等の定期接種の機会の確保．予防接種ガイドライン2020年度版．pp36-37，公益財団法人予防接種リサーチセンター，2020.

11

アレルギー性疾患

食物アレルギー

アセスメントの概要：食物アレルギーは，食物が体外から侵入した異物とみなされ，免疫応答の対象となりアレルギー反応が起こる。わが国の有症率は乳児で約5～10％，幼児で約5％，学童期以降が1.5～3％と報告されている[1)]。原因食物を摂取した後の2時間以内に起こる即時型症状は，皮膚，粘膜，呼吸器，消化器，神経，循環器など各臓器にわたる。そのため，重症度を適切に判断し対応することが重要である。また，耐性獲得までのプロセスで患児の健全な成長発達が妨げられないように生活全体を支援することが必要である。

01 アセスメントに必要な基礎知識

疾患に関する基礎知識

病態

食物アレルギーの基本的病態を以下にまとめる。

1. 免疫反応

患児の体内で特定の食物抗原に対する感作が成立し，その食物抗原の刺激を再び受けるとアレルギー反応が起こる。免疫学的機序としては，IgE依存性反応と非IgE依存性反応がある。免疫学的機序の多くはIgE依存性反応で，2時間以内に起こる即時型反応である。

2. 発症機序

食物アレルゲンは，食物中のたんぱく質（以下，食物たんぱく質）である。患児によって症状を誘発するたんぱく質量は異なっている。また，たんぱく質は加熱や酸などの影響を受けると構造が変化する（変性）。摂取された食物たんぱく質は胃酸や消化酵素のはたらきで分解される（消化）。通常の食事摂取では，自己と非自己のたんぱく質を見分けて，免疫反応を起こすことがない。食物アレルギーは免疫寛容の機序がはたらいているのか必ずしも明らかではないが，食物たんぱく質は免疫寛容の破綻が起こると食物アレルギーが起こる。この過剰な免疫防御反応がアレルギー反応である。

3. 臨床型分類

食物アレルギーの臨床型の分類を表1[2)]に示す。

1）食物アレルギーに関与する乳児アトピー性皮膚炎

アトピー性皮膚炎と診断され，原因が食物アレルギーである場合の臨床型である。そのため，適切なスキンケア治療と原因食物の除去ができると湿疹の再燃は起こりにくい。

2）即時型症状

臨床型での即時型は，アレルゲンに曝露されて2時間以内にアレルギー症状を発症することが多く，鶏卵，牛乳，小麦は乳幼児期に発症し，年齢が高くなると耐性を獲得することが多い[3)]。

食物アレルギーの観察フローチャート

急性症状の場合	検査／治療と管理	観察ポイント

症状がある時期

軽症～中等症（グレード分類 1，2 に相当）*

皮膚・粘膜症状	部分～全身の紅斑，蕁麻疹
	瘙痒
	口唇，眼瞼腫脹，顔全体の腫れ，口，のどの痒みや違和感，咽頭痛
消化器症状	弱い～自制できる腹痛
	吐気，単回～複数嘔吐，下痢
呼吸器症状	間欠～断続的な咳嗽，鼻汁，くしゃみ
	軽い息苦しさ
循環器症状	顔色が悪い
神経症状	元気がない，眠気，軽度頭痛

グレード 1 およびグレード 2 に相当する症状

↓

〈皮膚症状〉

ヒスタミン H_1 受容体拮抗薬の内服

〈呼吸症状〉

β_2 刺激薬の吸入

必要により酸素投与

〈消化器症状〉

経口摂取が困難であれば補液

↓

〔追加治療〕

副腎皮質ステロイドの内服 / 静脈注射

観察ポイント：

バイタルサイン
皮膚症状
粘膜症状
呼吸症状
消化器症状
意識状態

上記を 5 分おきに観察し，グレードの進行に注意して，症状の変化を観察する

中等症～重症（グレード分類 3 に相当）*

皮膚・粘膜症状	全身性の紅斑，蕁麻疹
	強い瘙痒
	顔全体の腫れ，咽頭痛，声が枯れる
消化器症状	我慢できない腹痛
	繰り返す嘔吐
呼吸器症状	持続する咳込み，犬吠様咳嗽 喘鳴，呼吸困難
循環器症状	不整脈，顔面蒼白
神経症状	ぐったり，不穏，失禁，意識消失

グレード 2 のうち

- 過去に重篤なアナフィラキシーの既往がある場合
- 症状の進行が激烈な場合
- 循環器症状を認める場合
- 呼吸器症状で気管支拡張薬の吸入でも効果がない場合

または，グレード 3

↓

アドレナリン筋肉注射

高濃度酸素投与

ショック体位

急速補液

観察ポイント：

アナフィラキシーでは，モニター管理下で観察する

バイタルサイン
皮膚症状
粘膜症状
呼吸症状
消化器症状
意識状態

無症状期

食物経口負荷試験
経口免疫療法

→ **症状がない（陰性）**
制限を段階的に解除し，摂取量増加に合わせた栄養指導
→ 寛解

→ **症状が誘発される（陽性）**
しばらく期間をおく。または，少量で食物経口負荷試験などを計画する
→ 負荷試験を繰り返す
寛解しない場合は成人期へ移行

→ 観察ポイント：
食品摂取開始から症状の出現に備えて下記項目を観察する
皮膚症状
粘膜症状
呼吸症状
消化器症状
意識状態

誘発症状が確認されたらグレード分類で判断し，対応する

患児の生活をとおして行われる長期的支援

患児・保護者が誤食を予防し，症状に対応する能力

→
- 症状に対応する知識と技術
- 誤食を予防する知識と技術
- 患児の成長発達プロセスでのセルフケア能力の変化

保護者が園・学校と連携する能力
- 園・学校で症状出現したときの対応（内服 / アドレナリン自己注射の管理）する連携力
- 誤食予防のため除去食の確認，授業の配慮などをする調整力

→ 園・学校との連携（保育所におけるアレルギー疾患生活管理指導表 / 学校生活管理指導表の活用）

患児の成長発達プロセスでのセルフケア能力
- 身体の発育状態
- 誤食予防や症状対応についてのセルフケア能力
- 学校生活など集団のなかで症状を予防するセルフケア能力

→
- 栄養状態
- 発育確認
- 食事環境
- 学校生活
- 親子関係 / きょうだい関係など

凡例：主な症状　主な検査・治療　治療と症状の経過

*柳田紀之，宿谷明紀，佐藤さくら，他：携帯用患者家族向けアレルギー症状の重症度評価と対応マニュアルの作成および評価．日小児アレルギー会誌　28（2）：202，2014．を改変

表1 IgE依存性食物アレルギーの臨床型分類

臨床型	発症年齢	頻度の高い食物	耐性獲得（寛解）	アナフィラキシーショックの可能性	食物アレルギーの機序
食物アレルギーの関与する乳児アトピー性皮膚炎	乳児期	鶏卵，牛乳，小麦など	多くは寛解	（＋）	主にIgE依存性
即時型症状（蕁麻疹，アナフィラキシーなど）	乳児期～成人期	乳児～幼児：鶏卵，牛乳，小麦，ピーナッツ，木の実類，魚卵など 学童～成人：甲殻類，魚卵，小麦，果物類，木の実類など	鶏卵，牛乳，小麦は寛解しやすい その他は寛解しにくい	（＋＋）	IgE依存性
食物依存性運動誘発アナフィラキシー（FDEIA）	学童期～成人期	小麦，エビ，果物など	寛解しにくい	（＋＋＋）	IgE依存性
口腔アレルギー症候群（OAS）	幼児期～成人期	果物，野菜，大豆など	寛解しにくい	（±）	IgE依存性

「食物アレルギーの診療の手引き2020」検討委員会（代表者・海老澤元宏）：食物アレルギーの診療の手引き2020．p4，2020．

3）食物依存性運動誘発アナフィラキシー

特定の食物を摂取した後（2～4時間以内）に運動負荷がかかることで誘発される。原因食物は小麦，甲殻類が多い。食べてから運動までの時間や運動の強度には個人差が大きい。アスピリンの内服で症状出現を増強させることがある。

4）口腔アレルギー症候群

アレルゲンが口腔などの粘膜から吸収されて，口腔咽頭の粘膜症状を誘発する。花粉で感作された花粉特異的IgE抗体が果物や野菜に交差反応して症状が生じるものを「花粉―食物アレルギー症候群」という。

主な症状

主な症状として即時型症状を中心にまとめる。

【即時型症状】

即時型症状では，皮膚，粘膜，呼吸器，消化器，神経，循環器など各臓器から症状が出現する可能性がある。皮膚症状は90％程度に認められ，呼吸症状は30％程度，その他粘膜症状，消化器症状などがある。食物アレルギーの症状を表2[4]に示す。症状の重症度には，アナフィラキシーのグレード分類が参考になる（表3）[5]。

●アナフィラキシーとアナフィラキシーショック

多くはIgEが関与する免疫学的機序で発生する。誘因の多くは食物，刺咬昆虫（ハチ，蟻）の毒，薬剤である。

アナフィラキシーが発症する臓器は多種で，皮膚および粘膜症状は80～90％，気道症状は最大70％，消化器症状は最大45％，中枢神経系症状は最大15％に発現する[6]。

アナフィラキシーから血圧低下や意識障害を伴う場合はアナフィラキシーショックという。食物の致死的反応のなかで摂取から呼吸停止または心停止までの時間は30分程度である。また，症状が軽快した後にアレルゲンへの接触がないにもかかわらず，再びアナフィラキシー症状を起こすことがある。これは「二相性アナフィラキシー」と呼ばれ，小児の場合は10％程度

表2 即時型における食物アレルギーの症状

臓器	症状
皮膚	紅斑，蕁麻疹，血管性浮腫，掻痒，灼熱感，湿疹
粘膜	結膜充血，浮腫，掻痒感，流涙，眼瞼浮腫，鼻汁，鼻閉，くしゃみ，口腔・咽頭・口唇・下の違和感・腫脹
呼吸器	喉頭違和感，掻痒感，絞扼感，嗄声，嚥下困難，咳嗽，喘鳴，陥没呼吸，胸部圧迫感，呼吸困難，チアノーゼ
消化器	悪心・嘔吐，腹痛，下痢，血便
神経	頭痛，活気の低下，不穏，意識障害，失禁
循環器	血圧低下，頻脈，徐脈，不整脈，四肢冷感，蒼白(末梢循環不全)

日本アレルギー学会：アレルギー総合ガイドライン2019，第1版．東田有智監，p449，協和企画，2019.

に発症する[4]。

診断と検査

1. 診断

診断は，特定の食物で症状が誘発される病歴に加え，特異的IgE抗体など免疫学的機序の関与する可能性を加味して行う。

食物摂取で誘発される症状は，保護者の記憶に頼ることが多く，系統的な問診技術が必要とされる。問診では，疑われる原因食物，摂取時の症状と時間経過，発症年齢，乳児期の栄養方法，食習慣，環境因子，既往歴，アレルギー性疾患の家族歴，服薬状況(成人におけるβ遮断薬，非ステロイド性抗炎症薬(NSAIDs)，運動との関連などが聴取される。

2. 検査

1)特異的IgE抗体検査

特異的IgE抗体検索方法として，血液採取による特異的IgE抗体検査のほかに好塩基球活性化試験，皮膚テストなどがある。

2)食物経口負荷試験

食物経口負荷試験は，アレルギーが確定している，または疑われる食物を単回，複数回に分けて摂取し，原因アレルゲンを同定する。また，症状を誘発する閾値を評価する。安全に摂取できる量や日常で摂取する量を決定したのちに食事療法が指示される。

食物経口負荷試験では，症状が出現したときに迅速に対応できる体制が必要で，医師や看護師が専任で配置されることが多い。また，薬剤および医療備品の準備を整えた環境で行う。気管支喘息やアトピー性皮膚炎など基礎疾患がある場合は，症状の増悪時に行うと症状が誘発されやすく，試験結果の判断が難しくなるため，検査前に疾患管理を十分に行う。試験結果に影響すると考えられる薬剤も一定期間中止してから行われる。食物経口負荷試験は乳児期も含めて早期に実施することが多い。

治療

食物アレルギーは原因食物の耐性獲得までに，患児が症状を起こさず適切な栄養管理のもと成長発達できることが目標となる。

1. 食物アレルギーに関連する症状と対応(アナフィラキシーを含む)

誘発症状は，臓器ごとに重症度を判定し治療が行われる。症状の発症は自宅や外出先などが多いが，食物経口負荷試験など病院内で発症する場合もある。症状のある患児の治療をはじめるときは，いつ，どこで，何を食べたのかを確認し，重症度を判断しながら治療が開始される。家族が，病院到着前に症状出現したときの臨時薬(ヒスタミンH_1受容体拮抗薬やアドレナリン筋肉注射など)を投与している場合もあるので，症状の経時的な聞き取りは重要であ

表3 食物アレルギーのグレード分類

重症度分類			
皮膚・粘膜症状	紅斑，蕁麻疹，膨疹	グレード1（軽症）	部分的
	瘙痒		軽い瘙痒（自省内）
	口唇，眼瞼腫脹		部分的
消化器症状	口腔内，咽頭違和感		口，のどの痒み，違和感
	腹痛		弱い腹痛
	嘔吐，下痢		嘔気，単回の嘔吐，下痢
呼吸器症状	咳嗽，鼻汁，鼻閉，くしゃみ		間欠的な咳嗽，鼻汁，鼻閉，くしゃみ
	喘鳴，呼吸困難		—
循環器症状	脈拍，血圧		—
神経症状	意識状態		元気がない
皮膚・粘膜症状	紅斑，蕁麻疹，膨疹	グレード2（中等症）	全身性
瘙痒			強い瘙痒（自省外）
口唇，眼瞼腫脹			顔全体の腫れ
消化器症状	口腔内，咽頭違和感		咽頭痛
	腹痛		強い腹痛（自省内）
	嘔吐，下痢		複数の嘔吐，下痢
呼吸器症状	咳嗽，鼻汁，鼻閉，くしゃみ		断続的な咳嗽
	喘鳴，呼吸困難		聴診上の喘鳴，軽い息苦しさ
循環器症状	脈拍，血圧		頻脈（＋15回/分），※1血圧軽度低下，蒼白
神経症状	意識状態		眠気，軽度頭痛，恐怖感
皮膚・粘膜症状	紅斑，蕁麻疹，膨疹	グレード3（重症）	全身性
	瘙痒		強い瘙痒（自省外）
	口唇，眼瞼腫脹		顔全体の腫れ
消化器症状	口腔内，咽頭違和感		咽頭痛
	腹痛		持続する腹痛（自省外）
	嘔吐，下痢		繰り返す嘔吐，便失禁
呼吸器症状	咳嗽，鼻汁，鼻閉，くしゃみ		持続する強い咳込み，犬吠様咳嗽
	喘鳴，呼吸困難		明らかな喘鳴，呼吸困難，チアノーゼ，呼吸停止，SpO_2≦92％，締めつけられる感覚，嗄声，嚥下困難
循環器症状	脈拍，血圧		不整脈，※2血圧低下，重度徐脈，心停止
神経症状	意識状態		ぐったり，不穏，失禁，意識消失

※1※1血圧軽度低下：1歳未満＜70mmHg，1～10歳＜[70mmHg＋(2×年齢)]，11歳～成人＜90mmHg
※2血圧低下：1歳未満＜80mmHg，1～10歳＜[80mmHg＋(2×年齢)]，11歳～成人＜100mmHg
Sampson HA：Anaphylaxis and emergency treatment. Pediatrics 111：1602，2003．より改変

る。また，症状に気づいたときは部分的な蕁麻疹のみの軽症でも，複数の臓器や全身性の症状（アナフィラキシー）など重症へと進行する場合もあるため，重篤な症状にも備えバイタルサインを経時的に観察する。

すでに症状が進行しているときはモニタリングしながら迅速に対応することが望ましい。

以下に臓器ごとの重症度に対応をまとめる。

・皮膚・粘膜症状

ヒスタミンH_1受容体拮抗薬の内服を使用する。

・呼吸器症状

重症度分類グレード3（表3）[5]に相当する場合は，アドレナリン筋肉注射を行う。必要があれば，酸素吸入やβ_2刺激薬を使用し，改善がみられない場合はアドレナリン注射を施行する。

・消化器症状

重症度分類グレード2に相当する症状には絶食や補液による管理が行われる。グレード3に相当する場合はアドレナリン注射薬を考慮する。

・神経症状，循環器症状

アナフィラキシーへの進行が懸念される症状であるため，注意深く観察し，重症度分類グレード3に相当する場合はアドレナリン筋肉注射を行う。

2. 栄養食事指導

原因となる食物に耐性獲得するまでの期間は食事療法が中心となり，症状を誘発しない範囲の摂取や低アレルゲン化での摂取をすすめる。また，食物除去により不足する栄養素を他の食物で補うように指導する。

加えて，症状誘発を避けるために誤食防止対策が必要である。食材購入では加工食品のアレルギー表示を確認し，調理では食物アレルゲンが混入しないように調理器具の確認や手順の工夫が必要である。食事を摂取するときは，集団での食事や調理実習などへの配慮が必要な場合もある。いずれの場合も，早くから患児が病気を理解しておくことが有用で，理解力に応じた患者教育が望まれる。

家庭では，患児が，除去食を必要としない家族と一緒の食卓を囲むことになる。そのため，家族を含めた配慮が必要で，医師，管理栄養士などとの連携が大切である。

3. 経口免疫療法

即時型食物アレルギーでは鶏卵，牛乳，小麦が多くを占めるが，その70％程度は就学時までに自然に治癒する[7]。残り30％の患児やそれ以外の原因食物の患児は治癒しない場合がある。こうした患児を対象に経口免疫療法がある。しかし，効果は明らかながらもアナフィラキシーショックを含めた症状誘発のリスクがあること，治ったようにみえても運動や感冒，ストレスなどの負荷で食べない期間が長くなるとアナフィラキシーが誘発される傾向がある。したがって，患児・家族への負担も大きく，十分にメリットとデメリットを理解したうえで治療選択してもらう必要がある。

この治療は標準治療としては確立していない点があり，アレルギー専門医の管理下で慎重に行われている。

その他に必要な知識

アレルギーマーチ

アレルギーマーチとは，アレルギー素因がある患児が，自身の成長に伴い他のアレルギー疾患を発症するプロセスである（図1）[8]。

親にアレルギー疾患の既往があるなどの遺伝的な要因と，乳児の免疫系や臓器の未発達な問題など子ども自身の問題，経皮感作，大気汚染，受動喫煙，ウイルス感染などが要因として考えられている。

アレルギーマーチは，乳児期に食物アレルギーを発症し，まもなくアトピー性皮膚炎，気管支喘息，アレルギー性鼻炎などが発症するパターンが多い。食物アレルギーの発症がその後のアレルギー疾患発症の契機に強く影響しないように適切な治療管理が求められる。

食物アレルギーでは，アトピー性皮膚炎が合併し慢性化すると皮膚からアレルゲンの感作を受けやすい。気管支喘息の合併においてもコントロール不良な場合は，アナフィラキシーなど症状が重症化しやすいため，アレルギー疾患の総合的な症状コントロールが重症化の予防となる。

図1 アレルギーマーチ

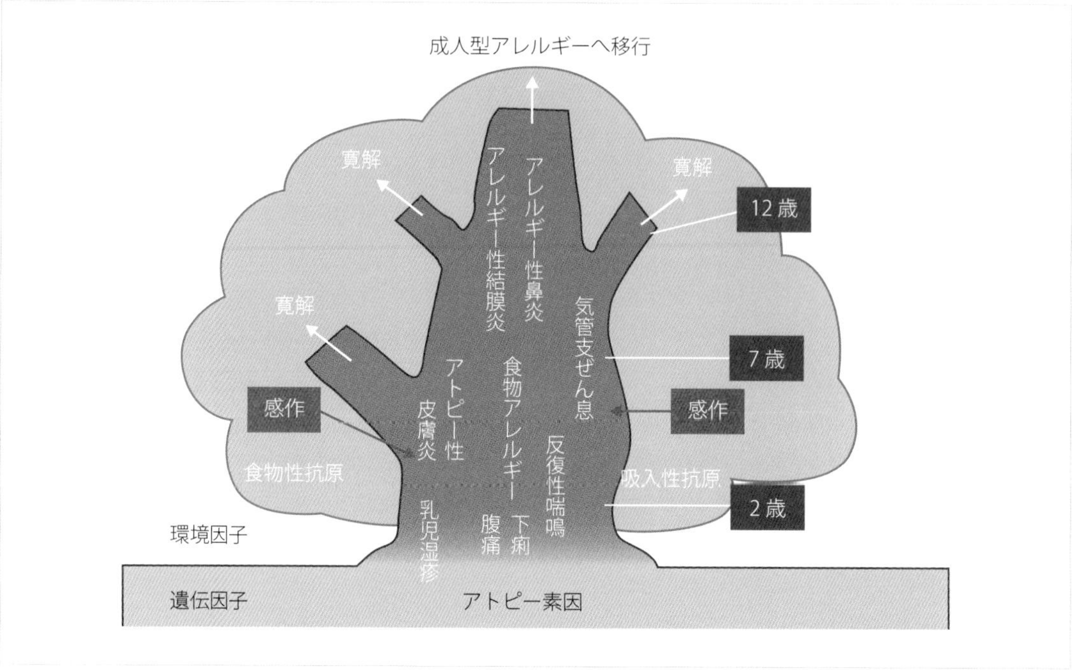

馬場実：アレルギーマーチ．小児科診療　61 (4)：482，1998．をもとに作成

アレルギー疾患対策基本法

アレルギー疾患対策基本法は，国内でアレルギー疾患を有する患児が多数存在すること，急激な症状の悪化が繰り返し生じることで生活の質が著しく損なわれる場合があり，それに関連して，国民に正しい情報を広く提供し，患児がよりよい治療を選択でき日常生活を制限なく快適に送れることを目的として平成26 (2014) 年に公布され，翌年から施行されている。この法律では，アレルギー疾患対策を総合的に推進することで医療と行政，教育機関が連携し患児の診療に深くかかわることも期待されている。

02 アセスメントの実際

食物アレルギーの症状発症は日常での食事場面が多いため，患児・家族が誤食予防や症状が起こったときの対応を理解する必要がある。患児・家族が安全に食事ができる環境をつくり，症状が発症した場合に落ち着いて対応することが重要である。そのため，看護におけるケアの1つ目のポイントは症状の対応だけではなく，症状がないときにも患児・家族が誤食予防や症状対応ができるように教育的に支援をすることである。2つ目のポイントは，人は食べることをとおして生命の維持だけではなく，文化を継承し対人関係を営んでいる。患児の食事が栄養バランスを整えるだけではなく，集団での食事が難しいときや，他者と同じ食事を食べられないことの積み重ねで心身の発達が阻害されないか，家族を含め多職種でアセスメントし，長期的なケアを継続することである。このような2つの視点を症状のある時期とない時期に分けて，アセスメントの実際とケアのポイントを説明する。

誘発症状がある時期

観察・アセスメントとケアのポイント

1. 急性症状

原因食物により誘発された急性症状は，症状の進行を注意深く観察し，重症度分類のグレードを目安に対症療法が行われる。患児の症状を最初に観察して，その時点での重症度分類のグレードを判断する。グレードを判断するためには，皮膚・粘膜症状，消化器症状，呼吸器症状，循環器症状，神経症状と全身の観察が必要である。特に呼吸症状，腹部症状，顔面蒼白や意識レベルの低下の徴候は，次にアナフィラキシーやショックへ進行することも想定しながら観察する必要がある。症状の変化は医師と共有し，経時的な観察を続けながら，機を逃さず対症療法を開始する。

初期症状に早く気づくことが重要であるため，食物経口負荷試験で誘発された症状は，初期に出やすい症状であることを念頭において，事前に聴取しておくとよい。

症状に対応するケアのポイントは，症状の観察を5分おきに行い，グレードの進行に注意して観察する。皮膚症状は進行すると部分的な症状から全身性の紅斑，蕁麻疹，膨疹に拡がるので，着衣を脱がせて全身を観察する必要がある。症状を正確に言語化することが難しい乳幼児期の患児では，患児の年齢や発達の影響を考慮し症状を捉える。活気や機嫌，食物摂取のペースなどを観察する。口腔内違和感を「耳が痛い」「口がかゆい」など独特な言い回しで表現することもある。しだいにウトウトする経過も，居眠りと安易に判断せずに，意識レベルや皮膚・呼吸など他臓器からの症状による合併はないか確認をする。患児の主訴は症状の重症度や薬物療法の効果判定に有力な情報である。意識レベルの判断にもなるため，患児に症状を問いかけることを心がけたい。また，皮膚症状や粘膜症状では，患児自身が掻くことで症状が悪化しやすいため，保冷枕などで冷やして症状を緩和する。

2. アナフィラキシー対応

酸素投与，アドレナリンなど薬剤投与を中心に救急対応が行われる。そのため，SpO_2モニター，心電図モニターを装着し，重症度を評価することが重要である。

アナフィラキシー発症時は，体位変換によって血圧が変動する可能性があるため，原則仰臥位として下肢を30cm程度挙上させる。呼吸速迫がある場合には上体を起こし，嘔吐をしてい

図2 アナフィラキシーにおける症状別の体位

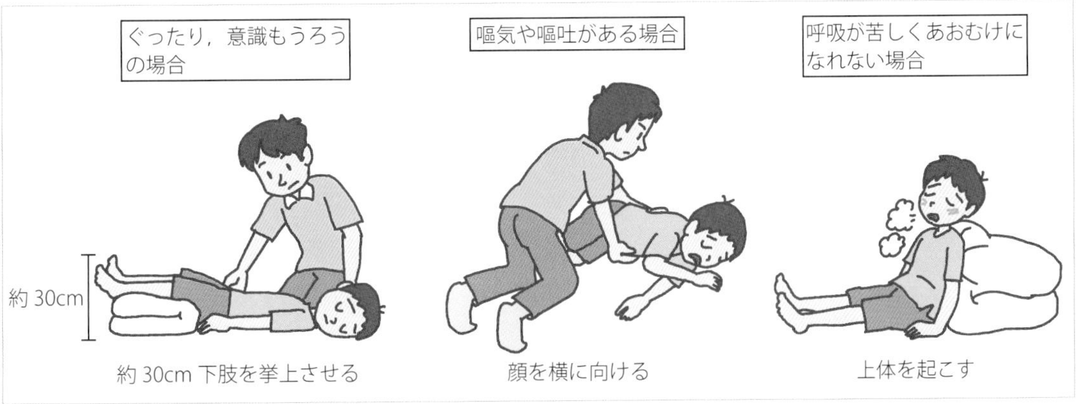

る場合は顔を横に向ける（図2）。

3. 急性症状以外の症状対応

アレルギー食物摂取後2時間以上経過して誘発される遅延型の症状は，下痢や血便などの消化器症状が多い。患児の活動を慎重に観察し，症状を見落とさないことが肝要である。

誘発症状がない時期

アセスメントとケアのポイント

1. 患者教育

食事を介して発症しやすいため，生活の中で起こった場合の症状への対応を患児・家族が理解し，習得しておく必要がある。症状への対応は家族が症状の程度を判断しながら適切に対処できることが必要となる。そのため個々の家族を見極めスキルアップに向けた教育を行う。患者教育は，初めての症状体験やアドレナリン自己注射薬（エピペン）の導入などのタイミングで行われるが，患児自身が食品表示を確認できる方法や保護者と離れる宿泊行事で症状が起こったときの緊急時対応など患児の成長に合わせた個別対応が求められるため，多職種で教育内容や時期を検討するとよい。症状が起こったときの初期対応は，患児・家族が症状に気づき，口の中に残っているときは食物を取り出し，皮膚に接触したときは洗い流すなどのスキルや薬物を投与する判断など，患児・家族の症状に対応する能力をアセスメントして教育を行う。

また，患児が気管支喘息やアトピー性皮膚炎を合併している場合は，疾患コントロールを良好にしておくことが食物アレルギー症状の重症化を防ぐことを理解してもらい，日頃から，患児や家族が，気管支喘息の管理やスキンケアに対してどのように取り組んでいるかについてもアセスメントする必要がある。

2. 社会生活に必要な成長発達支援

乳幼児期から食事場面での症状体験，食事制限が起こりやすい特徴から，食に対する警戒心，食への関心が低い，外食や買い物など社会経験が少ない，食に関する親の過干渉などが生じることもある。また，食品選択や調理を任される養育者は，食事支援そのものに不安を抱きやすい。

ふだんから食卓を一緒に囲む人は誰なのか，どのようにアレルゲン混入を予防しているか，患児の関心が高いメニューは何か，患児や家族それぞれが食事にどのような思いがあるのかを意識して聞くことで，食に関する意識や行動が明確になる。患児・家族との積極的なコミュニケーションは，治療目標の共有や除去食の解除を目指した治療の動機づけにつながる教育支援の1つである。

誤食防止や代替食品を使用した栄養管理については管理栄養士も専門的にかかわるため，医師を含めたメディカルチームで患児の成長発達を見守ることができる。食事はリラクゼーション，対人関係，文化交流など，人が生涯歩み続ける社会生活のプロセスで必要不可欠な行為である。患児の食行動が豊かになるよう患児・家族とともに医療者と園や学校職員がチームで取り組み，集団での食環境への配慮，また調理実習時などに注意する必要がある。

3. 社会生活でのアナフィラキシーの対応

アドレナリン自己注射薬を携帯している患児がアナフィラキシーを起こした場合は，必ずしも家族が傍にいるとは限らない。例えば園・学校の給食場面であれば，園の職員，学校教員など家族以外の手助けが必要になる。園や学校内での症状対応や救急搬送要請の手順，人の集め方などの協力を得るために家族が園・学校との連携を図る必要がある。小学校では栄養教諭の配置が拡がり，食物アレルギーがある患者の個別対応も担っている。家族と学校管理者と専門教諭（養護教諭や栄養教諭ら）を交えた話し合いが円滑になるように支援する。「学校生活管理指導表」「保育所におけるアレルギー疾患生活管理指導表」は，園・学校での配慮を医師の医学的判断に基づき指導するものである。この指導表を基に家族と園・学校，病院が情報共有を行うが，実際には，家族と園・学校により，給食や症状対応について話し合いが行われている。指導表は，家族が園・学校側での配慮を希望する場合や園・学校からの要望で作成されているため，指導表により，患児が適正な配慮を受けられるように状況を確認しながら環境を整えていく必要がある。

引用文献

1） 今井孝成，海老澤元宏：ガイドライン解説食物アレルギー診療ガイドライン2012．日小児アレルギー会誌　26：295-297，2012.

2） 「食物アレルギーの診療の手引き2020」検討委員会（代表者・海老澤元宏）：食物アレルギーの診療の手引き2020．p4，2020.

3） 今井孝成，杉崎千鶴子，海老澤元宏：消費者庁「食物アレルギーに関連食品表示に関する調査研究事業」．アレルギー　65（7）：942-946，2016.

4） 日本アレルギー学会：アレルギー総合ガイドライン2019，第1版．東田有智監，pp646-647，協和企画，2019.

5） Sampson HA：Anaphylaxis and emergency treatment. Pediatrics 111：1601-1608, 2003.

6） 日本アレルギー学会Anaphylaxis対策特別委員会訳（海老澤元宏委員長）：アナフィラキシーの評価および管理に関する世界アレルギー機構ガイドライン（World Allergy Organization Guidelines for the Assessment and Management of Anaphylaxis）．アレルギー　62（11）：1464-1500，2013.

7） 小倉聖剛，海老澤元宏：食物アレルギーの発症要因と耐性化．日内会誌　102（3）：724-730，2013.

8） 馬場実：アレルギーマーチ．小児科診療　61（4）：481-485，1998.

参考文献

1） 飯野（赤澤）晃，伊藤浩明，及川郁子，他：チーム医療と患児教育に役立つ小児アレルギーエデュケーターテキスト基礎編，改訂第3版．日本小児アレルギー学会編，pp69-105，診断と治療社，2018.

2） 西田紀子，盛光涼子：食物経口負荷試験を受ける子どもと保護者への小児アレルギーエデュケーターの看護実践．日小児看会誌　28：248-256，2019.

脳神経系疾患

12 難治性てんかん

アセスメントの概要：てんかんとは，大脳の神経細胞の活発な活動によって意識障害やけいれんを引き起こす慢性的な脳疾患である。発症原因として，遺伝，脳性麻痺や硬膜下血腫後遺症などの脳の器質的障害があげられるが，原因不明の場合もある。けいれんが止まらない重積発作を起こすと，呼吸抑制による低酸素性脳症や意識障害などの生命維持に危険を及ぼす重篤な状態になる可能性もある。てんかんに対するアセスメントの特徴は，てんかん発作のタイプを把握すること，てんかん発作の予防行動の実施状況を確認すること，予防のための生活支援を行うことである。

01 アセスメントに必要な基礎知識

疾患に関する基礎知識

病態

国際抗てんかん連盟(International League Against Epilepsy：ILAE)は，てんかんとは，「てんかん発作を引き起こす持続性素因と，それによる神経生物学的，認知的，心理学的，社会的な帰結を特徴とする脳の障害である」と定義している。また，難治性てんかんとは，「単剤あるいは併用治療を問わずに2種類(以上)の忍容性のある抗てんかん薬を適切に選択し，十分な用量と期間で治療を試みたにもかかわらず，発作消失を維持できないてんかん」と定義している。

ILAEが2017年に改訂したてんかん分類の枠組みによると，てんかんの診断は「発作型」(焦点起始発作，全般起始発作，起始不明発作)，「てんかん病型」(焦点てんかん，全般てんかん，全般焦点合併てんかん，病型不明てんかん)，「てんかん症候群」の3つのレベルで行うとされている[1]。また，焦点発作には，意識が保持されるものと障害されるものがある(図1)[1]。

さらに，てんかんの発作型分類は，発作の主要な徴候および症状(発作症候)に基づき，焦点起始発作，全般起始発作，起始不明発作の各カテゴリーに分類されている(図2)[1]。

臨床場面では，てんかん発作をけいれんと表現する場合もあるが，けいれんは，てんかん以外の原因(感染症，高熱，脳外傷，低酸素脳症，腫瘍の発生など)で起こる筋の収縮を意味する。てんかん発作は，前述したように「大脳の神経細胞の活発な活動」を原因としているので，用語を区別して使用する。

てんかんの有病率は，人口1000人に対し4～9人(人口の0.4～0.9％)とされており，一般人口の100～200人に1人が罹患している疾患であり，家族内てんかんの発病率は，きょうだいで約4～13％，子どもで約4～11％と遺伝性が高くなるといわれている。このように，てんかんは小児疾患の中でよくみられる疾患である。

てんかん発作は，通常であればおおむね数秒～数分間持続した後，自然に徐々に消退していく。しかし，てんかん発作がいつも以上に長い時間続いたり，1回目の発作が終わっても意識状態が混沌としているうちに再度てんかん発作を繰り返したり，呼吸抑制や意識障害を伴うような重篤な発作を，「てんかん重積発作」とい

難治性てんかん重積発作時の観察フローチャート（発症期〜回復期）

	症状	検査／評価項目	治療と管理	観察ポイント
発症期	発作（全身の反り返り・突っ張り，屈曲，ぴくぴく，ガクッと脱力するなど） 意識障害 呼吸抑制 眼振，眼球偏位 **その他の症状** 嘔気・嘔吐 発声 激しい体動 失禁 顔面蒼白 （または紅潮） 筋弛緩 頻脈 発汗 転倒による外傷 流延 息止め，チアノーゼ ↑ 重症化の目安	**血液検査** 抗てんかん薬の血中濃度の把握 **画像検査** 脳波 頭部 CT 頭部 MRI **重症度の判定** 重積発作： 呼吸停止，昏睡 意識状態の確認 ・JSC（Japan Coma Scale） ・GCS（Glasgow Coma Scale） ↓	発作の出現 **安全な場所に移動** 予期せぬ動きによって外傷が生じないように，子どもの周囲に何もない安全な環境に移動する 衣服を緩める 窒息防止のため顔を横に向ける **酸素投与** 酸素マスク，ジャクソンリース，バッグ・バルブ・マスク，エアウエイ（必要時） **吸引** 嘔吐を伴っている場合，食事中に発作した場合，喀痰が咽頭部に貯留している場合には，窒息防止・誤嚥防止のために吸引を行う **抗けいれん薬の投与開始** ジアゼパム座薬の挿肛 ミダフレッサ，フェノバルビタール，ホスフェニトインなどを投与する場合は末梢血管のルートを確保する **モニター装着** SpO_2 モニター 心電図モニター	**発作パターンの確認** いつどの部分からはじまったか，全身性か部分性か，強直性（全身の反り返り，四肢の突っ張りなど）か，間代性（伸展や屈曲を繰り返す）かの確認 **呼吸状態の確認** 呼吸抑制，チアノーゼ SpO_2 の値，心拍数 口腔内の貯留物の有無 **意識状態の確認** 呼びかけへの反応 痛覚刺激による反応 **眼球状態の確認** 眼球固定，眼球偏位と眼振の有無，瞳孔 **前駆症状の確認** 発作の前に不機嫌，啼泣，食欲不振，嘔吐，活気の低下，食欲不振，睡眠不足などの要因があったかの確認 **抗けいれん薬の投与中の観察** 呼吸抑制の可能性があるため呼吸状態の観察，覚醒度（痛覚刺激による反応）の確認
回復期	発作が徐々に消失する 緩慢な動作の出現 意識状態が明瞭になる 発語が出る 食欲が出る 活気が戻る	↓	↓ 発作の消失 入眠することが多いため，呼吸管理を確実に行う 体力と意識状態の回復 脳の低酸素状態や薬効により，体動が困難であったり，ふらつきがみられるため安全に留意する ↓ 覚醒度が明瞭であり，摂食機能障害に問題がなければ少量の水分から摂取し，点滴を抜針して退院する	**意識状態の確認** 意識レベルと覚醒度 言語機能の把握 **他症状出現有無の確認** 排尿困難 食欲不振 頭痛 傾眠傾向 **脳神経系器官の回復状態** 発作前と同程度の運動機能（歩行機能，摂食嚥下機能，発語の状態）が回復しているかを確認 回復していなければ，リハビリテーションを開始する

□ 主な症状
□ 主な検査・治療
□ 治療と症状の経過

難治性てんかん重積発作時の観察フローチャート(日常生活フォロー期)

日常生活フォロー期

症状

抗てんかん薬を毎日内服して発作コントロールをすることができ，重積発作が出現しない限りは，健康な子どもと変わらない日常生活を送ることが可能である

↓

抗てんかん薬の副作用の代表的な症状

↓

- 眠気
- ふらつき
- 頭痛
- めまい
- 複視
- 視界がぼやける
- 活気の低下
- 食欲の低下

検査／評価項目

定期的な検査（半年～１年ごと）

↓

①脳波検査
覚醒時と睡眠時の脳波を測定

②血液検査と尿検査
抗てんかん薬の血中濃度の把握（採血時間を予め医師に確認しておく）
抗てんかん薬による肝機能障害の確認

③画像検査
頭部 CT
頭部 MRI

治療と管理

薬物治療
抗てんかん薬の種類や量，内服時間が変更になる場合は，再発作の出現に注意

手術療法
発作発生部が明確な場合は切除を行う場合もある
発作の緩和手術として，脳梁離断術もしくは，電気刺激装置を体内に埋め込む迷走神経刺激療法を行う場合もある

食事療法
ケトン食の糖質制限と高脂質食による食事療法を行う場合もある

観察ポイント

内服状況
毎日決まった時間に，決められた種類と量の薬を内服することができているか
内服後に眠気などの副作用が出現していないか

生活リズム
睡眠時間，学校生活などによって生活リズムが乱れていないか

精神的・身体的ストレス
心配事などの不安，勉強や部活動などによる緊張状態，精神的動揺の有無

第二次性徴
月経とけいれん発作の関連性

幼稚園，学校生活におけるてんかんフォロー体制
学校での内服管理
てんかん発作時の対応
プールや課外活動時の対応

将来に対する不安
就職，進学，妊娠，出産などのライフステージイベントの不安に対する支援

家庭での発作観察
てんかん発作表の活用をすすめ，外来受診時に発作パターンを把握し，生活リズムとてんかん発作の関連性について探る
てんかん発作中の様子を動画で撮り，受診時に持参するように依頼する

主な症状
主な検査・治療
治療と症状の経過

図1 てんかん分類の枠組み

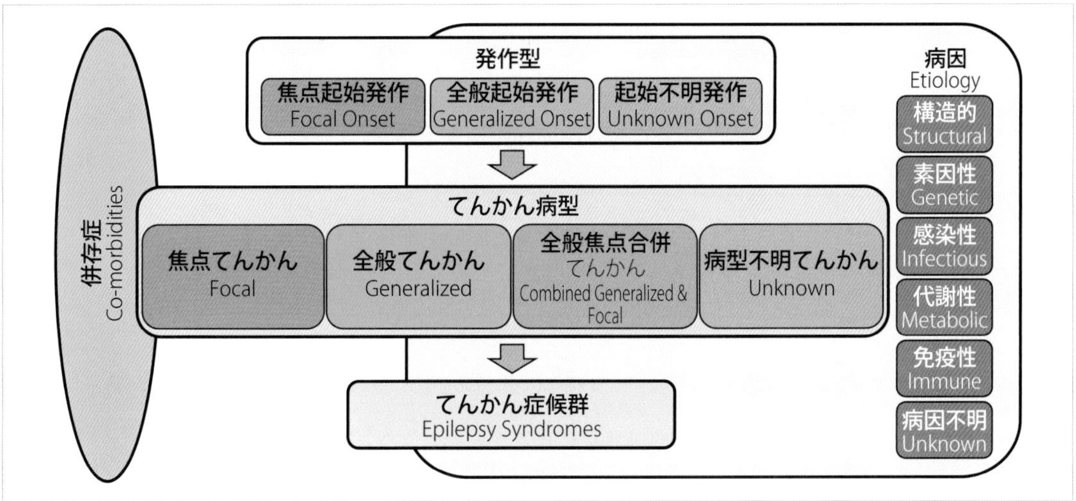

中川栄二：てんかんを取り巻く社会の動向・新しいてんかん・発作分類．クリニシアン66(5-6)：413-419，2019.

図2 ILAE 発作型分類2017

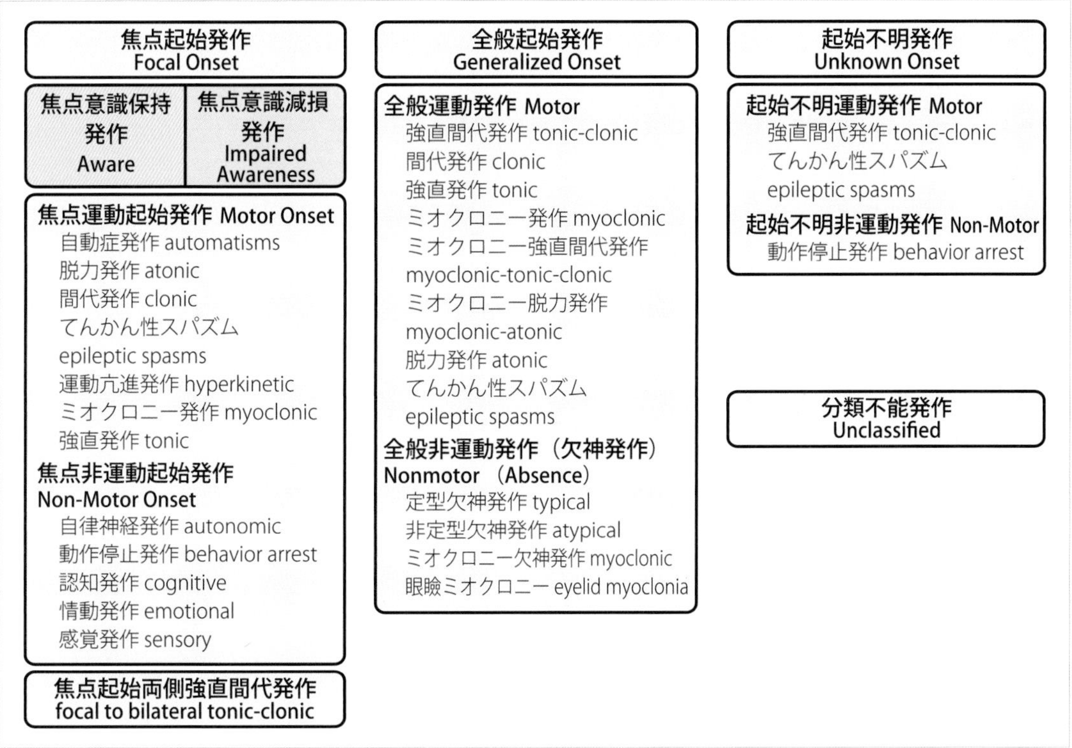

中川栄二：てんかんを取り巻く社会の動向・新しいてんかん・発作分類．クリニシアン66(5-6)：413-419，2019.

う。

主な症状

意識障害を伴わないてんかん発作でも，本人の意思では行動を制御することができない不随意運動が出現するため，転倒や転落などの危険性がある。さらに，重積発作を起こした場合は，フローチャートに示したように呼吸抑制，意識障害などの重篤な症状が出現する。重積発作が持続すればするほど脳をはじめ全身に後遺症を残す可能性があるため，発作を止めるための処置と救急処置を迅速に行う必要がある。

代表的なてんかん発作のタイプとしては，「強直発作」と「間代発作」がある。この2つのてんかん発作が呈する全身状態の特徴を図3に示した。強直発作は全身や四肢が強く突っ張り硬直し，間代発作は全身および四肢が連続的にガクガクする。

検査と診断

1. 脳波，頭部CT，頭部MRI

てんかん発作を診断するためには，脳波検査が最も有効である。脳波上に出現するてんかん波は睡眠時に出現しやすいので，睡眠時と覚醒時両方の脳波を測定する。子どもの睡眠時の脳波を測定するときには，検査前に入眠を誘導するために，トリクロホスナトリウムシロップ（トリクロールシロップ）やヒドロキシジンパモ酸塩（アタラックスP），抱水クロラール座薬（エスクレ座薬）を使用する場合もある。

また，頭部CTと頭部MRIは，脳全体の器質的な異常を診断するために重要な検査である。

2. 血液検査（血中濃度）

てんかんがある子どもの治療は，抗てんかん薬を内服することが一般的である。抗てんかん薬には多くの種類が存在し，脳波やてんかん発作のタイプや症状に適した薬剤を選択していく。難治性てんかんの場合，一度に多種類の薬を併用したり，量を増減したり，薬剤を変更して，どの種類の薬が効いているのかを判断していく治療過程を経ることが多い。そのため，定期的に血液検査を行って薬剤の血中濃度を測定することが必須となる。

また，血中濃度を測定する場合，医師から「内服時間前」もしくは「内服後3時間後」という採血時間の指定がある場合があるので，医師に採血時間の確認を必ず行う。

さらに，抗てんかん薬は副作用として肝機能障害を発症することがあるので，肝機能（AST，ALT，γ-GTP）の検査も定期的に行う。

治療

てんかんの治療には，薬物療法，ACTH（副腎皮質ホルモン）療法，外科治療，ケトン食の食事療法などがある。このなかでも最も一般的な治療は薬物療法である。抗てんかん薬投与の原則は，最初は1種類から開始して，有効血中濃度まで達しなければ他剤に変更することである。また，2種類以上の薬剤の併用は血中濃度を上昇あるいは低下させることがあるので注意が必要である。さらに，内服する際の留意点としては，毎日決まった時間に決められた内容と量を内服すること，ストレスを避けて生活リズムを整えること，自己判断で内服の中断をしないということである。

外科的療法としては発作緩和目的の手術の一

図3 強直発作と間代発作

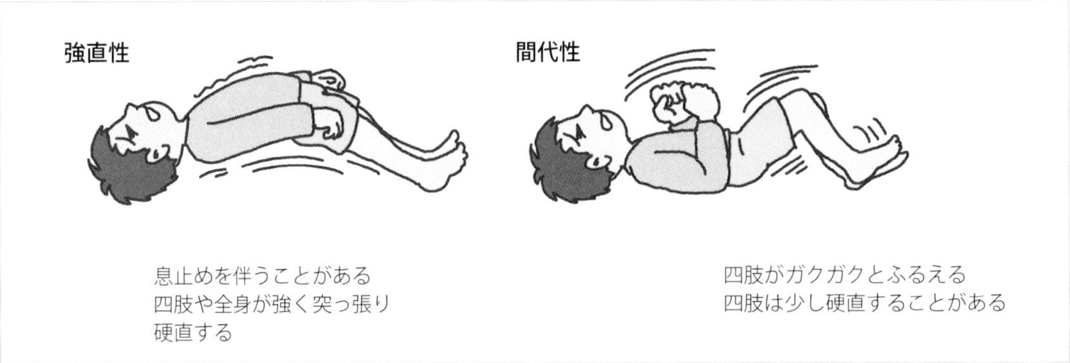

つとして迷走神経刺激療法がある。これは体内に電極を埋め込んで継続的に電気刺激を送り続けるというものである。

抗てんかん薬を内服しても発作の改善がみられない難治性てんかんの場合，食事療法としてケトン食療法を行うこともある。ケトン食療法の適応年齢は5歳以下であることが多いとされているが，成人で適応している場合もある。

治療中に必要なこと

1. カルバマゼピン内服時の注意点

カルバマゼピン（テグレトール）は，グレープフルーツ（ジュースを含む）と一緒に内服すると血中濃度が上昇する可能性があるので，服薬指導の際には，グレープフルーツと一緒に内服しないことを子どもと家族に説明する。

2. 保護帽の使用

突然全身が硬直したり意識障害を起こして転倒する発作タイプの場合，転倒時に頭部を外傷から保護する目的で，活動時には予め保護帽を装着しておいたほうが安全な場合もある。しかし，見た目の問題を気にする子どももいるため，保護帽の使用場所を限定したり，保護帽の活用方法を一緒に考えたりして（例えば，保護帽の上から野球帽子や布製の帽子を被るなど），保護帽を装着する子どもの気持ちに負担がかからないように配慮することが必要である。

その他に必要な知識（公的扶助）

てんかんの子どもたちが地域社会でよりよい生活を送るために必要な支援を受けることができる社会制度を知っておくことも子どもと家族をケアしていくうえで重要である。てんかんは精神疾患ではないが，精神保健福祉法の対象疾患である。そのため，精神障害者保健福祉手帳を申請することができ，障害児福祉手当，特別児童扶養手当，特別障害者手当などを受けることができる。

地域で生活していくための社会的な支援に関しては，公益社団法人日本てんかん協会をはじめとし，さまざまな団体が最新医療や生活の工夫などの情報を随時発信しているので，子どもと家族とともに情報共有して活用していく。

02 アセスメントの実際

難治性てんかんの発作は，発作のタイプによってさまざまな症状が出現する。ミオクローヌスのように意識障害を伴わず，身体の一部がピクピクとするといった軽微な症状から，強直発作のように全身硬直に至る重度な症状がある。ここでは，呼吸抑制や意識障害を伴うてんかん重積発作について説明する。

発症期

発症からの経過

てんかん重積発作は発作のタイプによってさまざまな症状を呈するが，代表的な症状としては，全身が反り返って強く硬直したり，身体の一部がガクガクまたはピクピクとしたり，眼球運動の異常，意識障害や呼吸抑制などが出現する。その他にも嘔吐（嘔気を含む），ワーやオーという発声，激しい体動，顔面蒼白，失禁，流涎などを伴うこともある。呼吸抑制を伴うような重篤な症状が出現した場合，低酸素性脳症に陥ることが予測されるため，速やかに発作を止めるための処置と救命処置の2つの処置を同時に行う必要がある。

●重積発作時に準備しておくもの

- 酸素マスク
- バッグ・バルブ・マスク
- ジャクソンリース

- 吸引セット
- 末梢血管ルート確保に関する必要物品
- ジアゼパム座薬，ミダフレッサ静注薬などの抗けいれん薬
- 救急カート
- SpO_2モニター
- 酸素ボンベ

観察とアセスメント

1. 呼吸状態の観察

てんかん重積発作で呼吸抑制を伴う場合は，低酸素状態に陥る可能性が高い。そのため，まずは脳へのダメージを最小限に抑えるため，酸素化の維持と向上に注力する。酸素化を保つために酸素マスクを装着する際，強直発作で全身が強く硬直していたり，間代発作で身体が大きくガクンガクンと動いている場合，その動きによって思いもかけず受傷してしまう危険性がある。まずは子どもを安全な場所に移動して処置を行うことが原則であり，処置台で処置を行う場合にも転倒や転落には十分に注意する必要がある。

嘔吐や嘔気を伴っている場合，口腔内や気道内に吐物が詰まって窒息する可能性もあるため，衣服を緩めながら顔を横に向け，必要時は鼻腔内吸引を行って，しっかりと気道確保を行う。歯を食いしばっている状態のときは，口腔内裂傷や窒息の可能性があるので，口腔内に無理やり物などを入れることは絶対に避ける。また，呼吸状態および循環動態を把握するため，処置を行うと同時にSpO_2モニターを速やかに装着する。

2. 発作タイプの観察

強直発作，間代発作など，どのような発作のタイプなのかを観察する。時間経過とともに発作のタイプが変化する場合もあるので，そのつど記録に残しておく。

抗けいれん薬を使用した際は，薬剤名・時間・量を必ず記載しておく。抗けいれん薬を使用しても発作が頓挫しない場合は，追加で薬剤を投与することもあるため，使用した薬剤のトータル量を換算したり，薬効を正確に把握するために記録は重要である。

3. 眼球運動の観察（図4）

てんかん重積発作時は，交感神経優位となるため，瞳孔が散大することがあるので対光反射を観察する。また，眼球偏位（眼球が左右上下などの一方向に偏ること），眼球固定（眼球運動が消失し，一定箇所に固定していること），眼振の有無を観察する。

4. 意識状態の観察

てんかんの重積発作は脳障害が起因であるため，意識障害を併発することが多い。意識障害のレベルはJCS（Japan Coma Scale）もしくは

図4 眼球運動の観察

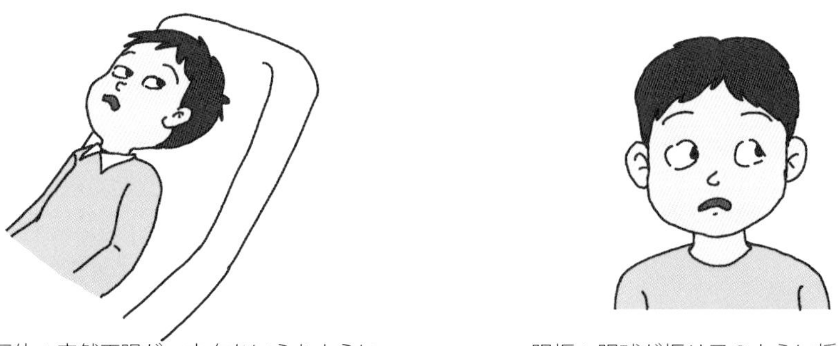

眼球偏位：突然両眼が一方向をにらむように偏位し，無表情になり，身体が固まる

眼振：眼球が振り子のように揺れたり，規則的に動いたりする

表1 乳幼児改訂版JCS(Japan Coma Scale)

活　動		最良反応
E. 開眼 **(eye opening)**	自発開眼	4
	声かけで開眼	3
	痛み刺激で開眼	2
	開眼せず	1
V. 発語 **(verbal response)**	機嫌よく喃語を喋る	5
	不機嫌	4
	痛み刺激で泣く	3
	痛み刺激でうめき声	2
	発声せず	1
M. 運動 **(motor response)**	正常な自発運動	6
	触れると逃避反応	5
	痛み刺激で逃避反応	4
	異常な四肢の屈曲反応	3
	異常な四肢の伸展反応	2
	動かさない	1

坂本吉正：小児神経診断学. p36, 金原出版, 1978.

表2 乳幼児改訂版GCS(Glasgow Coma Scale)

Ⅲ. 刺激しても覚醒しない状態
- 300　痛み刺激に反応しない
- 200　痛み刺激で少し手足を動かしたり，顔をしかめる
- 100　痛み刺激に対し，払いのけるような動作をする

Ⅱ. 刺激すると覚醒する状態(刺激を止めると眠り込む)
- 30　呼びかけを繰返すと，かろうじて開眼する
- 20　呼びかけると開眼して眼を向ける
- 10　飲み物を見せると飲もうとする。あるいは，乳首を見せれば欲しがって吸う

Ⅰ. 刺激しないでも覚醒している状態
- 3　母と視線が合わない
- 2　あやしても笑わないが視線は合う
- 1　あやすと笑う。ただし，不十分で声を出して笑わない
- 0　正常

岩崎信明：意識レベルの評価. 小児科学レクチャー　2(4)：749, 2012.

GCS (Glasgow Coma Scale)で判定し，医師に報告する。子どもの場合は，認知発達機能が未熟であるため，乳幼児改訂版JCS (表1)[2]や GCS (表2)[3]を使用する。意識障害のレベルを確認するために痛覚刺激を行う際は，胸骨部や腸骨部，眉間部，指を圧迫することが一般的である。

重症心身障害児の場合，JCSやGCSのスケールで意識障害のレベルを評価することが困難であることも多いため，保護者から子どもの通常の意識レベルの観察方法や覚醒時と睡眠時などの状態(表情，バイタルサイン，刺激に対する反応，筋緊張の有無など)を詳しく聴取することが重要である。

5. 既往歴の確認

てんかんの既往歴の有無，前回出現したてんかん重積発作時の様子（どのようなタイプの発作が出現し，何の薬を使用し，どのように改善したか）を保護者などの身近な大人から情報収集する。

6. 内服薬の確認

抗てんかん薬の種類，内服期間（量の増減が最近あったかの確認も含める），内服時間，怠薬・忘薬の有無を確認する。

7. 前駆症状の有無の確認

てんかん重積発作もしくは通常の発作を発症する前に前駆的と考えられる症状があったか否かを確認する。乳幼児～低学年の学童であれば，啼泣，不穏，不機嫌，活気低下，食欲低下などであり，高学年学童～思春期では頭痛，睡眠不足による眠気，ストレスなどによる疲労状態，月経などが前駆症状としてあげられる。

●てんかん発作時のアセスメント項目

- 身体のどこの部分から発作がはじまったか？
- どの時間帯にどこで発症したか？
  （覚醒時，運動時，傾眠時，睡眠導入時，入浴時など）
- 発作は限局性か全身性か？
- 他の症状はあるか？
- どのくらいの時間続いたか？
- 意識状態はどうか？
- 呼吸状態はどうか？
- 眼球の状態はどうか？
- 顔色不良であったか？
- 嘔吐や失禁，発声を伴ったか？

ケアのポイントとそれに伴うアセスメント

てんかん発作のタイプや前駆症状の有無を把握するためには，発作に至るまでの正確な情報を把握することが的確な診断や治療につながる。てんかん重積発作は意識障害を伴ったり，呼吸抑制をきたしたりするなど急激な変化で推移するので，発作を起こした子どものそばにいた家族や学校教員など周囲の人々は，子どもの状態の変化を目の当たりにして大きな不安を抱く。そのため，情報を聴取する際には，まずは周囲の人たちが落ち着くような声かけをし，不安な気持ちに寄り添うことが重要である。

てんかん重積発作時の発症期に最も優先するケアは，呼吸状態の安定化と発作を止めることである。ミダフレッサなどの抗けいれん薬には，呼吸抑制や血圧低下などの重大な副作用がある。抗けいれん薬を使用する際には必ずSpO_2モニターなどのモニターを装着し，さらに救急カートを配備しておき，呼吸状態と循環動態の変化，そして発作状態の変化を注意深く観察する。

回復期

回復までの経過

ジアゼパム座薬やミダフレッサ静注薬などの抗けいれん薬を使用すると，てんかん重積発作は徐々に消失していく。そして，子どもは入眠していく場合が多く，子どもによっては一日中覚醒しないこともある。その後，覚醒していくにつれて，徐々に筋力や体力も回復していく。意識レベルも明瞭になり，水分や食事を自力摂取できるようになったことが確認されたところで，点滴管理が終了し，今後の日常生活における留意点や服薬指導を受けて退院となる。

観察・アセスメントとケアのポイント

1. 抗けいれん薬の薬効状態を観察する

抗けいれん薬の薬効が体内に残留している場合にみられる子どもの状態としては，問いかけてもボーッとしていたり，発語が不明瞭であったり，身体に力が入らずフラフラして容易に転倒・転落して受傷したり，嚥下機能に関連する筋群の筋力低下によって食事中に誤嚥や窒息する可能性がある。そのため，子どもの意識状態をしっかりと評価し，覚醒度が明瞭でない場合には，無理に飲食を勧めず，点滴管理で栄養と水分補給を行う。また，ベッド内におもちゃや紐類を置いておくと思わぬ事故につながるので，ベッド内の環境整備をしておくことも重要である。

2. てんかん重積発作後の脳神経系器官の回復状態を観察する

てんかん重積発作によって脳の低酸素状態が長く続いた場合は，脳障害に伴う症状を呈することがある。四肢麻痺の有無，しびれなどの感覚異常の有無，発語の状態，見当識を含めた意識状態，コミュニケーションの様子，活気の有無，歩行状態，視野欠損の有無，皮膚や眼球の点状出血の有無などを観察項目に入れる。

3. てんかん重積発作後の他症状出現の観察

てんかん重積発作を発症したことや，重積発作を強制的に止めるために抗けいれん薬を集中的に使用したことによって，一時的に排尿が困難になったり，頭痛，食欲減退，傾眠傾向になる子どももいる。上記のような症状を含め，てんかん重積発作後に新たに出現した症状の有無を観察する。

4. 脳波検査，頭部画像検査時のケア

難治性てんかんがある子どもは，定期的に脳波や頭部MRIおよび頭部CTの検査を実施する。脳波検査は睡眠時の脳波測定も実施するため，検査前にトリクロホスナトリウムなどの催眠剤を使用する場合がある。このような催眠剤は，頭部MRIや頭部CTを実施する際にも使用することがある。催眠剤は検査が終了した後も薬効が体内に残留するため，薬効の消失までの間，子どもは完全に覚醒していない状態（フラフラしている，朦朧としている，ろれつが回らない，ボーッとしているなど）となる。そのため，行動する際には，転倒・転落を予防する安全上の配慮が必要であり，飲食を行う際には，誤嚥や窒息防止のために完全に覚醒してから経口摂取を行うように子どもと家族に説明することが重要である。

また，頭部CTやMRIの検査は覚醒時に行うが，頭部画像検査の特性上，子どもの頭部や身体を検査台に固定し，一定時間静止しておく必要があり，さらに検査室には原則一人で入室しなければならず，子どもにとっては苦痛と恐怖を感じる検査である。そのため，発達段階に応じてプレパレーションを行って説明を行う。

日常生活フォロー期

抗てんかん薬の服薬指導

薬物治療は，難治性てんかんの子どもに対する治療の最も大きな柱である。抗てんかん薬の怠薬や忘薬は発作や重積発作を誘発する要因となるため，てんかん発作をコントロールしていくためには，医師が処方した抗てんかん薬を確実に内服し，抗てんかん薬の血中濃度を一定に保つことが重要である。抗てんかん薬には種類にもよるが，シロップ（水薬），粉薬，錠剤，座薬などさまざまな薬剤形態がある。子どもが毎日きちんと内服するためには，内服しやすい薬剤形態や内服方法（内服用ゼリーに混ぜるなど）を子どもと家族，そして医師や薬剤師とともに検討する。内服することがどうしても難しい場合（内服後に嘔吐する，内服に対して強く拒否する，嘔吐が続くなど）には，座薬の使用を検討する。

内服後に嘔吐してしまった場合，内服後30分以内であれば再内服することが一般的である。しかし，薬剤の形態や種類，量によって再内服の必要性が異なるので，医師に嘔吐時や忘薬時の再内服の対処方法を確認し，子どもと家族に説明する。

難治性てんかんの場合は，より効果的な薬剤を模索していくことが治療の一環でもあるため，抗てんかん薬の種類の変更や薬剤量の増減などの調整を頻回に行うことが多い。例えば，フェノバルビタールを朝夕の2回内服する際に，朝と夕の内服量が異なることもある。そのため，子どもの成長・発達段階や認知機能を把握し，その子どもにわかりやすい言葉で内服の方法を丁寧に説明する。乳幼児や学童期の場合は，家族にしっかりと説明し，飲み間違えや忘薬がないように指導する。

生活リズムを整える

てんかん発作をコントロールするためには，生活リズムを整えることも重要である。過度な精神的・身体的ストレスや睡眠不足なども発作の誘因となるためである。時には，遠足の前日に楽しみでワクワクして眠れないといった「楽しさ」が発作の要因となる子どももいる。

その子どもに応じた発作チェック表（図5）を作成し，生活リズムを子ども自身または保護者が客観的に把握できるようにすると，てんかん発作と生活リズムの相関関係から発作誘因が明確となりやすく，てんかん発作の予防にもつながる。

学校などにおける発作管理

保育園，幼稚園，学校における発作管理のための確認事項を表3にまとめた。遠足や課外学習などの「いつもと違う環境」は，例え子どもにとっては楽しい行事だとしても，身体的疲

図5 発作チェック表

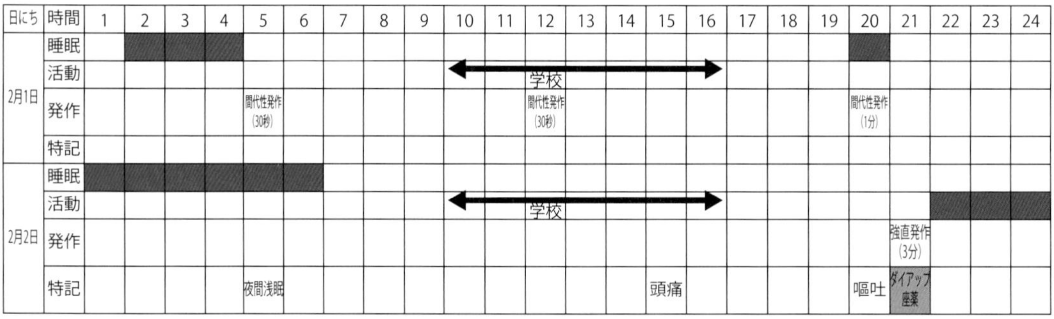

表3 保育園，幼稚園，学校における発作管理のための確認事項

通常の室内活動以外の保育や教育体制の確認	・水泳（プール），課外活動（遠足，修学旅行，林間学校など）の教室以外での活動と実施時の注意点を確認する
発作時の対応の確認	・発作出現時のプロトコールを作成する 例：軽度発作時は保健室でSpO_2モニターを装着して状態観察，重積発作時は家族への緊急電話と救急搬送を行うための体制の確立 ・前駆症状出現時の対応の確認する 例：活気低下や食思不振時などの発作の前駆症状が出現したときの対応の確認
緊急使用薬の保管と使用の確認	・ジアゼパム座薬などの緊急時投与薬の保管方法および使用方法を確認しておく
内服薬の服用や保管方法の確認	・給食後の内服状況の確認する（低年齢の子どもの場合） ・定期内服薬をこぼしたり，紛失した際の対応の確認 例：保健室に緊急時用または災害時用として3日分の内服薬を保管しておく
子どもに対する保健指導	・園や学校において，てんかんに関する個別保健指導（発作時の対応，薬の内服，疲労時の対応，他児への説明方法の確認など）を必要時に行う

労が蓄積したり心理的ストレスとなって，てんかん発作を誘発することがある。そのため，発作時に使用するジアゼパム座薬などの保管方法や使用方法を保護者や学校・施設関係者とともに確認しておく必要がある。このように，子どもが生活するすべての場所において，てんかん発作時の対応方法についてのプロトコールを確立しておくことが重要である。

発作を記録する

てんかん発作のタイプは，さまざまな要因が重なって変化していくこともある。前述したように，てんかんの治療を効果的に行うためには「どのような発作だったのか」を医師に正確に伝えることが重要である。そのため，家庭や学校でてんかん発作が起こった際にスマートフォンなどを利用して発作の様子の動画を撮っておき，定期受診の際に発作チェック表と合わせて医師に伝えるという方法も効果的であることを家族に説明する。

日常生活を送るうえでの注意点を伝える

入浴時にてんかん発作を起こすと，溺水して最悪の場合は命を落とす可能性もある。また，食事中のてんかん発作も窒息の可能性がある。このように日常生活のなかで起こりうる危険性を子どもと家族に予め伝えておくことも必要である。1人で入浴できる発達年齢の子どもであるとしても，てんかん発作は急に発症することもあるので，家族も常に注意しておく必要があることを伝える。

COLUMN

脳障害を伴わない特発性てんかん

脳障害に由来する疾患である脳性麻痺の子どもにとって，てんかんはよくみられる合併症の1つであるが，脳障害がない子どものなかにもてんかんをもつ子どもがいる。てんかんの子どもの約60％が学齢期前に発症しており[4)]，小児期発症のてんかんには脳障害を伴わない特発性てんかんが多いとされている[5)]。

日常生活は大きな問題もなく普通に過ごすことができていても，学校生活で突然てんかん発作を起こして倒れることがあると，本人はもとより周囲の子どもたちも驚きや不安を抱く可能性がある。そのため，てんかんには，「子ども自身の内服管理や生活リズムのコントロール」と同様に「周囲の理解を深める」ための援助も重要となってくる。子どもの発達段階をふまえ，「てんかん発作を起こした際は，周囲の子どもたちにどのように説明するか」を子どもと保護者，そして学校教員などの関係者とともに相談・調整しておくことも，てんかんの子どもに対する大切な看護の一つである。

引用文献

1） 中川栄二：てんかんを取り巻く社会の動向・新しいてんかん・発作分類．クリニシアン66（5-6）：413-419，2019．
2） 坂本吉正：小児神経診断学．pp33-54，金原出版，1978．
3） 岩崎信明：意識レベルの評価．小児科学レクチャー2（4）：749，2012．
4） 三宅捷太：てんかん．こどものリハビリテーション医学，第2版．陣内一保，安藤徳彦監，pp276-286，医学書院，2011．
5） 遠藤文香：小児期発症のてんかん患者の成人への移行期支援．小児看護40（7）：809-815，2017．

脳神経系疾患

13 脳性麻痺

アセスメントの概要：脳性麻痺とは，胎児期〜生後4週間までの間に，何らかの原因によって脳が損傷し，その結果，運動機能と姿勢にかかわる障害が発生したもので，その症状は継続する。なお，進行性疾患，一過性の運動障害などは，脳性麻痺には該当しない。脳が損傷すると，信号を伝達する神経が損傷する場合があり，その信号を筋肉に伝えることができなくなる（図1）。このため，健常者であれば随意に動かせる手足などの器官を思うように動かせないので，正しい姿勢を維持することが難しくなる。脳の損傷した部位やその範囲は一人ひとり異なるため，症状や障害の程度には個人差があり，歩行可能〜寝たきりまで幅が広い。例えば，筋緊張の運動障害によって歩行や座位姿勢がとれない，指や手を動かせないため文字をスムーズに書けない。さらには，筋緊張の異常によって呼吸がうまくできない，摂食嚥下障害によって誤嚥しやすく食べることができないなどの状態になる。そのほか，言語障害や認知障害などによって意思疎通がしにくいため，孤立しやすい。また合併症として，知的障害，認知障害，学習障害，言語障害，摂食嚥下障害，呼吸障害，行動障害，てんかん，視覚障害，聴覚障害などを併せ持つ場合もある。これらの合併症も，どの程度併せ持つかは一人ひとり異なる。

脳性麻痺は成長発達とともに症状や状態が変化していくので，その時期や状態に合わせた支援が求められる。大島分類（図2）によると脳性麻痺の身体的・知的状態は寝たきりの重症心身障がい児，肢体不自由児と状態像は幅広い。本項では，医療的ケアが必要のない脳性麻痺児について述べる。

図1 脳からの命令と筋肉の動き

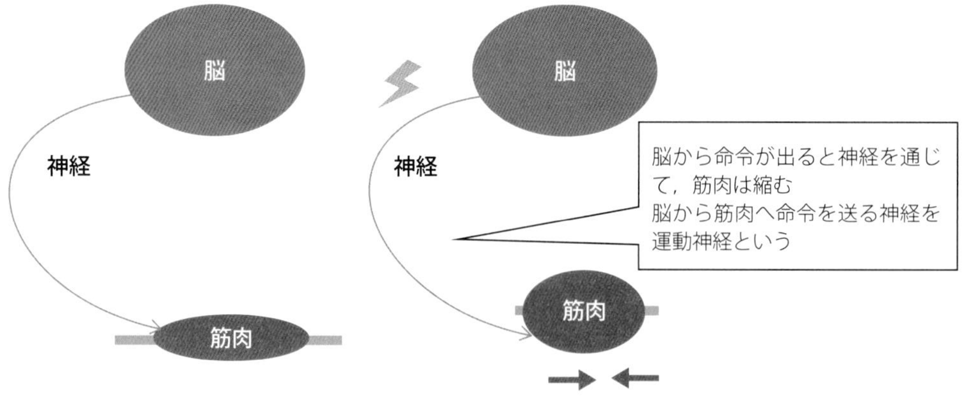

脳性麻痺の場合，脳に損傷があると信号を伝達する神経が損傷する場合があり，信号を筋肉に伝えられなくなる。このため，手足などのさまざまな器官を思うように動かせなかったり，正しい姿勢を維持したりすることが難しくなる

脳性麻痺児の観察フローチャート

症状 ／ 検査／評価項目 ／ 治療と管理 ／ 観察ポイント ／ 医療・教育・福祉の連携

出生前

症状
- 妊娠中の感染症：風疹・サイトメガロウイルス，トキソプラズマなど
- 母体の栄養障害
- 染色体異常
- 放射線障害による脳髄発達障害など

検査／評価項目
- 染色体異常の血液検査
- 妊産婦の定期健診
- 超音波検査

治療と管理
- 産科
- 胎内治療

一人ひとりの子どもの状態にあった治療（個人差が大きい）

周産期・出生後

症状
- 新生児仮死などによる低酸素虚血性脳症
- 核黄疸
- 脳炎，髄膜炎
- 脳梗塞
- 頭蓋内出血

→ アプガースコアによる仮死の判定

検査／評価項目
- 脳波，MRI，CT，X 線検査
- 血液検査等

治療と管理
- 呼吸管理：人工呼吸器（CPAP）
- パルスオキシメーター管理
- 体温管理
- 栄養管理
- 感染予防
- 小児科
- 産科
- 整形外科

観察ポイント

ビリルビン脳症の観察
- 生後数日：筋緊張低下，嗜眠，哺乳力減弱
- 生後数日～1週間：筋緊張亢進，後弓反張，発熱，甲高い泣き声，けいれんなど
- 生後1～2週間以降：筋緊張減弱あるいは消失

医療・教育・福祉の連携
- 医療：訪問診療，訪問リハビリ，訪問看護
- 福祉サービス

在宅移行に向けて調整病院主治医・看護師，訪問看護師，在宅の医師，計画相談支援員，家族

乳幼児期

症状

運動面
- うまく母乳が飲めない
- 抱っこを嫌がる
- 身体が反り返る
- 泣くことが多い
- 首がすわらない
- お座り寝返りができない
- 捕まり立ち，歩行できないなど

知的・認知発達
- 視線が合わない
- 笑わない
- 喃語がでない
- 模倣ができない

検査／評価項目
- てんかんの状況に応じて脳波
- 発達検査：療育手帳
- 身体障害者手帳
- 受給者証

治療と管理
- 計画的に予防接種
- 小児科
- 産科
- 整形外科

観察ポイント
- 発育の確認（運動面）
- 体重測定
- 哺乳時間
- 身体の硬さ，柔らかさ，関節の開き

- 小学校入学に向けての準備（発達検査，医師の診断書，利用しているサービス機関の日程調整など）
- 通所サービス，保育所等の情報提供など

学童期

症状

運動発達

低学年
- 自立歩行が補装具等を利用して可能になる
- 排泄行動の自立
- 食事が一人でできるなど，日常生活動作が装具等を使ってできるようになる

高学年
- 身長の伸びとともに，頸部が長くなり筋肉の発達が追い付かず，唾液や食べ物をむせるようになるバランスを保つことが難しくなり，躓いたり，転倒することが多くなる

治療と管理（乳幼児期から思春期以降まで）
- てんかん
  - 抗てんかん薬
  - ケトン食
- 胃腸症状
  - 整腸薬，緩下薬
- 筋緊張
  - 内服薬，ボトックス治療，手術
- 理学療法
  - 関節可動域訓練
  - 歩行訓練
  - いろいろな姿勢
- 作業療法
  - 日常生活動作獲得
- 言語療法
  - 摂食訓練
  - 言語

＊リハビリは乳幼児期に回数が多く，学童期後半になると1か月に数回程度となる

観察ポイント
- 発達の確認（運動・認知・言語）
- 他者との関係性
- 日常生活動作
- 筋緊張，てんかん発作

- 宿泊学習に伴う準備（主治医の指示書，車椅子等の調整介助者の確保等）
- 高等部進学に向けての準備（受け入れ対象の確認，通学手段，主治医の意見書等）

思春期以降

症状
- 二次性徴を迎えるころになると身長，体重の増加とともに股関節の開きが悪い，硬くなる，尖足が進み，歩行時のバランスが悪くなる
- 口腔機能の低下がみられ，経口摂取ができなくなる

観察ポイント
- 姿勢の変形（関節拘縮等の変形）
- 筋緊張，てんかん発作等
- 日常生活動作の評価
- 認知，言語の評価
- 摂食機能の評価
- リハビリの評価
- 家族の状況

- 卒業後の進路に向けての準備（医療サービス，福祉サービスの見直し）
- 身体障害者手帳等の見直し
- 診療科の変更等

医療・教育・福祉の連携（乳幼児期～思春期以降）
- 医療：乳幼児期（子どもの状態に応じて回数はさまざま）学童期（夕方・休日に訪問）思春期以降（入浴で使うことが多くなる）
- 教育：小学校・中学校・高校
- 福祉：児童発達支援・放課後デイ・短期入所・相談支援・介護に移行

成人期以降

症状
- 身体の変形，側彎の悪化日常生活動作ができなくなり，介助の生活になる

検査／評価項目
- 小児科
- 整形外科
- 内科

治療と管理
- てんかん発作
- 抗てんかん薬の服用
- 筋緊張内服薬，ボトックス治療
- 成人病・理学療法

観察ポイント
- 姿勢，関節の拘縮，変形
- 二次障害の早期発見
- 日常生活動作
- 他者とのつながり
- 家族の状況
- 福祉サービスの種類と使用頻度

医療・教育・福祉の連携
- 訪問看護
- 居宅介護

凡例：主な症状　主な検査・治療　治療と症状の経過

各論2-1　小児期の代表的な疾患

図2 大島分類

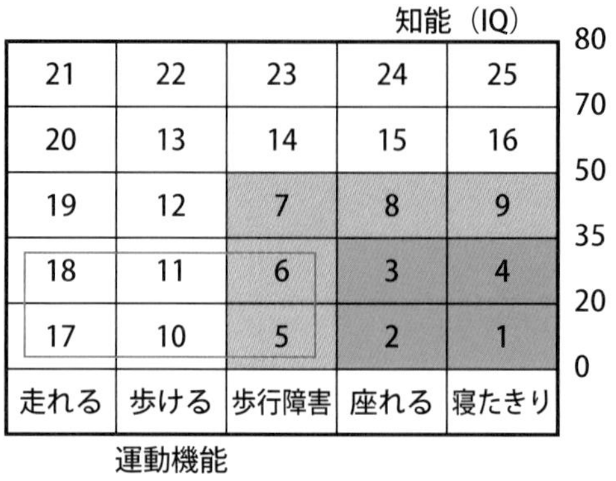

重症心身障がい児（狭義）

周辺児：①絶えず医学的管理下におくべきもの　②障害の程度が進行的と思われるもの
③合併症のあるもの

重度の知的障害があり運動能力が不安定で歩行異常のあるもの

大島分類*とは，重症心身障がい児者の評価方法で，身体機能と知的機能をそれぞれ評価し，そのバランスをみることができる

＊元東京都立府中療育センター院長大島一良博士により考案された判定方法

01 アセスメントに必要な基礎知識

疾患に関する基礎知識

時期別にみた脳性麻痺の原因

1. 出生前

風疹，サイトメガロウイルス，トキソプラズマなどの胎内感染のほか，胎盤機能不全，胎児期の脳血管障害，大脳皮質形成異常，染色体異常などが原因となる。

2. 周産期

胎児の無酸素・低酸素症，脳循環障害（本症の1/3は胎児仮死がある），頭蓋内出血（帝王切開，墜落分娩などによる），核黄疸などがある。

3. 出生後

新生児髄膜炎，頭蓋内感染症，脳炎，脳出血などがある（各論2-2-2「医療依存度の高い障がい児」参照）。

部位別分類

- 四肢麻痺
- 両麻痺：下肢優位の麻痺
- 片麻痺：片側の麻痺で，通常は上肢麻痺が下肢麻痺より多い。
- 対麻痺：両側下肢のみの麻痺
- その他：三肢麻痺や単麻痺など

麻痺の病型

筋緊張の異常の種類によって，痙直型，アテトーゼ型，混合型，失調型の4つに分類される（図3）。

1. 痙直型

脳の錐体路系部分に障害がある。自分の意図とは関係なく筋緊張が高い状態で，こわばり

図3 脳性麻痺児のタイプ別特徴

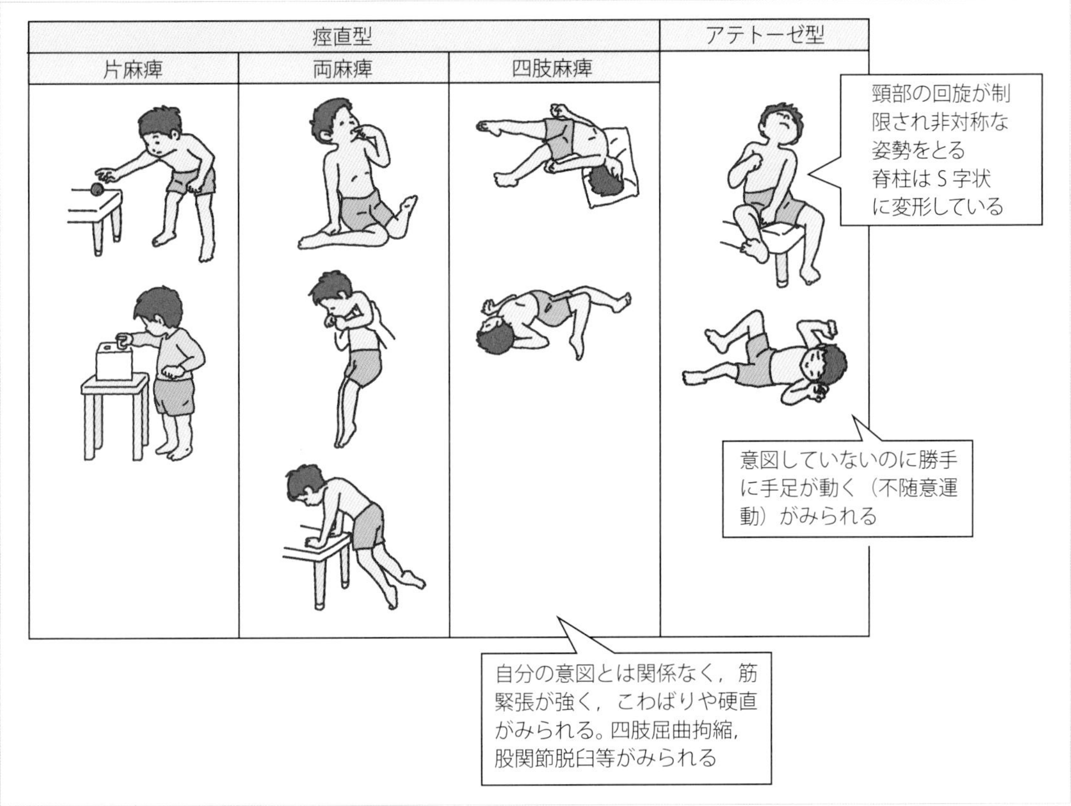

や硬さがあるので動かしづらい。動かしていない関節は使わないため姿勢が固定され，身体の変形が進んでしまう。低出生体重児に高率に認められる。けいれん発作や知的能力障害の程度は比較的軽い。

2. アテトーゼ型

大脳基底核の不随運動にかかわっている部分に損傷がある。筋肉の緊張度のバランスが悪く，突然，筋肉の緊張度が変わるので，姿勢を保つことが困難になる。また体幹や手足が自分の意図とは無関係に動いてしまう（不随意運動）。重症仮死による無酸素脳症によるものが増加している。

3. 混合型

手足の硬直と不随意運動を併せた症状がある。

4. 失調型

小脳の錐体路系に損傷がある。筋肉の緊張が低く正常と低緊張をいったりきたりするので，バランスを保つことが難しく，姿勢が不安定になる。歩けるようになっても転びやすい。

脳性麻痺の治療

脳性麻痺は脳の損傷により起こるもので治癒することはない。しかし，子どもの状態が安定する2～3歳頃から治療や療育を受けることで運動機能の発達を促し，運動障害，姿勢の異常を改善することができる。

検査

- 症状や経過の聴取
- 頭部CT，頭部MRI：脳の器質的な異常など
- X線撮影：骨の変形など

- 血液検査：黄疸の有無など
- 脳波：てんかん発作の有無など
- 筋電図：筋肉の異常など
- 嚥下造影：誤嚥の有無など

治療

脳性麻痺は，脳の障害が原因でさまざまな症状が現れ，しかも脳性麻痺の原因となっている脳の障害そのものは治すことはできないので，現れている症状を緩やかにしたり，運動機能を高めたりする治療が行われる。

合併症がある場合は，その合併症の主体となる診療科で治療を行う。疾患の管理は小児科であるが，心臓疾患の場合は循環器科，股関節の異常は整形外科，目の異常は眼科など，複数の診療科を受診している場合が多い。

治療として，てんかんがある場合は抗てんかん薬の服用，苦痛を伴う筋緊張や突っ張りがある場合は緊張を緩和する薬の服用やボトックス治療，関節の変形や股関節脱臼がある場合や脱臼の予防として手術，消化器系の症状（便秘など）がある場合は緩下薬などを服用するなど，症状や状態に応じた治療が行われる。

また，移動ができるように子どもの状態に合わせた車いすや，日常生活動作の獲得のために補装具などを作製し使用する。

ハビリテーション

症状や麻痺の程度によって，理学療法，作業療法，言語療法など組み合わせて行う。子どもの場合は，失われた機能を回復するためのリハビリテーションではなく，動作を獲得していくためのハビリテーション（以下，ハビリ）となるため，早期からはじめるとハビリの効果が高い。

02 アセスメントの実際

本項では，医療的ケアを必要としない障がい児（脳性麻痺児）の「成長とともに変化する状態」と，「その時期に合わせた支援」が異なるので，発達段階ごとに述べる（表1）。

乳幼児期

症状

この時期は個人差が大きく，抱っこを嫌う，おむつ交換時に身体が反るので替えにくい，股関節の開きが悪い，哺乳してもすぐに泣く，哺乳が上手に飲めず口からこぼれる，突っ張りや

ボトックス治療とは

ボツリヌス菌によって産生される神経毒素の1つであるA型ボツリヌス毒素は，筋肉内に注射すると，その筋肉の緊張させている神経のはたらきを抑える作用があるため，手足のつっぱりによる筋肉の緊張をやわらげることができる。「ボトックス」という医薬品を，上肢・下肢・首・肩・背中などの筋肉に直接注射する。その効果は約3か月間持続する。

表1 成長発達とともに変化する子どもの状態

	乳幼児期	学童期	思春期以降
運動障害	母乳の飲みが悪い，発達が遅い（首がすわらない，お座りができない，歩行できないなど）	低学年時は日常生活動作の獲得ができ，活動範囲が広がる 学年時は，尖足が進み歩行しにくくなる	今までで獲得していた能力が低下し，医療的ケアが必要となる 転倒を繰り返すようになる，日常生活動作ができなくなり，介助度が増えていく，むせやすくなり肺炎を繰り返すなど，新たな症状が出現する
治療	理学療法が主体 口腔機能の獲得に向けての言語療法 股関節（脱臼予防）の手術をして歩行しやすいようにする	理学療法，作業療法，言語療法 ボトックス注射により定期的に筋緊張を緩める	理学療法，作業療法 言語療法 胃ろう，気管切開する場合もある
医療サービス・福祉サービス	訪問看護（多），訪問リハビリ（多），訪問診療 児童発達支援 短期入所	訪問看護（少） 放課後デイ等支援サービス，短期入所	訪問看護（入浴が目的） 放課後デイ等支援サービス，短期入所，居宅介護
家族の思い	障害の受容過程	能力の獲得に向けて，子どもとともに前向きに取り組む	運動機能の低下，それに伴い医療的ケアの導入，卒業後の進路などに悩みをもちながら，葛藤する
看護の視点	家族に寄り添いながら一緒に治療，療育に向かう姿勢，子どもの獲得している能力の現状を共通認識を図りながら支援する	家族と児のできることの共通認識を図りながら，支援する 身体的にも成長していくので，その時期に合わせて見通しをもって支援する	介護度は増えていくため，子ども・家族と現状を確認しながら，子どもにとって一番安全で安楽な方法が選択できるように，情報を提供しながら支援する
社会とのつながり	早期療育，家族会等を通じての仲間づくり	教育をとおしての仲間づくり	在宅のみの生活となり孤立しやすい

筋肉の緊張で身体が丸くならないため抱っこがしづらい，なかなか寝ない，昼夜逆転する，運動発達が極端に遅い，身体全体が硬い，喃語を話さないなどの症状が個々に現れてくる。出現する時期も個人差が大きいので，比較することは難しい。

生後6か月以降になっても，首がすわらない，原始反射が残っている，座位がとれない，寝返りができないなどが明らかになる。

また2，3歳頃までは，身体を持ち上げる力が弱く，バランスや，姿勢をうまく保つことができない。4，5歳になると筋肉の緊張も明らかになり歩行ができないなど，運動発達が進まないことがある。

健康問題においては，てんかん発作，筋緊張が亢進して強い力が入り続けることで起こる高体温や疼痛を認める。上手にミルクや母乳の経口摂取ができないことによる脱水や栄養不足等がみられる。

家族の状況

乳児期はまだ確定診断ができない場合もあり，子どもの症状や発達の遅れに両親の不安は強く，またわが子の障害を受け入れることができず，うちの子がなぜ，といったドローター（Drotar D）らの障害受容過程（COLUMN参照）の「ショックの段階」で，わが子の状態を理解しようとする気持ちと，まだできることがあるという気持ちとの狭間で揺れ動き，ドクターショッピングを繰り返すことがある。

アセスメント

発達の遅れやかたよりをアセスメントするために，家族からの聞き取りや，発達スクーリング検査などで評価を行い，発達が正常であるのか，あるいは異常であるのかを判定する。その他に，精密な発達検査（表2）として同じ月齢・年齢の子どもの平均的な発達を基準としている検査表で合わせて発達の経過を追っていく場合もある。

合併症においては，その症状がみられたら関連する診療科を受診する。

看護ケア

1. 発達に合わせたケアの視点

1）日常生活動作獲得に向けて

障害があっても自分でできることは可能なので，日常生活動作の獲得に向けて，“はじめるタイミング”を見極めながら進めることが重要である。そのなかでも生命の維持に影響が強い食べるという食事摂取については，定頸の有無や食事のときの姿勢，口腔機能の評価を行い，誤嚥せずに摂取できると判断したうえで，慎重に開始時期や摂取方法など決定しなければならない。

表2 各種発達評価の方法

発達評価表	評価内容	対象年齢
DENVER Ⅱ デンバー発達判定法	「個人―社会」「微細運動―適応」「言語」「粗大運動」の4領域からなる。遅れの項目の数によって，異常，疑問，正常，不能を評価する	0～6歳
遠城寺式乳幼児分析的発達検査法	移動運動，手の運動，基本的習慣，対人関係，発語，言語理解の6領域からなる。発達をいくつかの領域に分けてテストして，それぞれの領域について評価を出す	0～4歳
新版K式発達検査2001	「姿勢・運動」（P-M），「認知・適応」（C-A），「言語・社会」（L-S）の3領域があり，子どもの到達している発達年齢を算出する	0～成人
田中ビネー知能検査Ｖ2	2～13歳は従来どおり精神年齢（MA）および知能指数（IQ）を算出し，14歳以上は偏差知能指数（DIQ）を用いる	2～成人
WISC-Ⅳ	WISC-Ⅲに改定を加えた検査法で，全体的な認知能力を表す全検査IQと4つの指標得点を算出する	5～16歳
津守式乳幼児精神発達検査	養育者の日常生活の観察に基づく報告によって判断する。質問票にて運動，探索，社会，生活習慣，言語5領域を評価する	0～7歳

口腔機能評価とは

口腔機能の評価は現状の発達段階の把握に必要不可欠のものであり，この評価が適切にされて発達の段階に合った食形態，必要な介助の仕方が決定される。

・口腔機能の評価表：「口唇閉鎖」，「舌の運動機能」，「顎の運動」「咀嚼」「嚥下」に加えて，食形態や姿勢などを総合的にみて判断する。

2）子どもとのかかわり方

子どもと接する際には，子どもからの喃語や発語がなくても，話しかけることは非常に大切で，非言語的コミュニケーションが成立していくこととなる。

3）家族への支援

乳幼児時期は，親子だけの閉じこもった生活になりがちである。療育を開始することで，他の子どもと触れ合う機会や，保護者も同じ親として悩みを分かち合う，共有し合うことができるので，意識を家庭外に向けることも大切である。

2. 発達に合わせた看護ケア

1）出生直後～ NICU 保育器

「各論2-2-1 低出生体重児」を参照。

2）在宅での生活が開始

家族が子どもの状態を一番よく把握しているので，子どもの状態像を考慮しながら情報収集し，アセスメントする。特に育てにくさ，夜間の様子などはじっくりと聞くことが重要である。

3）ハビリや早期療育の開始

子どもの状況に合わせて回数などを調整する。家族は子どものためにできることはしてあげたいと訓練や療育に期待し，前向きに取り組む姿勢で頑張ろうとする。子どもが慣れるまでには時間を要するため，子どもの身体に負担をかけないように，主治医，理学療法士と相談しながら進めていく。この時期は，姿勢を保つためのいす（座位保持いす）や，移動に必要なバギーや車いす，歩行の練習に必要な補装具，食事摂取に必要な自助具などを作製する場合がある。作製するには身体障害者手帳が必要である。また同様に療育手帳を取得することも多い。

4）経口摂食の開始

食べるという要求は誰もがもっているが，口腔機能が未熟，目と手の協調運動ができないなどさまざまな問題が起こる。

最初に医師，言語聴覚士，栄養士等で，口腔機能の評価を実施する。その後，水分，副食，主食を含めた食形態，栄養摂取量，口腔から摂取できない不足分の補給（ミルク，高カロリー食），経管栄養等を決定する。

身体障害者手帳とは

身体障害者福祉法に定める身体上の障害がある者に対して，都道府県知事，指定都市市長又は中核市市長が交付する。

・交付対象者：身体障害者福祉法別表に掲げる身体上の障害があるもの別表に定める障害の種類（いずれも，一定以上で永続することが要件とされている）

厚生労働省

療育手帳とは

知的障害児・者への一貫した指導・相談を行うとともに，これらの者に対して各種の援助措置を受けやすくするため，児童相談所又は知的障害者更生相談所において知的障害と判定された者に対して，都道府県知事又は指定都市市長が交付する。

・交付対象者：児童相談所又は知的障害者更生相談所において知的障害であると判定された者に対して交付する。

厚生労働省

食べる動作には姿勢が重要であるため，医師，理学療法士，作業療法士とともに，姿勢保持の評価を行う。いすに座って食べることができるよう，一人ひとりの子どもに合わせた座位保持いすを作製し，クッション等を使い姿勢がくずれないように調整する。また，自分で食べることができるように，子どもに合わせてスプーンや食器を選択したり，作業療法士に調節してもらう。

5）排泄の自立に向けて

トイレットトレーニングに際しては年齢に合わせてはじめるのではなく，おむつが濡れていない時間が1時間以上あくことが開始の目安となる。トイレでの排泄をはじめる場合は，定頸している，座位姿勢がとれることが必要となる。姿勢を保持するためにいすやクッション等を用いる場合があるので，理学療法士，作業療法士などと連携しながら進める。

6）更衣の獲得に向けて

更衣に際しても定頸していること，座位姿勢がとれること，服の前後がわかること，自己の身体の部分がわかること，などが更衣をはじめるタイミングとなる。更衣の場合は，子どもの混乱を避けるために誰が指導しても同じ順番で行えられるように手順を統一しておくことが望ましい。

7）保清

保清は，いちばん獲得する時期が遅い。歯磨き等の口腔ケアの場合，定型発達の子どもでも，未就学児の場合は家族の点検磨きが必要であるが，障がい児においても同様である。特に筋緊張の強い子どもの場合は原始反射，特に咬反射が残り，歯ブラシを噛んでしまうことがあるので，注意をしながら磨くことが子どもの口腔内を傷つけない。

8）小学校入学準備

小学校の通学判定時期になると，家族は健常児と同じ学校に通えない，普通学級に通えないなど，健常児との違いに落ち込むことが多い。家族の気持ちを受け止めながら，年長になったら小学校に通学する際の準備をはじめる。通学手段，発熱時の対応，てんかん発作時の対応などを主治医と確認後，学校に伝え，対応が可能かどうかなど医療（医師，ハビリ通院，訪問看護），福祉サービス（放課後デイサービス等）と調整が必要となる。

家族が現状をどのように受け止めているかのそれぞれの立場（外来，ハビリ関係，訪問）の看護師が把握する必要がある。

学童期

症状

学童期前半は体調も安定してくるため，定期的なハビリなどを行いながら，自分でできることが増える。高学年になると，筋緊張の亢進，姿勢の変形等が出現しはじめる。

家族の状況

家族は子どもの世話にも慣れて，他の親との交流もできるようになる。親の時間がつくれるようになり，少し心に余裕ができる。

アセスメント

学校生活をとおして日常生活動作の獲得や社会性など，できることが増えていくので，学校での子どもの状態や情報を共有し，子どもの発達を評価していく。

看護ケア

1. 発達に合わせたケアの視点

日常生活動作など獲得していくため，保護者の期待はさらに大きくなり，もっとやらせてあげたい，できるはずだと，ハビリ回数や，理学療法，作業療法など種類を増やすことがある。しかし子どもにとって過度なハビリなどは，身体に負担がかかることや，精神的な苦痛になる場合があるので，家族，医療従事者，関係機関と子どもの現状を正しく捉えた情報共有が大切である。

2. 発達に合わせた看護ケア

1）小学校に通学開始

家族から離れた生活がはじまるため，環境や学校の教員の介助に慣れるまで，食事量や排泄回数の減少，便秘，筋緊張の亢進，夜間の睡眠障害などいろいろな症状を引き起こす場合がある。特に意思疎通が困難な子どもの場合は，症状が長引くこともあるので，家族と連絡・相談しながら進めていく。

慣れてくると，学校では友人，教員など他者との関係性を積極的にもちながら，楽しい刺激が入り，社会性を育てることができる。

2）高学年

身長，体重の増加とともに，姿勢の変形等二次障害がはじまる。子どもの状態を観察し，異常の早期発見に努める。またこの時期は宿泊研修なども行われるので，主治医の意見を踏まえて準備が必要となる。

思春期以降

症状

脳性麻痺は筋ジストロフィーのような疾患の進行は認めないが，成長発達とともに関節拘縮などにより姿勢が変形し，特に思春期頃になるとその特徴は大きく現れ，今まで獲得してきた日常生活動作ができなくなるなど，状態が悪化・進行したようにみえる。

この時期は，身長，体重が増加し，初潮がはじまるなど，成長が著しい。身長の伸びに筋肉が追いつかず側彎が悪化し，頸部を支える力が弱いため，座位姿勢がとれなくなる，自力歩行から車いす生活になる場合もある。

さらに姿勢異常や過緊張，口腔機能の低下により誤嚥性肺炎を繰り返し，経管栄養に移行する場合や，筋緊張や姿勢変形による呼吸状態の悪化，排痰ができないために気管切開の適応になるなど，医療的ケアが必要となる場合がある。また筋緊張の亢進に伴い，挟み肢位，尖足の進行，股関節脱臼など，関節や姿勢の変形を認めるため，今までできていた動きや日常生活動作が難しくなり，介助が必要となってくる。そのほかホルモンバランスを崩しやすく，てんかん発作を発症する，発作を頻回に起こすなどの症状が出現する。

この時期は身体的な変化も認めるが，精神的な変化，義務教育を終えて，どこに進学できるか模索しはじめる時期でもある。

家族の状況

家族が1人で介助できていたこと，例えば車いすへの移乗などが，子どもの体重や身長の増加に伴ってできなくなることがある。また子どもの状態が変化するため，特に医療的ケアの必要性の選択については，子どもとともに悩むことが多くなる。さらに，第二次性徴を迎えた子どもは大人の身体へと変化するので，家族は嬉しさや喜びを感じるが，一方で認知面や知的面は幼いままだと，子どもに対してどうかかわっていいのか悩みを抱える場合もある。

アセスメント

身長や体重の増加をみながら，食事摂取量とのバランスをみる。第二次性徴の進行として，男子では咽頭の発達に伴う変声，初回の射精，女子では乳房の発育，恥毛，初経など保護者と子どもの身体的な変化を共通認識しておくことが大切である。またホルモンのバランスが発達検査等で知的な部分も評価することが必要である。

看護ケア

1. 発達に合わせたケアの視点

大人へと成長する身体的な特徴に比べ，精神的な発達は幼さが残る部分がみられるが，子どもと接するときには，女性・男性としての対応やプライバシーの保護に努めなければならない。

2. 発達に合わせた看護ケア

思春期を迎えた子どもは，二次障害の併発に伴い，体力の低下や呼吸器機能，摂食機能の低下により排痰がしにくくなり，呼吸が苦しくなる，誤嚥を繰り返すなど経口摂取ができにくくなるなど，今まで獲得していたことができなくなっていく。退行したからすぐに介助に切り替えるのではなく，何が子どもにとって一番安全な方法なのか，今までと同じように行うことでのリスクは何かを，子ども・家族，かかわる職種とで検討しながら，決定していくことが大切である。その場合，

第一：子どもにとって安楽(生命を維持していくうえで一番必要なこと)であること。例えば，誤嚥が原因で誤嚥性肺炎を繰り返し入院治療を必要する状態であっても経口摂取を継続している場合や，姿勢の悪化や狭窄に伴い呼吸困難が併発していても気管切開ができない場合などは，子ども・家族がその状態を継続させていく危険性が理解できるように話し合うことが求められる。

第二：子どもが望んでいること(子どもを一番理解している人に確認することもある)。

第三：子ども・家族(介助者)双方に安全であること。例えば，成長して大きくなった子どもを母親1人で抱きかかえて移乗させることは骨折の危険性があるので，入浴サービスを使う，スロープをつくる，介護ベッドの使用，ヘルパーサービスを使うなど，福祉サービスを検討する。

第四：ハビリ回数，放課後デイサービス，療育機関など複数の医療サービス，福祉サービスを入れていたが，継続可能かどうか。子ども・家族双方が通うことで疲労や負担はないかなどを検討しなければならない。

このように子どもの身体機能の低下を受け入れることができるよう，子ども・家族双方が現状を正しく理解でき，子どもにとって安全で安楽な状態が保証できるよう，かかわる職種，機関と現状を共有することが求められる。

医療的ケアを導入する際は，例えば気管切開が必要となりはじめている状態の子どもの場合，家族は気管に穴を開けることで子どもの声が聞こえなくなること，医療的な管理が増えることで，活動の制限(プール活動，通学バスに乗れないなど)が強いられることなどから，気管切開に踏み切れないことが多い。しかし子どもにとっては排痰ができないこと，気道の狭窄等により常時息苦しさを感じている。また肺炎を繰り返し，入院を必要とするなど教育が受けられないことになる。子ども・家族の思いを尊重しながらも，子どもの生命の保証を第一に考え，子ども・家族が納得するまで話し合うことが大切である。

成人期以降

関節拘縮，変形，側彎が著しくなり，歩行や日常生活動作が制限され，介助生活になるなど，運動機能が低下する場合が多い。

小児期から成人期への移行に伴う課題

診療科の移行

障がい児の場合，主治医は新生児期からかかわることとなり，その付き合いは長期間に及ぶ。そのため，主治医は子どもの状態を含む経過を知り尽くしており，子ども・家族とも主治医との信頼関係は強い。成人以降も小児科医を頼り，小児科から内科への移行がスムーズにいかないことがある。しかし，思春期を迎える頃になると，外見，内面も成人へと変化がはじ

COLUMN

ドローター（Drotar D ら）の障害受容過程

ドローターらの段階説である。先天性奇形をもつ子どもの誕生に対してその親の反応をショック，否認，悲しみと怒り，適応，再起の5段階に分類している。

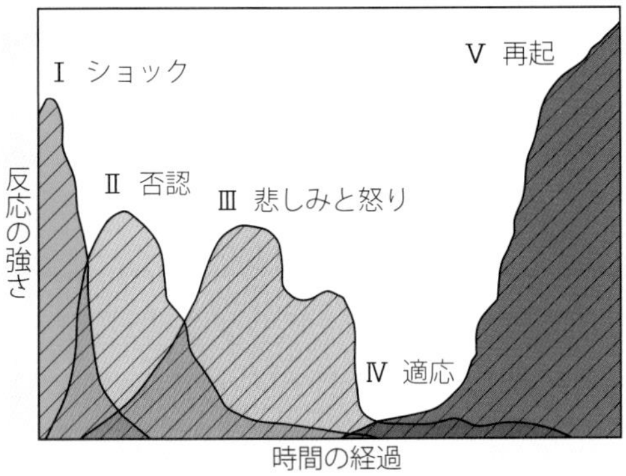

Drotar D, Baskiewicz A, Irvin N, et al.：The adaptation of par-ents to the birth of an' infant with a con-genital malformation: A hypothetical model. Pediartics 56 (5) : 710-717, 1975.

まるので，徐々に診療科も移行していくことが望ましい。子どもが成人へと成長していく変化を，子ども・家族も納得していくことが，高等学校卒業後の生活をイメージすることにつながっていく。

看護師は，子ども・家族の不安を最小限にして，スムーズな移行ができるよう見通しをもって，内科や他診療科と子どもの現状の共通認識を図りながら診療科への移行を進めていくことが必要である。子ども・家族が診療科以降に際して心の準備ができるよう，内科へ移行する場合は，小児科受診もしながら徐々に移行していくことが望ましい。

高校卒業後の進路

義務教育および高校までの教育が修了する時期は，多くの障がい児が進路について悩むことになる。身体障害や知的障害があり，姿勢の変形や介助度が増えるなどの変化も認め，高校卒業後は在宅生活になることも多い。

賃金を得る就職はハードルが高く，障がい者が利用できる就労継続支援事業所，生活介護事業所，小規模作業所などに通い，20歳以降は障害者年金をもらいながら生活していくこととなる。

教育を受けていた年齢までは，福祉サービスの利用や学校といった社会的なつながりも多く，手厚い医療，福祉，教育を受けてこられるが，卒業後は在宅で過ごすことも多くなる。家族も年齢を重ねるごとに，介助度が増えていく子どもの世話に，肉体的な負担を強いられることもある。

複数の福祉サービスを使うことで，子どもにとっては社会とのつながりをもち，また家族の介護負担を減らし，在宅での安心・安全な暮らしができるように調整する。

参考文献

1） 倉田慶子，樋口和郎，麻生幸三郎：ケアの基本がわかる重症心身障害児の看護．へるす出版，2016.

2） 西基，小林良二，信太和：New Simple Step小児科．総合医学社，2020.

3） 木舩憲幸：脳性まひ児の発達支援調和発達を目指して．北大路書房，2011.

4） 佐藤一望：脳性麻痺の二次障害．リハビリテーション医学　38：775-783，2001.

5） 立松生陽，市江和子：脳性まひ児（者）と家族への医療者による支援；23年間の文献分析から．Medical Online　67（1）：121-127，2008.

6） 仁宮真紀：思春期の脳性麻痺の子どもの日常生活動作における看護師の関わり．日小児看会誌　29：26-33，2020.

7） 頼尊恒信：脳性麻痺者における二次障害の受容の意味；真宗障害者福祉論の視点から．社会関係研究　14（2）：75-86，2009.

8） 身体障害者手帳・療育手帳：厚生労働省，福祉，介護.

精神疾患

14 自閉スペクトラム症

アセスメントの概要：発達障害[※1]の1つである自閉スペクトラム症(autism spectrum disorder：ASD)をもつ子どもは，知的障害の有無にかかわらずコミュニケーションや社会性の能力に課題を抱える。また強いこだわり行動を認める場合も多い。その障害像は多彩で，外見上から捉えることが難しいため，親のしつけや本人の性格上の問題だと誤解を受けやすい。このため，医療者の観察・アセスメントおよび早期の支援が必要である。また，自閉スペクトラム症は先天的な脳機能障害が原因の1つだといわれている。支援者は根本的な治癒や矯正を求めるのではなく，子どもの安心感の確保や将来の生きやすさを目指し，長期的な視点で子どもと家族の成長を見守る姿勢が求められる。

01 アセスメンに必要な基礎知識

疾患に関する基礎知識

自閉症をめぐる歴史的経緯

1943年にカナー(Kanner L)が「生まれたときから人と状況に通常の方法でかかわりをもつことができないこと」を基本的特徴とする知的障害をもつ11名の子どもの症例を報告し，早期幼児自閉症と命名した。翌年にはアスペルガー(Asperger H)が，知的障害のない，同じような特徴をもつ子どもを小児期の自閉性精神病質とドイツ語で報告した。1981年，ウイング(Wing L)はアスペルガーの報告を見直すとともに，言葉によるコミュニケーションができ，周囲に関心があり，関係をとろうとするが一方的であるなどの症例を報告し，①社会性の障害，②コミュニケーションの障害，③想像力の障害という3徴候を示し，アスペルガー症候群と命名した。1994年発行のDSM-Ⅳ[※2]では，自閉性障害，アスペルガー障害という診断名が，広汎性発達障害(pervasive developmental disorders：PDD)の下位分類として位置づけられた。以後，20年弱のあいだ標準的に使用されてきた診断名であったが，DSM-5(2013年)では，自閉性障害やアスペルガー症候群は撤廃され，自閉スペクトラム症としてまとめられた。

病態

病因は未だ不明であるが，遺伝的・環境的要因が発症や病態に関与しているといわれている[1)2)]。先天的な脳機能障害が背景にあるため，早ければ，1歳半の乳幼児健康診査でその可能性を指摘されることもある。男児に多くみられ，女児の約2～4倍といわれる。有病率は2010年以降，2％以上と推定されてきたが，2020年，弘前大学[3)]が5歳における国内の有病

※1 発達障害　医学的診断基準によれば，発達障害は神経発達障害と呼ばれる。このなかの代表的な障害には，知的障害・コミュニケーション障害・自閉スペクトラム症・特異的学習障害・注意欠如/多動性障害・チック障害などの運動障害がある。

※2 DSM　アメリカ精神医学会作成の精神疾患の診断と統計のためのマニュアル(Diagnostic statistical manual of mental disorders)。わが国を含め世界の多くの精神科医が参照する診断基準である。

自閉スペクトラム症の観察フローチャート

	表れやすい行動（課題）	検査／評価項目	支援	観察ポイント
乳幼児期	【社会的コミュニケーションの特性】 ・人見知りがない，後追いがない，視線が合いにくい ・人を道具的に使用する（例えば，クレーン現象） ・テレビやビデオなど興味のあるものの真似をする ・共感的な指さしの欠如 ・言葉が遅れる，偏った言葉を話す，オウム返しが多い 【限局された反復する行動・感覚刺激に対する過敏または鈍感さ】 ・同じ行動を繰り返すような遊びを好む（くるくる回る，つま先で歩くなど） ・道順や特定のやりかたに固執する ・気持ちをきりかえることが苦手 ・特定の音やざわざわ感が苦手（聴覚） ・洋服のタグ，触られることをいやがる（触覚） ・極端な偏食，調理法が変わると食べられない（味覚）	乳幼児期自閉症チェックリスト修正版（M-CHAT） 親面接式自閉スペクトラム症評定尺度（PARS） 自閉症診断観察検査 ADOS-2 自閉症診断面接改訂版 ADI-R 田中ビネー知能検査Ⅴ ・WISC-Ⅳ 知能検査 ・日本版 KABC-Ⅱ	早期発見 特性に合った療育 言語療法・作業療法・SST・行動療法・心理療法・薬物療法 家族支援 子育て相談 ペアレントトレーニング 就学に向けた支援	1歳半健診　3歳児検診 泣きわめいて会場に入れない健診の後半でも泣き止まない 保健師の視線・反応を顧みず課題を進めていく 一方的に話を進めていく 視線は合っても警戒心が強くバイバイなどのジェチャーに反応しない[4)] 保育園や幼稚園の適応 家族の言動・表情 親子のやりとり 知能検査 集団適応
学童期	【社会的コミュニケーションの特性】 ・マイペースで，人へのかかわり方が一方的 ・集団行動がとれない，同世代と集団で遊べない ・自然に決まっているルールに従えない ・他の人の表情や気持ちを読むことができない ・自分の感情に気づけず，うまく表現できない ・皮肉や冗談，慣用表現が通じない ・独特の言い回しをする ・難しい言葉を話す割に，簡単な言葉の理解ができない 【限局された反復する行動・感覚刺激に対する過敏または鈍感さ】 ・興味が偏る（恐竜，昆虫，電車，時刻表，標識など） ・応用がきかない ・新しいことに取り組むのが苦手 ・先のことを想像してワクワクしない ・特定の素材の洋服しか着ない（触覚） ・不器用で細かい運動が苦手（協調運動障害） ・得意なことと苦手なことの差が激しく，周囲が予測困難	親面接式自閉スペクトラム症評定尺度（PARS） 自閉症診断観察検査 ADOS-2 自閉症診断面接改訂版 ADI-R 自閉症スペクトラム指数（AQ） 田中ビネー知能検査Ⅴ・WISC-Ⅳ 知能検査・日本版 KABC-Ⅱ	特別支援学級 二次障害予防 特性にあった療育 言語療法・作業療法・SST・行動療法・心理療法・薬物療法 家族支援 子育て相談 ペアレントトレーニング 虐待予防 障害告知	学校の適応 子どもの困難感 気分変動 登校状況・攻撃性の有無 家族の言動・表情 親子のやりとり
思春期	人つきあいに悩みを抱えやすい 恋愛問題 進路の悩み		年齢に応じた SST 性教育 就労支援 障害告知	人間関係 異性トラブル 親子関係 地域資源 障害者手帳の有無

凡例：主な症状／主な検査・治療／治療と症状の経過

率が3.2％であることを報告した。

発達時期による主な症状

自閉スペクトラム症の診断基準は，①社会的コミュニケーションの障害と，②限局された反復する行動・興味・活動の2つ領域にまとめることができる。しかし，2つの障害特性は，どこまでが「普通」で，どこからが「障害」と捉えるのかは難しい。そこで，特性の連続体（スペクトラムと呼ぶ）を認識し，その多様性を知ることが重要である。発達時期別に表れやすい自閉スペクトラム症をもつ子どもの行動を表1にまとめた。

子どもは，成長・発達する存在である。定型発達の子どもの場合，その発達に依って，一定の時期がくると自然に言葉を覚え，言葉による他者との交流が増える。社会性が芽生えることで，周囲の環境にも馴染んで，子どもの個性はあるものの，それなりに集団生活にも適応していく。しかし，自閉スペクトラム症をもつ子どもの場合，言葉を覚えたとしても，その場にふさわしい内容の言葉が選択できなかったり，相手の都合にかまわず一方的におしゃべりをしたりといった言動になりやすい。また，ふだんの生活にこだわるあまり，突然の予定変更を受け入れることができず，大声を出してパニック状況に陥ることもある。

こうした，コミュニケーション上や社会性の問題は，周囲の子どもや大人との良好な関係づくりを阻害するため，当事者の子どもは生きるうえで困難感を抱えやすい。上記のような障害特性が目立たない場合，いわゆる「変わった子」と認識されやすい。障害の存在に気づかれず，適切な支援に結びつかず，困難感を抱えたまま生活を続ける子どもは自己肯定感をもちづ

表1 発達時期別に表れやすい特性

社会的コミュニケーションにおける特性	限局された反復する行動・感覚刺激に対する過敏または鈍感さ
【乳幼児期】 ・人見知りをしない，後追いがない，視線が合いにくい ・人を道具的に使用する（例えば，クレーン現象[*1]） ・テレビやビデオなど興味のあるもののまねをする ・共感を求める指さし（例えば，自分の関心のあるものを「見て」と指をさす）の欠如 ・言葉の発達が遅れる，偏った言葉を話す，オウム返し（聞いた言葉をすぐにそのまま言う）が多い	【乳幼児期】 ・同じ行動を繰り返すような遊びを好む（例えば，くるくる回る，つま先で歩く，身体を揺らすなど） ・決まった道順や特定のやりかたに固執する ・気持ちを切り換えることが苦手 ・特定の音やざわざわ感が苦手（聴覚） ・洋服のタグが肌に触れることや，他人に触られたりすることを嫌がる（触覚） ・極端な偏食であったり，調理法が変わると食べられないことがある（味覚）
【学童期】 ・マイペースで，人へのかかわり方が一方的 ・集団行動がとれない，同世代と集団で遊べない ・暗黙のルールに従えない ・他の人の表情や気持ちを読むことができない ・自分の感情に気づけず，うまく表現できない ・皮肉や冗談，慣用表現が理解できない ・独特の言い回しをする（例えば，大人びた話し方，誰にでも敬語で話す，抑揚がない口調など） ・難しい言葉を話すわりに，簡単な言葉の理解ができない	【学童期】 ・興味が偏る（例えば，恐竜，昆虫，電車，時刻表，標識） ・応用がきかない ・新しいことに取り組むのが苦手 ・先のことが想像できない ・特定の素材の洋服しか着ない（触覚） ・不器用で細かい運動が苦手 ・（協調運動障害[*2]） ・得意なことと苦手なことの差が激しく，周囲の大人からは，子どもの能力を予測したり理解したりすることが難しい（例えば，漢字や計算は得意なのに，文章題や図形は苦手）

[*1] クレーン現象：自分が欲しいものを「あれとって」と言葉や身振りで伝えずに，保護者や他者の手を使って指したり，取ろうとしたりする。ASDだけの特徴ではない

[*2] 協調運動障害：手と足，目と手など別々に動く機能をバランスよく，まとめて動かすことが難しい

らい。その結果，常に自信がない・うつ的になる・暴力をふるう・登校（園）を拒否するといった二次的な問題（二次障害）に発展することがある。二次障害を抱えてしまった場合，当事者の健やかな成長を妨げてしまう可能性があるため，予防的視点は重要である。

検査と診断

1. 検査

健診や保育園・幼稚園，学校といったさまざまな機会での気づきや指摘を受けて，医療機関を受診し，下記のような検査によって診断される例が一般的であるが，身体疾患や他疾患を除外するために，脳波や画像診断，血液検査などの生理的検査が実施される場合もある。

自閉スペクトラム症の診断に対応するためのアセスメント・ツールが相次いで開発されており，現在ではさまざまに活用されている。ただし，検査実施者（心理士など）の熟練した技術や経験が必要なため，活用される場は限定される。以下に主なツールを目的別で示す。

1）アセスメント・ツール

①1次スクリーニング・ツールとして活用
　乳幼児期自閉症チェックリスト修正版（modified checklist for autism in toddlers：M-CHAT）：対象年齢：16～30か月

②2次スクリーニング・ツールとして活用
　自閉症スペクトラム指数（autism-apectrum quotient：AQ）：対象年齢：16歳～（16歳未満の子どもには児童用AQを用いる）
　PARS（パース）：わが国で開発された評定。対象年齢：3歳以上

③診断用アセスメント・ツールとして活用
　自閉症診断面接改訂版　ADI-R（autism diagnostic interview-revised）：対象年齢：精神年齢2歳以上。
　自閉症診断観察検査ADOS-2（autism diagnostic observation schedule second edition）：対象年齢：月齢12か月以上。

2）知能検査

知的能力や認知的な特徴を把握することも重要であるため知能検査が実施されることも多い。知能検査には「田中ビネー知能検査Ｖ」「WISC-IV 知能検査」「日本版 KABC-II」などがある。WISC-IV　知能検査は，13の下位検査と4つの指標得点，全検査IQから成立し，子どもの得意なこと，苦手なことに関するパターンを把握できるため広く活用されている。

こうした検査は医療機関だけでなく，行政機関（児童相談センター，保健センター等），教育機関でも行われることがあるが，診断は医師が担うことになる。児童精神科医もしくは小児心療科医によって行われることが多いが，人材不足や偏在が指摘されており，医療に結びつかないケースが憂慮される。

2. 診断

診断は，丁寧な成育歴の聴取や検査を含めた行動観察によって可能となる。その診断基準には，アメリカ精神医学会によるDSMと世界保健機関によるICDの2つがある。2013年5月，アメリカ精神医学会作成の「精神疾患の診断と統計のためのマニュアル第5版」（Diagnostic statistical manual of mental disorders 5th edition：DSM-5）が出版され活用されるようになった。DSM-5では，自閉スペクトラム症が神経発達障害のグループに入っており，診断基準は表2[4)]のとおりである。ICD（国際疾病分類）は第11回改訂版の翻訳が進められている。

治療：療育（発達支援）

自閉スペクトラム症をもつ子どもに対する，根本的な治療は未確立である。子どもが抱える困難さに早く気づき，本人の特性に応じた適切な環境を整備することが重要な支援となる。自閉スペクトラム症の場合，「治療」より「療育（発達支援）」という概念がふさわしく，障害特性に応じて，困りごとを解決し生活に必要な力を育むことを目的に，医療や専門的な教育機関

表2 DSM-5による「自閉スペクトラム症／自閉スペクトラム障害」の診断基準

A：複数の状況で社会的コミュニケーションおよび対人的相互反応における持続的な欠陥があり，現時点または病歴によって，以下により明らかになる（以下の例は一例であり，網羅したものではない）
(1) 相互の対人的-情緒的関係の欠落で，例えば，対人的に異常な近づき方や通常の会話のやりとりのできないことといったものから，興味，情動，または感情を共有することの少なさ，社会的相互反応を開始したり応じたりすることができないことに及ぶ
(2) 対人的相互反応で非言語的コミュニケーション行動を用いることの欠陥，例えば，まとまりのわるい言語的，非言語的コミュニケーションから，アイコンタクトと身振りの異常，または身振りの理解やその使用の欠陥，顔の表情や非言語的コミュニケーションの完全な欠陥に及ぶ
(3) 人間関係を発展させ，維持し，それを理解することの欠陥で，例えば，さまざまな社会的状況に合った行動に調整することの困難さから，想像上の遊びを他者と一緒にしたり友人を作ることの困難さ，または仲間に対する興味の欠如に及ぶ

B：行動，興味，または活動の限定された反復的な様式で，現在または病歴によって，以下の少なくとも2つにより明らかになる（以下の例は一例であり，網羅したものではない）
(1) 常同的または反復的な身体の運動，物の使用，または会話（例：おもちゃを一列に並べたり物を叩いたりするなどの単調な常同運動，反響言語，独特な言い回し）
(2) 同一性への固執，習慣への頑なこだわり，または言語的，非言語的な儀式的行動様式（例：小さな変化に対する極度の苦痛，移行することの困難さ，柔軟性に欠ける思考様式，儀式のようなあいさつの習慣，毎日同じ道順をたどったり，同じ食物を食べたりすることへの要求）
(3) 強度または対象において異常なほど，きわめて限定され執着する興味（例：一般的ではない対象への強い愛着または没頭，過度に限局したまたは固執した興味）
(4) 感覚刺激に対する過敏さまたは鈍感さ，または環境の感覚的側面に対する並外れた興味（例：痛みや体温に無関心のように見える，特定の音または触感に逆の反応をする。対象を過度に嗅いだり触れたりする，光または動きを見ることに熱中する）

C：症状は発達早期に存在していなければならない（しかし社会的要求が能力の限界を超えるまでは症状は完全に明らかにならないかもしれないし，その後の生活で学んだ対応の仕方によって隠されている場合もある）

D：その症状は，社会的，職業的，または他の重要な領域における現在の機能に臨床的に意味のある障害を引き起こしている

Ê：これらの障害は，知的能力障害（知的発達症）または全般的発達遅延ではうまく説明されない。知的能力障害と自閉スペクトラム症はしばしば同時に起こり，自閉スペクトラム症と知的能力障害の併存の診断を下すためには，社会的コミュニケーションが全般的な発達の水準から期待されるものより下回っていなければならない

日本精神神経学会（日本語版用語監修），髙橋三郎，大野裕監訳：DSM-5　精神疾患の診断・統計マニュアル．pp49-50，医学書院，2014.

等と連携して必要な支援をしていく。そのなかで二次障害を予防することが何より重要となる。具体的な発達支援には，言語療法・作業療法・ソーシャルスキルトレーニング（SST）・行動療法・心理療法などがあり，感覚過敏や睡眠障害に対する薬物療法が選択される場合もある。

1. 作業療法

身体の使い方がうまくいかず，姿勢が崩れやすい・手先が不器用・運動が苦手といった子どもに対し，遊びや運動などを通じて本人の苦手なことの改善をめざす。

2. ソーシャルスキルトレーニング（SST）

さまざまなやり方があるが，基本的には本人が生活していくうえで困っていることや，つまずきやすい場面を取り上げ，一緒に考えたり，理解を促したりすることで，人とかかわりながら生きていくために欠かせないスキルを身につける。

3. 行動療法的アプローチ

子どもの困った行動を減らし，よい行動を増やすことを目指すには行動療法的なアプローチが有効である。例えば，買い物に行ってしばらくすると，子どもが床に寝ころび手足をばたつかせ大声で泣きわめくことに悩んでいる家族が

いたとする。家族は周囲への迷惑をおそれて，いつも好きなお菓子を与えて対処していた。この場合，好きなお菓子を与えることで，子どもの困った行動が強化（行動の頻度が増す方向になっていく）されているため，例えば「困った行動を意図的に無視（取り合わない）する」や，「大声を出さずに買い物を終えることができた場合に大げさに褒めたり，ごほうびのシールを与えたりする」などの対応が有効である。自閉スペクトラム症の子どもは視覚情報の処理が得意な場合が多いので，口頭で褒めるよりも目に見えてわかりやすいシールやカードを活用すると効果的な場合が多い。

4. 薬物療法

現状では，自閉スペクトラム症そのものに対する治療薬はない。ただし，過敏性が非常に強いため生活に支障をきたしている場合やパニックが頻回に起こる場合などは，対症療法的に薬剤（中枢神経刺激薬・非定型抗精神薬等）が用いられる。また，二次障害による感情の浮き沈みなどに対し，気分安定剤や抗てんかん薬が用いられることもある。

支援体制：発達障害者支援法

発達障害というと，これまで，肢体不自由児や知的な障害を伴う自閉症児等が強調され，自閉スペクトラム症の特性をもつ子どもは，適切な支援や医療を受ける機会が少なく，子ども自身の悩みや家族の子育て上の悩みは大きかったが，2004年の発達障害者支援法の制定により，ようやく支援体制が整備された。

この法律は，発達障害とは「自閉症，アスペルガー症候群その他の広汎性発達障害，学習障害，注意欠陥多動性障害その他これに類する脳機能の障害であってその症状が通常低年齢において発現するもの」と定め，発達障害をもつ人への適切な支援を推進することを目的にしている。

02 アセスメントの実際

発達時期ごとのアセスメントと子ども・家族への支援

アセスメントと支援の大前提は，障害を早期に発見し早期の支援に結びつけることである。この際，家族と周囲の大人に自閉スペクトラム症の特性を知らせることも必要である。また，自閉スペクトラム症をもつ子どもや家族の支援者は医療職だけでなく，子どもの発達時期に応じて教育関係者や福祉職といった多職種が担当することになる。これによって，子どもの健全な発達を保障するうえで最もおそれる二次障害の予防につながる。ただし，これまで述べてきたように，自閉スペクトラム症の症状や程度はさまざまであるため，特に知的な障害がない場合は，支援に結びつかないまま成長する場合も多い。その点を鑑み，発達時期に応じたアセスメントの実際と支援のポイントを示す。以下に示すことは，あくまで一般的な内容の記述である点に注意してほしい。当事者の困りごとや家族の悩みはさまざまであるため，それに寄り添いながら多職種が連携し，長期的な視点をもって最善の支援を検討することが重要であることを押さえておきたい。

乳幼児期

ポイント①：家族が子どもとかかわるなかで感じる違和感

障害の特性がコミュニケーションや社会性に表れるため，乳児期や低年齢で発見することは難しい。しかし，最近では保育士や保健師などといった専門家によるアセスメント力の向上もあって，1歳半の乳幼児健康診査で可能性を指摘される場合も多くなった。この時期の家族が抱きやすい子どもに対する実感には，「何かおかしい」と感じながらも，「あまり泣かないので育てやすい子」と感じるケースもあれば，子どもの反応が思ったとおりではないことで，「愛着を感じにくい」と感じるケースもある。また「癇が強く育てにくい子」と感じられるケースもある。幼児期になれば，特定の物にこだわる，言うことが通じないといった障害特性が目立ちはじめるため，家族は子育て上の悩みを抱えやすい時期といえる。

ポイント②：早期発見と家族支援の重要性

保育園や幼稚園といった集団生活をはじめると，集団適応の状況や他児との行動の差がわかりやすくなるため，障害の存在に気づかれることが多くなる。この時期に，本人の特性に合った療育機関に結びついた場合，その後の子どもと家族の幸せにつながりやすい。この時期の療育であれば本人が苦手さや困難さを感じる前に，行動変化が起こりやすいというメリットがあるからである。一方，家族が専門家に相談しても「もう少し様子をみましょう」といった曖昧な対応をされたり，専門家が障害の可能性を指摘しても家族が怒りを示し受け入れ困難な場合があったりすると，支援の機会を逃すことになる。支援に結びつかない場合，家族は親族や近所から，子どもの特性が愛情やしつけの問題なのではと指摘されることもある。また指摘がなくても，わが子の振る舞いが他児と違うことや育てにくい感覚に葛藤を抱えやすく，ひいては子ども虐待※3に結びつくことも懸念される。虐待防止の視点や子ども・家族の対処力向上のためにも，近くにいる専門家が家族の困難感に早く気づいて支援の手を差し伸べることが望まれる。

支援の1つにペアレント・トレーニングがある。ペアレント・トレーニングにはさまざまな方法があるが，行動療法の理論がベースになることが多い。基本的には子どもの行動を直すためのものというよりは，保護者が子どもに対しわかりやすい具体的で効果的な対応を身につけることで，親子共々が穏やかな日常生活をおくれるようにするものであり，保護者支援の意味合いが強い。

ポイント③：就学への支援

家族が子どもの就学で悩むのもこの時期になる。通常学級（以下，通常級）か特別支援学級※4のどちらを選択するのかを決断しなければならない。これに正解はないが，本人にどの程度の支援が必要なのかを見極めておくことが重要になる。安易に，通常級をまず選択し，不適応が目立つようになったところで支援級に変更するという手段をとる場合では，問題がこじれて二次障害につながる可能性もある。現在は，得意な授業は通常級で受け，苦手な授業は支援級で過ごすといった選択も可能であるため，学校の体制を確認し，子どもの特性を共有して慎重に選択することがのぞまれる。

学童期

ポイント①：学校不適応の背景

この時期は学校への不適応が問題の中心になってくるため，子どもをしっかり観察しながら学校生活のなかで困っている点を見極めることが重要になる。学校には，自閉スペクトラム症の子どもが苦手な暗黙のルールが多数存在する。基本的に時間割に沿って他児の邪魔をすることなく，一定の時間，自分の席に座って授業を受けることを求められるが，しばしば教室移動があり，時間割や予定が変更になることもある。また，友人と交流しながら共に課題へ取

※3 子ども虐待　杉山[5)]は子ども虐待の治療の過程で何らかの発達障害の診断が可能になるケースが多いことを報告した。報告の中で知的障害を伴わない群が虐待の危険因子になることを示した。

※4 特別支援学級　学校教育法の改正（平成19年）で，特別な教育支援を必要とする児童に対して，適切な特別支援教育を行うことが定められた。特別支援学級は少人数制で運営されており，特性に合った支援を受けやすい環境となる。

り組むことも求められる。授業の内容は，教師の言葉により一方的に語られることが多く，子どもは何に取り組むべきかさえわからずに無為な時間を過ごすことも多い。

実は，学校生活は自閉スペクトラム症の子どもには苦手と感じる場面が多くつらい時間になりやすい。感覚過敏をもつ子どもの場合，体育館や図書室の臭い・給食の臭いや音楽室の騒音が苦手な場合もある。本人が苦手であることを教師に伝えることができれば，改善できることや子どもの理解につながることも多いが，コミュニケーションの苦手さという特性ゆえに，本人がそのことをうまく伝えることができない場合のほうが多い。うまく伝えられずに，やり過ごしたり，パニック[※5]になり騒いでしまう場合には，「学習意欲がない子ども」や「授業妨害をする子ども」などと教師に認識されてしまう危険性もある。また，他児から疎まれたり，いじめの対象になったりもしやすい。

このように子どもが学校生活になじめない場合，本人が困難感をもつことは当然だが，家族の困難感にも結びつきやすい。例えば，保護者が学校から頻繁に呼び出されて仕事に専念できない事態が発生する。また，教師や他児童の親の言葉で家族が傷つくことも多い。その結果として，保護者もわが子を執拗に責めたり，反対に育児に対する自信を失ってうつ的になったりする例もみられる。

ポイント②：二次障害の予防

学校では，教師や他児から責められ，自宅でも保護者に責められる体験が重なることにより，子どもは自信を失ってイライラしやすかったり，自暴自棄になり暴力的になったり，うつ的になったりする。このような悪循環が生じると，不登校や引きこもり・非行といった問題，いわゆる「二次障害」という状況となり，将来の職業選択や生き方にまで影響を与えることにもなる。そこで，支援者は子どもをしっかり観察し，本人の特性に合わせたわかりやすい対応（例えば，視覚の情報処理が得意な子どもに，その日のスケジュールやルールを図示し，見通しをつけさせる）を心がけ，子どもの話に耳を傾けながら，ゆとりのある姿勢をもつことが求められる。また，この時期も家族の困難感が生じやすいため，ペアレント・トレーニングを導入する，あるいは親の会などを紹介するといった適切な機関に結びつける支援者の存在が必要になる。

思春期

この時期では，二次障害を抱えていない限り，本人の力がついて生活上の問題は少なくなる。一方で，恋愛をはじめとする複雑な人間関係に悩まされる時期にもなる。一般的には友情のあり方や男女の付き合い方は誰に教えられるでもなく，成長とともにある程度自然に学び，適切な距離感を保ちながらその関係を築けるようになる。しかし，自閉スペクトラム症をもつ場合，小学校時代とは質の違う友情や男女で付き合い方が変わることなどを本質的に理解できないことが多い。このために起こる問題はさまざまであるが，対人距離が近くなりデリカシーのない人だと指摘されやすく，また異性に対し必要以上に過度な態度を示したりするので健全な男女交際に発展しづらくなることが危惧される。このような問題に対しては，異性との付き合い方を「ルール」として教えたり，ドラマや映画などを活用して，登場人物それぞれの気持ちを教えたりすることが必要となる。また，この時期は進学や就職といった進路の意思決定が待ち受ける。当事者の悩みは複雑になるが，ごまかしたりせず，よく話を聴き，大人の話を一方的に伝えるだけの姿勢は避けたいものである。

※5 パニック時の対応　基本的には本人と周囲の安全に配慮しながら，刺激の少ない1人で過ごせる環境を提供する。物が置いていない教室などを利用するとよい。

障害告知については，本人のニーズに応じて年齢に関係なく行われることが望ましい。具体的には病名を伝えるだけという姿勢ではなく，主な特性とその対処法について本人の立場になって伝え，告知後の生き方に寄り添う姿勢が重要である。

【家族のアセスメントと支援】

子どもと家族の支援は長期にわたること，時期により必要な支援者の職種や立ち位置が変わることを強調してきた。支援では，各支援者の目の前に登場する者だけに注目しやすいが，家族はお互いに影響しあう関係にあるため，家族全体を見守りアセスメントする視点が重要である。子どもの問題だけを焦点化したり，例えば母親の疲労だけに注目したりするのではなく，きょうだいや夫婦の関係性や家族外である地域の視点も含め，家族全体に何が起きているのかをアセスメントすることで適切な支援者や機関につなげることができる。

身体疾患等で医療機関を受診する際の子ども・家族への支援

自閉スペクトラム症の子どもが予防接種やけが・感染症などで医療機関を受診する機会は当然ある。定型発達の子どもでも，喜んで医療機関を受診するケースは少なく，たいていは泣きながら診察・処置を受ける。しかし，自閉スペクトラム症の子どもは周囲の状況を理解しづらく，見通しがつかない環境が非常に苦手であり，強い抵抗を示す・逃げ回るといった過度な反応を示し，医療者が困難感をもつ場合も多い。時には，医師が怒鳴りつけるといった話も聞くことがある。家族は，子どもの行動で医療者や他者に迷惑をかけることに恐縮してしまうことも多い。こうした対応では，子どもや家族は二度と医療機関に行きたくないと感じてしまう。そこで，医療機関に行く過程や受診後のやりとりを本人が予測できるように準備をすることや丁寧な医療者の対応が必要になる。これには受け入れる医療者側の障害に対する理解が欠かせない。あらかじめ家族から本人の特性を確認しておき，診療にあたり子どもにわかりやすい体制（どんな順番で何が行われるのかを図示・時間を伝えるなど）を整えることで，不安を最小限にする。また，処置や内服がうまくできたら，ご褒美のシールを渡すといった工夫も必要になる。病気を抱えて医療者の前に登場する子どもと家族に寄り添い，安心感を与える姿勢・工夫がほしい。

引用文献

1） 本田英夫編：自閉症スペクトラム.こころの科学 174：36-43，2014.

2） 滝川一廣編：自閉症スペクトラムのいま．こころの科学　31：10-17，10-2018.

3） 国立大学法人弘前大学：5歳における自閉スペクトラム症の有病率は推定3％以上であることを解明；地域の全5歳児に対する疫学調査を毎年実施. https://doi.org/10.1186/s13229-020-00342-5（accessed 2021-08-31）

4） 日本精神神経学会（日本語版用語監修），髙橋三郎，大野裕監訳：DSM-5　精神疾患の診断・統計マニュアル．pp49-50，医学書院，2014.

5） 杉山登志郎：子ども虐待という第四の発達障害. pp16-19，学研，2007.

参考文献

1） 森則夫，杉山登志郎，岩田泰秀：臨床家のためのDSM-5虎の巻．pp37-42，日本評論社，2014.

2） 辻井正次監：発達障害児者支援とアセスメントのガイドライン．金子書房，2014.

3） 辻井正次：広汎性発達障害の子どもたち；高機能自閉症・アスペルガー症候群を知るために．pp14-21，ブレーン出版，2004.

4） 上林靖子監：こうすればうまくいく　発達障害のペアレント・トレーニング実践マニュアル．pp1-4，中央法規出版，2011.

5） 加藤明美，栗山貴久子：発達障害児への性教育．小児看護　41（11）：1415-1421，2018.

各論 2-2

観察や医療的管理を要する虚弱な状態

新生児

1 低出生体重児

アセスメントの概要：低出生体重児は虚弱性が高く，重篤な状態に陥りやすい状態であるため，医療者の観察とアセスメントと迅速なケアが必要である。一方，非常に傷つきやすい状態でもあるので，可能な限り非侵襲的ケアが求められる。

01 アセスメントに必要な基礎知識

疾患に関する基礎知識（低出生体重児の身体の特徴）

新生児は，急速な発達をしている時期であり，また胎内生活より胎外生活への急速な変化に適応しなければならない。低出生体重児は生理的機能が未熟であるため，未熟性に関連する問題が生じやすく，重篤な症状に陥りやすい。

低出生体重児の定義と特徴

1. 低出生体重児の定義

出生体重による分類を表1に，在胎週数による分類を表2に示した。近年はこの2つの視点から未熟児とは呼ばずに，低出生体重児，早産児として分類する。

また，在胎週数と照らして出生体重が「10パーセンタイル未満」の子どもを「light-for-dates（LFD児）」と呼ぶ。体重が増えない原因は，母体・胎児・胎盤の3つに分けてリスクが考えられる。

これに対して，出生体重が「10～90パーセンタイル未満」であり在胎週数に相当する体重で生まれた子どもを「appropriate-for-dates（AFD児）」，「90パーセンタイル以上」で在胎週数に照らして体重が重い子どもを「heavy-for-dates（HFD児）」という。

2. 低出生体重児の特徴

低出生体重児の特徴は，皮膚組織の発達が未熟で皮下脂肪が薄く，未熟な皮膚から水分や体温が失われやすい。さらに体重あたりの対表面積が大きいため，体温調節が難しい。胎児循環から成人循環への移行期であり，呼吸や循環の胎外環境への適応が必要なため，体温や呼吸状態が不安定になりやすいという特徴がある。また，在胎週数が短いほど母体由来のIgGが少なく免疫力も弱いため，感染を引き起こす可能性が高い。そのため，体温管理，呼吸・循環の管理，感染予防が重要となる。

表1 出生体重による分類

高出生体重児	4000g以上
正常出生体重児	2500～4000g未満
低出生体重児	2500g未満
極低出生体重児	1500g未満
超極低出生体重児	1000g未満

表2 在胎週数による分類

過期産児	42週以上
正期産児	在胎37～42週未満
早産児（早期産児）	在胎37週未満
超早産児	在胎28週未満

＊早産児の成長発達は分娩予定日を基準に，40週0日として修正週数を用いる

低出生体重児の観察フローチャート

	症状	検査／評価項目	治療と管理	観察ポイント
出生直後・超急性期	チアノーゼ 呼吸の異常： 呻吟，胸郭運動 陥没呼吸 呼吸促迫 心雑音 **予測される病態** 出生直後：低血糖，細菌感染症，新生児一過性ビタミンK欠乏 数時間～数日： 新生児一過性多呼吸 2～3日　黄疸，無呼吸発作 4～5日　体重減少のピーク 2～3週　カルシウム・リンの不足 4週以降　未熟児貧血	アプガースコアによる仮死の判定 バイタルサイン 血液検査 体重，身長測定 デュボヴィッツ評価表（神経学的評価） 血糖値測定 動脈血ガス分析 黄疸チェック 原始反射 代謝性アシドーシス 血糖値	**蘇生** 鼻口腔吸引 酸素投与・気道確保 保育器準備（器内温34～35℃設定） 採血と点滴確保 呼吸循環管理モニター装着 **RDSの場合** サーファクタントの補充療法 呼吸管理：人工呼吸器（CPAP） パルスオキシメーター管理 体温管理 栄養管理 感染予防 光線療法：アイマスク，水分補給等 交換輸血	分娩時の状況 在胎週数，体重 低出生となった母体の様子 呼吸・循環などのVS 黄疸の24時間以内出現の観察 胎便排泄の有無 先天奇形の観察 サーファクタント補充療法後の循環動態の観察と酸素濃度の調整 ビリルビン脳症の観察 生後数日：筋緊張低下，嗜眠，哺乳力減弱 生後数日～1週間：筋緊張亢進，後弓反張，発熱，甲高い泣き声，けいれんなど 生後1～2週間以降：筋緊張減弱あるいは消失
急性期	チアノーゼ 呼吸の異常： 呻吟，胸郭運動 陥没呼吸 低血糖症状： けいれん，振戦 無呼吸 黄疸 貧血 腹部膨満	心雑音 呼吸の異常 呻吟 胸郭運動の左右差 陥没呼吸 気道内分泌物の有無 栄養・水分量出納チェック 便潜血	状態の安定により，人工呼吸器など離脱 壊死性腸炎＝腸の安静（経口の中止，経静脈栄養）	呼吸・循環・体温の管理 低血糖症状の観察 黄疸持続の観察 排便・排尿等水分出納 腹部膨満
回復期・慢性期	貧血 腹部膨満 無呼吸	発育の確認 体重増加 暦月齢2か月以上，体重2kg以上，状態が安定している場合インフルエンザ菌b型（Hibs）予防接種 RSウイルス筋肉注射（秋から春1回／月）施行 日常的に医療的ケアを必要とする慢性的経過を辿るかどうかで，退院移行の時期が異なる	体重あたりのミルク量の増量	発育の確認：体重測定 経鼻でのミルク注入の前に胃残量のチェック ストレスサイン 表情・動作 睡眠覚醒状態のリズム
家庭生活準備期		医療的ケアが必要な子どもの場合 医療的ケアに合わせた検査とケア 医療的ケアの保護者への指導 抱っこ 可能な範囲での直母乳の開始 聴力検査（自動聴性脳幹反応AABR）実施	成長発達を見守る場合 日常の育児指導 早い段階での直接母乳	個々の子どもの個別性に合わせた観察 表情・動作 1日の生活リズム

主な症状
主な検査・治療
治療と症状の経過

NICUへの受け入れの準備

(1)受け入れ準備

72時間の超急性期のケアが特に重要となるため，入院する子どもの状態に即した受け入れ準備を行う。

(2)情報収集

出生場所は院内か院外かを確認し，低体温予防を行う。母体の状態により低出生に至った理由を予測する。出生時の状態(アプガースコア，新生児仮死の有無，蘇生の有無)，在胎週数・出生時体重などである。仮死があった場合，低酸素状態による胎便吸引症候群による呼吸障害や感染リスクが高まるので，搬入後の治療処置が異なる。

(3)準備物品

上記の情報から準備物品を検討する。

保温のために開放式保育器と閉鎖式保育器を温める。子どもを受け取るタオルや子どもに触れる物品，バイタルサインチェック時の診察具なども人肌程度に温めておく。必須の物品としては，救急蘇生の準備，パルスオキシメーター，人工呼吸器，吸引器，各種モニター・血糖測定，輸液などの準備である。

02 アセスメントの実際

低出生体重児の看護の原則

低出生体重児の看護には，以下の3原則がある。

非侵襲的ケア

低出生体重児は極めて傷つきやすい。そのため，診断，検査，治療，看護のすべての領域で，可能な限り非侵襲性が重要視される。出生のストレスのうえに治療・ケアによる刺激を受けるので，消耗を最小限に抑えるケアに努める。温かい愛情のある手で優しくケアをする。

鋭い予見と優しいケア

新生児一過性多呼吸，低血糖症，高ビリルビン血症，低カルシウム，免疫系の未熟性さなど虚弱性から生じる異常の可能性を有しているが，子どもは自分の要求を訴えることができないため，医療者がその要求を汲みとる努力をしなければならない。子どもにとって何が今必要か，そして将来にわたって必要な観察やケアが何であるかを十分に考慮して行動しなければならない。看護ケアがその子どもの予後に大きく反映するので，フィジカルアセスメントが重要であり，予期的な対応が求められる。

急性期と慢性期の医療の混在

インテンシブなケアと養育的ケアが低出生体重児のケアには混在しているので，機敏で繊細な観察とケアが求められる。

【時期ごとの観察ポイントと看護】出生直後(搬送直後)：超急性期

出生直後からの経過と管理

出生直後(搬送直後)は，保温に努めながら，気道確保，全身状態の観察，呼吸管理が主となる。処置時は，保温をしながら素早く処置ができるために開放式保育器を使用し，処置後は，湿度を調整できる閉鎖式保育器を用いる。器内温度の初期設定は，マニュアルコントロールでは37.0℃，サーボコントロールでは36.5℃から開始する。

蘇生時のチェックは，呼吸数と心拍数を確認し，自発呼吸があり心拍数100/分以上の場合や，努力呼吸とチアノーゼがある場合には経皮的酸素分圧モニター（パルスオキシメーター）を足の甲に装着する。赤外線とセンサーがうまく透過できるために平らな面に正しく装着し，持続陽圧呼吸療法（CPAP）や酸素投与を行う。

自発呼吸がない，あるいは心拍数100/分未満は，気道確保の体位をとりバッグ・マスクによる人工呼吸を行い，気管挿管の検討を行う。動脈血酸素飽和度（SpO_2）モニター，心電図モニターを装着する。

蘇生処置後，72時間の超急性期は呼吸・循環にかかわる合併症を厳密に管理し頭蓋内出血等を予防するため安静を保つ。出生週数を鑑み，鎮静をかけ，酸素消費，エネルギーの消耗を防いで，体調を安定させるためになるべく触らず刺激を与えない。タッチングや清拭は72時間を過ぎてから行う。触れる必要があるときも指先だけで行う。

清拭も72時間はしない。超極出生体重児は，体重測定も控えるほどである。

観察とアセスメント

1. 先天異常の有無の観察

先天異常の有無の確認のために，特異顔貌・耳介・四肢・体幹の奇形，肛門・陰部の奇形，排便・排尿の有無，心雑音のチェックを行う。低出生となった母体側の原因について情報を得る。胎児循環から新生児循環への移行のときであり，肺血管抵抗と体血管抵抗の変化を念頭に聴診・観察する。

2. 低酸素症や出血の観察

低酸素症や出血が起こると，脳や心臓，肺などの重要な臓器に多くの血液が流れ，腸管や皮膚に血流が減少するなど血流の分布が変化する。呼吸・循環の観察と管理とともに，血糖値測定，尿量や尿回数，腹部の状態（膨満や排便）など全身の観察を行う。

1）呼吸促迫症候群（respiratory distress syndrome：RDS）の病態の観察

新生児が円滑に呼吸をするためには，肺胞が拡張した状態を保ち，空気で満たされる必要がある。サーファクタント（界面活性物質）は肺胞内側の表面を覆い，その表面張力を弱め，呼吸サイクルを通して，肺胞が拡張した状態を保つ。

サーファクタントは，在胎約24週目頃から産生されはじめ，在胎34～36週目の間に，胎児の肺は十分なサーファクタントで満たされ，肺胞が開いた状態が保たれるようになる。低出生体重児であるほどサーファクタント産生が少ないため，出生後にRDSを引き起こすリスクは高い。

2）呼吸の観察ポイント

①速く目に見えて苦しそうな呼吸
②陥凹（速い呼吸に伴い，肋骨に付着した筋肉と肋骨の下の筋肉が内側に引っ張られる）
③息を吸うときに膨らむ鼻孔
④息を吐き出すときのうめき声
⑤チアノーゼ

アセスメントに伴うケアのポイント

1. 体温管理

新生児を素早く温めたタオルで（頭部も含めて）羊水を拭き取り，温めた毛布で包み，蒸発，伝導，および対流による熱損失を防ぎ，低体温を予防する。蘇生処置は，温めておいた開放性保育器で最小限の露出で行う。経時的な体温測定と器内温度の調整を行うが，出生後5～10時間は高体温になる傾向があるので，器内温度の調整幅に留意する。高体温による消耗も防ぐ必要がある。また，蒸散による体温の喪失を防ぐために保育器内の加湿も行う。

表3に初期設定の保育器内温度と湿度の目安を示した。出生から丸1日程度の目安であり，子どもの体温に合わせて，器内温を0.5℃ずつ

表3 **初期設定の保育器内温度と湿度の目安**

在胎週数	出生体重(g)	温度(℃)	湿度(%)
22～24週	500～700	36	70～80
25～27週	700～1000	35	60～70
28～30週	1000～1500	34	55～60
30週以降	1500以上	33	55～60

菊池美穂，西山梢，川上愛，他：保育器収容となった新生児の出生後の早期の体重別器内温度設定の評価，仙台医療セ医誌　10：6-11，2020.
田村正恵：認定看護師NICU実践活動リアル・レポート；児に適切な保育器内温度環境を目指して．Neonatal Care　29(8)：92-95，2016．を参考に作成

下げて，体温を調整する。また皮膚の成熟度をみて湿度も下げる。

2. 呼吸管理

出生体重25週未満の子どもはほとんど，また30週未満児でも胸部X線検査により肺がすりガラス状態の場合はRDSと診断できるので，サーファクタントの気管内注入が行われる。サーファクタントの注入時には体位変換を行い，吸入されやすくする。注入すると効果は劇的で，数分～1時間の間に呼吸状態は著明に改善する。血行動態が大きく変わり，低酸素状態から一気に酸素状態がよくなるので，酸素飽和度をモリタリングし高酸素血症に注意する。パルスオキシメーターの管理と血圧の観察が重要となる。

急性期：入院当初から救命処置が終了し，輸液が中止可能で栄養状態が確立する時期

観察とアセスメント

予測される病態は，出生直後には，低血糖，細菌感染症，新生児一過性ビタミンK欠乏，数時間～数日に新生児一過性多呼吸，病的黄疸，生後2～3日に黄疸，無呼吸発作，生後4～5日に体重減少のピーク，生後2～3週には，カルシウム・リンの不足，4週以降に未熟児貧血が起こりやすいことを見通す。

①合併症が生じやすいことや，②急変する可能性が高いことに着眼し観察を行う。保育器への収容は，観察をしやすいことに加え，感染予防にもなる。

この時期の看護の3原則は，体温管理，呼吸管理，輸液管理(ブドウ糖の輸液)である。

上記の①②を特に，低酸素症や頭蓋内出血を予見しながら，観察による徴候の早期発見に努める。呼吸・循環の管理を続けながら輸液の管理による血糖調整，低血糖の予防を行い，尿の回数や量，腹部の状態など全身の観察と体温を調整する。この時期もケア・処置は必要最小限とし，静かな環境の維持と安静を図る。

新生児のけいれんは明らかな間代性けいれんを示すことは少ない。手足の突っ張り，口のもぐもぐ，身体の一部のぴくつきなどの動きをよく注意する。けいれん発作時は発作の種類や持続時間，呼吸状態や嘔吐の有無を観察する。また，発作の誘因や前駆症状と合わせてアセスメントする。

また，母親の産後の体調(特に妊娠中毒症があった場合)，家族歴，保護者の言動・表情・疾患の理解の程度を情報収集する。

生じやすい合併症は，頭蓋内出血，感染症，酸素の使用により動脈管が閉じにくく，動脈管開存症も多くなる。また，動脈管開存症のための薬剤の影響で脳出血を起こしやすいことがある。循環不全や感染から壊死性腸炎も起こりやすい。壊死性腸炎の徴候は腹部膨満，胃内残乳の増加からはじまる。これらの急変の可能性を視野に入れ観察を行う。

●黄疸に注意！

黄疸の観察チェックポイント：病的黄疸の特徴(表4)を念頭に観察する。生理的黄疸と異なる

表4 病的黄疸の特徴

・早発黄疸：生後24時間以内に出現（総ビリルビン値5～7mg/dL以上）
・血清ビリルビン値の急速な上昇　5mg/日以上
・高ビリルビン血症（総ビリルビン値：低出生体重児12mg/dL以上
　成熟児15mg/dL以上
・直接ビリルビン値の上昇：1～2mg/dL
・遅延性黄疸：低出生体重児　生後2週間以上
　成熟児　生後1週間以上

表5 急性期の核黄疸（ビリルビン脳症）の観察

【臨床症状】
1期（生後数日）：筋緊張低下，嗜眠，哺乳力減弱
2期（生後数日～1週間）：筋緊張亢進，後弓反張，発熱，甲高い泣き声，けいれんなど
3期（生後1～2週間以降）：筋緊張減弱あるいは消失
慢性期（生後1～1年半：アテトーゼ，情報凝視麻痺，難聴などの核黄疸後遺症

李容桂：核黄疸（ビリルビン脳症）の発症予知と予防．母子保健情報　62：11，2010．より作成

経過をたどる病的黄疸は，①通常より速いスピードで黄疸がはじまる早発黄疸，②血清総ビリルビン（TB）値が基準値を超えて高くなる重症黄疸，③自然軽快していかない遷延性黄疸の3つのパターンがある。

原因は，①ビリルビン生産増加（間接ビリルビンの上昇：溶血性疾患，閉鎖性出血など），②ビリルビンの処理低下（肝障害など），③直接ビリルビンを排出できない（直接ビリルビンの上昇：胆道閉鎖など）があげられる。そのほか，血液型不適合，感染症，敗血症，甲状腺機能低下もある。

急性期の臨床症状を表5に示す。1期では可逆性のことも多いが，2期に至ると不可逆性であり，ビリルビン毒素による脳障害を起こすと考えられている。各黄疸の発症予防には1期の段階で症状を見逃さず観察し，治療につなげることである。

治療は全身管理とともにビリルビンの神経毒性を防がなければならない。原因は脳内に神経毒性をもつ間接ビリルビンから生じるアンバウンドビリルビンと考えられている。脳内のアンバウンドビリルビンは測定できないので，血清総ビリルビン値を指標としていることが多い。

治療基準に沿って，光線療法や交換輸血が行われる。黄疸の観察とともに経皮ビリルビン計（ミノルタ黄疸計）機種JM-103は総ビリルビン値を表示する。

ケアのポイントとそれに伴うアセスメント

1．体温管理

新生児は体表面積がその体積に比べて成人の3倍大きいとの物理的理由から，輻射による熱損失が大きい。在胎週数が短いほど体温調整に注意が必要である。さらに低出生体重児は褐色脂肪細胞が少ないため，低体温に陥りやすい。低体温が持続すると，代謝性アシドーシスを起こし，無呼吸発作や徐脈などの症状を引き起こすことがある。

保育器内温度を調整し，余分なエネルギーを使用せず体温を保つことができる中性温度（至適温度）環境をつくる。一方で，低体温に目が向きすぎて，急激な体温上昇による復温の影響がでないよう留意して，高体温への注意も必要である。

2．呼吸管理

自発呼吸があっても，呼吸が安定していない場合には，人工呼吸器を抜管しても肺が虚脱し

て呼吸が不安定になった場合はCPAP（持続陽圧換気）に切り換えることがある。

RDSのためにCPAPなど人工呼吸管理をしている場合には，呼吸回数や呼吸型の観察とともに血行動態の影響を観察する。

3. 無呼吸発作

早産児では呼吸を制御する脳の部分が完全に成熟していないので，20秒以上続く呼吸の一時停止を起こすことがある（表6）。無呼吸の長さによっては血液中の酸素レベル（SpO_2）が低下し，心拍数が低下（徐脈），皮膚が青みがかった色（チアノーゼ）または蒼白となるので，無呼吸発作を把握し，軽い刺激を与える必要がある。

無呼吸発作の誘因となる高体温や腹部膨満を予防し，呼吸心拍のモニターやパルスオキシメーターなどを装着し異常の早期発見に努める。

呼吸のすべての一時停止が問題になるわけではないが，周期性呼吸では，正常な呼吸が5～20秒続き，その後20秒未満の無呼吸が続く。周期性呼吸は心拍数や酸素レベルの低下を引き起こさず，生理的な呼吸パターンと考えるが，無呼吸に移行しないか観察が必要である。

4. 血糖管理

子宮内では胎盤から臍帯を介して栄養を供給していたが，出生後は栄養，特に糖分の供給が遮断される。早産児や低出生体重児は糖分を生産する能力が不十分であり，また，つくりだす材料の貯蓄が少ないため，出生後しばしば血糖値が下がり低血糖となりやすい。低血糖になると全身の細胞に栄養がいかず，特に脳細胞に悪影響を及ぼし，けいれん発作や，将来の発達に問題が出る可能性があるため，ブドウ糖の点滴を行う。血糖の調整にミルク量やブドウ糖の点滴量の管理が重要となる。

また経管栄養が開始されると消化と吸収ができているのか，血糖測定を行い，ミルク量の確認や腹部膨満，排便の観察を行う。

5. 光線療法施行時の注意

- 網膜の保護のためにアイマスクをする。
- アイマスクによる鼻孔の閉塞や角膜の損傷に注意する。
- 生殖腺の保護のために仰臥位ではおむつをする。
- 輻射熱による高体温を生じないように保育器内の場合は温度を下げる。
- 不感蒸泄が増加するので，脱水に注意し，水分の補給を行う。
- 黒緑色軟便，下痢などの便性の変化がみられるので，おむつかぶれに注意する。
- 皮膚に一過性の紅斑や丘疹が出ることがあるので，経過観察する。

表6　低出生体重児によくみられる周期性呼吸：無呼吸の３種類

- 中枢性無呼吸
  脳の呼吸を調節する部分（呼吸中枢）が十分に成熟しておらず，うまく機能しないことが原因で起こる。未熟児無呼吸発作の中で最もよくみられるタイプである
- 閉塞性無呼吸
  筋肉の緊張度が低かったり，首が前に曲がったりすることで，咽頭が一時的にふさがって引き起こされる
- 混合性無呼吸
  中枢性無呼吸と閉塞性無呼吸の組み合わさったもの
  いずれ脳の呼吸中枢が発達すると無呼吸発作は減り，最終的にはみられなくなる。新生児を優しく刺激しても自発呼吸が回復しない場合は，咽頭の閉塞を観察し，気道確保のために人工呼吸器を装着することもある

【観察ポイント】
中枢性無呼吸では足底などへの優しい刺激により回復することができる

慢性肺疾患（chronic lung disease：CLD）とは

低出生体重児は，未熟な肺のためRDSや肺炎などで酸素投与や人工呼吸器が必要になると，酸素毒性や圧力による肺の損傷を受けやすい。さらには，胎内での臍帯羊膜炎や肺炎等の炎症で肺の発達に異常が起こり，慢性肺疾患（CLD）という肺自体が障害された状態となり，その後も長期間，人工呼吸管理や酸素投与が必要となることがある。退院後も在宅酸素療法（home oxygen therapy：HOT）を継続することがあり，酸素関連の業者が酸素濃縮器，液体酸素・酸素ボンベの装置などを自宅に設置する手助けを行う。ほとんどの子どもが数か月で酸素投与が不要になるが，なかには，年単位で在宅酸素療法が必要な子どももいる。

未熟児動脈管開存症（patent ductus arteriosus：PDA）とは

極低出生体重児や早産児に比較的よくみられる循環器系の疾患が，未熟児動脈管開存症（PDA）がある。動脈管は，正期産児では，生後，数時間～数日の間に機能的閉鎖・器質的に閉鎖するが，早産児ではこの生後の動脈管閉鎖の機序が起こらず，長期間，動脈管が開存した状態が持続することがこの疾患である。

出生直後は肺血管抵抗が高く，この動脈管を通しての血流はそれほど問題ではない。しかし，RDSに対するサーファクタント治療などにより，急激に肺胞が拡張しガス交換が改善していくと，急速に肺血管抵抗が下がり，この開存している動脈管を通して大動脈から肺動脈へ大量の血流が流れ込み，心不全，肺うっ血，体循環不全となり，場合によっては，肺出血や脳室内出血を引き起こし重篤となることもある。治療は比較的早期からインドメタシンを投与するが，動脈管が閉鎖しない場合には，手術を行うこともある。

壊死性腸炎（necrotizing enterocolitis：NEC）とは

出生時の循環不全や動脈管開存症に対するインドメタシン治療，循環不全や呼吸障害に対するステロイド投与は，腸の血液不足（虚血）を引き起こす。その結果，腸管穿孔や腸管感染が起こり，壊死性腸炎（NEC）を発症することがある。壊死性腸炎は超低出生体重児に多く，発症は生後1週間以内に多い。禁乳とし抗菌薬，強心薬を投与し回復を待つが，死亡率は3割程度と高い。NECが重篤な場合には，外科手術により腸切除や腸ろう造設が必要となり，長期間，経静脈栄養を必要とする。壊死した腸管が広範囲の場合には，術後も短腸症候群を呈し，栄養・成長障害を示す場合もある。

回復期：
症状が固定し，状態が慢性的に経過している時期

観察・アセスメントと ケアのポイント

状態が安定し保育器外での生活ができるようになる。この時期は，体重の増加や症状から予後が予測でき，成長を見守る時期となる。

この時期になると医療的ケア（人工呼吸器・酸素や吸引・経管栄養など）が必要な状態で，症状が固定し，在宅移行になると思われる子どもも予測できる。面会時に他の子どもをみるようになるとわが子の様子の違いに，保護者は何となく気づくようになるので，医師からの状態説明のインフォームドコンセント（IC：informed consent）も幾度も行い，保護者が理解できるように努める。

医師のICに同席し，保護者の反応を見る。保護者の思い，例えば自宅でわが子を見るのは難しい，怖いなどの保護者の気持ちを理解しても，安易に肯定もしないし，否定しない。大丈夫とは言わないことが肝要である。

しかし，面会が遠ざからないように，子どもの状態を徐々にわかってもらえるように日々の様子を伝える。ほんの少しの成長に気づいてもらえるように，母親の前でも子どもに話しかけ，また子どもの気持ちを想像し言葉にして伝える。医療的ケアが必要でも，医療的ケアの指導だけにならず，子どもを抱っこし，子どもとのきずなを形成できるように進める。

この時期は，子どもの発育を待ち，保護者は育児に向かうという①GCU（growing care unit）での観察とケア，②保護者への看護が主眼となる。

子どもの発育を待つ時期ではあるが，いつもと違う，何となくおかしいを気に留め，アセスメントする。慢性的経過をたどっているが，同じような症状にみえても，ほんの少しの違い，何となく違う様子を気に留めて観察する。例えば，昨日までキャンキャン泣いていたのに啼泣が弱い，あるいは哺乳が弱いように感じるな

敗血症とは

母体からの移行抗体（IgG）は，妊娠後期に移行するため，早産児では，抗体の移行はまだ十分ではない。また，腸管や気管支粘膜での感染防御を担っているIgA，IgMもあまり産生されておらず，かつ，細胞性免疫機能も十分ではないので感染しやすく，かつ，急速に重症化しやすい特徴をもつ。細菌感染症が局所に留まらず，多くの場合には，血流を介して全身に及び，敗血症の状態まで進行することがある。

COLUMN

ディベロプメンタルケアの1つ 「強い照明からの保護」

すべての低出生体重児に強光度の照明は避けるべきであるが，特に瞳孔対光反応がまだ発達していない在胎32週以前の出生児では，重要である。支援的な照明環境がコルチゾールレベルの低下，睡眠間隔の延長，成長ホルモンの分泌，概日リズムの早期発達を促進するといわれている（Graven SN，Rivkees SA）。継続的な強光度の照明は，低出生体重児に悪影響を及ぼす。

【照明の方法の3つの選択肢】

①周期的に照明を当てる方法：通常，夜間と日中を12時間ずつに分け，照明を使う時間帯と一切使用しない時間帯を設ける。

②子どもの睡眠中に照明を落として，薄暗い照明を使用する。

③常時，薄暗い照明を使用する。

周期的に照明を当てる方法は，概日リズムをつくりメリットが最も大きく，入院期間が短くなる利点がある。

ど，啼泣が少ない場合には，呼吸状態が悪化する前の感染症の徴候を示す場合もある。何となく気になったときは他の症状（随伴症状）の変化を確認する。

経口哺乳を試み，直母乳の可能性を見極める

経口哺乳で全量哺乳に何分かかっているのかを測定し，経管栄養との併用が必要かどうかを検討する材料とする。経口哺乳の開始は，修正週数30週を過ぎると，吸啜と呼吸と嚥下の連動性が出て哺乳できるようになる。直接授乳は母乳の出方をみてはじめる。直母は母子関係を育む意味でも少しの量でもはじめる。

保護者に対し具体的育児への支援計画を立てる

次の段階に入る前には，その子どもに合わせて家の準備をはじめてもらう。他の家族（きょうだいや祖父母）の窓越し面会や　帰宅後に家庭で話題に出ているかどうかなどを探る。子どもの状態に合わせて外部の支援者が必要であればこの頃から探しはじめておく。

この時期は医療的ケアが必要となる子どもを受けとめられるような看護師との関係が基盤となる。

家庭生活準備期

退院の方向性が決定あるいは，退院の日が決定した時期

①在宅に向けた保護者の支援，②他部署地域との連携・調整が中心となる。

この時期には地域の保健師や病院の医療ソーシャルワーカー（MSW）とのケア会議をもち，在宅への移行準備を行う。回復期～慢性期からの親・きょうだい・祖父母の様子を確認し，かなり具体的に，家での世話ができる状況かどうかを確認する。

観察・アセスメントとケアのポイント

保護者の面会時の子どもの様子の観察は，心拍やパルスオキシメーターをみるのではなく，顔色や呼吸状態で確認して保護者に説明するようにし，保護者が家でどのように観察するとよいかわかるようにモデルを示す。家での生活に合わせられるようにケアを家庭生活に移行する。

03 ファミリーケア：親子の絆を形成するプロセスへの看護

基本は，母子相互作用の促し，子どもとの早期接触，自由な面会，保育参加，相談相手となることである。

急性期

この時期の出生早期の親の不安の観察と親子関係を形成する看護を行う。親子関係をつくる保護者へのアプローチは早い時期からはじめる。しかし，はたらきかけは少しずつ新しい家族員（ベビー）の受け入れになるので，無理は禁物である。

目標は，①思いや感情を表現できる，②自ら進んで面会に来る，③面会時，子どもの身体のどこかに触れることができることである。

保護者の面会頻度や，面会時の子どもへのまなざしやつぶやき，看護師に話したそうなそぶりを逃さないようにそばで見守る。

初回面会時の看護が特に重要である。家族同士で話している場合にはそっと見守り，黙っ

てみつめているときや1人の場合はそばで見ながら，触れてよい状態の場合には保育器に手を入れてもらうだけでも，足先（顔は挿管チューブがついていると怖がることが多い）に触れてもらうだけでも，関係が生まれやすい。しかし，嫌そうなときは，看護師が触り大丈夫な様子を示すこともよいが，無理はしない。次回でもよいと余裕をみせることも保護者に心のゆとりをもたせることになる。

回復期・慢性期

この時期の保護者への目標は，

①子どものありのままを理解できる

②子どもの育児参加を自主的に行い，子どものケアが自然に行える

③子どもの成長発達に気づくことができる

④子どもを家族メンバーとしての存在と認識できる

⑤反応が少ない子どもや生命の危機があっても，よりよい子どもの生活環境を考えられる

ことである。

人工呼吸器が装着していても，この子が生活していくための援助と思えるように，この子のありのままを理解できるように，看護師も個々の保護者の特徴を理解する。そのために子どもの状態を正確にわかりやすく説明する。日々の子どもの様子を記録した面会ノートを活用すると伝わりやすい。小さく生まれて，母子分離をしている場合には保護者の理解を促すはたらきかけが重要となる。

保護者の面会時には看護師はそばで見守るかたちをとる。保護者が抱っこやおむつ交換を看護師に許可を得るのではなく，自らできるように保護者の様子を観察する。看護師と保護者の関係性，アイコンタクトや息遣いで大丈夫という安心のサインを出すことが重要となる。看護師が指導としてはたらきかけるのではなく，親としての自然な育児行為の1つとして抱っこやおむつ交換を保護者が行えるようにはたらきかけを行う。

このような積み重ねにより，保護者が育児行為をでき，子どもと親としての関係性の形成ができると，安心して在宅に移行してもらえる。

子どもの状態に変化があれば，必ず伝える。例えば，発作が起こってすぐに治まることがあるが，様子をみて次の日に脳波の検査する場合，保護者がその情報をもらえず不信感をもつことがある。何かを行う場合，検査や処置を行う意味がわかるように状態の変化（出来事）を伝えておく。面会と面会の間の出来事を説明する。保護者は，自分の子どもと思えているからこそ，子どものことはすべてを知っているものと考えているのではないだろうか。

家族の在宅での生活への思いや考えを，面会時の子どもとのかかわり方を観察し把握する。家庭生活準備期に入る前には子どもの住む地域の保健師等と連絡をとりケア会議をもつなど，在宅療養での支援チームをつくりはじめる。

家庭生活準備期

この時期の目標は，

①子どもの退院後の生活がイメージできる

②子どもとの生活に自信がもてる

③家族メンバーとして，家庭生活のなかに子どもが迎えられる

ことである。退院後の生活をイメージできるために，看護師の家庭訪問や外泊練習を提案する。

家庭訪問の場合には保健師と同行するなど，地域の支援を入れやすい工夫を考え実施できるために，個々の家庭に応じた支援ができるようケア会議を開く。

●具体的な育児指導

育児指導は自宅で応用できるように，いくつもの方法を提示し選択肢を広げておく。異なった状況が起きても対応できるように幅を広げる。

退院前に，聴力検査（自動聴性脳幹反応AABR）を行う。1～2分で終了する。

●予防接種

暦月齢2か月以上，体重2kg以上で医学的に子どもの状態が安定している場合にはインフルエンザ菌b型（Hibs），肺炎球菌などの定期の予防接種をすすめる。

低出生体重児や慢性肺疾患（CLD）の既往のある子どもはRSウイルス（respiratory syncytial virus）に感染すると重症化しやすいので，パリビズマブの使用ガイドラインに従って。筋肉注射（秋から春1回/月）を施行し予防する。

引用文献

1） 国場英雄，玉井晋，船戸正久：黄疸（ハイリスク新生児の管理とトータルケア）．小児看護　25（9）：1122-1129，2020.

2） 李容桂：核黄疸（ビリルビン脳症）の発症予知と予防．母子保健情報　62：9-16，2010.

3） 仁志田尚人：新生児学入門．医学書院，2018.

参考文献

1） 照明が低出生体重児に及ぼす影響（draeger.com）（accessed 2021-10-08）

2） Graven SN：Early neurosensory visual development of the fetus and newborn. Clin Perinatol　31（2）：199-216, 2004.
https://www.jpeds.or.jp/uploads/files/20200415_birirubin_tebiki.pdf（accessed2020-10-08）

3） 菊池美穂，西山梢，川上愛，他：保育器収容となった新生児の出生後の早期の体重別器内温度設定の評価，仙台医療セ医誌　10：6-11，2020.

4） Rivkees SA：Emergence and influences of circadian rhythmicity in infants. Clin Perinatol　31（2）：217-228,2004.

5） 田村正恵：認定看護師NICU実践活動リアル・レポート；児に適切な保育器内温度環境を目指して. Neonatal Care　29（8）：92-95，2016.

重症心身障がい児

2 医療依存度の高い障がい児

アセスメントの概要：重症心身障がい児とは，重度の知的障害および重度の肢体不自由が重複しており，大島分類1～4（各論2-1-13「脳性麻痺」参照）に該当する子どものことである。周産期医療の進歩によって，救えなかった生命が救命されるようになり，重い健康障害をもち，医療に依存した状態で退院を迎える子どもが増えてきた。このように，退院後も濃厚な医療や介護を必要とする子どもを「超重症児(者)・準超重症児(者)」[1)]（表1）と呼んでいる。在宅で子どもが生活するために必要な医療行為を「医療的ケア」と呼び，人工呼吸器・気管切開・酸素吸入・吸引といった呼吸管理や経鼻経管栄養・胃ろうといった栄養管理，導尿などがある。在宅では，地域の支援者に支えられながら，保護者が医療的ケアを担っている。ノーマライゼーションやインテグレーションの考え方が浸透し，医療的ケアを必要とする子どもたちの生活の場が在宅から，教育の場や地域の場へと広げることができるようになってきた。医療依存度が高い子どもであっても「子どもの権利（生きる権利・育つ権利・参加する権利）」を守ると同時に，その子どもを養育する保護者への支援が必要とされている。

本項では，医療依存度の高い医療的ケアを必要とする重症心身障がい児（以下，重症児）（図1）について述べる。

01 アセスメントに必要な基礎知識

疾患に関する基礎知識

病態

重症心身障害となる要因は①出生前，②周生期，③出生後と大きく3つに分けられる。

- 出生前の主な要因：子宮内感染症，脳形成異常，染色体異常，遺伝子異常
- 周生期の主な要因：低酸素性虚血性脳症，頭蓋内出血，核黄疸
- 出生後の主な要因：細菌やウイルス感染症に起因した髄膜炎や脳症，不慮の事故や虐待による頭部外傷，溺水など

これらの要因により，重度な脳障害が残ると呼吸や運動中枢，神経中枢に障害をきたす。最重度となると人工呼吸器を装着した状態での退院となる。

主な症状

1. 呼吸障害

呼吸障害には，①上気道の閉塞や分泌物の貯留による閉塞性呼吸障害，②脳から呼吸に関する指令が出ないことによる中枢性呼吸障害，③筋緊張や胸椎の前彎，胸郭の扁平化によって，呼吸をするための胸郭運動が妨げられる拘束性換気障害，④痰をうまく出すことができない排痰機能障害と4つある。これらの特徴に加え，嚥下障害による食物や唾液の誤嚥や胃液の逆流などによって，誤嚥性肺炎を発症することもある。分泌物が排痰できないと気道閉塞により，無気肺をつくり換気不全を引き起こす。

2. 嚥下障害

嚥下は，何をどれくらい，どのように食べるかを判断する「先行期」，食物を口唇でとらえ，

医療依存度の高い障がい児の観察フローチャート

	症状		検査／評価項目	治療と管理	観察ポイント	多職種連携／地域での支援
出生前	・胎内環境の異常：感染・中毒 ・脳形成異常：滑脳症，二分脊椎など ・遺伝子異常：染色体異常，先天代謝異常，神経筋疾患など		・胎児超音波検査 ・染色体検査		在胎週数，体重 分娩時の状況 両親の体験，思い	
出生〜急性期	・低酸素／虚血 ・脳室内出血 ・核黄疸 ・脳炎／脳症，髄膜炎 ・頭部外傷 ・溺水／一酸化炭素中毒	脳機能障害 呼吸障害 摂食嚥下障害	・X 線検査 ・CT，MRI ・超音波検査 ・気管支ファイバー ・消化管造影 ・24 時間 pH モニター検査 ・嚥下造影検査 ・排尿時膀胱尿道造影（VCUG） ・聴力検査 ・血液検査など	**救命のための集中治療** 脳低体温療法 人工呼吸療法 点滴管理 栄養管理 保育器管理 体温管理 感染予防 **外科的治療** ・気管切開 ・胃瘻造設	医師からの説明内容 両親の反応 両親の子どもの病態の理解度，子どもへの思い 呼吸・循環・栄養・排泄・神経症状など全身状態の管理と状態把握 子どもの状態や治療に関する両親の思い，希望	
慢性期	てんかん発作 誤嚥 誤嚥性肺炎 尿路感染	排泄障害 知的障害 運動機能障害 状態の固定	症状に合わせ検査	**症状コントロールのための治療** 薬物療法 ・抗てんかん薬 ・緊張緩和薬 ・去痰薬 ・気管支拡張薬 ・抗アレルギー薬 ・漢方薬 ・抗生物質 ・抗利尿ホルモン薬 ・胃薬 ・緩下薬　など 栄養管理 ・経腸栄養薬	症状が安定し，かかわりのなかで子どもの特徴・サインを読み取る 子どもの平常時のバイタルサインを把握する かかわりに対する子どもの反応，状態の変化を読み取る 両親の子どもへのかかわり方，表情，反応 家族の生活状況の把握 家族の思い，希望 （在宅療養への意思確認）	院内での多職種合同カンファレンスの開催 子どもにとって必要な各種手帳の手続きの紹介
在宅療養準備期				**健康維持のための治療・管理** その他の治療 ・ボトックス治療 ・カフアシスト ・予防接種 ・歯科治療 ・リハビリテーション	自宅での生活に向けたケアの調整，物品調整 家族の養育能力をアセスメント 家族が子どもの育児・医療的ケアができることを目標にかかわる	在宅療養に向け地域関係職種との合同カンファレンスの開催
在宅療養期		成長に伴う二次障害の出現		**医療的ケア** ・吸引（鼻腔口腔，気管） ・気管切開部管理 ・吸入 ・経管栄養（経鼻栄養，胃瘻） ・導尿 ・浣腸 ・内服管理 **医療機器管理** ・人工呼吸器 ・吸引器 ・SpO_2 モニター ・在宅酸素 ・バッグ・バルブ・マスク ・吸入器 ・カフアシスト 定期的な外来通院または訪問診療	**日常生活援助・育児** 姿勢（抱っこ，体位変換，ポジショニング） 保清（清拭・入浴） 口腔ケア おむつ交換 移乗（車いす，自家用車） 視覚，聴覚，触覚，嗅覚遊び 在宅療養での困りごとの確認 子どもと家族の生活状況の把握 子どもの状態の変化（健康／成長発達面） 身体面：身長／体重 運動機能面：身体の動き 情緒面：コミュニケーション／サイン，反応 社会面：家族生活〜集団生活	医療　福祉　教育 訪問診療 訪問看護　社会資源 ホームヘルパー 児童発達支援 短期入所 特別支援学校 訪問教育

主な症状　主な検査・治療　家族に関すること　子どもに関すること

表1 超重症児(者)・準超重症児(者)の判定スコア

1. 運動機能は座位までで，2. 呼吸管理，食事機能，消化器症状の有無(胃・食道逆流の有無)，定期導尿，体位変換などの各項目に規定する状態が6か月以上継続し，各項目のスコアの合計が25点以上の場合を超重症児(者)，10点以上25点未満である場合を準超重症児(者)とする

1.	運動機能：坐位まで	
2.	判定スコア	スコア
	(スコア)	
	(1)レスピレーター管理	10
	(2)気管挿管・気管切開	8
	(3)鼻咽頭エアウェイ	5
	(4) O_2吸入または$SpO_2$90％以下の状態が10％以上	5
	(5)1回/時以上の頻回の吸引	8
	6回/日以上の頻回の吸引	3
	(6)ネブライザー6回/日以上または継続使用	3
	(7)IVH	10
	(8)経口摂取(全介助)	3
	経管(経鼻・胃瘻含む)	5
	(9)腸瘻・腸管栄養	8
	持続注入ポンプ使用(腸瘻・腸管栄養時)	3
	(10)手術・服薬にても改善しない過緊張で，発汗による更衣と姿勢修正を3回/日以上	3
	(11)継続する透析(腹膜灌流を含む	10
	(12)定期導尿(3回/日以上)	5
	(13)人工肛門	5
	(14)体位変換6回/日以上	3

厚生労働省

咀嚼し食塊を形成する「準備期」，食塊を口から咽頭へ移送する「口腔期」，食塊を喉から食道に移送する「咽頭期」，食塊を食道から胃に移送する「食道期」の5段階で行われる。

重症児は，一連の嚥下の過程で障害がみられる。咽頭期にみられる嚥下反射が協調して起こらず，食物が気管に入り込みやすい。唾液も気管に流れ込んでしまう誤嚥を引き起こす。本来，生理的な反応として，誤嚥した食物や液体を気道から排除する咳込みやむせが現れるが，咳嗽反射の障害によって，肺に垂れ込んでも無症状(サイレントアスピレーション)の場合がある。

3. 胃食道逆流症

重症児は，消化管運動障害に加え，筋緊張緩和薬や抗けいれん薬の内服，寝たきりであること，身体の変形拘縮，側彎により，食道裂孔のゆるみが生じ，胃食道逆流症を引き起こしやすい。胃内容物が食道に逆流し，食道粘膜を損傷すると，逆流性食道炎を発症し，出血の原因となる。逆流したものを嘔吐し，気管内に誤嚥すると誤嚥性肺炎を引き起こす原因となる。

4. 排泄障害

膀胱に尿が貯留しても，排尿中枢へ伝えることができず，膀胱収縮に関する神経も障害されているため，排尿障害(神経因性膀胱)を起こすことがある。この状態が続くと，膀胱に溜まった尿が尿管へ逆流しやすくなり，尿路感染症や尿路結石，腎盂腎炎を発症する場合がある。また，重症児のなかには，抗利尿ホルモンの分泌を調整する中枢が障害されるため尿崩症を伴うことがある。

5. 体温調節機能障害

体温中枢の機能不全により，体温の恒常性が維持されにくい。筋緊張亢進によって過度な体温が産生されるが，体温放散機能の低下により，高体温になりやすい。また，低緊張や，自分で身体を動かすことができない子ども，呼吸中枢の障害により自分で呼吸ができず人工呼吸

図1 入院中の様子

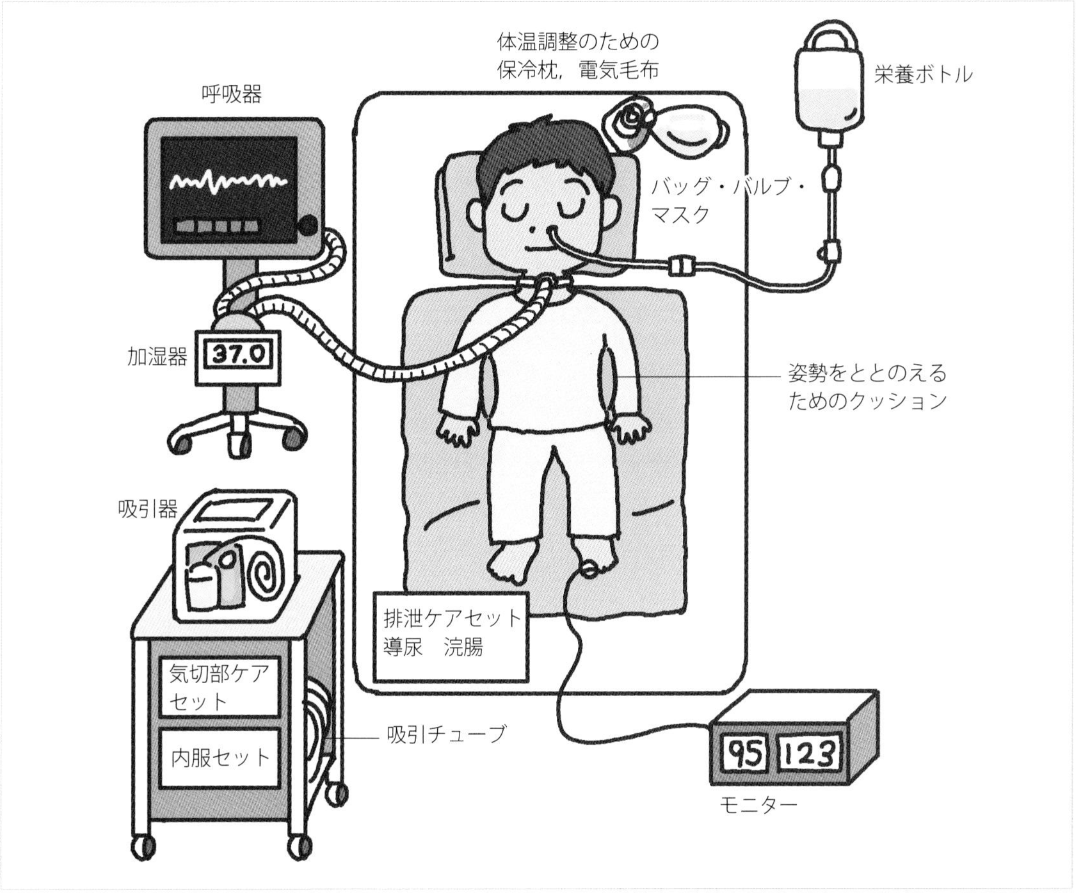

器を装着している重症児では，筋肉運動によるエネルギー産生が少なく，低体温が生じやすい。

6. てんかん

重症児は，低酸素脳症などにより脳の構造的異常によって起こる症候性てんかんを合併していることが多い。

大脳神経細胞の異常放電によって繰り返す発作（てんかん発作）を起こす。てんかん発作には，脳の全体に生じる「全般発作」と脳のある部分からはじまる「部分発作」がある。重症児は両方のてんかん発作を併せ持つ場合がある。発作が長く続き，頻発する場合は脳の機能がさらに低下するおそれがあり，治療が必要である（「各論2-1-12難治性てんかん」参照）。

7. 運動機能障害

中枢神経系の異常による運動障害が根底にある。座位や立位といった抗重力姿勢がとれないことで体幹筋力が弱い。それに加え，不随意運動や痙縮，筋緊張といった異常な動きを自分で制御できない。逆に，自分の意思で身体を自由に動かすことができないため，脊柱の変形や関節の拘縮，脱臼をきたす。これらのことにより，骨密度が低下し，骨粗しょう症や骨折のリスクをもつ。

8. 知的障害

重度の知的障害を伴うことが多い。自らの意思や気持ちを言葉で伝えることができない。しかし，全身を使ってコミュニケーションをとろうとするため，介助者は，子どもの表情や小さなサインを見逃さないよう，感受性を高める必要がある。

検査と診断

- 頭部CT，MRI検査：脳の障害の程度を把握
- 脳波検査：てんかんの有無，診断
- 胸部X線検査，CT検査，気管支ファイバー：呼吸障害の程度
- 上部消化管造影，24時間pHモニター：胃食道逆流の有無
- VF検査（嚥下造影検査）：嚥下機能の評価
- 膀胱尿管逆流検査：膀胱尿管逆流の有無，導尿や膀胱留置カテーテルの必要性の評価

治療

障害を抱えながらも在宅での生活が維持できるような対症療法が主である。

1. 酸素療法

医師の指示量の酸素をマスクまたは経鼻カニューレから吸入する。気管切開部や，人工呼吸器に酸素を接続して使用する場合もある。酸素を使用する際は，火気厳禁である。自宅に酸素濃縮器を設置し，外出時には酸素ボンベを携帯する。

2. 気管切開

気管切開を行う目的は，①上気道閉塞の改善，②長期呼吸管理，③気管内ステントの3つがある。気管切開には単純気管切開と喉頭気管分離がある（図2）。気管切開後は，気管カニューレに人工鼻（図3）を装着して管理する。喉頭気管分離した場合は，カニューレを挿入しない状態（カニューレフリー）で管理されることもある。

3. 人工呼吸器管理

換気ガスを肺へ送り込む陽圧式換気を行い，呼吸を機械に代行させるのが，人工呼吸療法である。子どもの呼吸状態（自発呼吸の有無）によって，換気モードが異なる。

4. 機械的排痰法（図4）

咳嗽が弱く，自己にて排痰が十分できない子どもの場合には，機械的に陽圧と陰圧をかけることで気道に速い呼気流速をつくり，咳嗽と同じ状態をつくり，排痰を促す。これにより気道をクリアに維持することができる。在宅で使用することも可能である。

5. 経管栄養

嚥下障害が重度で，誤嚥性肺炎のリスクが高い場合は，経管栄養法が選択される。経鼻経管

図2 気管切開

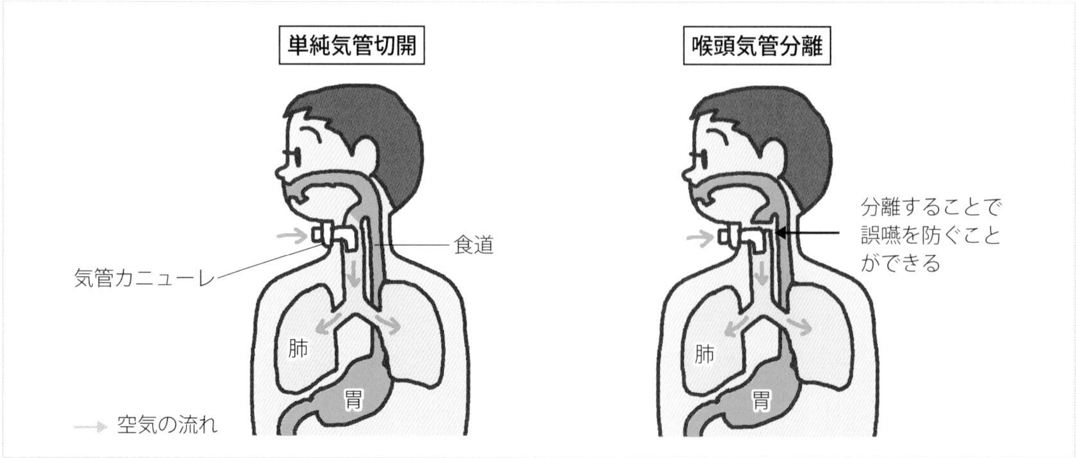

図3 気管カニューレと人工鼻

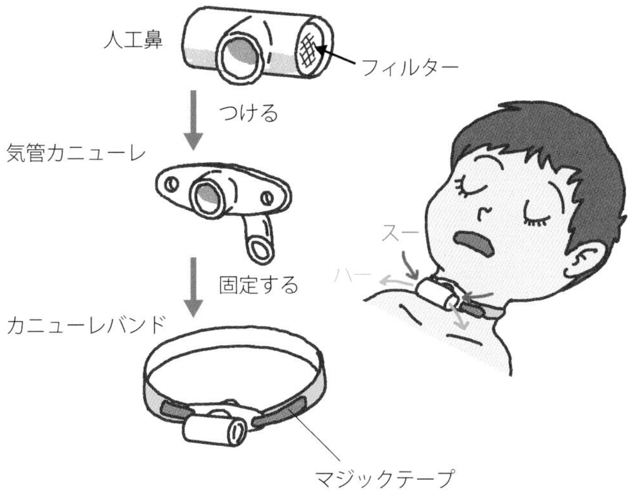

図4 機械的排痰法

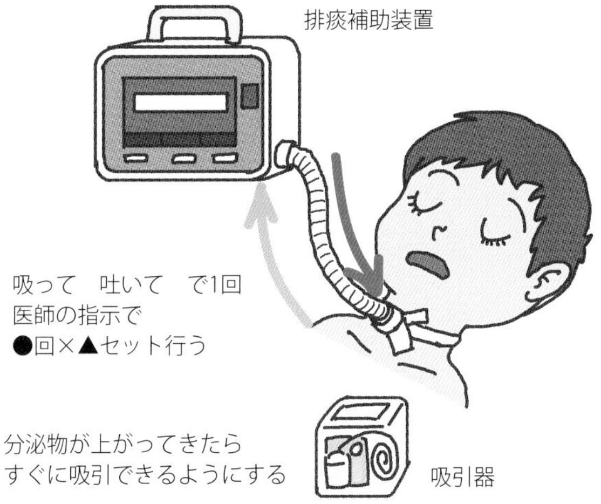

栄養法と胃ろう栄養法がある。胃ろうは手術が必要である。

6. 排泄障害の治療

尿路感染症を繰り返す場合は，抗生物質の予防内服，導尿が必要になる。

7. 薬物治療

呼吸障害のある場合は，去痰薬の内服や吸入を行う。重症児は，てんかんを合併している場合も多く，抗てんかん薬の内服管理が必要となる。それ以外にも，筋緊張を緩和する薬や，尿崩症を合併する場合は抗利尿ホルモン薬，胃薬など，多種多様な薬剤を服薬し管理されていることが多い。また，微量元素の欠乏を予防するため内服で補充することがある。

8. 訓練

呼吸障害の予防や現状の維持のための肺理学療法，他動運動によって体に負荷をかけ骨折を防ぎ，関節拘縮を予防する運動理学療法，唾液や食べ物を嚥下する機能を高めるための摂食嚥下療法など，障害の状態によって訓練が行われる。子どもの場合，もともとの先天的な障害のため，今ある機能を生かし，さらに発達させる治療という意味で「ハビリテーション（habillitation）」と呼ぶこともある。

02 アセスメントの実際

急性期～慢性期

重症児の身体的な特徴は脳の障害された部位によって異なり，一人ひとりの特徴が強い。身体的な特徴は脳の障害された部分によって異なる。知的機能や情緒機能の障害もあり，言語的コミュニケーションをとることは難しい場合が多い。しかし，一人ひとりの子どもの特徴を捉え，はたらきかけを続ける毎日のなかで得られるその子なりの反応や発達をアセスメントに生かしていく必要がある。

呼吸

一般的な呼吸状態はもちろん，平常時，啼泣時，緊張が強いとき，入眠時のSpO_2値の変動を把握する。換気音や副雑音を聴診し，分泌物の有無や，胸の広がりに左右差がないかを観察する。側彎がある場合は，胸郭の拡張性に左右差がみられる場合もある。

舌根沈下（図5）などの閉塞性呼吸障害がある場合は，側臥位にした状態で，症状が改善するか観察する。頸部を後屈させて，気道確保を行う。また，肩枕を用いて，良肢位を保持する。筋緊張により呼吸を止めて，チアノーゼを引き起こす場合は，不快な原因を除去することが必要である。酸素化が悪い場合は酸素投与が必要となる。SpO_2値の下限がどの程度まで許容されるのか，子どもの基準値を把握する必要がある。

身体が小さい子どもの場合は，腹部の状態が呼吸に影響を及ぼす場合がある。腹部膨満や緊満感がないか観察する必要がある。

1. 気管切開

気管切開部は，ウイルスやほこりなどの侵入を防ぐためのフィルター機能がない。直接外

図5 舌根沈下

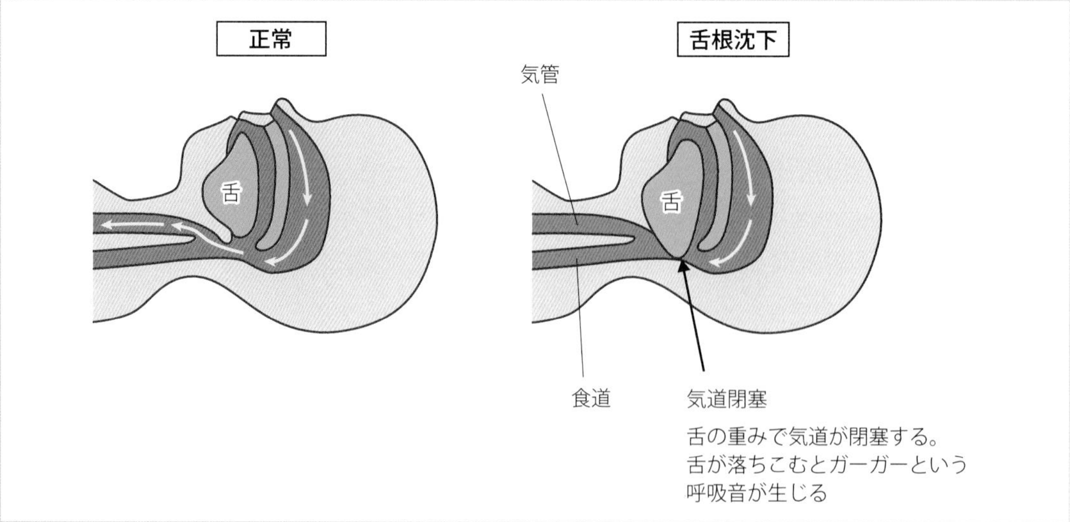

気と空気が交通することで，呼吸器感染症の発症や異物混入のリスクがある。そのため人工鼻を装着する。人工鼻によって，自己の吸気と呼気で気道が加湿される。気道の分泌物が多く水様性の場合は，フィルター部分が痰で詰まり，呼吸困難に陥る危険性がある。逆に，痰が硬い場合は，気道の閉塞に注意が必要である。いずれにせよ，呼吸状態，呼吸音や分泌物の観察とアセスメントが必須である。生活上の注意点としては，人工鼻での入浴は，フィルター部分が水分を多く含み，濡れたマスクで呼吸をする状態となるため，入浴中の呼吸状態の観察が必須である。

気管切開部に気管カニューレを挿入し，カニューレホルダー（カニューレバンド）で固定して管理する。気管カニューレに無理な圧力がかからないように固定する必要がある。日々のケアのなかで，カニューレ周囲の皮膚の状態や肉芽の有無などを観察し固定の方法に問題はないかアセスメントする必要がある。子どもの状態によっては，酸素や吸引，バッグ・バルブ・マスク，SpO_2モニターなどを要する場合もあり，移動する場合は常に携帯する必要がある。

2. 人工呼吸器の装着

呼吸状態のほかに，以下の観察が必要である。人工呼吸器との同調性，子どもの呼吸リズムと呼吸器の換気パターンが同調していないとファイティングと呼ばれる咳込み，呼吸が苦しい状態となる。また，アラームが鳴り続けることはないか，気管からの分泌物の量や性状，色も観察する。人工呼吸器を使用する前にはテスト肺を装着し正しく作動しているかを確認する。このときのテスト肺の膨らみが子どもの肺にかかる圧である。マスクバッグ換気を行う際の1つの指標にするとよい。1回換気量，SpO_2の値，体位による数値の変化にも注意を払い，子どもの平常の呼吸状態を把握しておく必要がある。

3. 吸引

分泌物が口腔内に貯留してくると，呼吸回数の増加，咽頭ゴロ音の出現，触診による胸部の振動音を感じる，聴診による副雑音の聴取といったサインが現れたら排痰を促す必要がある。排痰方法として，痰が出しやすいような側臥位や腹臥位などの姿勢を保持する，痰を軟らかく出しやすくする（水分補給，加湿，吸入，去痰薬の内服），身体を動かし痰を出しやすくする，呼吸運動を介助し換気を促進する方法がある。吸引は苦痛を伴う処置であることを念頭におき，最終手段として吸引を行う。吸引した際には，分泌物の量や性状を観察し，痰が黄色い場合は感染徴候としてそれ以外の症状を観察する。

栄養

口から食べ物を摂取できない場合は，経管栄養により栄養を摂取する必要がある。乳児期はミルクや母乳を注入するが，成長に伴い，経腸栄養剤へ移行していく。特に乳幼児期はカルニチン欠乏になりやすい。微量元素など経腸栄養剤では補いきれない成分を補うために，ミキサー食などを注入する場合もある。注入によって，十分な栄養摂取がなされているか栄養状態の評価も大切である。血液検査データ（TP，Alb，微量元素）を把握する。

1. 経鼻経管栄養

栄養開始前には，経管栄養チューブの先端が胃内に挿入されていることを確認し，胃内の空気をしっかり抜く。胃内残渣が引ける場合は，注入時間を遅らせる，消化を促す上体挙上，右側臥位や腹臥位の体位をとるなどの方策をとる。出血性の胃内容物が引ける場合は医師に報告する。子どもに合った姿勢で注入を行う。注入中，SpO_2値の低下，頻脈，嘔吐，嘔気がある場合は注入をいったん中止する。

注入中，チューブの自己抜去を防ぐ目的でよく手を動かす子どもの場合には，手にミトンをつけることもあるが，子どもの自由な手の動きを奪うこととして「抑制」に該当する。子どもの遊びの獲得や巧緻性などの発達を阻害する可能性があるため，ミトンを装着する場合は，必ず家族の同意を得ること，子どもにも声をかけ，注入中，目が行き届かない場合などは必要最小限にとどめる。

注入中は，管を通して温かい栄養剤が注入されるため，その温かさが刺激になり，咽頭ゴロ音が聴かれる場合がある。口腔内に分泌物が貯留しやすい子どもは注入前に吸引を行うなど，注入中，安楽に過ごせるよう，分泌物の除去や体位の工夫，注入温度を検討する。注入中も，顔色や嘔気，嘔吐がないか，脈拍などで不快サインを出していないか観察する。重症児の場合は，注入により消化管へ血液が集中することで血圧の低下や顔色不良をきたす場合もある。栄養注入ポンプを使用しゆっくり注入するなどの対策も必要である。

2. 胃ろう

経鼻胃管の長期留置は，鼻や咽頭を刺激して慢性炎症の原因となる。挿入時の苦痛や，留置チューブを介した誤嚥のリスクもある。また，空気を飲み込んでしまう呑気症などで胃に空気が貯まり，呼吸苦が生じたり，消化が悪くなるなど，イレウスの原因となることもある。これらがひどくなる場合に，胃ろうを選択することがある。

胃ろう造設後は，ろう孔部の皮膚が安定するまで，チューブの固定管理を行う。胃ろう周囲の皮膚の状態を観察し，清潔を保持する。ガーゼを挟む場合は，ガーゼの汚染状況も把握する。胃ろうチューブが引っ張られ，自己抜去につながらないよう，子どもの動きに応じて胃ろう部の保護や固定方法を検討する。胃ろう部から，胃内容物や胃液が漏れることにより，胃ろう周囲の皮膚の発赤，びらんを生じることがある。また，胃ろうボタンが入っている刺激によって肉芽を生じることがある。ダンピング症候群をきたしやすい症例では，注入物の粘度を上げる，ミキサー食注入が推奨されている。

排泄

1. 排尿

重症児の場合，中枢神経系に障害があるため排尿コントロールが難しい。蓄尿機能と排尿機能能両方に障害がある場合が多い。膀胱に蓄尿された尿が排泄されず，膀胱内に溜まった状態が続くと，尿が尿管へ逆流しやすくなり，尿路感染，尿路結石，腎盂腎炎を発症しやすくなる。呼吸感染症状を伴わない発熱がみられる場合は，尿路感染を疑う。そして子どもの1日の尿量を把握する。おむつ交換の際に，尿の色（膿尿，混濁，血尿）や尿臭を観察する。尿路感染を繰り返す場合は，抗生物質を予防内服するが，間欠的導尿を導入する場合がある。子どもの生活リズムや排尿パターンを把握したうえで必要な導尿の回数やタイミングについて医師と相談し，導尿を行う。導尿の際は，清潔操作を要する。導尿は子どもにとって苦痛な処置であることを念頭におき，腹臥位や，下腹部の刺激など日常でできる排尿ケアを行う。

ダンピング症候群とは

食べ物が胃から十二指腸に急速に流出する状態のこと。経腸栄養剤は液体のため，胃から十二指腸に流れやすく，吸収のよい単糖・ショ糖が多いため，食中，食後に急速に血糖値が上昇する。そのため，食後20～30分後に交感神経の亢進により生じる嘔気・嘔吐，冷汗，心悸亢進などの「早期ダンピング症候群」，2～3時間後に生じる高インスリン血症に伴う低血糖の「後期ダンピング症候群」がある。

2. 排便

重症児は，抗重力姿勢を保持することが難しく排泄に有効な腹圧がかけられない。また，寝たきりによる活動量の低下，抗けいれん薬の副作用による腸蠕動の低下により便秘を起こしやすい。

排便回数，量，性状，腹部の視診や触診による便の貯留の有無を確認する。緩下薬を内服し大腸の蠕動を促進する。漢方薬で胃や腸の蠕動運動を促進することもある。また，猛暑下での外出は，いつもより不感蒸泄もあり，脱水になりやすい。よって適切な水分管理も大切である。自力で排便がみられない場合，浣腸を行う。慢性便秘が続くような場合ではイレウスのリスクが高まるため，日常から腹部状態の観察はもちろん，活気や嘔吐，不眠などの症状も併せて観察する。

体温

脳の体温中枢の障害により，体温調整が不安定な子どもが多い。衣服や外気温などの環境要因の影響も受けやすく，熱を放散する機能が低下し，熱がこもりやすく，適度な体温を維持することが難しい。特に，筋緊張が強い場合は，筋肉を収縮させて熱を産生するため体温が上昇しやすい状態になる。低筋緊張の場合は，エネルギー代謝が起こらず，栄養の消化不良，徐脈，乏尿を生じやすい。子どもの平熱を把握し，一定の体温を維持できるように衣服や室温の調整，体位変換による放熱などケアを細やかに行う要がある。

また，子どもの活気や，SpO_2モニターの心拍数から，体温の上昇や低下を察知することも求められる。重症児は何かに感染していても，熱として症状に現れないことがある。熱以外のバイタルサインや，消化状態，いつもと何か違うという感覚的な部分を大切にしながら異常に気づく力が必要である。

皮膚

重症児は，寝たきり状態により皮膚接地面が多いことや自由な動きができないことでさまざまな皮膚トラブルを抱えることが多い。側彎や関節拘縮がある場合は，皮膚が重なる部分で湿潤や筋緊張による摩擦を繰り返し，細菌感染を起こしやすい。低栄養状態では褥瘡を発生しやすくなり，筋緊張が強い場合や不随意運動がある場合は，四肢に擦過傷や切傷をつくりやすい。また，流涎や発汗などが多いと顔面や体幹に発疹が発生しやすい。おむつを使用していると皮膚は常に湿潤状態になり，適切なタイミングでおむつ交換がなされないと陰部や肛門部へ皮膚発赤をつくり，悪化するとびらんや潰瘍をつくる場合がある。

口唇閉鎖が難しい子どもは口腔内や口唇の乾燥をきたし，舌の亀裂，唇の亀裂を生じる。眼を閉じることができない子どもの場合は，眼球結膜が乾燥し充血する。点眼薬や眼軟膏でケアをする。気管切開や胃ろうなど皮膚に医療デバイスが挿入されている場合は，分泌物や浸出液から皮膚が湿潤状態になり皮膚トラブルを起こしやすい。入浴や清潔ケアの際には全身の皮膚状態を観察する機会であり，着衣に隠れた部分を念入りに観察し，異常の早期発見につなげる。

栄養チューブや，カニューレバンドなど固定に使用するテープやバンドによる皮膚への接触と体動による摩擦，流涎による湿潤により皮膚トラブルを起こす可能性もあり，子どもに合ったテープやバンドの素材や交換頻度を考慮する必要がある。

姿勢矯正装具の装着や車いすへの長時間乗車は，一定の圧迫が加わるため，発赤，褥瘡を発生させることがある。適宜除圧を行う。

筋緊張

全身が強く反り返る，四肢が突っ張る，屈曲して硬直するなど筋緊張が強くなる場合がある。暑いや寒いなどの環境温度による不快，姿勢の苦痛，呼吸が苦しい，排便時の力み，楽しいといった感情の表出など，原因はさまざまである。筋緊張の強い状態が続くと，筋肉細胞が崩壊する。子どもが強い苦痛を感じるだけでなく，生命の危険性を伴うため，苦痛や不快の原因を取り除き，緊張を取り除くようにケアしなければならない。例えば，身体を丸めるように抱っこしたり，手から身体の中心に向かってリラックスさせるようにマッサージやストレッチを施したりする。

骨折

重症児は，抗重力姿勢が保てないこと，運動量の不足，栄養の消化吸収障害，抗てんかん薬の副作用により骨が脆弱である。そのため骨密度測定，X線では骨が薄く見える。血液検査で，骨評価をすることができる。

骨折していても「痛み」を表出できないため，受傷後数日経過して気づかれることもある。

受傷部位の腫脹や発赤，熱感，変形，関節可動域の制限，心拍の上昇，不機嫌，不眠，筋緊張，ある動きの際の苦悶表情などでアセスメントする。

倫理的配慮

医療依存度の高い子どもは医療的ケアなど，生活をするうえで必要な医療を施される。医療は時にカテーテルの挿入による苦痛やチューブの自己抜去を防ぐための抑制が選択される。「痛み」や「嫌」という感情を言葉で伝えることができない子どもの立場に立ってその気持ちを理解したうえで，共感的態度で声をかけ，子どもを尊重した対応をとる。また，おむつ交換や導尿など排泄に関する行為は羞恥心を伴うものであり，重症児であっても，人としての尊厳を大切にしてかかわる。

在宅療養準備期

乳幼児をもつ家族は，新しい役割（父親，母親）を学習し，家族機能や家族関係を拡大する時期である。医療依存度の高い子どもが在宅療養生活を送る場合は，医療的ケアを家族が担いながら，健康に過ごせるよう管理される。一般的な育児に医療的ケアが加わり，家族の介護負担は増す。さらに，家族機能を維持するための経済面，きょうだいの養育などの課題もある。

在宅療養移行期には，これらの課題をもちながらも，子どもと家族が在宅で幸せな生活を送ることができるように，家族の養育能力をアセスメントする。子どもの健康管理方法の伝達，必要な物品の準備やライフスタイルに合わせたケア方法を検討する。また，地域社会資源の利用とのその家族に合わせた調整ができるように関係機関・職種とも連携協働する。

子どもの健康管理

在宅へ移行するプロセスのなかで，病棟看護師は，家族と子どもの健康状態を一緒に確認する。子どもが出すサインを読み取り，この子にとっての正常，異常の判断をできるように指導する。

家族の養育能力のアセスメント

家族エンパワーメントモデルを用いて家族の全体像をアセスメント[2)]（表2）する。子どもを養育するために，医療的ケアを習得し，在宅で子どもの健康を管理するうえにおいて，家族の強みや弱みは何かを明確にする。

成長発達支援

医療依存度の高い子どもは，発達過程において特別なニーズをもつ。家族による育児に加

表2 アセスメントの視点

・家族構成 ・家族の発達段階 ・家族の役割関係や勢力関係 ・家族の人間関係・情緒的関係 ・家族内コミュニケーション ・家族の対処方法 ・家族の適応力や問題解決能力 ・家族の資源 ・家族の価値観 ・家族の希望，期待 ・家族のセルフケア力

野嶋佐由美監，中野綾美編：家族エンパワーメントをもたらす看護実践．p62，へるす出版，2005．

え，医療保育士や理学療法士，臨床心理士等の多くの専門職によって介入され，発達を促す必要がある。

また，学童期に入ると義務教育が開始となる。医療依存度の高い子どもは通常の小・中学校への通学は難しく，特別支援学校を選択する場合が多い。人工呼吸器を装着している場合は，移動手段の難しさから，訪問教育を受ける子どもが増えている。いずれにせよ，どのような状況におかれていても，子どもにとって発達する権利の保障の1つは，学校教育を受けられること，教育の保障である。どのような障害があろうと同年代の子どもたちとの交流ができる機会をつくるよう努めなければならない。

在宅でできる子どものケア方法の検討

病院では感染や安全が重視されるため，吸引チューブは1回1回使い捨てる。在宅では，医療ごみの問題やその子どもしか使用しないため感染伝播のおそれがないことから，吸引チューブは1日1本程度の交換で清潔を保つようにする。このように，病棟看護師は在宅での生活を見据えて必要な物品や量の調整，ケア方法を変更するが，これまでの病院での方法の違いに家族が戸惑うこともある。

栄養注入も病院では，点滴スタンドに吊り下げているが，自宅に点滴スタンドは設置せず，自宅にある場所やモノを使っての工夫が必要となる。注入回数に関しても，在宅で管理しやすいように，子どもの消化状態や血糖値の変動を考慮し，医師と相談し，調整できるとよい。

人工呼吸器装着状態の子どものお風呂はどのように実施するか問題となることが多い。人工呼吸器装着状態であっても，自宅のお風呂に入れないわけではない。病院のように人手がたくさんあればベッドサイドで安全に入浴することができる。しかし，自宅で両親，または母親と訪問看護師，ホームヘルパーの支援を受けて入れる場合も想定し，子どもが安全に入浴できる，かつ，家族の介護負担が最小限に抑えられる方法で入浴できることが大切である。子どもが小さいうちは，バッグ・バルブ・マスクで抱っこしながら浴槽に入ることも1つの方法として指導できるとよい。

在宅療養準備期には，家族の介護負担を少しでも軽減できるように，ケアの簡略化を行い，方法やケアのタイミングに関しても家族が実行可能かどうか，家族と相談しつつ進めていく。

緊急時の対応

医療依存度の高い子どもは，てんかん発作や喘息発作，誤嚥，気管カニューレ，胃ろうチューブの自己抜去や体調の急変など，緊急を要する状態になる可能性が高い。在宅療養準備期では，家族がこれらの緊急時に対応する能力が求められる。家族がどこまで対応できるのか，その能力をアセスメントし，対応できない部分は地域の資源を利用するなど，対処法を提示する必要がある。また，救急要請時に迅速にかかりつけ医へ搬送してもらう場合を考慮し，自宅近くの消防署との調整や，災害時の停電に備え電力の優先供給のため，電力会社との調整など，緊急時の環境を整えておくことも必要である。

物品の準備

日常生活を安全に送るために，医療ケア物品の管理が欠かせない。在宅で使用する医療物品に関しては「在宅指導管理料」が算定され，病院から払い出されるものがある。在宅酸素や人工呼吸器，SpO_2モニターは基本的にレンタルされ，指導管理料に含まれているため，家族が購入することはない。SpO_2モニターに関しては，レンタルとは別に，外出用に簡易モニターを希望する場合は自費購入となるが，自治体で公費負担制度があり，自己負担軽減の仕組みがある。ただし，これらの費用に関する制度は，診療報酬の改定や自治体の助成制度の変更に伴い変動するため，随時確認する必要がある。

気管切開している場合は，呼吸困難や急変に備えて，予備の気管カニューレ，バッグ・バルブ・マスク，吸引器，SpO_2モニターを子どもの移動と同時に持ち歩く必要がある。また，吸引をするためには，吸引器だけでなく，チューブやアルコール綿，バッテリー，コードなどさまざまな物品も必要となる。自宅での生活だけでなく，外出や災害時を想定し，必要な物品を家族が準備できるようにアドバイスする。

人工呼吸器に関しては，呼吸器業者が定期的に自宅を訪問し，呼吸器本体と回路の管理がなされる場合が多い。しかし，呼吸器本体にトラブルが起こる可能性も考慮し，必要最低限のアラーム対応，回路破損時の回路交換を家族ができる指導は必要となってくる。手技取得ができない場合は，呼吸器業者が訪問するまでバッグ・バルブ・マスクで家族が換気し続けることができれば問題ない。

社会資源の活用

医療依存度の高い子どもの在宅生活において社会資源の利用は必要不可欠である。家族だけで養育できる場合であっても，子どもが何らかのサービスを利用し，地域の人とつながっておく利益は大きい。在宅準備期には，在宅療養における課題を明確にし，どのような社会資源を利用することが子どもと家族にとって利益となるのかアセスメントする必要がある（社会資源についてはフローチャートを参照）。入院中から，利用する予定の訪問看護ステーションの看護師と顔のみえる関係をつないでおくこと，書面だけでなく対面での情報交換を行うことは意義深い。重症児の場合は，在宅でのケアの相談，調整を相談支援専門員が行う。地域の相談窓口を紹介することで，家族の不安の軽減につながる。

多職種連携・地域連携

高齢出産により祖父母も高齢な場合や，居住地域が遠路である等の理由で家族内支援が得られない場合もあり，両親で医療依存度の高い子どもを養育するケースが増えている。このようなケースでは，主介護者にかかる負担が増え，きょうだいがいる場合は，家族機能リスク状態となる。そのため，在宅移行に際し，子どもの状態に関する情報共有，提供はもちろんであるが，多面的な角度で家族機能をアセスメントし，どのような地域サービスを利用していけばよい

相談支援専門員とは

平成24（2012）年度の障害者自立支援法の改正により市町村は任意で基幹相談支援センターを設置し，相談支援体制の強化が定められた。18歳未満の障害をもつ子どもやその家族の相談にのり，ニーズを把握し，各種サービスを紹介し，必要に応じて連絡調整を行う。社会福祉サービスの利用計画を作成する役割を担っている。

図6 在宅での様子

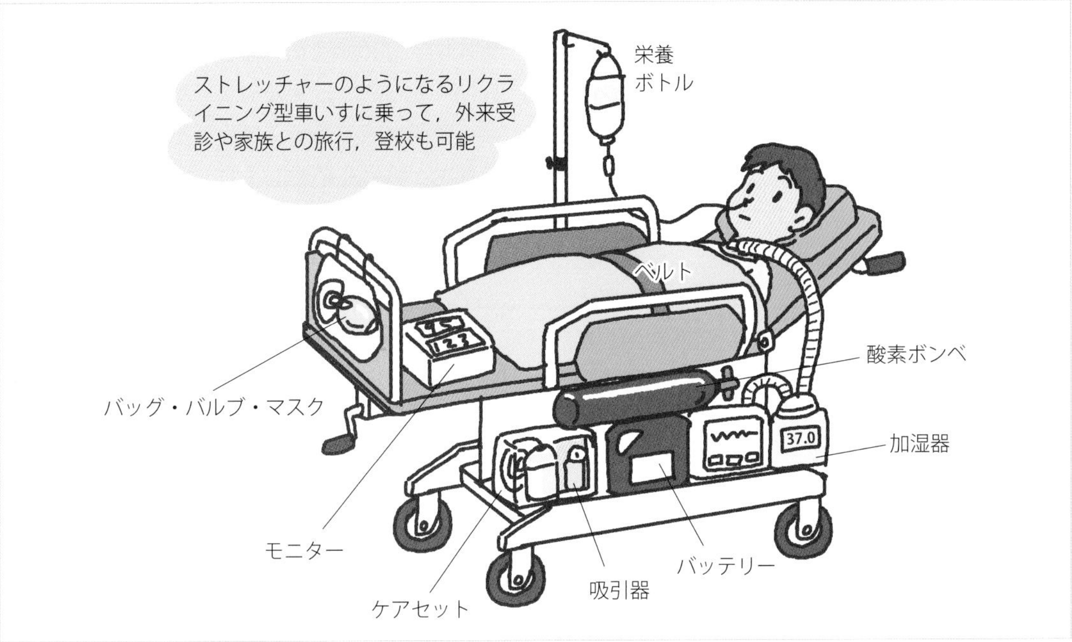

か，家族のニーズは何があるか，問題を共有し，解決するために，院内，院外（地域）の多職種が集まり，合同カンファレンスを開催する。最終カンファレンスには家族も同席し，地域での支援者との顔合わせを行い，在宅療養がスムーズにいくようにする。退院前に，利用する訪問看護ステーションの看護師が病棟へ来院し，ご家族と顔合わせをしたり，子どもの状態やケアの方法について病院で行っていることを知ってもらう機会を設けたりすることで，看護の部分での連携を行っている。また，病院スタッフは，退院前に，“子どもの生活が安全に行えるか”という視点で自宅を訪問し，家族が気づけない問題点を探し，課題解決に向けて調整を担う場合がある。また，退院後にも訪問し，生活の中で困りごとはないか，さらなる調整はないか，福祉サービスはうまく利用できているか情報収集を行い，必要時，相談支援専門員へつなげる。

在宅療養期

在宅療養期では，子どもと家族の生活を“支える”医療，福祉，教育，生活支援が必要である。医療依存度が高い子どもであっても，健常児と同じような生活を送れることが大切である（図6）。

退院前訪問，退院後訪問とは

退院前訪問：入院中または退院日に自宅を訪問し，病状，家屋構造，介護力等を考慮しながら，自宅での療養上必要と考えられる指導を行うこと。訪問看護ステーションなど関係機関と同日に訪問し，自宅で連携，調整を行うこともある。

退院後訪問：気管切開，人工呼吸器管理など，医療ニーズが高い患者が在宅療養に移行する際，安心して在宅での療養を継続できるよう，退院直後の一定期間，入院医療機関の看護師等が自宅を訪問し，療養上の指導等を行うこと。

子どもの健康管理

在宅では，子どもの健康管理を家族が担い，子どもに必要な健康観察と医療的ケアを行い続ける。健康観察のポイントとして，顔色や表情，機嫌，体温，心拍，SpO_2値，末梢冷感の有無，分泌物の量や性状，栄養の消化状況，尿や便の排泄状況，睡眠状況などがある。日々の観察を続けることで，家族が子どもの些細な変化に気づき，必要なタイミングで在宅医やかかりつけ医へ受診する判断を行うことができる。病院受診の判断に迷う際は，在宅で一緒に子どもの健康管理を担っている訪問看護師に相談することもできる。

成長に伴う変化；二次障害の視点

子どもの身体的な成長とともに，二次的な合併症が出現する場合がある。関節変形拘縮が進行し，痰が出しにくくなって呼吸器合併症の繰り返しや，繰り返す誤嚥性肺炎のために気管切開の必要性が起こる場合，尿路感染を繰り返し，導尿が必要になるなどの成長に伴う二次障害に関する知識を伝える。これらの障害を未然に防ぐために，日常のなかで身体を動かすことが，変形拘縮の予防につながること。嚥下機能を高め，誤嚥を防ぐために，口腔マッサージや口腔ケアを継続すること，体位の工夫など日頃からできるちょっとしたことを伝えることが大切である。また，必要な時期に訪問リハビリなど利用できるサービスについても紹介していく。

引用文献

1） 杉本恵申編：診療点数早見表（2014年4月版）．p109，医学通信社，2014.
2） 野嶋佐由美監，中野綾美編：家族エンパワーメントをもたらす看護実践．p62，へるす出版，2005.

参考文献

1） 倉田慶子，樋口和郎，麻生幸三郎：ケアの基本がわかる重症心身障害児の看護．へるす出版，2016.
2） 鈴木康之，舟橋満寿子：重症心身障害児（者）のケアアドバンス．インターメディカ，2017.

3

染色体異常

18トリソミー

アセスメントの概要：18トリソミーは18番目の染色体が3本（本来は2本）あることでさまざまな合併症を併発させる疾患である。胎児の段階で流産や死産をすることが多く，2003年のラスムセン（Rasmussen SA）の報告によると1年生存率は5～8％であった[1]。18トリソミーに合併する先天性心疾患による心不全や肺高血圧症，無呼吸発作といった呼吸障害により亡くなることが多い疾患である。予後不良のため，1900年代は積極的治療がなされず，緩和医療で看取ることが多かった。2004年に田村ら[2]によって「重篤な疾患を持つ新生児の家族と医療スタッフの話し合いのためのガイドライン」が提言されて以降，呼吸のサポートや心臓手術など治療を積極的に行うことにより生命予後の改善がみられるという報告が増えている。

01 アセスメントに必要な基礎知識

疾患に関する基礎知識

病態

精子や卵子がつくられる段階で染色体は2つに分配される。減数分裂の際に，不分離現象が起き，3本の染色体を含む受精卵ができることによって発症する。体内すべての細胞で18番目の染色体が3本ある場合はフルトリソミー型（94％），2本の細胞と3本の細胞が混じっている場合はモザイク型（5％），それ以外に転座型（1％）がある。モザイク型の場合，症状が軽い場合がある。

主な症状

胎児期に，在胎週数に対して体重が小さいことや，胎児超音波検査から何らかの奇形が確認されることで疑われることがある。

出生時には，体表奇形（耳介変形，口唇裂，口蓋裂，合指症など），身体的特徴（手指の重なり，揺り椅子状の足など），先天性心疾患（心室中隔欠損症，動脈管開存症，心房中隔欠損症，大動脈縮窄），肺高血圧症，呼吸器合併症（横隔膜弛緩症，上気道閉塞，無呼吸発作など），消化器系合併症（食道閉鎖，臍帯ヘルニア，鎖肛など），泌尿器系合併症（水腎症，馬蹄腎，停留睾丸など），骨格系合併症（関節拘縮，側彎症など）があり，生存児においては，発達の遅れや難聴，悪性腫瘍（ウィルムス腫瘍，肝芽腫）が発症する事例もある。

検査と診断

18トリソミーは，胎児期の胎児超音波検査，母体の血液検査，クワトロテストで4種類のマーカーを検査する方法，胎児のトリソミーを直接DNA検索するトリソミーマーカー検査（母体血胎児染色体検査：NIPT），出生前検査（絨毛検査，羊水検査）を行い，診断が予測される。出生後は，臨床症状から18トリソミーを疑い，染色体検査によって確定診断に至る。

18トリソミーの観察フローチャート

	症状	検査／評価項目	治療と管理	観察ポイント
胎児期	羊水過多 胎動微弱 胎盤矮小 子宮内発育遅延 先天性心疾患 脳内嚢胞 単一臍帯動脈 流産・死産	超音波検査 母体血清マーカースクリーニング NIPT（母体血胎児染色体検査） →陽性：羊水検査・絨毛採取	染色体異常の可能性を説明 新型出生前診断 遺伝カウンセリング	出生前の家族の希望・意思
		一人ひとりの子どもの容態にあった治療		
出産直後・急性期	低出生体重 呼吸器系合併症 上気道閉塞（喘鳴） 無呼吸（閉塞性・中枢性）発作 横隔膜弛緩症 **無呼吸発作** 先天性心疾患 心室中隔欠損 心房中隔欠損 動脈管開存 **心不全症状** ・多呼吸 ・哺乳不良 ・陥没呼吸 ・発汗 ・活気がない 消化器系合併症 食道閉鎖 胃食道逆流症 鎖肛 **肺高血圧症** 泌尿器系合併症 馬蹄腎 水腎症 鼠経ヘルニア 神経系（てんかん）合併症 無呼吸（てんかん性）発作 けいれん その他の合併症 難聴 悪性腫瘍 手足の指の奇形：多指症・合指症 口唇口蓋裂 関節拘縮	染色体検査 ↓ **診断告知** 身体計測 胸腹部X線 CT 気管支鏡 血液検査（動脈血ガス） 胸部X線 心臓超音波検査 上部消化管造影 24時間pHモニター検査 CT MRI 脳波検査 外表奇形の有無 聴力検査 （自動聴性脳幹反応：AABR）	蘇生 看取り・死亡 気道確保マスクバッグ換気 酸素投与・口腔鼻腔吸引 経鼻的持続陽圧（CPAP，BiPAP） ネーザルハイフロー 間歇的陽圧人工換気療法 呼吸心拍モニター装着 パルスオキシメーター装着 点滴管理（末梢，PIカテーテル） 経管栄養管理 保育器管理 体温管理 感染予防 先天性心疾患 ・内科的治療（薬物治療・水分制限） ・外科的治療（PAバンディング） 消化器疾患 ・外科的治療・ てんかん ・抗てんかん薬の内服	呼吸・循環などのVS 【酸素や呼吸療法中の呼吸状態】 呼吸困難の有無 喘鳴の有無（吸気性/呼気性） 肺音/換気音差 呼吸様式 無呼吸発作の有無，タイミング 【循環動態】 心拍の変化 血圧 水分出納バランス 体重の1日増加量 心胸比 皮膚の乾燥 【栄養状態】 消化 排泄（排便） 腹部膨満 誤嚥性肺炎や敗血症，尿路感染症などの感染徴候の有無 出生後の家族の希望・意思 表情，言動心理的サイン 治療の理解 子どもへのかかわり方 【成長・発達】 表情の変化 四肢の動き 家族の在宅移行の意思
		子どもと家族の最善の利益を考えた方向性		
状態が安定し在宅療養を迎えるまで	呼吸の補助で呼吸が安定している 心不全がコントロールできている 経口/経管栄養で栄養管理ができている その子なりの発達がみられている		酸素療法/人工呼吸器 水分管理・服薬管理・体重測定 経口摂取訓練・経管栄養管理 理学療法 ・摂食嚥下機能訓練：ST ・運動理学療法，呼吸理学療法：PT	家族の育児習得状況 抱っこ，おむつ交換，沐浴など 家族の医療的ケア技術習得状況 呼吸器管理（IPPV，NPPV，気切） 栄養管理（経管栄養・胃瘻） 家族の日常生活援助習得状況 医療機器を装着した移動など 全身状態 表情の変化や反応 四肢の動き 1日の生活リズム
		退院		
在宅生活		外来通院		【子どもの状態】 健康面 身体面での成長発達 情緒面での発達 【家族の状態】 健康面 生活上の困りごとの有無 社会資源，サービス利用状況

□ 子どもに関すること　□ 家族の思いに関すること　□ 家族に関すること

治療

種々の合併奇形に対する治療を行う。生存率が左右される新生児期に多い治療としては，呼吸障害に対して，経鼻的な人工換気療法，人工呼吸器管理がある。循環障害に対して利尿薬や強心薬，水分制限を行う。また，肺へ流れる血液の量を減らし，肺や心臓への負担軽減を目的に肺動脈絞扼術（肺動脈バンディング）を姑息的に行い，体重増加を待ち，根治術がなされる。疾患に対しては，薬物治療と手術を組み合わせることで生命が期待できる可能性が高くなっている。

食道閉鎖症の治療については，まず胃ろう造設術を行い，全身状態の安定を待って根治術を行うことが多い。

その他に必要な知識

ガイドライン

元来，18トリソミーは予後が不良なため「診断がついたら延命のためのあらゆる医療行為の制限が推奨される」疾患と位置づけられ，延命のための医療的介入はしないという方針であった。しかし，新生児治療と，心臓手術，食道閉鎖症への外科的介入など適切なタイミングで治療が行われれば，生存率が上がることが示唆されはじめた。状態が極めて悪く，積極的治療を続けるかどうかの選択を迫られる場面では「重篤な疾患を持つ新生児の家族と医療スタッフの話し合いのガイドライン」（表1）に基づき，「子どもの最善の利益」につながるよう保護者と医療者が十分な話し合いをもつことが必要とされている。

遺伝カウンセリング

胎児に先天性疾患がみつかり，出生前診断を受けるかどうかについて悩みや不安がある場合は，専門の医師やカウンセラー（臨床遺伝専門医・認定遺伝カウンセラー）によるカウンセリングを受けることができる。特に，新型出生前診断予後を希望する場合には遺伝カウンセリングを受けることになっている。親がメリット・デメリットを十分に理解し，納得したうえで受けるか受けないかを決定することが大切である。

表1 厚労省による「重篤な疾患を持つ新生児の家族と医療スタッフの話し合いのガイドライン」

1. すべての新生児には，適切な医療と保護を受ける権利がある
2. 父母は子どもの養育に責任を負うものとして，子どもの治療方針を決定する権利と義務を有する
3. 医療方針の決定は，「こどもの最善の利益」に基づくものでなければならない
4. 治療方針の決定過程においては，父母と医療スタッフとが十分な話し合いを持たなければならない
5. 医療スタッフは，父母と対等な立場での信頼関係の形成に努めなければならない
6. 医療スタッフは，父母に子どもの医療に関する正確な情報を速やかに提供し，分かりやすく説明しなければならない
7. 医療スタッフは，チームの一員として，互いに意見や情報を交換し自らの感情を表出できる機会を持つべきである
8. 医師は最新の医学情報と子どもの個別の症状に基づき，専門の異なる医師および他の職種のスタッフとも協議の上，予後を判定するべきである
9. 生命維持治療の差し控えや中止は，子どもの生命不可逆的な結果をもたらす可能性が高いので，特に慎重に決定されなければならない。父母または医療スタッフが生命維持治療の差し控えや中止を提案する場合には，1から8の原則に従って，「子どもの最善の利益」について十分話し合わなければならない。
10. 治療方針は，子どもの病状や父母の気持ちの変化に応じて見直されるべきである。医療スタッフはいつでも決定を見直す用意があることをあらかじめ父母に伝えておく必要がある

田村正徳主任；厚生労働省成育医療研究委託事業：「重症障害新生児医療のガイドライン及びハイリスク新生児の診断システムに関する総合的研究」．平成16年報告書，2004．より注釈を除いて転載

02 アセスメントの実際

発症・急性期

発症からの経過

出生時には蘇生を必要とすることが多く，まず，呼吸や循環の安定を図る治療が優先される。18トリソミーは先にも述べた種々の合併症を有しており，状態に応じた治療が行われる。刻々と変化する病状のため，バイタルサインなどを継続して観察する。

観察・アセスメントとケアのポイント

1. 呼吸管理

出生時に喘鳴音が聴取され，吸気性喘鳴が強い場合は喉頭軟化症などの上気道狭窄が疑われるため，経鼻的持続陽圧療法(N-CPAP, BiPAP)[※1, 2]やネーザルハイフロー[※3]など呼吸補助が必要となる。呼気性喘鳴が強い場合には気管軟化症などの下気道病変の可能性がある。呼吸音や呼吸状態(呼吸パターン)，酸素飽和度をモニタリングし，呼吸状態を慎重に観察しながら，必要な呼吸補助装置の管理を行う。呼吸補助装着中であっても，啼泣によって呼吸困難を起こす場合もあり，子どもが快適に安楽に過ごせる環境をつくり，泣かせすぎないようにケアすることが大切である。

2. 無呼吸発作

上気道閉塞や喉頭軟化症から閉塞性無呼吸を起こす。また，中枢性無呼吸や，てんかん性無呼吸などの無呼吸発作が起こるため，呼吸の補助を行っていても無呼吸を起こす場合もあり，SpO_2値の急激な低下に迅速に対応する必要がある。無呼吸発作から徐脈，心停止を起こす危険もあり，呼吸心拍モニターのアラーム設定を医師と調整し，観察を継続し，異常に早く気づける体制にしておく必要がある。出生時，胃チューブの挿入の困難，泡沫様唾液，口・鼻からのミルクの流出で食道閉鎖症が発見された場合，分泌物の誤嚥防止と減圧のため，上体挙上とし，食道チューブによる上部食道盲端の低圧持続吸引を行いながら，口・鼻腔の吸引を行う（図1）。分泌物の貯留による上気道閉塞や，貯留した分泌物の誤嚥による肺炎の予防が重要である。呼吸状態として多呼吸や，努力呼吸がみられるため，肺の換気音やSpO_2値などを観察し，呼吸状態のアセスメントを行う。咽頭深くの吸引は迷走神経反射による徐脈や無呼吸を引き起こす可能性があるため注意して行う。

3. 循環管理

18トリソミーの約90％が先天性心疾患を合併する。出生直後は動脈管が開いており，SpO_2値が動脈管の影響を受けやすくなるため，右手のSpO_2値を測定する。血管病変に気づくために，上下肢の血圧の差やSpO_2値の差も確認する。蘇生時に換気してもSpO_2が上がらず，全身チアノーゼが持続する場合には，肺動脈閉鎖，大動脈縮窄や離断など右左短絡を伴う動脈管依存性先天性心疾患が疑われる。右手のSpO_2値が75～80％以上あれば許容し，安易な高濃度酸素投与を行わないようにする必要がある。心房中隔欠損症など左右短絡を引き起こす疾患の場合は，心不全の進行に注意し，子どもの状態に合わせて利尿薬・水分制限・強心

※1 N-CPAP　経鼻的に一定の陽圧を気道に加えることで，①肺胞の虚脱を防ぐ，②機能的残気量を保つ，③無呼吸発作の予防といった効果がある。

※2 BiPAP　人工呼吸器。二相性の陽圧を気道に加えることができる。

※3 ネーザルハイフロー　高流量，高加湿のガスを経鼻カニューレから投与する酸素療法。

図1 18トリソミーで食道閉鎖を合併している子どもの例

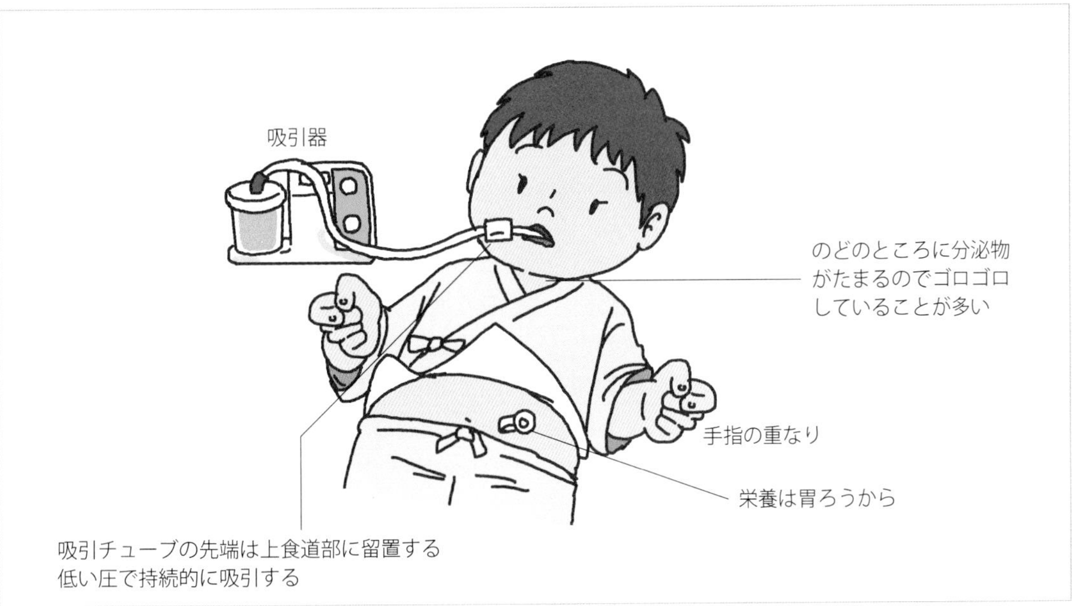

薬の投与が行われる。心不全症状は，体重増加不良（1日の体重増加が20g以下）や，哺乳障害（1回の哺乳時間が20分以上で体重増加不良を伴う），多呼吸（1分間に60回以上），陥没呼吸，哺乳時などに汗をかきやすい，活気がないなどがある。毎日の体重測定で水分出納バランスを把握し，胸部X線検査でCTR（心胸郭比），胸水の有無などを把握し，水分コントロールができているかアセスメントする必要がある。水分制限や利尿薬を内服していることがほとんどであるため，尿が出ていることも確認する。侵襲的処置後に不整脈や心不全，肺高血圧の増悪をきたしやすいため，心電図モニターを観察して，早期発見することが大切である。

4. 消化器系

消化管閉鎖を合併していることが多く，早期から経管栄養管理となる。経管栄養チューブの留置位置を注入時に確認する。消化状態をアセスメントするために，注入前には胃内容物の有無を確認する。嘔吐や腹部膨満の有無や程度も確認する。胆汁様嘔吐がみられる場合は，腸捻転を発症した可能性もあり，医師に報告し速やかな治療へ結びつける必要がある。

5. 家族への支援

多くの合併症を有した状態で，集中治療を受ける子どもを目の前にして，自責の念にかられる母親も多い。面会時には家族の思いに耳を傾ける姿勢をもちつつ，そっと寄り添い，温かく見守ることが大切である。必死で生きようとしている子どもの力を代弁し，親としての役割を担えるよう，愛着を育む支援を行う（「各論2-2-1低出生体重児」参照）。

出生直後に死に直面しない事例については，染色体検査の確定診断後，必ず両親同席のもと告知がされる。予測はしていても，診断の告知によって改めてショックを受けることが多く，告知には必ず看護師が同席し，両親の発言や反応を観察する。家族の考え方，価値観を理解し，このときの情報を医療者間で共有し，今後の支援の在り方の検討に役立てる。心理職が常駐する施設の場合は心理職の同席も依頼し，告知後の精神的サポートができるチーム体制をつくる。

6. 看取りのケア

子どもの状態が悪く，看取りとなる場合には，子どもと家族にとってよいかたちでの最期が迎えられるように援助する。病院で看取るのか，在宅で看取るのか，どのように看取るのか（わが子を抱く，母乳を与えるなど），子どもと家族が十分にかかわれるよう，家族が容易にできる行為やタイミング，場を設ける。家族がどのように子どもを看取りたいか，希望に寄り添った看取りになるように支援する。子どもに対しては，苦痛の緩和や安楽が得られることが看護援助の中心となる。家族が子どもにしたいと思うことを叶えることが，子ども亡き後の家族の生き方に影響を及ぼすこともあり，重要な支援となってくる。考えが浮かばない家族に対しては抱っこや沐浴，添い寝やカンガルーケアなどを提案する。家族として過ごした時間がよい思い出になるように，写真や動画で保存することも勧める。

状態が安定し，在宅療養を迎えるまで

状態安定から在宅療養まで

酸素療法や経皮的陽圧換気療法，人工呼吸器療法などで，呼吸状態が安定して過ごせるようになり，経管栄養や胃ろうなど栄養管理方法が確立することで，自宅での生活が可能な状態となる。無呼吸発作は繰り返されるが，対処行動がとれれば命をつなぐことはできる。このように，病状が安定し，両親が在宅での育児を希望した場合は，一般的な育児指導に加え，経管栄養法や，呼吸管理方法など，その子どもに必要な医療的ケアの手技習得を図る。

観察・アセスメントとケアのポイント

1. 子どもの理解

看護師は，観察やケアをとおしたかかわりのなかで，子どもが出すあらゆるサインをみつけ，それを子どもの特徴として家族に伝える。子どもの特徴を両親が捉えると，自宅での生活のなかで子どもの変化に気づき，対応できる力となる（表2）。

2. 体調管理（心疾患，感染症）

体調が安定しても，生命予後が厳しい疾患であることに変わりはない。今の状態を維持するためには，日常のなかでの健康管理が大切である。十分な睡眠や栄養はもちろん，ストレスな処置は無呼吸発作を誘発するおそれがあり，処置は必要最低限にしてもらえるよう，医師と調整する。内服薬や腹部ケアなど健康を維持するために行っている処置も家族が担っていけるよう，少しずつ伝える。

3. 医療的ケアの手技・習得

呼吸補助が必要な状態や経管栄養で在宅療養に至る場合は，呼吸器の管理方法はもちろん，吸引や酸素ボンベの使用方法，経管栄養方法などの細かな医療的ケアの手技習得と知識が必要となる。

本来であれば，医療者しか行えない医療行為も，子どもが在宅で生活するためには，家族が代わりに行わなければならず「医療的ケア」と呼ばれる。医療行為であることを念頭におき，家族が安全に正しくその行為を行えるために，

表2 子どもの特徴を捉える視点

健康面	情緒・発達面
平熱はどれくらいかな？	どんなときに泣くのかな？
どんなときに脈拍が上がるのかな？	どこを触ると気持ちいいのかな？
おしっこやうんちの量はどうかな？	お風呂に入るのは好きかな？
分泌物の量はどうかな？　寝てると少ないかな？	抱っこは好きかな？
苦しそうな表情，どこかつらいのかな？	どんな音に反応するのかな？

必要な知識や技術を伝える。家族の理解度や医療的ケアに関する思いを聴きながら，どのくらいのペースで手技を指導するか，アセスメントする。

4. 自宅に帰る練習

医療的ケアの手技習得だけでは自宅に帰ることはできない。子どもの生活だけでなく，家族の生活も念頭において，外泊を経験し，どの部分が大変であったか，どう解決していけばよいか，課題を明確にし，退院に向けて家族と一緒に解決していく必要がある。子どもと家族が幸せに暮らせるためにはどうすればよいかという視点が大切である。

5. 地域でのサポート支援

在宅医や，地域の保健センター保健師，訪問看護ステーション看護師など，地域での関係機関や関係職種と連携をとり，病院を退院した後も必要な医療，看護，福祉サービスが受けられる体制を整える必要がある。特に，何らかの医療支援が必要な状態で退院する場合には，訪問看護師の存在は必要不可欠である。入院中から，訪問看護師に来院してもらい，子どもや家族との顔合わせや，ケアに関する情報を提供するなど，地域へ帰ってからも継続的に看護支援が受けられるようにしておく。そのために在宅医，訪問看護師，保健師等での在宅支援チームをつくる。

6. 緊急時対応

他の疾患に比べ，18トリソミー児は急変する可能性が高い。急変時の対応や病院への連絡方法を確認しておく。

7. 発達支援：療育

筋力の弱さや知的障害を有し，重度の発達遅延がみられる。発達には個人差があるが，ゆっくりであっても，その子らしく発達していく可能性を信じ，触れ合い，かかわりあうことが必要である。日々の遊びのなかで運動機能を広げ，遊びによって情緒面の発達を促すことができる。

在宅療養期

退院から外来における観察

退院し，在宅生活を送るなかで，家族は子どもの生きる可能性を信じ，育児に取り組む。しかし，急変する可能性のある子どもの世話は，常に緊張との隣り合わせである。家族で暮らせる喜びを味わい，一日一日を大切に過ごす一方で，想像以上の心理的負担や予想していた生活とのギャップに，疲弊する家族もいる。食事や睡眠は十分とれているか，家族員のサポートはどの程度あるか，家族の健康状態や家族機能状態をアセスメントしていく必要がある。

外来受診時には子どもの健康状態（体重やバイタルサインの変動）や発達状態（知的な）を把握する。子どもと家族が望むような生活が送れているか，子どもの健康状態を管理するうえでの難しさや医療機器を取り扱ううえでの困りごとはないかなどもアセスメントし，具体的な相談に応えていく。

外来以外でも，退院後訪問のシステムを活用し，子どもと家族がどのような生活を送っているか，新たな課題はないか，必要な支援はないかアセスメントし，在宅支援チームとも情報交換し，長期的に子どもと家族を見守る。

引用文献

1） Rasmussen SA, Wong LYC, Yang Q, et al.：Population-based analyses of mortality in trisomy 13 and trisomy 18. Pediatrics 111 (4)：777-784, 2003.

2） 田村正徳他；厚生労働省成育医療研究委託事業：「重症障害新生児医療のガイドライン及びハイリスク新生児の診断システムに関する総合的研究」．重篤な疾患を持つ新生児の医療をめぐる話し合いのガイドライン，pp10-13，2004.

参考文献

1） 櫻井浩子，橋本洋子，古庄知己：18トリソミー；子どもへのよりよい医療と家族支援をめざして．メディカ出版，2015.

2）古庄知己：18トリソミーの自然歴およびマネジメントの確立を目指して．日小児会誌 114 (4)：637-645，2010.

3）日本産婦人科学会：出生前に行われる遺伝学的検査及び診断に関する見解
http://www.jsog.or.jp/modules/statement/index.php?content_id=33 (accessed2021-01-27)

4）片岡功一：18トリソミーおよび13トリソミー児の心臓血管手術．日小児循環器会誌 36 (1)：3-15，2020.

5）鈴木恵美子，大嶋義博，土肥善郎，他：13トリソミーまたは18トリソミーに対する開心術の経験．日小児循環器会誌 24 (4)：38-46，2008.

索引

編集・執筆者一覧

Profiles of Contributors

◆編集

山口　桂子　日本福祉大学看護学部教授

泊　　祐子　関西福祉大学大学院看護学研究科教授

◆執筆（執筆順）

山口　桂子　編集

服部　淳子　愛知県立大学看護学部教授

泊　　祐子　編集

植木美貴子　あいち小児保健医療総合センター看護副部長

山腰　伴子　あいち小児保健医療総合センター，小児救急看護認定看護師

西原みゆき　日本福祉大学看護学部講師

橋倉　尚美　社会医療法人愛仁会高槻病院，小児看護専門看護師

馬場　恵子　滋賀県立小児保健医療センター，小児看護専門看護師

柴　　邦代　愛知県立大学看護学部准教授

水野　芳子　東京情報大学看護学部准教授，小児看護専門看護師

西川　敬子　あいち小児保健医療総合センター

市原　真穂　千葉科学大学看護学部教授，小児看護専門看護師

小柳津佳代子　あいち小児保健医療総合センター，小児看護専門看護師

水島　道代　大阪医科薬科大学病院，小児看護専門看護師

加藤美也子　日本赤十字社愛知医療センター名古屋第一病院，小児看護専門看護師

汲田　明美　愛知県立大学看護学部講師

金子　恵美　国立病院機構福岡病院，小児看護専門看護師

仁宮　真紀　心身障害児総合医療療育センター，小児看護専門看護師

遠渡　絹代　岐阜協立大学看護学部講師，小児看護専門看護師

加藤　明美　愛知県医療療育総合センター中央病院，家族支援専門看護師

古田　晃子　岐阜県総合医療センター，小児看護専門看護師

編集協力　田﨑あゆみ　藤田医科大学保健衛生学部看護学科准教授，小児看護専門看護師

看護判断のための気づきとアセスメント
小児看護
2022年1月10日　発行

編　集　山口《やまぐち》桂《けい》子《こ》・泊《とまり》 祐《ゆう》子《こ》
発行者　荘村明彦
発行所　中央法規出版株式会社
〒110-0016　東京都台東区台東3-29-1　中央法規ビル
TEL 03-6387-3196
https://www.chuohoki.co.jp/

編集制作協力　木野まり
装幀　二ノ宮匡
本文デザイン・DTP　クリエイティブセンター広研
印刷・製本　広研印刷株式会社

定価はカバーに表示してあります。
落丁本・乱丁本はお取り替えいたします。
ISBN978-4-8058-8431-7

本書のコピー，スキャン，デジタル化等の無断複製は，著作権法上での例外を除き禁じられています。本書を代行業者等の第三者に依頼してコピー，スキャン，デジタル化することは，たとえ個人や家庭内での利用であっても著作権法違反です。

○本書へのご質問について
本書の内容に関するご質問については，下記 URL から「お問い合わせフォーム」にご入力いただきますようお願いいたします。
https://www.chuohoki.co.jp/contact/